ALISA VITTI

Dein Powerzyklus

GOLDMANN

Buch

Viele Frauen erleben ihre Periode als lästige Einschränkung, mit deren Begleiterscheinungen, wie PMS, Heißhungerattacken und unreiner Haut, sie sich jeden Monat aufs Neue herumärgern müssen. Alisa Vitti nimmt in ihrem Buch eine neue Perspektive ein. Sie verdeutlicht nicht nur, warum der weibliche Zyklus viele Vorteile hat, sondern auch, dass er in Wirklichkeit eine wahre Superkraft ist. Die amerikanische Gesundheitsexpertin zeigt, dass sich der Alltag dem Zyklus anpassen sollte, und nicht andersherum – berücksichtigen Frauen das, finden sie zu mehr Energie, Produktivität und Gelassenheit. Unterstützt von Rezepten, Fitnesstipps und den besten Beziehungsaktivitäten für jede Zyklusphase, können Frauen in allen Lebensbereichen Höchstleistungen erzielen.

Autorin

Alisa Vitti ist Ernährungsberaterin, Bestsellerautorin und Expertin für weibliche Hormone. Sie gründete das Gesundheitsunternehmen FLO Living und entwickelte die weltweit führende Zyklustracking-App myFLO, die es Frauen ermöglicht, ihre Zyklusphasen genau einzuordnen und somit ihren Körper besser zu verstehen. Vitti hat Abschlüsse von der John Hopkins Universität und vom Institute for Integrative Nutrition.

ALISA VITTI

Dein POWER Zyklus

Wie du die Phasen deiner Periode nutzen kannst, um erfolgreich zu arbeiten, zu trainieren und zu regenerieren

Aus dem Amerikanischen von Bettina Spangler

GOLDMANN

Die amerikanische Originalausgabe erschien 2020 unter dem Titel
IN THE FLO – UNLOCK YOUR HORMONAL ADVANTAGE
AND REVOLUTIONIZE YOUR LIFE bei Harper Colllins, New York

Alle Ratschläge in diesem Buch wurden von der Autorin und vom Verlag
sorgfältig erwogen und geprüft. Eine Garantie kann dennoch nicht
übernommen werden. Eine Haftung des der Autorin beziehungsweise
des Verlags und seiner Beauftragten für Personen-, Sach- und Vermögens-
schäden ist daher ausgeschlossen.

MIX
Papier | Fördert
gute Waldnutzung
FSC® C014496

Penguin Random House Verlagsgruppe FSC® N001967

2. Auflage
Originalausgabe Juni 2024

in der Penguin Random House Verlagsgruppe GmbH,
Neumarkter Straße 28, 81673 München
produktsicherheit@penguinrandomhouse.de
(Vorstehende Angaben sind zugleich
Pflichtinformationen nach GPSR)

Umschlag: Uno Werbeagentur, München
Umschlagmotiv: © FinePic®, München
Redaktion: Andrea Kalbe
Satz: Satzwerk Huber, Germering
Druck und Bindung: GGP Media GmbH, Pößneck
Printed in Germany
LG · IH
ISBN 978-3-442-18017-2

www.goldmann-verlag.de

*»Wer sich im Fluss des Lebens treiben lässt, erkennt,
dass er keine andere Kraft benötigt.«*
– Lao-tzu

Dieses Buch widme ich meiner Tochter Ariana.
Auf dass du die Gaben der Natur, die in dir sind,
erkennst und begreifst, welch eine Naturgewalt du bist.

Inhalt

Besser und cleverer leben – mit dem Powerzyklus

Ich habe dir ein ganz besonderes Paket geschnürt, das dir helfen soll, das in diesem Buch Gelernte in die Praxis umzusetzen. Dieses »Rundum-sorglos-Paket« bietet dir unter anderem ein Schnellstartprogramm, das dir den Einstieg erleichtern soll, einen Bonus-Guide »Selbstfürsorge«, eine Community, in der du dich mit anderen Leserinnen (und vielleicht auch Lesern) kurzschließen kannst, einen speziellen Downloadbereich zum Thema und vieles mehr! Das alles findest du kostenfrei unter der Adresse www.InTheFLObook.com/bonus*.

---

* Diese und die weiteren im Text genannten Seiten sind nur auf Englisch verfügbar

Einleitung

Was ist die wichtigste Lektion, die eine Frau lernen sollte? Dass sie von Tag eins an alles hat, was sie braucht. Es ist die Außenwelt, die ihr einreden will, es wäre anders.

– Rupi Kaur

Ich erinnere mich gut, dass mir schon in jungen Jahren von allen Seiten eingeredet wurde, eine Frau müsse hart an sich arbeiten, um erfolgreich zu sein – doppelt so hart wie ein Mann, um genau zu sein. Deshalb spürte ich schon früh den Druck, mir alles abzuverlangen und mich notfalls bis an meine Grenzen zu bringen. In der Schule nahm ich es mit den anspruchsvollsten Kursen auf, büffelte wie eine Irre, um Bestnoten zu erzielen, und brachte mich bei möglichst vielen außerschulischen Aktivitäten ein, um meine kreativen Fähigkeiten zu schulen und mich in Teamführung zu üben. Ich hatte mir hohe Ziele gesteckt, und das verdient Respekt, keine Frage – aber mein Ehrgeiz hatte zweifellos seinen Preis. Während meiner Schulzeit blieb ich regelmäßig bis weit nach Mitternacht wach, um meine Hausaufgaben fertig zu bekommen. Ich merkte selbst, dass ich mir zu viel zumutete, und wenn ich jetzt zurückblicke, wird mir klar, wie teuer mein Körper dafür bezahlen musste. Die anhaltende Belastung durch meinen überzogenen Anspruch, Leistung zu zeigen, etwas zu schaffen, meine Ziele zu erreichen, setzte mir gesundheitlich zu. Mit dem Wechsel an die Universität wurde es noch schlimmer, und erst recht, als ich ins Berufsleben startete. Meine gesundheitlichen Probleme verschärften sich mit steigender Belastung. Die Angstattacken, die mich früher gelegentlich überkommen hatten, wurden zu einem Dauerzustand, Nacht für Nacht wälzte ich mich schlaflos im Bett. Ich legte ordentlich Gewicht zu, obwohl ich jeden Tag in Bewegung war, meine Hautunreinheiten verschlimmerten sich, meine Periode blieb aus, und ich fühlte mich zusehends überfordert von den vielen To-dos. Statt mich von meinen unzähligen Plänen und Vorhaben anspornen zu lassen, fühlte ich mich plötzlich nicht mehr in der Lage, die Dinge anzupacken, war ständig müde und erschöpft. Ich machte mir schwere Selbstvorwürfe, weil ich ununterbrochen Aufgaben vor mir herschob, ärgerte mich über mein mieses Zeitmanagement und darüber, dass ich mein Körpergewicht und mein Leben nicht im Griff hatte. Ich probierte es mit allen möglichen Diäten, mit Trainingsplänen und diversen Planungstools, und ich besorgte mir jeden Ratgeber auf dem Markt, von dem ich glaubte, dass er mir helfen könnte, die vielen Bälle in der Luft zu halten, mit denen ich jonglierte. Natürlich sah ich deutlich die Parallelen zu den Existenzen anderer Frauen – denn Fakt ist doch: Wir rackern uns täglich bis in die Abendstunden ab, kriegen aber trotzdem nicht annähernd genug gebacken. Wir kümmern uns um Kinder, Freunde und Angehörige, haben aber null Zeit zum Durchschnaufen. Wir treiben wie verrückt Sport, ohne sichtbare Ergebnisse. Wir bemühen uns um eine gesunde, ausgewogene Ernährung, fühlen uns aber trotz allem beschissen – und irgendwann stellen wir fest, dass unsere Reserven kaum mehr reichen, um problemlos zu funktionieren, uns gebührend um die Beziehung zu unseren Liebsten zu kümmern und abgesehen davon auch noch so etwas wie Lebensfreude zu empfinden. Wir alle suchen nach dem ultimativen Trick, wie wir die ganzen Anforderungen unter einen Hut bekommen. Aber sosehr wir uns anstrengen, am Ende stehen wir doch wieder mit dem Gefühl da, irgendwie versagt zu haben.

Es ist unsere moderne Leistungsgesellschaft, die uns dazu antreibt, uns jeden Tag aufs Neue körperlich an unser Limit zu bringen. Wir haben überzogene Erwartungen an uns selbst, gönnen uns keine Erholungspausen und hinken zeitlich trotzdem immer hinterher. Wir hetzen pausenlos weiter, um mit den To-do-Listen mitzuhalten, die einfach kein Ende nehmen wollen, stellen die Bedürfnisse aller anderen vor unsere eigenen, jonglieren mit einer Unmenge familiärer und beruflicher Pflichten. Wir halten ständig Ausschau nach gesunden Lebensstrategien, verschlingen Bücher und Artikel, die aus einem eindeutig männlich zentrierten Blickwinkel der Forschung verfasst sind, dabei bräuchten wir einfach nur auf die Weisheit unserer Körper zu hören – und auf unsere eigene Biochemie.

Das Ende vom Lied ist, dass es mit unserer Gesundheit immer weiter bergab geht. Myome (Fibrome), Endometriose, das polyzystische Ovarialsyndrom (PCOS), Unfruchtbarkeit, nachlassende Lust auf Sex, prämature Ovarialinsuffizienz (POI) und eine unbequeme Perimenopause sind auf dem Vormarsch. Der Dauerstress fordert eben früher oder später seinen Tribut. Er zehrt an unserer Substanz, steht unseren Träumen im Weg, belastet unsere Beziehungen zu den Menschen, die wir lieben, weil uns keine Zeit bleibt, das Zwischenmenschliche zu pflegen. Tief in uns drin fühlen wir uns konstant unzureichend, nicht schlau genug, nicht organisiert genug, um das zu erreichen, was wir uns im Leben erhoffen.

Was, wenn ich dir jetzt verrate, wie du auf simplem Weg zu mehr Power kommst und ohne große Anstrengung das Beste aus dir herausholst, und zwar in so gut wie allen Bereichen deines Lebens? Mithilfe von etwas, das du bisher nicht nur ignoriert hast, nein, du hast es sogar als lästig empfunden. Vielleicht hast du versucht, dieses wirkungsvolle Instrument auszuschalten, hast unbewusst seine Wirksamkeit unterbunden und damit erreicht, dass es gegen dich arbeitet. Die Folge ist, dass es laufend deine Reserven aufzehrt, dich krank macht und dich daran hindert, das zu bekommen, was du dir im Leben wünschst – und was du ohne jeden Zweifel verdient hast.

Das, was jetzt so geheimnisvoll klingt, ist im Grunde gar nicht so geheim – du hast es nämlich längst in dir. Ich will nicht um den heißen Brei herumreden: Es ist deine weibliche Biochemie, genauer gesagt dein Hormonzyklus – ja, genau das, worüber du vielleicht Monat für Monat schimpfst. Dieser Zyklus ist dein heimliches Kapital, der einzigartige und wunderbare Vorteil deines Frauseins. Er ist ein wahrer Gamechanger, ein starkes Werkzeug, mit dem du dich in allen Lebensbereichen behauptest – wenn du es nur richtig nutzt.

Das Problem ist, dass uns Frauen genau das Gegenteil eingeredet wird. Vom Tag unserer ersten Blutung an wird uns was von Krämpfen erzählt, von PMS, von der unangenehmen Bürde, die unser Körper von jetzt an zu tragen hat. Schon in jungen Jahren werden wir darauf konditioniert, uns unserer Körper zu schämen, statt sie als unsere große Stärke zu sehen. Da wird etwas so Fundamentales wie unsere körpereigene Biochemie, unser Fortpflanzungsapparat, unser monatlicher Zyklus degradiert zu einem »Fluch«, zu etwas, das wir besser verbergen sollten und womit wir uns »abzufinden« haben. Dabei sollten wir es gebührend feiern und seine vielen Vorteile für uns entdecken. Wir werden dazu erzogen, nicht von unserem Zyklus zu sprechen, ihn regelrecht zu ignorieren, bis irgendwann etwas aus dem Lot gerät. Dann behandeln wir ihn wie einen Gegner, der in seine Schranken verwiesen werden muss, und zwar mithilfe von Medikamenten und anderen Behandlungsmethoden, damit wir ihn anschließend wieder links liegen lassen können. Diese Art der Behandlung hat dazu geführt, dass wir modernen Frauen ein gestörtes Verhältnis zu unseren Hormonen, zu unseren Körpern, ja, zu uns selbst entwickelt haben. Und aufgrund dessen lassen wir die Macht unserer Biochemie nicht nur ungenutzt, nein, im schlimmsten Fall wendet sie sich eben gegen uns.

Die gute Nachricht ist, dass du mit einigen einfachen Anpassungen deines Lebensstils diese uns von der Natur geschenkte Kraftquelle jederzeit wieder anzapfen kannst. Gezieltes Biohacking verhilft dir zu allgemein verbesserter Gesundheit und Fitness, steigert deine Produktivität, hilft dir, deine Termine und Aufgaben besser zu managen und in sämtlichen Lebensbereichen auf der Erfolgsspur zu bleiben. Und das Beste ist: Es ist denkbar einfach (verglichen mit der Selbstausbeutung, die wir sonst so betreiben, wenn wir auf Teufel komm raus möglichst viele Aktivitäten in den Tag packen, uns an nicht zu bewältigenden To-do-Listen abrackern und dabei unsere grundlegenden körperlichen Bedürfnisse missachten). Du brauchst nur zu lernen, im Einklang mit deinem weiblichen Zyklus zu essen, zu leben und zu arbeiten. Betrachte ihn nicht länger als Feind, und schon ist der Weg frei, zu mehr Kreativität, mehr Energie, stärkeren Beziehungen zu deinen Liebsten und sogar zu einem besseren Muttersein (solltest du bereits Kinder haben). Du wirst deine Zeit strategisch viel besser nutzen können, statt dich abhängig von deinem Terminkalender zu machen, wirst mehr Power haben und letzten Endes viel mehr schaffen – und das mit sehr viel weniger Aufwand. Nutze deinen Powerzyklus und komme in den »Flow« – jenen unbeschreiblichen Zustand, den wir empfinden, wenn einfach alles passt. Du wirst deine Einstellung zum Thema Erfolg völlig neu überdenken und in Zukunft vor allem stolz auf dich selbst sein, statt dich ständig nur herunterzuputzen. Ganz intuitiv wirst du begreifen, wie du mit Stress umgehst, gelassener und zufriedener wirst, deine innere Kritikerin zum Schweigen bringst, gesünder lebst und dich selbst bestärkst, damit du produktiver und effizienter wirst, und zwar auf eine Weise, die dich auch auf lange Sicht vor dem Burnout bewahrt.

All das ist in greifbarer Nähe, die Frage ist nur: Wie sollen wir unser volles Potenzial ausschöpfen, solange wir nach den Regeln anderer leben, statt auf das Wissen zurückzugreifen, das in uns allen schlummert? Anders ausgedrückt: Wir Frauen sind so was wie runde Stöckchen, die in ein eckiges Loch passen sollen – kein Wunder also, dass wir ständig am Limit sind. Wir leben ganz einfach nicht im Einklang mit unserer weiblichen Biochemie; wir ernähren uns nicht so, dass es unserem hormonellen Gleichgewicht zuträglich wäre, versorgen unser endokrines System nicht mit den Bausteinen, die es braucht, um unseren einzigartigen Hormoncocktail in Balance zu halten, nutzen nicht unsere naturgegebenen körpereigenen Fähigkeiten, die völlig ausreichend wären, um unser Leben bestmöglich zu genießen. Unsere Ernährungsweise und unser Lebensstil, beides nicht optimal auf uns Frauen abgestimmt, werden zu einer Belastung für ein System, das von der Natur eigentlich optimal ausgestattet wurde, um hormonell in Balance und damit auch gesund zu bleiben. Dass wir nicht im Einklang mit unseren körperlichen Gegebenheiten leben, schwächt unsere Schilddrüse, unsere Eierstöcke, unsere Leber, unsere Nebennieren, unsere Immunabwehr und unsere Verdauung. Tatsächlich bremst uns das entstehende Hormonungleichgewicht in jeder Hinsicht, nicht nur gesundheitlich, sondern auch, was unsere geistigen Leistungen betrifft. Die gestörte Balance ist nicht nur Auslöser für den berüchtigten »Hirnnebel«, sondern hemmt auch unsere kreativen Fähigkeiten.

In Wirklichkeit sind all die Mythen, die unsere Kultur über den weiblichen Körper hervorgebracht hat – dass wir von Natur aus das schwächere Geschlecht, anfälliger für die Folgen der Alterung und aus vielerlei Gründen ein nicht besonders attraktives Forschungsobjekt für die Wissenschaft sind –, einfach nur Blödsinn. Man hat uns all die Jahre für dumm verkauft – wir sind Opfer einer perfiden Propaganda, die den Irrglauben verbreitet, wir seien im Hinblick auf unsere Körper und unsere biochemische Zusammensetzung im Vergleich zu den Herren der Schöpfung erheblich im Nachteil. Ein Denken, das empfindlichen Schaden anrichtet. Es ist deshalb allerhöchste Zeit, dass wir diese Sicht auf den weiblichen Körper komplett umkrempeln. Zu diesem Zweck habe ich mir ein Programm überlegt, Cycle Syncing Method® genannt. Damit will ich dir und anderen Frauen helfen, unseren ganz speziellen weiblichen Hormoncocktail zu nutzen, und zwar auf eine Weise, die dein Leben von Grund auf verändern wird.

Bei der Zyklus-Synchronisierung geht es in erster Linie darum, zu wissen, in welcher Phase deines Zyklus du dich gerade befindest. So lernst du deinen Körper besser kennen und kannst ihn bei schwankenden Hormonspiegeln gezielt unterstützen. In meinem ersten Buch *WomanCode*, das prompt zum Bestseller wurde, habe ich erklärt, wie wir hormonell bedingte Beschwerden, wie zum Beispiel das PMS, das polyzystische Ovarialsyndrom (PCOS), Myome oder Endometriose, auf natürliche Weise durch minimale Anpassungen unserer Ernährungsweise beeinflussen können. Dass diese Erkenntnis bei vielen Frauen für einen »Aha-Moment« sorgen würde, hatte ich durchaus erwartet, aber die positiven Rückmeldungen, die ich erhielt, machten mich dann doch ziemlich sprachlos. Hunderttausende von Frauen haben mich seitdem kontaktiert – über unser Zentrum, auf Konferenzen zum Thema Wellness und Gesundheit, bei denen ich als Sprecherin auftrat, über die sozialen Medien und über die von uns entwickelte MyFLO-App. Und was ich nach den vielen Gesprächen mit ihnen begriffen habe, ist eigentlich noch viel wichtiger. Denn ihre Geschichten machten mir eines klar: Es gibt da eine noch viel entscheidendere Botschaft, die ich teilen sollte – nämlich dass unser falsches Verständnis von der weiblichen Biochemie nicht nur unseren Hormonhaushalt gehörig durcheinanderbringt, sondern uns auch in ganz anderer Hinsicht schadet. Man hat uns unser Selbstbewusstsein genommen und damit die Chance, das Beste aus unserem Leben zu machen.

Ich bin der Meinung: *Es reicht!*

Besinnen wir uns auf das, was uns Frauen ausmacht, auf unsere ganz eigene Biochemie. Ich will dir zeigen, wie du die Energie und die Power, die in dir stecken, optimal für dich nutzt. Dieses Buch soll dir dabei helfen. Meine Methode basiert auf den neusten wissenschaftlichen Erkenntnissen aus den Bereichen Neuroendokrinologie, funktionelle Medizin, Nutrigenomik, Chronobiologie, integrative Ernährung und Verhaltenspsychologie und konzentriert sich auf das Zusammenspiel zwischen Hormonhaushalt, neurochemischen Prozessen und Leistungsfähigkeit. Oberste Priorität hat dabei, dass es dir mit dem neu erworbenen Wissen gelingt, dich auf die Vorteile deiner Weiblichkeit zu besinnen. Das Buch soll dir eine völlig neue, frauenzentrierte Sichtweise vermitteln, damit du deine Zeit effizienter zu nutzen lernst und ohne viel Aufwand produktiver wirst, und zwar auf eine Weise, die ganz auf deine weiblichen Bedürfnisse abgestimmt ist.

Damit stellen wir nichts weniger als unsere kulturelle Konditionierung auf den Kopf.

Anschließend bringe ich dir die vier Phasen deines Zyklus näher und erkläre, wie sie sich jeweils auf dein Denken, deine Gemütslage, dein Energielevel und dein Verhalten auswirken. Du lernst, in jeder einzelnen Phase gut zu dir selbst zu sein und deine Stärken in Bezug auf Kreativität, Leistung, Gefühle und Sex zu nutzen. Außerdem stelle ich dir eine speziell auf uns Frauen zugeschnittene Zeitmanagementstrategie vor, die sich an den Phasen deines Zyklus orientiert. So bekommst du mehr erledigt, und zwar mit weniger Stress und weniger Zeitaufwand. Du wirst sehen: Wenn du diese Strategie beherzigst, wirst du bei allem, was du tust, mehr Freude haben. Um es auf den Punkt zu bringen: Wir lösen uns vom Leben im 24-Stunden-Takt (ein Rhythmus, der, wen wundert's, exakt auf den männlichen Hormonzyklus abgestimmt ist) und wenden uns stattdessen dem 28-Tage-Rhythmus zu. Mein Biohacking-Fahrplan zeigt dir, wie du deine Gesundheit und deine Fitness auf ganz natürliche Weise verbesserst, und du erfährst, wie du die neu gewonnenen Erkenntnisse über Selbstfürsorge und Zeitmanagement hinaus in den Umgang mit der Welt um dich herum integrierst. Ich verspreche dir, dass wir richtig tief in die Materie eintauchen. Am Ende wirst du genau wissen, welcher der optimale Tag ist, um nach einer Beförderung zu fragen, wann du besser sanftes Yoga statt Kardioübungen machen solltest, wann du mehr grünes Blattgemüse essen solltest und wann du dir besser Ruhe und Rückzug gönnst, statt das Feierbiest rauszulassen.

Darüber hinaus bietet dir das Buch ein Planungs- und Auswertungs-Tool, das dir helfen soll, deinen Powerzyklus optimal zu nutzen. Du lernst, was du tun kannst, wenn es zu hormonellen Turbulenzen kommt, und wie du einen Lebensstil beibehältst, der neuen Hormonschwankungen entgegenwirkt. So kannst du deinen körpereigenen Rhythmus nutzen – für höchste Produktivität, für mehr Zufriedenheit und für ein Leben im Flow. Selbst wenn du hormonell nicht aus dem Gleichgewicht bist, kannst du von diesem Wissen profitieren. Wenn du gut auf deinen körpereigenen Rhythmus achtest, wirst du mit weniger Stress viel mehr schaffen.

Tag für Tag bringe ich Frauen jeden Alters rund um den Erdball bei, meine Cycle Syncing Method® anzuwenden – sie alle erleben, wie sich hormonelle Beschwerden bessern und wie sich der zyklusorientierte Lebensstil auf die Lebensqualität im Allgemeinen auswirkt. Keine von ihnen hätte sich das je erträumt. (Noch ein Hinweis am Rande: Du kannst deinen Powerzyklus auch dann noch nutzen, wenn du bereits mitten in der Postmenopause steckst oder keine Blutungen mehr hast.) Ganz gleich, ob du in diesem Buch Rat suchst, weil du gesundheitliche Probleme hast, weil du Stress reduzieren oder einfach nur wissen willst, wie du das Beste aus dir herausholst – es ist für jedes Bedürfnis etwas dabei.

Wenn eine der folgenden Aussagen auf dich zutrifft, ist dieses Buch genau das richtige für dich:

- Du hast das Gefühl, immer alles schaffen zu wollen, aber nie ausreichend Zeit dafür zu haben.
- Du willst in allem, was du anpackst, hundert Prozent geben, hast aber Schwierigkeiten, deinen eigenen Ansprüchen gerecht zu werden.
- Du wärst gerne kreativer, unternehmungslustiger, hättest gerne mehr Durchhaltevermögen, bringst aber keins von deinen angefangenen Projekten zu Ende.
- Du hast es schon mit allen möglichen Planungstools versucht, um insgesamt organisierter zu sein, aber leider ohne Erfolg.

- Du hast jede Diät und jedes Fitnessprogramm ausprobiert, erzielst aber nie das erhoffte Ergebnis.
- Du interessierst dich für das Thema Biohacking, weißt aber nicht recht, wo und wie du anfangen sollst.
- Du bist laufend erschöpft und fühlst dich von den vielen Verpflichtungen in deinem Leben restlos überfordert.
- Du wünschst dir mehr Spaß und Freude im Leben, hast aber Schwierigkeiten, mit deinen To-do-Listen mitzuhalten, und oft das Gefühl, so etwas wie Freude und Spaß gar nicht verdient zu haben.
- Du hast mit PMS, PCOS, Myomen, Endometriose, Zysten an den Eierstöcken, Unfruchtbarkeit oder anderen mit der Menstruation verbundenen Problemen zu kämpfen.
- Du hattest bereits Termine bei verschiedenen Ärztinnen und Ärzten, unter anderem in einer Praxis für funktionelle Medizin und bei deiner Gynäkologin oder deinem Gynäkologen. Du hast alles versucht (z. B. Akupunktur, hormonelle Verhütungsmittel, Antidepressiva, dermatologische Behandlungen, Diuretika gegen Blähungen, Ibuprofen gegen Krämpfe, künstliche Befruchtung bei einer ausbleibenden Schwangerschaft), aber leider ohne Ergebnis.
- Du ernährst dich gesund und ausgewogen, hast aber dennoch Beschwerden.
- Du bist Mutter einer Tochter, die Probleme mit ihrer Periode, ihrer Haut, ihrem Gewicht oder mit Stimmungsschwankungen hat.
- Du bist bereits in der Perimenopause und erlebst die typischen Symptome.
- Du hast nicht mehr so viel Freude an deiner Beziehung oder an deinem Sexleben, wie du es gerne hättest.
- Du fühlst dich nicht im Einklang mit deinem Körper oder hast keine Power.
- Du glaubst, Schmerzen gehörten zu deinem Frausein dazu.

- Du möchtest das Beste aus deinem Leben machen, suchst aber noch nach einem Weg, dein Ziel zu erreichen.

Ist dieses Buch das richtige für dich?

Mein Buch richtet sich vorrangig an Frauen, allerdings haben manche Menschen, die sich als solche identifizieren, möglicherweise nicht die biochemischen oder physischen Voraussetzungen, um die es im Kern geht. Was also, wenn du dich als transgender oder nonbinär definierst oder gerade eine Geschlechtsumwandlung durchläufst und Östrogene oder Testosteron einnimmst? Dann passt du vielleicht nicht in eine der traditionellen Geschlechterschubladen. Wie auch immer du dich selbst siehst oder wo auch immer du auf der Genderskala stehst, wichtig ist, dass du lernst, mit deinen einzigartigen Gegebenheiten zu arbeiten. Natürlich stellt sich die Frage, wie du an die Cycle Syncing Method® herangehen sollst, wenn du zum Beispiel transgender bist. Menschen, die auf dem Weg sind, eine weibliche Person zu werden, kann das Befolgen meiner Methode helfen, sich besser mit der eigenen weiblichen Energie zu verbinden, auch ohne zu menstruieren. Diejenigen, die im Übergang zum Mann sind und nach wie vor ihre Regelblutung bekommen, ziehen es vielleicht vor, sich auf das linearere, männliche 24-Stunden-Muster einzustellen. In diesem Fall ist so ein Zyklusprogramm wahrscheinlich nicht das Richtige für dich. Aber letzten Endes bleibt das natürlich dir selbst überlassen.

Auf den folgenden Seiten wirst du einigen Frauen begegnen, die meine Methode ausprobiert haben und nicht nur Lösungen für ihre ganz persönlichen hormonell bedingten Beschwerden gefunden, sondern dabei auch gelernt haben, ihr volles Potenzial auszuschöpfen – und so das Selbstvertrauen gewinnen konnten, all die Dinge in die Tat umzusetzen, von denen sie immer schon geträumt haben. Auch du kannst zu einem solchen neuen Selbstbewusstsein finden.

Sobald du das Prinzip verstanden hast, wirst du merken, dass es im Grunde kein Hexenwerk ist. Löse dich von den zahlreichen Fehlinformationen, die im Umlauf sind, und aktiviere die Power, die in dir steckt. In meinem Buch vermittle ich dir nicht nur das grundlegende wissenschaftliche Verständnis der körperlichen Prozesse, du erhältst auch einen Plan, mit dem du Schritt für Schritt dein Leben ändern kannst.

Du wirst dich nicht nur gesünder und produktiver fühlen, sondern erhältst außerdem die Gelegenheit, zurück zu dir selbst zu finden – indem wir die Wunden heilen, die durch die Entfremdung von deiner Weiblichkeit entstanden sind. Wir Frauen mühen uns schon viel zu lange ab, um in einer nicht-inklusiven Kultur zu überleben, haben uns daran gewöhnt, einen großen, wichtigen Teil von uns selbst zu verleugnen. Hören wir auf, uns in eine Schablone zwängen zu lassen. Was wir ganz dringend brauchen, ist ein Paradigmenwechsel, hin zu einem Lebensmodell, das unser Frausein in den Mittelpunkt stellt. Und genau an diesem Punkt setzt mein Buch an.

Dieses Buch:

- ermutigt dich, viel öfter das zu tun, was dir guttut.
- macht Schluss mit der Verwirrung um Hormone und ihre Funktionsweisen. Denn sie beeinflussen mehr als nur deine Menstruation und deine Fruchtbarkeit. Wenn du deinen Zyklus verstehst, weißt du zu jeder Zeit, was du zu erwarten hast und welchen Nutzen du daraus ziehen kannst.
- bringt dir gezieltes Biohacking bei, sodass du dich im besten Fall nie wieder mit hormonell bedingten Beschwerden herumschlagen musst.
- liefert dir einen Schritt-für-Schritt-Plan, wie du deinen Zyklus für ein Leben im Flow nutzt.

In **Kapitel 1** erfährst du alles über den wunderbaren weiblichen Körper. Es wird um einige Falschinformationen gehen, die uns in der Vergangenheit begleitet und Verwirrung gestiftet haben, die Scham bei uns geweckt und dazu geführt haben, dass viele von uns mit einer ganzen Reihe von gesundheitlichen Problemen kämpfen. Ich erzähle dir auch meine persönliche Leidensgeschichte, damit du verstehst, warum wir Frauen im Gesundheitlichen so oft missverstanden und mit falschen Diagnosen abserviert werden.

In **Kapitel 2** beschäftigen wir uns mit der 24-Stunden-Uhr im Vergleich zum 28-Tage-Rhythmus (ja, es gibt tatsächlich zwei verschiedene innere Uhren!). Hier begegnest du unter anderem einer neuen Herangehensweise ans leidige Thema Zeitmanagement, lernst deine Produktivität zu steigern und so aus dem sprichwörtlichen Hamsterrad auszubrechen. Du unternimmst erste Schritte hin zu einem Leben im Einklang mit deinen natürlichen Rhythmen.

Kapitel 3 geht den Funktionsweisen des weiblichen Hormonsystems nach und zeigt dir, wie die körpereigenen Botenstoffe sich auf deine Stimmung, deine Gehirnchemie, dein Immunsystem, dein Energielevel und vieles mehr auswirken. In diesem Zusammenhang werde ich dich daran erinnern, dass unsere kulturelle Konditionierung schuld daran ist, wenn uns eine innere Stimme einzureden versucht, wir seien als Frauen benachteiligt. Und genau diese Konditionierung ist es auch, die uns so oft an der Funktionsweise unseres Körpers zweifeln lässt, es ist *keine Tatsache*. Die Wissenschaft hat mittlerweile hinreichend Beweise dafür gefunden, dass ein Leben im Einklang mit dem eigenen Zyklus von der Natur durchaus so gewollt ist, sodass du deinen neuen Lebensstil, bei dem dein Frausein im Fokus steht, voller Zuversicht für dich annehmen kannst.

In den **Kapiteln 4 bis 6** lernst du, meine Cycle Syncing Method® anzuwenden und meine Empfehlungen in Sachen Ernährung, Fitness und Zeitmanagement umzusetzen. Hier treffen Biohacking und Selfcare aufeinander. Du lernst, deinen Hormonhaushalt in jeder Phase deines Zyklus durch deine Ernährung zu unterstützen, und ganz nebenbei lüfte ich das Geheimnis, wie du beim Sport mit weniger Schweiß sichtbare Resultate erzielst. Außerdem erhältst du verschiedene Planungstools an die Hand, die dir helfen, mit weniger Aufwand mehr zu erreichen, sowohl beruflich als auch privat.

Das Biohacking-Toolkit im Anschluss an **Kapitel 6** führt dich in einfachen Schritten an neue, gesunde Routinen heran, mit denen du deinen einzigartigen weiblichen Hormoncocktail sowie die Neurochemie deines Körpers wieder in Balance bringst. Wir gehen den Ursachen von Problemen im Zusammenhang mit deiner Periode und der Fruchtbarkeit und anderen hormonellen Störungen auf den Grund, damit du deinen Zyklus in allen Bereichen optimal für dich nutzen kannst, statt ihn als ewiges Ärgernis zu sehen. Ich möchte dir dabei helfen, menstruationsbedingte Beschwerden zu beseitigen, denn nichts soll dich mehr daran hindern, die vielen wunderbaren Vorteile deines Powerzyklus zu nutzen!

Kapitel 7 zeigt dir, wie du entspannt durch den Arbeitsalltag kommst und Produktivität und Erfolg im Geiste eines zyklussynchronen Lebensstils steigerst, ganz gleich ob als Berufseinsteigerin, der noch alle Wege offenstehen, ob als Unternehmerin in der herausfordernden Start-up-Phase, ob als Führungskraft in einem Großunternehmen, die ein Team von mehreren hundert Mitarbeiterinnen und Mitarbeitern führt, oder als Ehrenamtliche im Non-Profit-Bereich, mit dem Ziel, die Welt zu verändern.

Kapitel 8 entlarvt schließlich jene Mythen, die man uns von klein auf über Liebe und Intimität beigebracht hat, und liefert den ultimativen Leitfaden zu einer besseren Kommunikation, mehr Nähe, mehr Sex, besseren Orgasmen und einem wirkungsvolleren Vorspiel – alles im Hinblick auf deinen eigenen Hormonzyklus.

In **Kapitel 9** helfe ich dir, dich von dem ewigen Perfektionismus zu verabschieden, der auf uns als moderne Mütter lastet. Finde heraus, wie du in den vier Zyklusphasen das Auf und Ab deiner Gefühle optimal in deiner Mamarolle nutzt.

In **Kapitel 10** möchte ich dich zu guter Letzt dazu ermuntern, deine weibliche Superpower anzunehmen und sie zu deinem Vorteil zu nutzen. Deine Gesundheit, deine innere Zufriedenheit und deine Liebsten werden es dir danken.

Das Powerzyklus-Versprechen

Das, was du hier in der Hand hältst, ist mehr als nur ein Ratgeber. Dieses Buch ist für dich der Grundstein für eine neue Denkweise und eine Formel für einen Lifestyle, der dein Frausein ins Rampenlicht rückt. Es ist eine Art Rückeroberung, eine positive, mobilisierende Kraft, damit wir Frauen von heute wieder ganz im Einklang mit uns selbst sein können. Machen wir unsere eigenen Standpunkte und unsere Körper zu zentralen Bestandteilen unserer Selbstreferenz. Mein Buch soll Katalysator sein für eine rundum neue Lebensweise, ungeachtet der Herkunft, des Alters oder der Lebensphase, in der du dich befindest. Wir brauchen nicht am laufenden Band produktiv zu sein und auf eine konstante Weiterentwicklung zu drängen. Seien wir doch ehrlich: Nichts in der Natur folgt diesem Prinzip. Wir sollten uns stattdessen zurückbesinnen auf den Vier-Phasen-Rhythmus, den uns unser weiblicher Körper vorgibt, und möglichst im Einklang damit leben. Dann, und nur dann, wird es uns gelingen, das Leben zu leben, das uns als Frauen zusteht – frei und selbstbestimmt.

Sobald du die Zusammenhänge erkannt hast, stellt sich dir vielleicht die Frage, warum man uns Frauen das alles nicht schon viel früher beibringt. Wäre das nicht wunderbar, mit Beginn der Pubertät Bescheid zu wissen? Wir könnten unsere To-dos strategisch viel besser planen, wenn wir unser eigenes Wohlbefinden in den Mittelpunkt stellen würden. So frustrierend diese Erkenntnis auch sein mag, sollte sie uns in erster Linie motivieren, auf eine bessere Zukunft für uns selbst und für die Mädchen und Frauen kommender Generationen hinzuarbeiten.

Der entscheidende Augenblick ist gekommen, packen wir die Gelegenheit beim Schopf. Die Zeiten stehen ohnehin auf Veränderung – wir stecken mitten in einem lange überfälligen Perspektivenwechsel, was unsere Körper und eine optimierte Gesundheitsfürsorge für uns angeht. Seit einigen Jahren zeichnen sich einige grundlegende Verschiebungen unserer Sichtweise ab, nicht zuletzt dank des regen Austauschs von Millennials in den sozialen Netzwerken:

1. Die Mythen und Tabus rund um den Menstruationszyklus sind veraltet, falsch und ein Werkzeug patriarchaler Unterdrückung, das uns behindert.
2. Hormone beeinflussen so gut wie alles an uns, über die Periode hinaus – unsere Stimmung, unsere Kreativität, unsere Energiereserven und vieles mehr.
3. Unsere zyklische Natur wird von der herkömmlichen Schulmedizin nicht angemessen berücksichtigt.
4. Weder in der funktionellen Medizin noch in Bezug auf das Thema Biohacking oder die medizinische Forschung im Allgemeinen wird unser hormoneller Zyklus ausreichend berücksichtigt.

Während wir am Arbeitsplatz sowie im gesamtgesellschaftlichen Kontext durchaus daran arbeiten, Geschlechterdifferenzen abzubauen, ist der Wunsch nach einer angemessenen Berücksichtigung unserer hormonellen Bedürfnisse im medizinischen Kontext die letzte Bastion, die uns noch aufhält, bevor wir das Patriarchat zerschlagen. Nachdem das Thema Menstruation endlich im Mainstream angekommen ist, haben wir Frauen noch mehr verdient: Mehr Transparenz in Bezug auf die gefährlichen Nebenwirkungen von hormonellen Verhütungsmethoden, eine bessere Gesundheitsversorgung bei Beschwerden, die im Zusammenhang mit der Menstruation stehen, und mehr Biohacking-Tipps und medizinische Forschungen unter Berücksichtigung unseres Geschlechts.

Wir Frauen haben Besseres verdient.

Wir verdienen es, unser Leben nach unseren eigenen Vorstellungen zu gestalten, und zwar in unserem eigenen Tempo.

TEIL 1

UNSER KÖRPER, UNSER RHYTHMUS

Es braucht Jahre, bis eine Frau aufhört, sich für all das zu entschuldigen, wofür ihr immer Schuldgefühle eingeredet wurden.

– Amy Poehler

KAPITEL 1

Schluss mit den Falschinformationen

Mädchen lernen, ihre Körper als Endlosbaustellen zu sehen, an denen sie kontinuierlich arbeiten müssen, wohingegen Jungen ihre Körper schon von Kindesbeinen an als ein Werkzeug zu begreifen lernen, mit dem sie alles um sich herum beherrschen.

– Gloria Steinem

Ich weiß noch gut, wie wir im Biologieunterricht in der achten Klasse endlich zum Thema menschliche Fortpflanzung kamen und das Lehrbuch aufschlugen. Meinen damaligen Lehrer, Mr Bing, fand ich richtig toll. Ich ging gern zur Schule. Und ganz besonders gern mochte ich den Biologieunterricht. Für mich bildete dieses Fach die perfekte Schnittstelle aus Philosophie, Kunst und Natur – genau meine Themen. Deshalb erwartete ich mir sehr viel von dieser Stunde. Wir begannen wie immer. Mr Bing gab uns eine kurze Einführung ins Thema, gefolgt von einer Viertelstunde Stillarbeit, in der wir den dazugehörigen Text im Lehrbuch lesen sollten. Anschließend gab es eine Diskussion, gefolgt von einer Fragerunde, und dann wurden die Projektthemen verteilt. Einige solche Projekte in der Vergangenheit waren zum Beispiel die Modellanfertigung eines DNA-Strangs, das Erstellen eines Zellenquerschnitts oder das Sezieren von Kuhaugen und Fröschen gewesen. Eins meiner Lieblingsprojekte hatte darin bestanden, dass wir uns einen Baum aussuchen sollten, um ihn vom Winter bis zum Frühling zu beobachten und dabei Proben zu sammeln, von der Entwicklung der Knospen bis hin zur Blüte. Diese Pflanzenteile sollten wir pressen und anschließend die einzelnen Bestandteile nachzeichnen. Im Rahmen dieses Projekts habe ich jede Menge über den natürlichen Rhythmus des Lebens gelernt – erst wartet man darauf, dass eine kleine Knospe sich zu öffnen beginnt, dann, dass die Pflanze ihre Blätter oder Blüten entfaltet, und zuletzt, dass sie wieder verwelken. Es war eine Lektion, die in meinem Gedächtnis haften geblieben ist. Der heutige Unterricht aber entwickelte sich absolut nicht so, wie ich es erwartet hatte. Ich saß an meiner Schulbank und zappelte vor Ungeduld, während Mr Bing uns in das Thema einführte – die menschliche Fortpflanzung. Dann machte ich mich eifrig ans Lesen des Bucheintrags. Als Erstes lasen wir den Abschnitt über die Spermienproduktion. Die Worte, mit denen die Vorgänge beschrieben wurden, waren äußerst kraftvoll, der Text klang ungefähr folgendermaßen:

> *Die männlichen Hoden sind kleine Kraftwerke, die eine effiziente Produktion garantieren. Sie bringen zwischen zwei- und dreihundert Millionen Spermien pro Tag hervor. Jedes einzelne Spermium ist wiederum das optimale Transportmittel, welches das genetische Material zuverlässig an die Eizelle liefert. Von der Form über die bewegliche Geißel bis hin zu den Nährstoffen, die dem Spermium seine Mobilität und Beweglichkeit verleihen, herrscht hier ein perfektes Zusammenspiel, ausgerichtet auf sein ultimatives Ziel – die Eizelle als Erstes zu erreichen, um Geninformationen weiterzugeben.*

»Wow! Die Entwürfe der Natur sind einfach genial, und hätte ich Hoden, wäre ich stolz«, dachte ich.

Also stürzte ich mich voller Vorfreude auf den Absatz über die weiblichen Fortpflanzungsorgane. Ich konnte es kaum erwarten, alles über die verborgenen Mechanismen zu erfahren, die sich im Inneren meines Körpers abspielten. Aber was ich dann zu lesen bekam, war eine gnadenlose Enttäuschung:

> *Nach dem Heranreifen und dem Freisetzen der Eizelle aus einem der Eierstöcke gibt es im weiblichen Fortpflanzungsprozess zwei Möglichkeiten. Im Falle einer Befruchtung vergrößert sich die Gebärmutter, die Plazenta reift heran, und das Wunder des Lebens nimmt im sicheren Umfeld des weiblichen Uterus seinen Anfang. Ist dies nicht der Fall, wird die nicht benötigte Schleimhaut abgestoßen, und der Zyklus beginnt von Neuem.*

»Okay?«, überlegte ich. »Das ist alles?«

Ich war verwundert über den deutlich veränderten Ton, über die oberflächliche Behandlung der Abläufe und vor allem darüber, wie nebensächlich alle diese wichtigen Vorgänge, die bei uns Frauen ablaufen, behandelt wurden – du weißt schon, dass wir bluten und trotzdem nicht sterben, ach ja, und dass wir kleine Menschen hervorbringen wie gut funktionierende 3-D-Drucker … Hey, kein Riesending! Im Text schwang lediglich Enttäuschung mit, da die Eizelle nicht zwangsläufig befruchtet wird. Der Darstellung im Buch zufolge hatten die hormonellen Vorgänge ausschließlich für andere einen Wert – für den Mann, dessen Ziel die Fortpflanzung ist, und für das Baby, wegen des 3-D-Drucks. Für die Frau selbst aber wurden sie als wertlos dargestellt. Sicher, ich war damals gerade mal vierzehn – was wusste ich schon? Aber ich begeisterte mich sehr für dieses Thema und war so fasziniert von den körperlichen Veränderungen, dass ich zusammen mit meinen drei besten Freundinnen den »Perioden-Club« ins Leben gerufen hatte. Das war einige Jahre zuvor gewesen, nach unserer ersten Sexualkundestunde in der sechsten Klasse. Der Perioden-Club hatte zwei Hauptfunktionen: 1. wollten wir Wetten darüber abschließen, wer von uns als Erste ihre Periode bekommen würde und 2. sollte er die häufigen Abstecher zur Toilette während der Mittagspause und in den anderen Pausen rechtfertigen, weil wir natürlich nachsehen mussten, ob eine von uns vielleicht schon zu bluten begonnen hatte. Seit Jahren versetzte mich der Gedanke, dass ich bald eine richtige Frau sein würde, in tief empfundene Ehrfurcht. Die stumpfen Ausführungen über das weibliche Reproduktionssystem in unserem Lehrbuch nahm ich deshalb sehr persönlich. Ich fand sie extrem verletzend.

Aber damit nicht genug. Je mehr ich mich im Lauf der kommenden Jahre mit dem Thema beschäftigte, desto deutlicher zeichnete sich ab, dass in Texten zu den biologischen Prozessen im weiblichen Körper immer der gleiche Tenor herrscht: Stets klingt der Ton seltsam abwertend, und die offensichtliche Macht, die wir Frauen haben, wird völlig ausgeblendet. Das zog sich von Mr Bings Biologieunterricht bis hin zu den geheiligten Hallen der Johns-Hopkins-Universität, wo ich mein Grundstudium absolvierte. Von den mechanischen Beschreibungen der »normalen« Dauer eines Zyklus bis zum zeitlichen Rahmen, den man für die Erweiterung des Muttermundes während der Geburt für angemessen hält – alles wird in einem trockenen, klinischen Tonfall vorgebracht, definitiv nichts, was uns Frauen ein empowerndes Gefühl gibt. Die heimtückische Schlussfolgerung, die wir daraus ziehen, lautet folglich: Sobald wir von diesen Standardvorgaben abweichen, gelten wir als nicht normal und müssen dringend medikamentös behandelt werden.

Was ich da las, ließ mich nicht nur zutiefst verletzt zurück, nein, ich war richtig aufgebracht. Wo waren denn die Beschreibungen, die der positiven Sicht auf die effiziente Spermienproduktion entsprochen hätten? Ich stellte mir einen Text wie den folgenden vor:

Das weibliche Fortpflanzungssystem ist die Krönung der menschlichen Evolution und Reproduktion. Effizient und in höchstem Maße anpassungsfähig, arbeiten sage und schreibe sieben verschiedene Hormone in einer symphonischen Beziehung zusam-

men, um vier höchst raffinierte Prozesse in Gang zu setzen, die sich in einem geregelten monatlichen Rhythmus wiederholen: das Heranreifen mehrerer Follikel, der Eisprung, der Aufbau der Gebärmutterschleimhaut (um den Uterus auf eine mögliche Empfängnis vorzubereiten) und schließlich das Abstoßen dieser Schleimhaut, falls es zu keiner Befruchtung und Einnistung der Eizelle kommt. Im Falle einer Schwangerschaft folgt nun der Prozess der Reifung, der absolut atemberaubend ist. Das Heranwachsen des Fötus, ermöglicht durch Veränderungen in der weiblichen Hormonstruktur, der Immunfunktion und im Stoffwechsel, ist einfach nur verblüffend. Und die Tatsache, dass dieser Prozess auch Vorteile für die werdende Mutter mit sich bringt, verdient ebenfalls Beachtung. Der Geburtsvorgang, der sich aus Wehentätigkeit und Entbindung zusammensetzt und der eine erhebliche Gefahr für den Körper der Gebärenden darzustellen scheint, ist ein Paradebeispiel für das, was der weibliche Körper zu leisten vermag: So verwandelt er sich in einen starken Kanal, durch den er das Baby sicher zur Welt bringt, der perfekte Selbstschutzmechanismus. Unterstützt wird diese Leistung durch die Tatsache, dass der weibliche Organismus sehr viel effizienter als der männliche Mikronährstoffe aus der Nahrung zieht, über das resistentere Immunsystem verfügt und einen etwas langsameren Stoffwechsel hat, damit Nährstoffe möglichst lange im Körper verbleiben, bevor das Ausscheidungssystem seine Arbeit beginnt. Außerdem verfügen Frauen über mehr Verknüpfungen von Nervenbahnen zwischen den beiden Gehirnhälften. Die unglaubliche Präzision, mit der all diese Prozesse ineinandergreifen, garantiert, dass eine Frau äußerst sensibel auf all das reagiert, was in ihr selbst, in ihrer Gemeinschaft und ihrer Umgebung vorgeht. So kann sie jederzeit die besten Entscheidungen für ihr eigenes Wohl treffen, denn sie hat von Natur aus das große Privileg, die nächste Generation von Menschen hervorzubringen. Und wenn sie keinen Nachwuchs in die Welt setzt, unterstützen alle diese körpereigenen Vorgänge sie darin, eine starke und aufmerksame Anführerin zu sein, für ihre Gemeinschaft und für die Welt als Ganzes.

Ich finde es nicht richtig, dass man den jungen Leuten – Mädchen wie Jungen – etwas anderes als das beibringt. Als eine Frau, die ihr ganzes Leben dem Studium des perfekten Zusammenspiels der weiblichen Hormone gewidmet hat, die sich beruflich dem Ziel verschrieben hat, Frauen dabei zu helfen, mit ihrem Zyklus in Einklang zu kommen, kann ich dir versichern, dass jede Beschreibung, die nicht die gebührende Bewunderung für dieses ausgeklügelte Meisterwerk an den Tag legt, nicht annähernd an die Wahrheit herankommt.

Es mussten viele Jahre vergehen, bevor ich zufällig über den Grund stolperte, warum der weibliche Reproduktionsprozess nicht im angemessenen positiven Licht dargestellt wird. Meine Entdeckung zog mir den Boden unter den Füßen weg. Denn es ist so: Würde man die unglaubliche Macht des weiblichen Fortpflanzungsapparats anerkennen, würde sich nichts weniger als das globale Machtgefüge verschieben. Kämen wir allesamt darin überein, dass Frauen aus biologischer Sicht keineswegs das schwächere Geschlecht sind, sondern voller Power stecken, dann würde sich so ziemlich alles an unseren gesellschaftlichen Normen ändern müssen, um uns einen gleichberechtigten Status einzuräumen. Und wie es aussieht, ist und war das Patriarchat nie an einem solchen Paradigmenwechsel interessiert. Sicher muss ich dir nichts von der jahrhundertelangen Unterdrückung der Frau quer durch die Kulturen erzählen, das ist allgemein bekannt. Aber die Erkenntnis, dass sogar das, was man uns über unseren eigenen Körper beibringt – von der Art, wie er in Lehrbüchern dargestellt wird, bis hin zur stiefmütterlichen (wenn nicht sogar abwertenden) Behandlung im medizinischen Bereich –, diese Unterdrückung aufrechterhält und, schlimmer noch, uns zu Komplizinnen unserer eigenen Unterjochung werden lässt, war für mich ein echter Augenöffner. Denn wenn wir einerseits daran glauben, dass wir zum Leiden verdammt sind und von unserem Körper nicht erwarten können, symptomfrei zu funktionieren, dann glauben wir andererseits nicht daran, dass wir am Zusammenspiel unserer Hormone irgendetwas ändern können, sobald sich Beschwerden daraus ergeben.

Solange wir keine Ahnung haben, was sich in unseren Körpern tatsächlich abspielt, und unsere eigene Biologie für uns ein Buch mit sieben Siegeln ist, wird es uns nicht gelingen, auf eigenen Beinen zu stehen. Schließlich wissen wir noch nicht einmal, wer wir wirklich sind. Eigentlich sollten wir in dem Wissen aufwachsen, dass unser Körper von Natur aus mit allem ausgestattet ist, was wir brauchen, um echte Anführerinnen zu sein. Aber wir sind ahnungslos. Und aus diesem Grund geben wir tagtäglich unsere Macht auf tausend verschiedene Arten ab – wir leugnen unsere Natur, tun alles, um uns in das von unserer männlich dominierten Kultur vorgegebene Schema zu zwängen, leiden völlig unnötig an hormonellen Störungen und lassen unsere Kräfte ungenutzt, einfach weil man uns nie beigebracht hat, uns angemessen um unser wunderbares und komplexes Hormonsystem zu kümmern.

Und jetzt mal Hand aufs Herz. Der Sexualkundeunterricht an deiner Schule war bestimmt der gleiche Mist. Die Medien- und Werbebotschaften trichtern uns Tag für Tag ein, dass die Periode schmutzig sei und deshalb etwas ist, worüber man besser nicht spricht. Genau solche Mythen und die unzulängliche Wissensvermittlung an den Schulen verhindern, dass wir unsere Körper richtig und gut behandeln. Unsere Kultur will uns suggerieren, dass unsere Körper Baustellen sind, an denen rund um die Uhr gearbeitet werden muss, während Männerkörper als kraftvolle Werkzeuge dargestellt werden, wie dafür geschaffen, die Herausforderungen des Lebens souverän zu meistern. Wen überrascht es da, dass unser Verhältnis zu unseren Körpern gestört ist? Wegen Texten wie dieser komplett irreführenden Einleitung in das Thema Frausein in meinem Schulbuch *strengen wir uns sogar noch an, unsere natürlichen Gegebenheiten zu unterdrücken, weil wir glauben, so erfolgreicher zu sein.* Nur dass das nicht funktioniert. Was immer du loszuwerden versuchst, ob es überflüssige Pfunde, PMS oder Pickel sind, ist vergebens. All deine Bemühungen, auf der Karriereleiter weiter nach oben zu kommen, in eine der begehrten Führungspositionen aufzusteigen oder ein eigenes Unternehmen zu gründen, schlagen sich negativ auf deine Gesundheit nieder. Und als hätten wir mit den vielen unsichtbaren Arbeiten im Haushalt, unserem eigentlichen Job und dem Muttersein nicht schon genug um die Ohren, kommt auch noch der Druck dazu, in Sachen Wellness und Selfcare ganz vorne mit dabei zu sein. Was wir dabei übersehen, ist die Tatsache, dass alle unsere Mühen in Bezug auf Diäten, Fitness und Zeitmanagement umsonst sind und wir nur wertvolle Energien vergeuden, die wir eigentlich dringend bräuchten, um kreativ zu sein – weil alle diese Programme, die Hilfe versprechen, keinerlei Rücksicht auf den weiblichen Zyklus nehmen. Der Großteil all dieser Ratschläge und Selbsthilfeprogramme, denen wir so folgen, ist auf Männer zugeschnitten, und es wird automatisch davon ausgegangen, dass dieselben Tipps auch auf uns Frauen übertragbar sind. Aber ich sage dir was – das ist ein fataler Trugschluss.

Das mangelnde, oft falsche Wissen ist tief in unseren Köpfen verankert. Und das muss ein Ende haben, und zwar jetzt!

Die Wahrheit hinter den geläufigsten (und schädlichsten) Mythen über die Menstruation

Dass wir alle so schlecht informiert sind, hat zur Folge, dass sich einige weit verbreitete Mythen über die Menstruation hartnäckig halten. Sie sorgen dafür, dass wir uns unserer Körper und unserer

Weiblichkeit schämen. Es ist also höchste Zeit, dass wir einiges richtigstellen.

Mythos 1: PMS ist normal

Stimmungsschwankungen, Blähungen, Pickel ... alle diese prämenstruellen Symptome seien völlig normal, erzählt man uns. Aber Achtung, hier kommt die Eilmeldung: Sind sie nicht! Dieser Mythos im Zusammenhang mit dem prämenstruellen Syndrom ist besonders perfide, weil er uns zu unnötigem Leiden verdammt. Denn gerade weil wir darauf konditioniert wurden zu denken, Schmerzen und andere typische Begleiterscheinungen der Periode lägen in der Natur der Sache, suchen wir gar nicht erst nach einer Möglichkeit, die Beschwerden loszuwerden. Der PMS-Mythos richtet allerdings noch sehr viel mehr Schaden an. Man dreht uns einen Strick daraus und nimmt unsere Gefühle, unsere Meinungen und unsere Urteile einfach nicht ernst. Man steckt uns in die Schublade »hormongesteuert« (als hätten Männer nicht auch Hormone!), ein typischer Trick, mit dem man uns abwertet und lächerlich macht.

Die Fakten: Es konnte wissenschaftlich nachgewiesen werden, dass PMS-Symptome nur dann auftreten, wenn in der Lutealphase die Balance zwischen Östrogen und Progesteron aus dem Lot ist. Ein solches Ungleichgewicht kann entweder durch die falsche Ernährung hervorgerufen werden – wie zum Beispiel durch übermäßigen Kaffeekonsum, zu viel Zucker, Milchprodukte, Low-Fat-Produkte, Diäten oder Saftkuren –, oder durch die noch viel heimtückischere Verleugnung unserer Weiblichkeit – genauer gesagt der Kraft, die in der fortwährenden zyklischen Veränderung liegt. Die sogenannte BioCycle-Studie, durchgeführt von den National Institutes of Health, der amerikanischen Gesundheitsbehörde, hat gezeigt: Je länger PMS unbehandelt bleibt, desto mehr steigt das Risiko, in der Postmenopause an Krebs, Diabetes oder Demenz zu erkranken. Auch Herzerkrankungen können die Folge sein. Wenn Frauen im Einklang mit ihrem Zyklus leben, die richtigen Lebensmittel zu sich nehmen und ihrem Körper so die benötigten Nährstoffe zukommen lassen, verschwinden die PMS-Symptome. Die Zeit unmittelbar vor der Menstruation, in der diese Symptome üblicherweise auftreten, kann dann für uns zu einer Phase der Einsicht, der Klarheit und der Entscheidung über unseren weiteren Weg werden. Möglicherweise bist du in diesem Zyklusabschnitt erfüllt von dem Gefühl, alles schaffen zu können, die Dinge geregelt zu kriegen, und dem Wunsch nach einem Großreinemachen – buchstäblich und auch im übertragenen Sinn. Ich habe dem Kürzel PMS deswegen eine neue Bedeutung verpasst – »prioritizing myself« – ich setze mich selbst auf meiner Prioritätenliste an oberste Stelle. Wenn viel mehr Frauen dasselbe täten, träten PMS-Symptome sehr viel seltener auf.

Mythos 2: Krämpfe sind ein unvermeidliches Übel

Mehr als die Hälfte aller Frauen im fortpflanzungsfähigen Alter gibt an, jeden Monat ein bis zwei Tage lang an menstruationsbedingten Unterleibsschmerzen zu leiden. Hast du dich auch schon bei dem Gedanken ertappt, ohne Krämpfe gehe es nicht, die gehören einfach dazu? Wer sein ganzes Leben gesagt bekommt, Regelschmerzen seien nun mal ein weibliches Schicksal, also »find dich damit ab«, schluckt das wohl oder übel und glaubt auch nicht, dass sich daran etwas ändern lässt. Höchste Zeit für einen Realitätscheck: Du brauchst diese Krämpfe nicht zu ertragen.

Die Fakten: Ja, es stimmt, dein Körper produziert eine Art von Prostaglandin. Dieses Hormon – PgE2 – verursacht Kontraktionen der Gebärmutter, die sich zu heftigen Krämpfen auswachsen können. Aber wusstet du, dass dein Körper noch zwei weitere Prostaglandine ausschüttet – PgE1 und PgE3? Diese wirken von Natur aus krampflösend und sorgen deshalb für Abhilfe bei Periodenschmerzen. Dank dieser beiden natürlichen Schmerzmittel hat dein Körper also doppelt so viel Potenzial, Schmerzen zu bekämpfen, als sie zu verursachen. Die gute Nachricht ist: Wenn du deinen Zyklus mit den richtigen Nährstoffen versorgst, hat dein Körper alles, was er braucht, um die Produktion der guten Prostaglandine anzuregen. So lassen sich Regelschmerzen auf natürliche Weise lindern.

Mythos 3: Die Antibabypille reguliert den Zyklus

Denkst du wie so viele von den Frauen, mit denen ich tagtäglich ins Gespräch komme, auch, du würdest menstruieren, obwohl du hormonell verhütest? Klar, die meisten Frauen, die die Pille nehmen, bluten jeden Monat, als wäre alles ganz normal.

Die Fakten: Was bei dir passiert, wenn du die Pille nimmst, ist keine echte Periode. Es handelt sich vielmehr um eine »Abbruchblutung«, die nichts mit der natürlichen Monatsblutung am Ende eines Zyklus zu tun hat. Vielleicht überrascht es dich, wenn ich dir verrate, dass die Placebo-Tage, die auf dem Beipackzettel der meisten Antibabypillen erwähnt werden, eigentlich nur ein Marketingtrick sind. In der ersten Zeit nach Markteinführung der Pille befürchteten die Hersteller, Frauen könnten das Medikament ablehnen, weil sie die Vorstellung, nicht zu bluten, zu sehr abschrecken würde. So kam man auf die Idee mit den Placebo-Tagen. Damit es zu einer echten Periodenblutung kommen kann, braucht es allerdings einen Eisprung; aber gerade diese entscheidende Zyklusphase wird durch die Pille unterbunden. Wenn keine Eizelle heranreift, bleibt der Zyklus stecken, in einer Phase, in der die Hormonspiegel auf ihrem Tiefpunkt sind. Die Blutung bleibt aus. Abgesehen davon korrigieren synthetische Verhütungsmittel keineswegs ein hormonelles Ungleichgewicht; sie legen lediglich die körpereigenen hormonellen Prozesse lahm, und so leben wir Jahre, oft Jahrzehnte, ohne den eigentlichen Ursachen für bestimmte Symptome auf den Grund zu gehen. Und das kann ernsthafte Konsequenzen für unseren gesundheitlichen Gesamtzustand haben. Abgesehen davon hat die Pille viele unschöne Nebenwirkungen – und ich rede nicht nur von denen, die auf dem kleinen Beipackzettel aufgeführt sind. Im Biohacking-Toolkit-Abschnitt erfährst du alles, was dir dein Frauenarzt oder deine Frauenärztin vielleicht verschwiegen hat – zum Beispiel die Tatsache, dass hormonelle Verhütungsmittel die Nährstoffaufnahme negativ beeinflussen, dass sie dein Mikrobiom, also die Darmflora, empfindlich stören und dass durch sie das Risiko für Depressionen steigt.

Mythos 5: Eine Frau *braucht* nicht zwingend zu menstruieren

Alle paar Jahre erscheint irgendwo ein Artikel, in dem behauptet wird, es bestünde keinerlei Notwendigkeit, dass wir moderne Frauen noch menstruieren, und dass wir doch so viel besser dran und insgesamt fitter wären, wenn wir nicht Monat für Monat bluten würden. Manche Gynäkologen geben ihren Patientinnen ohne Bedenken grünes Licht, die Placebo-Pillen auszulassen und die wirksamen Pillen durchgängig einzunehmen, um die monatlichen Blutungen komplett zu unterbinden.

Die Fakten: Ja, es ist erstaunlich, wie es uns als Spezies gelungen ist, den Körper zu überlisten und den Zyklus zu unterdrücken. Aber ist es deshalb automatisch gut? Die Natur hat sich durchaus etwas dabei gedacht und uns den Zyklus zum langfristigen Schutz unserer Gesundheit mitgegeben. Dass man an diesem ausgeklügelten System herumpfuscht, indem man die Periode ganz bewusst ausschaltet, hat ernsthafte Folgen und birgt erhebliche Gefahren für unsere Gesundheit. Der Eisprung und damit auch die Menstruation spielen eine entscheidende Rolle für den Schutz unseres gesundheitlichen Gesamtzustands, und zwar über Jahrzehnte. Diese Prozesse beugen unter anderem Osteoporose, Herzerkrankungen, Brusterkrankungen und Demenz vor. Jeder Eisprung und jeder Zyklus haben einen schützenden Effekt. Es ist, als würde man auf eine Art gesundheitliches »Bankkonto« einzahlen für die Jahre, in denen der Zyklus zum Stillstand kommt. Unser Menstruationszyklus ist für unseren gesundheitlichen Gesamtzustand und unser Wohlbefinden sogar so wichtig, dass das American College of Obstetricians and Gynecologists die Menstruation zum fünften Vitalzeichen erklärt hat – ebenso bedeutend wie Pulsfrequenz, Körpertemperatur, Atemfrequenz und Blutdruck. Wenn deine Periode ausbleibt, ist das ein Signal, dass in deinem Körper etwas nicht stimmt. Möglicherweise deutet es auf einen niedrigen Östrogenspiegel hin, der wiederum mit Herzproblemen und Osteoporose in Verbindung gebracht wird. Wenn deine Periode aufgrund eines diagnostizierten polyzystischen Ovarialsyndroms (PCOS) ausbleibt oder dein Zyklus sehr unregelmäßig ist, ist das ein Zeichen dafür, dass der Hormonhaushalt aus dem Gleichgewicht ist. Sehr wahrscheinlich geht dies mit Symptomen wie Akne, Stimmungsschwankungen oder einer Gewichtszunahme einher. Setzt die Periode jeden Monat pünktlich wie ein Uhrwerk ein, so ist das ebenso erfreulich wie ein gesunder Blutdruck beim jährlichen Gesundheitscheck. Ich empfehle dir daher, deine Periode gut im Auge zu behalten – tracke Farbe und Konsistenz, Dauer und Intensität, damit du Warnzeichen frühzeitig erkennst. Im Abschnitt Biohacking-Toolkit werden wir uns näher mit der Menstruation beschäftigen. Du lernst, die Farbe deiner Monatsblutung zu beurteilen, spezifischen Periodenbeschwerden entgegenzuwirken und rundum glücklich mit deinem Zyklus zu sein.

Mythos 5: Gegen Periodenbeschwerden lässt sich nicht viel tun

Lässt du es einfach mit dir geschehen, wenn du erkältet bist, oder unternimmst du etwas, um schneller wieder gesund zu werden? Natürlich ist es immer eine gute Idee, die Vitamin-C-Depots aufzuladen, sich viel Ruhe zu gönnen und gut auf sich zu achten. Umso erstaunlicher, dass wir bei periodenbedingten Beschwerden wie Unterleibskrämpfen, heftigen Blutungen oder Schmierblutungen dazu neigen, sie zu ignorieren. Wir nehmen es als unser naturgegebenes Schicksal hin, dass wir einmal im Monat leiden, und warten, bis es vorübergeht.

Die Fakten: Dass wir so denken, hängt damit zusammen, dass man uns so wenig über unseren eigenen Körper beigebracht hat. Wir wissen nichts darüber, wie man ein gesundes Hormongleichgewicht unterstützt. Denn in Wahrheit können wir sehr wohl etwas tun. Der Hormonhaushalt und damit auch aus einem Ungleichgewicht resultierende Beschwerden lassen sich durch gezielte Maßnahmen beeinflussen. Wir brauchen uns nicht mit menstruationsbedingten Symptomen zu quälen, genauso wenig wie wir uns unnötig lange mit einer Erkältung herumschlagen müssen. Mit einigen einfachen Lifestyle-Hacks in Bezug auf unseren Zyklus, zum Beispiel durch die richtige Ernährung, Bewegung, Nahrungsergänzungsmittel und geschicktes Zeitmanagement, kannst du schon mit Beginn deines nächsten Zyklus eine spürbare Besserung erzielen.

Frauen haben Power!

Wir Frauen wurden von der Natur bestens ausgestattet: Wir bringen Babys zur Welt, wir bluten jeden Monat, wir produzieren Milch – ja, wir haben sogar Bakterien in unserer Vagina, die beim Baby für eine perfekte Darmflora sorgen. So gut wie alles an uns dient dem Zweck, neues Leben hervorzubringen. Sieh dir nur an, was für lebensspendende Kräfte in deinen Körperflüssigkeiten stecken:

- **Menstruationsblut:** Forschende haben herausgefunden, dass Stammzellen aus dem Menstruationsblut möglicherweise das Potenzial haben, bei der Behandlung von Schlaganfällen, Leberschäden und anderen Erkrankungen hilfreich zu sein. Und auf einmal kommt uns unser Periodenblut gar nicht mehr so *eklig* vor, stimmt's?
- **Muttermilch:** Neueste Forschungen deuten darauf hin, dass unser Körper den Speichel eines Babys über die Brustwarzen aufnimmt

und dadurch die Brustdrüsen dazu anregt, quasi auf Bestellung einen maßgeschneiderten Bakterienschutz hervorzubringen. Eine Studie im Jahr 2013 ergab, dass Immunfaktoren in der Muttermilch sich rasch verändern, sobald beim Baby eine Infektion auftritt. Lassen Sie mich durch, hier kommt Doktor Mami!

- **Scheidensekrete:** Bakterien im Geburtskanal bereiten die Darmflora des Babys während der Entbindung optimal vor, damit es gesund bleibt. Babys, die per Kaiserschnitt zur Welt kommen und denen dieses »Bakterienbad« deshalb entgeht, haben ein höheres Risiko, an chronischen Immunstörungen wie zum Beispiel Asthma, Allergien, juveniler Arthritis, chronischen Darmentzündungen und sogar Leukämie zu erkranken. Dies zeigt eine Studie aus dem Jahr 2014, die rund zwei Millionen Kinder über einen Zeitraum von 35 Jahren begleitete. Die Medizin beginnt nun endlich, sich eingehender mit dem Geburtsprozess zu befassen; so wurde 2016 eine vielversprechende Studie durchgeführt, bei der Münder und Körper von Kaiserschnitt-Babys mit den Scheidenbakterien der Mütter betupft wurden, was deren Darmflora offenbar positiv beeinflusst hat. *Das nenne ich echte Pussy-Power!*

Gleichzeitig wird zum Thema fäkaler Mikrobiomtransfer geforscht – gemeint ist damit die Transplantation von Kot von einer gesunden Spenderperson auf den Gastrointestinaltrakt einer anderen Person. Dies soll unter anderem bei Erkrankungen wie Morbus Crohn und Colitis ulcerosa (geschwürbildender Darmentzündung) helfen. Da fragt man sich schon: Warum legen wir unser Augenmerk nicht noch mehr auf die zahlreichen Schätze des weiblichen Körpers? Unsere vielfach verteufelten Körperflüssigkeiten bergen nämlich noch so viel ungenutztes Potenzial. Wer weiß, was alles möglich wäre, wenn die Forschung ebenso viel Interesse an unseren weiblichen Körperflüssigkeiten zeigen würde wie an, sorry, Scheiße?

Kein Zutritt im Herrenclub!

Es lässt sich nicht leugnen: Wir leben in einer männerdominierten Welt. Wobei das Patriarchat nach und nach in seinen Grundfesten erschüttert wird, da immer mehr Führungspositionen im privaten und öffentlichen Sektor mit Frauen besetzt werden. Unsere Kultur stellt Werte wie die als männlich geltende Kraft der Individualität und des linearen Fortschritts über alles andere, und zwar auf Kosten unserer Gemeinschaften und unseres Planeten. Darüber hinaus basiert unser grundlegendes Wissen in Bezug auf unsere Gesundheit zum größten Teil auf von Männern durchgeführten Forschungen, überwiegend an männlichen Testpersonen. Und auch unsere täglichen Routinen folgen größtenteils dem männlichen 24-Stunden-Zyklus. Ja, du hast richtig gehört. Auch Männer haben einen Hormonzyklus! Wir reden nur nie darüber, weil alles, was wir tagtäglich tun, ohnehin längst an diesen Rhythmus angepasst ist. Bald erfährst du mehr über das Zusammenspiel unserer Hormone, aber zunächst wollen wir uns den männlichen Hormonhaushalt näher ansehen.

Der 24-Stunden-Zyklus des Mannes

- **Morgens:** Testosteron- und Cortisolspiegel sind nach dem Aufwachen auf ihrem Höhepunkt, sodass ein Mann voller Energie in den Tag startet. Er ist kommunikativ, in hohem Maße fokussiert, bereit für Sex (deshalb auch die berühmte Morgenlatte) und super effizient im Erledigen von Aufgaben.
- **Nachmittags:** Ein sinkender Testosteronspiegel weckt seine Lust auf Geselligkeit und auf Begegnungen mit anderen Menschen. In dieser Zeit brilliert er darin, Kunden seine Ideen vorzubringen, sich mit Mitarbeitenden zu vernetzen und sich in geselliger Runde von seiner besten Seite zu präsentieren.
- **Abends:** Der Testosteronspiegel erreicht seinen Tiefpunkt, sodass er sensibler auf das Östrogen in ihm reagiert und er es sich lieber

auf dem Sofa gemütlich machen oder sich mit Dingen beschäftigen will, die ihn gedanklich zur Ruhe kommen lassen.

Und, fällt dir was auf? Dieser zeitliche Ablauf deckt sich eins zu eins mit einem typischen Tag in einem typischen Menschenleben – egal ob männlich oder weiblich. Bereits unmittelbar nach dem Aufwachen verschicken wir die ersten E-Mails. Wir verbringen die frühen Morgenstunden damit, möglichst viel von unserer Agenda abzuarbeiten. Am Nachmittag sind wir immer noch mit unseren To-do-Listen beschäftigt, obwohl wir den Zenit unserer Produktivitätskurve längst überschritten haben. Nach der Arbeit ist dann Happy Hour – Zeit, sich im Gespräch mit anderen selbst zu bemitleiden und ein wenig Dampf abzulassen! Schließlich klappen wir vor dem Fernseher zusammen, bereit, nach einem langen, anstrengenden Tag voller Hochs und Tiefs endlich abzuschalten.

Ungefähr so spielt es sich ab, Tag für Tag, in Endlosschleife, 365 Tage im Jahr. Ganz einfach. Oder nicht? Der 28-Tage-Rhythmus des weiblichen Zyklus hat mit alldem so gar nichts gemeinsam, und trotzdem sind wir gezwungen, unseren Alltag dem männlichen Hormonzyklus anzupassen. Das geht schon so lange so, dass wir gar nicht erst auf die Idee kämen, das alles infrage zu stellen. Sollten wir nicht endlich einmal innehalten und uns überlegen, ob da nicht gewaltig was schiefläuft? Hormonell gesehen ist für Männer jeder Tag ein Neustart, also strukturieren wir unsere Arbeitstage und unser Sozialleben im Hinblick auf Tageszeiten und Wochentage. Der weibliche Körper operiert allerdings nicht nach diesem Prinzip. Unsere Energielevels sind nicht von Tag zu Tag und von Woche zu Woche die gleichen. Unsere Produktivität ist starken Schwankungen unterworfen, je nachdem, in welcher Phase unseres 28-Tage-Zyklus wir uns befinden. Die Zeit, in der wir das größte Bedürfnis nach Geselligkeit verspüren, deckt sich leider nicht mit dem Beginn der Happy Hour am frühen Abend. Und während Männer dazu neigen, in den

Abendstunden wieder aufzutanken, fällt die Zeit, in der wir uns einigeln wollen, um neue Kräfte zu sammeln, eher auf eine bestimmte Phase im Monat.

Bei alldem übersehen wir eine entscheidende Komponente, welche über die schwankende Gefühls- und Gemütslage von etwa der Hälfte der Bevölkerung bestimmt – da ist es doch kein Wunder, dass Frauen den Eindruck haben, nie wirklich das Beste aus sich herausholen zu können. Das mangelhafte Wissen über die weibliche Biochemie und deren zyklische Natur erstreckt sich erschreckenderweise bis in den medizinischen Sektor. Bereits 1995 merkte ein Forschungspapier in der Fachzeitschrift *Epidemiological Review* an, die medizinische Forschung würde den weiblichen Hormonzyklus im Großen und Ganzen ignorieren, und das hat fatale Folgen. Denn diese Missachtung wirkt sich negativ auf unsere Vorsorge und Behandlung in Gesundheitsfragen aus.

Wenn wir wegen bestimmter »Frauenleiden« ärztlichen Rat suchen, werden wir häufig mit Sprüchen wie »das bilden Sie sich nur ein« abserviert und wieder heimgeschickt, um weiter im stillen Kämmerlein zu hocken und zu leiden. Das gilt ganz besonders für Probleme im Zusammenhang mit der Menstruation, wie zum Beispiel bei Myomen, Endometriose und krampfhaften Regelschmerzen. Das Ergebnis ist, dass oft erst Jahre nach Auftreten der ersten Symptome eine Diagnose erfolgt. Ich spreche aus Erfahrung. Bei mir dauerte es sieben Jahre, bis eine richtige Untersuchung erfolgte, und ich musste die Praxis damals mit meiner selbst getroffenen Diagnose aufsuchen, um mir die Bestätigung für meine PCOS zu holen. Meine Gynäkologin hatte nie auch nur in Betracht gezogen, dass meine Symptome ein ernsthaftes Problem darstellen könnten! Man verpasst uns Frauen nur zu gern den Stempel »Jammerliese«, wie sich in einer von der American Autoimmune Related Diseases Association durchgeführten Untersuchung zeigte. In deren Rahmen stellte man fest, dass beinahe die Hälfte der Personen, bei denen letztlich eine Autoimmunerkrankung diagnostiziert wurde (Wir erinnern uns: 75 Prozent der Patienten mit Autoimmunerkrankungen sind Frauen), zu Beginn ihrer Behandlung gesagt bekam, sich nicht so viele Gedanken um ihre Gesundheit zu machen. Nimm dir bitte einen Augenblick Zeit und lass dir das mal durch den Kopf gehen! Eine Analyse aus dem Jahr 2010, in der es um chronische Schmerzen bei Frauen ging, fand heraus, dass Vertreter des Gesundheitssektors bei weiblichen Patienten dazu neigen, Schmerzen vorschnell als »eingebildet« abzutun.

Statt in unseren Beschwerden ernst genommen zu werden, wirft man uns vor, wir wären »hysterisch« oder hormonell bedingt zu sensibel, hätten von Natur aus den Kürzeren gezogen, und dann redet man sich damit heraus, dass die Behandlungsmöglichkeiten begrenzt seien, man nur die Pille verschreiben oder allenfalls noch operieren könne. Oder anders ausgedrückt: Finde dich mit deinem Leid ab, es ist nun mal dein Schicksal als Frau. Kannst du dir vorstellen, wie ein Arzt seinen männlichen Patienten derart abserviert? Ihm verklickert, man könne nichts tun, er müsse mit den Schmerzen leben? Wir dürfen nicht länger dulden, dass man uns Frauen so unserem Schicksal überlässt. In ihrem Buch *Doing Harm: The Truth About How Bad Medicine and Lazy Science Leave Women Dismissed, Misdiagnosed, and Sick* bringt Autorin Maya Dusenbery es kurz und knapp auf den Punkt: »Symptome von Frauen werden nicht ernst genommen, weil die Medizin nicht annähernd genug über ihre Körper und damit einhergehende Gesundheitsbeschwerden weiß. Und die Medizin weiß wiederum nicht annähernd genug über ihre Körper und damit einhergehende Gesundheitsbeschwerden, weil Symptome nicht ernst genommen werden.«

Dies hat zur Folge, dass manche Ärztinnen und Ärzte vorschnell Rezepte ausstellen – für hormonelle Verhütungsmittel, die den natürlichen Zyklus stören, oder für Antidepressiva, die verändernd in die Neurochemie des Körpers eingreifen – und die Liste ließe sich noch beliebig lange fortsetzen. In den USA nimmt mehr als die Hälfte aller Frauen regelmäßig mindestens ein verschreibungspflichtiges Medikament ein, und etwa 26 Millionen nehmen fünf oder mehr von einem Arzt verschriebene Arzneien ein. Dabei sind die vielen Millionen Pillen, Tabletten, Kapseln, Gels und andere Mittelchen, die Tag für Tag rezeptfrei über die Verkaufstresen der Apotheken wandern, noch gar nicht mit eingerechnet. Wir werfen haufenweise Zeug ein, um die Folgen eines vernachlässigten Zyklus zu bekämpfen, darunter Akne, Kopfschmerzen, Erschöpfungszustände, Gewichtszunahme, Schlaflosigkeit, Blähungen und mehr.

Selbst der neuste Trend zum Biohacking – also der Einsatz von Lebensmitteln, Nahrungsergänzungsmitteln und anderen Substanzen zur Steigerung des Wohlbefindens – greift zu kurz, weil auch hier unsere zyklische Natur nicht berücksichtigt wird. Man sehe sich nur die Diäten- und Fitnessindustrie an. Zeig mir bitte eine einzige Trenddiät oder ein Workout-Programm, die den weiblichen Zyklus mit beachten. Der Hauptgrund dafür ist vermutlich, dass der Großteil der Forschung zu Diäten und Fitnessprogrammen von Männern und nicht von Frauen stammt. Sehen wir uns die traurige Statistik einmal genauer an:

- Nur etwa 39 Prozent aller Teilnehmenden an Studien zu Fitnessübungen sind Frauen.
- Während die XY-Chromosomen-Träger in der Sport- und Fitnessforschung die Nase vorn haben, werden wir Frauen oft nur während der ersten Zyklushälfte, wenn die Hormonspiegel auf ihrem Tiefststand sind, als taugliche Testpersonen betrachtet, oder aber nur dann, wenn wir die Pille nehmen.

Tatsächlich sind Frauen in der Gesundheits- und Arzneimittelforschung schon immer stark unterrepräsentiert. Im Folgenden gebe ich dir einen raschen historischen Überblick über die grundlegendsten Forschungen in Sachen Gesundheit. Erschreckend ist, dass Frauen in den Statistiken so gut wie nicht vorkommen.

- **1958:** Dieses Jahr markiert den Beginn einer Studie, der sogenannten Baltimore Longitudinal Study of Aging, welche die körperlichen und kognitiven Veränderungen und chronischen Erkrankungen im Zusammenhang mit dem natürlichen Alterungsprozess beobachten sollte. In den ersten 20 Jahren der Untersuchung wurden mehr als 1000 Männer und exakt null Frauen als Vergleichspersonen herangezogen. Erst seit 1978 werden auch weibliche Testpersonen berücksichtigt.
- **1973:** Die erste Studie, die die Fähigkeit von Östrogen, Herzerkrankungen vorzubeugen, untersuchte, wurde an 8341 Männern und – *du ahnst es sicher bereits* – exakt null Frauen durchgeführt.
- **1982:** Die richtungsweisende Physician's Health Study berichtete zum ersten Mal von der mittlerweile weit verbreiteten Erkenntnis, dass die Einnahme von niedrig dosiertem Aspirin das Risiko von Herzerkrankungen mindern kann. Der einzige Haken daran? An der Studie nahmen 22071 männliche Probanden teil – aber keine einzige Frau.
- **1985:** Die Public Health Service Task Force zu frauenspezifischen Gesundheitsbeschwerden gelangt zu der Erkenntnis, dass »der historische Mangel an Forschung, die sich auf weibliche Gesundheitsbelange fokussiert, das Wissen und die Versorgung, die Frauen bei Erkrankung zur Verfügung steht, stark beeinträchtigt«.

Wir sind immer noch mittendrin, dieses Versäumnis nachzuholen. Aber warum hat die wissenschaftliche Forschung uns Frauen so stiefmütterlich behandelt, während Männer zum Standardvertreter der menschlichen Spezies in klinischen Studien erhoben wurden? Es gibt viele Gründe, aber einige stechen deutlich heraus:

- **Männer werden als Forschungsobjekte bevorzugt.** Männer haben nur eine biologische Uhr – die von einem einfachen, zirkadianen 24-Stunden-Takt bestimmt ist. Frauen dagegen unterliegen einem sehr viel komplexeren 28-Tage-Rhythmus. Forschende führen deshalb gerne das Argument ins Feld, dass es einfacher und sehr viel kostengünstiger sei, Versuche auf das männliche Muster abzustimmen als auf die weiblichen Hormonschwankungen.

- **Eine groß angelegte Medikamentenstudie an Frauen ging tragischerweise mächtig schief.** Ein weiterer Faktor, der zu unserem Ausschluss aus der Forschung beitrug, war der Gedanke, dass man Frauen und ihre Fortpflanzungsorgane schützen müsse. Durch den Arzneistoff Thalidomid in den 60er-Jahren verursachte Geburtsschäden führten dazu, dass die FDA 1977 neue Richtlinien einführte und Probandinnen im gebärfähigen Alter weitestgehend von allen klinischen Studien ausschloss. Einzige Ausnahme bildeten Frauen nach der Menopause.

Erst im Jahr 1993 versuchte man mit dem National Institutes of Health Revitalization Act, dies zu ändern, und zwang Forschende dazu, Frauen in alle Humanstudien einzubeziehen und sämtliche Ergebnisse zu notieren, in denen sich das weibliche Geschlecht im Vergleich zum männlichen unterschied. Seither haben wir zwar deutliche Fortschritte gemacht, aber es geht immer noch viel zu langsam voran. Zwischendurch kam es längere Zeit zu einer Stagnation, und gelegentlich gab es den einen oder anderen Richtungswechsel, weshalb in dieser Hinsicht »nicht annähernd genug passiert ist«, so ein Zwischenbericht in der *BMC Women's Health* von 2015.

Wenn du dir erst einmal bewusst bist, dass man uns Frauen in der Gesundheitsforschung lange Zeit im großen Stil ausgeschlossen hat, wirst du schnell begreifen, warum wir mit unseren Beschwerden so oft missverstanden werden und es nicht selten zu Fehldiagnosen kommt. Die Tatsache, dass für viele Erkrankungen, die in erster Linie Frauen treffen, weniger Forschungsgelder zur Verfügung gestellt werden, verschärft das Problem zusätzlich. Und weil wir uns dem männlichen Schema unterwerfen, kommen wir gar nicht erst auf die Idee, uns mit unserem eigenen Körper zu befassen und auf eine Weise für uns selbst zu sorgen, dass wir damit unsere biochemischen Bedürfnisse unterstützen.

Unsere Unwissenheit in Sachen Frauengesundheit führt dazu, dass wir uns isoliert fühlen. Die Gespräche mit meinen Patientinnen beginnen oft ganz ähnlich: »Wahrscheinlich bin ich die totale Ausnahme mit meinen Symptomen …« Dabei handelt es sich in den meisten Fällen um Beschwerden, die weit verbreitet sind. Tatsächlich gehören diese Frauen mit ihren menstruationsbedingten Beschwerden zu den vielen Millionen, die mit ihren Problemen allein gelassen werden. Denn Fakt ist: Du hast diese Beschwerden nicht, weil dir künstliche Hormone fehlen. Es handelt sich vielmehr um ein Problem, das zweierlei Ursachen hat: 1. sprechen wir nicht annähernd genug über das epidemische Ausmaß, das chronische Zyklusbeschwerden bei Frauen mittlerweile erreicht haben, und 2. sind die vielen Gesundheits-, Fitness- und Lebensbewältigungstipps, die da draußen herumschwirren und angeblich für alle Menschen gleichermaßen gelten sollen, einfach nicht passend für das weibliche Geschlecht. Sie sind überwiegend auf den männlichen Hormonhaushalt zugeschnitten. Deshalb müssen wir die Themen Gesundheitsfürsorge, Zeitmanagement und Erfolg in Bezug auf Frauen völlig neu denken. Nur so werden wir das Beste aus uns und unserem Leben herausholen. Selbst wenn du keinerlei hormonelle Beschwerden hast, hilft es, auf die zyklische Natur deines Körpers zu achten. Damit du die körperlichen Vorteile, die die Natur uns mitgegeben hat, optimal nutzen kannst.

Mein hormoneller Leidensweg

Ich weiß aus eigener schmerzvoller Erfahrung, welch eine Belastung hormonelle Beschwerden sein können. Ich hatte selbst über Jahrzehnte damit zu kämpfen und schlug mich mit einer Zyklusstörung herum, die sich negativ auf meine Karriere und mein Leben insgesamt auswirkte. Meine Probleme begannen schon in jungen Jahren. Ich war in Bezug auf die Pubertät eine Spätzünderin. Obwohl ich Gründungsmitglied und Vorsitzende des Periodenclubs war, bekam ich als Letzte von uns meine Periode. Ich war schon fast 16, als ich das erste Mal blutete, allerdings sah der Ausfluss braun und ungesund aus. Jahr für Jahr ging ich zu meiner Gynäkologin, erhielt aber weder eine Diagnose noch eine Erklärung für die lange Liste an Beschwerden, mit denen ich mich herumschlug. Stattdessen verschärfte sich meine Lage, je älter ich wurde. Irgendwann brachte ich dann mehr als 100 Kilo auf die Waage, mein Gesicht, meine Brust und mein Rücken waren mit schmerzhaften Pusteln übersät, und meine Periode war bereits mehrfach komplett ausgeblieben. All das wurde so schlimm, dass ich nicht mehr schlafen konnte. Ich schaufelte ungezügelt Essen in mich hinein, um gegen meine Müdigkeit und meine Angstzustände anzugehen, ich war deprimiert und hatte Mühe, die einfachsten Aufgaben zu erledigen. Ständig kam ich zu spät zu Terminen und tat mich schwer, mich an Verabredungen mit Freunden zu halten. Ich war ein menschliches Wrack und fühlte mich wie eine Gefangene im eigenen Körper. Eines Nachts, als ich mich wie so oft schlaflos im Bett wälzte, schlich ich in die Bibliothek der Johns-Hopkins-Universität, wo ich damals studierte. Dort stolperte ich über einen kurzen Artikel in einer Zeitschrift zum Thema Geburtshilfe. Es ging darin um das sogenannte Stein-Leventhal-Syndrom, heute als polyzystisches Ovarialsyndrom (PCOS) bekannt. Während ich mir die Symptome durchlas, die mit diesem Krankheitsbild in Verbindung gebracht werden, erkannte ich mich schlagartig darin wieder. »Das ist es!«, dachte ich.

In meinem Buch *WomanCode* schrieb ich bereits darüber, wie ich meine Gynäkologin daraufhin zwang, mich auf das Vorliegen eines PCOS zu untersuchen – mithilfe eines transvaginalen Ultraschalls und einer Blutuntersuchung. Als alles auf diese Diagnose hindeutete – an beiden Eierstöcken waren die typischen Zysten zu sehen –, verspürte ich für einen kurzen Moment fast so etwas wie Erleichterung. Endlich wusste ich, was für alle meine Beschwerden verantwortlich war, warum keine der Diäten, der Fitnessstrategien und der Hautbehandlungen, mit denen ich es versucht hatte, je angeschlagen hatten. Meine Symptome rührten nicht daher, dass ich nicht genügend getan hätte; vielmehr war mein Hormonhaushalt derart aus dem Gleichgewicht, dass keine Diät und keine Hautsalbe je hätten helfen können. Meine Prognose war düster – ich war zu lebenslanger zystischer Akne verdammt und musste mit einem erhöhten Risiko für Übergewicht, Diabetes, Unfruchtbarkeit, Herzerkrankungen und Krebs leben. Während ich in fassungslosem Schweigen dasaß, teilte mir meine Ärztin völlig teilnahmslos mit, dass es kein wirksames Heilmittel gegen PCOS gebe, lediglich eine Reihe von verschreibungspflichtigen Medikamenten gegen die einzelnen Symptome – die Antibabypille zur künstlichen Regulierung meiner Periode, Isotretinoin gegen meine Akne, Glucophage zur Stabilisierung meines Insulinspiegels, Aldactone gegen meine übermäßige Körperbehaarung, Blutdruckmittel, Clomifen für eine bessere Empfängnis und so weiter und so fort. Alle diese Medikamente sollte ich offenbar bis an mein Lebensende einnehmen. Die Botschaft war unmissverständlich: Ab nach Hause mit Ihnen, leiden Sie im stillen Kämmerlein.

Während sich mir bei dem Gedanken an eine lebenslange Abhängigkeit von Tabletten und an die ganzen Beschwerden der Kopf drehte, meldete sich tief in mir eine leise Stimme, die sagte: »Mit diesem Schicksal musst du dich nicht abfinden.« Mein Körper sandte mir die deutliche Botschaft, dass es einen besseren Weg geben musste. In dem Moment war es mir noch nicht bewusst, aber wenn ich jetzt zurückblicke, hat mein Körper mich schon damals wissen lassen, dass ich nicht machtlos bin. Man kann sehr wohl etwas tun und den Hormonhaushalt positiv beeinflussen. In diesem Moment legte sich bei mir ein Schalter um, was das Ende meiner passiven Beziehung zu meinem Körper markierte. Und von dem Tag an tat ich alles für meine Gesundheit und mein Wohlbefinden. Ich kämpfte buchstäblich für eine bessere Lebensqualität, und wenn die traditionelle Medizin mich im Stich ließ, wollte ich eben anderswo nach einem Heilmittel suchen. In den folgenden beiden Jahren begab ich mich auf Erkundungsreise, um möglichst viele Erkenntnisse zu gewinnen, von Expertinnen und Experten, die sich auf verschiedene Bereiche spezialisiert hatten, unter anderem auf Naturheilkunde, Kräuterheilkunde und Akupunktur. Ich versuchte es mit Eliminationsdiäten, Candida-Diäten, Kräuterbehandlungen und Nahrungsergänzungsmitteln, aber nichts von alledem zeigte irgendeine Wirkung. Obwohl alle diese Therapieformen bei den unterschiedlichsten Beschwerden als vielversprechend gelten und für Linderung sorgen können, blieben sie gegen meine Hormonstörungen wirkungslos. Tatsächlich wurde es sogar noch schlimmer.

Aus purer Verzweiflung ließ ich mir die Pille verschreiben, verlor aber nach nur zehn Tagen der Einnahme vorübergehend auf einem Auge meine Sehkraft. Schuld daran war eine okulare Migräne, die zusätzlich von niedrigem Blutdruck und Herzrhythmusstörungen begleitet wurde. Nach eingehender Untersuchung teilte man mir mit, ich solle auf eine hormonelle Verhütung besser verzichten. Nachdem ich alle gängigen Behandlungsmethoden ausprobiert hatte, rief ich meine innere Forscherin auf den Plan (ich hatte Biologie studiert und wollte mich auf Frauenheilkunde und Geburtshilfe spezialisieren). Ich fing an, mich mit dem endokrinen System, mit Epigenetik, mit dem zirkadianen Rhythmus des Körpers und der Hormone (im Fachjargon Chronobiologie genannt) sowie der Theorie der fünf Elemente aus der Traditionellen Chinesischen Medizin (TCM) zu befassen. Meine Erkenntnisse ermunterten mich dazu, ein wenig herumzuexperimentieren, und das Ergebnis war eine revolutionäre neue Art der Ernährung, die meine Beschwerden letztlich auf ganz natürliche Weise abklingen ließ. Das war die Grundlage für das FLO-Protokoll, das ich in meinem Buch *WomanCode* genau beschreibe. Bei dieser Methode nutzen wir Lebensmittel, um Blutzucker- und Insulinspiegel zu stabilisieren, den Cortisolspiegel zu senken, das mikrobielle Gleichgewicht im Darm wiederherzustellen und die Aufspaltung von Östrogen in der Leber zu unterstützen.

Innerhalb von nur neun Monaten, in denen ich mich an den von mir entwickelten Ernährungsplan hielt, kehrte meine Periode zurück, ich verlor 30 Kilo an Gewicht, und mein Hautbild verbesserte sich deutlich. Auch meine Laune hob sich spürbar. Mein Leben war wie verwandelt. Ich war natürlich begeistert von dieser Transformation, aber meine Reise war damit noch nicht zu Ende. Zuerst musste ich noch einen Weg finden, das Erreichte dauerhaft beizubehalten. Ich wollte mich ganz auf mein Frausein und meine zyklische Natur konzentrieren und meinen Lebensstil entsprechend anpassen. Damit war die Cycle Syncing Method® geboren. Sie nimmt unseren einzigartigen zyklischen Hormonhaushalt als Grundlage für Selbstfürsorge, Biohacking und für eine Selbstoptimierung auf ganzer Linie. Sie ermuntert uns, mit unserer weiblichen Kraft in Verbindung zu bleiben, entgegen unserer kulturellen Konditionierung, die uns eine lineare, repetitive Lebensweise aufzwingen will. Ich wäre froh, hätte man mir schon als junges Mädchen von meiner zyklischen Natur erzählt. Aber leider gab es kein Lehrbuch, in dem die Vorgänge im weiblichen Körper korrekt dargestellt gewesen wären. Wie wäre es beispielsweise mit folgendem Text:

Mit Einsetzen deiner ersten Periode trittst du in eine neue, wundervolle Phase in deinem Leben ein. Deine zweite biologische

Uhr wird aktiviert. Der zyklische Rhythmus, der den Takt in deinem ***Körper*** *vorgibt, bringt von Natur aus eine Fülle von Vorteilen mit sich. Er gibt dir einen klaren Handlungsplan vor, wie und zu welchem Zeitpunkt du jeden dieser Vorteile optimal nutzt. Dich in Einklang mit deinem Zyklus zu bringen, ist die einfachste und effektivste Methode für eine verbesserte hormonelle Gesundheit und für nachhaltigen Erfolg in allen Lebensbereichen – im Beruf, in der Beziehung, beim Sex und beim Muttersein.*

Stell dir vor, du hättest als pubertierendes Mädchen etwas Vergleichbares lesen dürfen. Wie hätte sich das wohl auf dein Selbstwertgefühl ausgewirkt? Sicher hätte es deine Zuversicht gestärkt, dass auch du in unserer Gesellschaft wachsen und Erfolg haben kannst. Wie hätte sich das Wissen um einen zyklussynchronen Lebensstil auf dein Denken in Bezug auf deinen Körper, deine Menstruation und das hormonelle Auf und Ab in dir ausgewirkt? Vielleicht hätte es dein Leben von Grund auf verändert? Ich bin überzeugt, dass ein Leben im Einklang mit unserer zyklischen Natur für uns Frauen der Schlüssel zu einem erfüllten Leben ist. Wenn du dein zyklisches Wesen anerkennst, ist das nicht nur der Weg zu einem besseren Hormongleichgewicht und damit zu mehr Gesundheit; es kann jeden Aspekt deines Daseins verbessern. Ich habe eine solche Transformation bei Tausenden von Frauen hautnah miterlebt. Der Inhalt dieses Buchs basiert auf meiner Arbeit der letzten beiden Jahrzehnte in dem von mir gegründeten FLO Living Hormone Center, das erste Gesundheitszentrum seiner Art, das sich der Modernisierung der weiblichen Gesundheitsfürsorge widmet. Bei uns erhalten Frauen aus aller Welt virtuellen Zugang zu unseren Produkten und Programmen, wie zum Beispiel der MyFLO-App. Diese hilft dabei, ein mögliches Hormonungleichgewicht auszuwerten, Symptome zu tracken und hormonell bedingte Beschwerden auf ganz natürliche Weise in den Griff zu bekommen. Darüber hinaus bieten wir eine persönliche Beratung durch unsere Hormon-Coaches an, die über die Vorteile eines Lebens im Einklang mit dem Zyklus aufklären.

Ein zyklussynchrones Leben – die Vorteile

- Du wirst feststellen, dass du voller Energie steckst.
- Du wirst viel öfter das Gefühl haben, im rechten Moment am rechten Ort zu sein.
- Du wirst dich rundum wohlfühlen.
- Du wirst den ganzen Monat lang eine positive Beziehung zu deinem Körper haben.
- Du wirst dich ausdauernder und selbstbewusster fühlen.
- Du lässt die Zeit für dich arbeiten, statt dich ständig zu verbiegen, damit du zeitlich über die Runden kommst.
- Du wirst weniger gestresst sein und trotzdem mehr schaffen.
- Du wirst mühelos ein gesundes Gewicht halten.
- Du wirst mehr Spaß an deinem Job haben.
- Du wirst das Gefühl haben, eins mit der Schöpfung zu sein.
- Du wirst weniger Perfektionsdruck verspüren.
- Dein Körper wird zum Ausdrucksmittel deiner Leidenschaft und deiner Entschlossenheit und führt dich ans Ziel.

Ein Leben in Harmonie mit deiner zyklischen Natur ist gesünder, glücklicher und frei von Symptomen. So steht dir nichts mehr im Weg, um erfolgreich deinen kreativen und beruflichen Leidenschaften nachzugehen, ohne dass dir auf halber Strecke die Puste ausgeht. Eine zyklussynchrone Lebensweise ist somit der ultimative Biohacking-Trick für mehr Gesundheit und Erfolg. Alles, was du dafür brauchst, hast du bereits in dir. Also nutze es.

Biohacking, funktionelle Medizin und Cycle Syncing Method® – was sind die Unterschiede?

Der Begriff des *Biohacking* wirkt auf die meisten Frauen, mit denen ich ins Gespräch komme, zunächst einmal abschreckend. Allein das Wort hat etwas Invasives an sich. Ich denke, dass unser kollektives Unterbewusstsein, das von Verletzungen unserer körperlichen Grenzen geprägt ist, unwillkürlich unsere Abneigung dagegen weckt. »Gehackt« zu werden, ist negativ besetzt, wir verbinden damit ein Gefühl von unerwünschtem Eindringen, von Gewalt, ein Handeln gegen unser eigenes Interesse, vielleicht sogar entgegen unserem Willen. Bei dem Begriff »Biohacking« handelt es sich allerdings um einen Terminus, der eine proaktive Beziehung zum eigenen Körper beschreibt, zu seinen Funktionsweisen, zu seinem gesundheitlichen Zustand. Diese Praktik birgt erhebliche Vorteile, und deshalb sollten wir sie für uns nutzen. Dazu müssen wir zunächst die verschiedenen uns zur Verfügung stehenden Arten von Biohacking verstehen lernen.

In der Wellness-Community bedeutet Biohacking den Einsatz von Hilfsmitteln, Nahrungsergänzungsmitteln und Lebensmitteln sowie bestimmte Anpassungen des Lebensstils, um die Leistungsfähigkeit eines bereits funktionierenden Körpersystems zu verbessern. Ziel dabei ist, die Leistungen auch in anderen Lebensbereichen zu steigern. Der Körper wird über seine Grenzen hinaus zu Höchstleistungen gebracht und darauf trainiert, besser auf seine Umwelt zu reagieren. Ein Beispiel wäre die Verabreichung von Koffein für mehr Ausdauer und Konzentration, oder die Einnahme von Adaptogenen zur Steigerung der Stressresistenz. Biohacking kann sogar bis hin zu Genmanipulationen oder dem Einpflanzen von künstlichen Vorrichtungen oder Geräten in den Körper gehen. Einige davon sind lebensnotwendig, wie etwa künstliche Herzklappen oder künstliche Gliedmaßen, aber ich meine mehr die nicht notwendigen Varianten, wie zum Beispiel Mikrochipimplantate zum Tracken von Vitalfunktionen. Ich denke, es ist ein wesentlicher Bestandteil unserer menschlichen Natur und unserer Kultur, dass wir beständig daran arbeiten, natürliche Prozesse zu überlisten, und trotz unserer körperlichen Grenzen Erfolg damit haben.

In der *funktionellen Medizin* dagegen werden verschiedene Tests durchgeführt, welche die Grundlage für Anpassungen in der Ernährungsweise und für die Gabe von Nahrungsergänzungsmitteln bilden. All dies soll dazu dienen, einen angeschlagenen Körper wieder ins Gleichgewicht zu bringen, damit er reibungslos funktioniert. PCOS oder Myome sind zum Beispiel auf eine Hormonstörung zurückzuführen. In diesem Fall braucht das endokrine System Unterstützung, damit es wieder zurück zu seiner ursprünglichen Leistungsfähigkeit findet. Im Grunde handelt es sich um eine Form des Biohacking mit dem Ziel, im Körper für ein gesundes Gleichgewicht zu sorgen.

Bei meiner *Cycle Syncing Method®* schließlich geht es darum, für eine optimale Gesundheit und eine verbesserte Lebensqualität die natürlichen Prozesse im Körper zu nutzen, und zwar, ohne den körpereigenen Systemen etwas hinzufügen zu müssen. Und weil wir Frauen über eine zweite innere Uhr verfügen, folgt unser Körper auch einem bevorzugten »Leistungsmuster«. Alles, was du tun musst, um dich rundum wohlzufühlen, ist, dich an diesem Muster zu orientieren. Versuch gar nicht erst, deine Energie im Rahmen eines 24-Stunden-Rhythmus zu steigern. Dafür stehen dir als Frau ganze 28 Tage zur Verfügung. Wenn du an dein Limit kommst, hör auf mit dem, was du tust, und ruh dich aus. Wahrscheinlich ist heute nicht der richtige Tag. Aber tröste dich mit dem Gedanken, dass du im kommenden Monat noch ausreichend Power haben wirst, um dich kreativ auszutoben. Auch die Cycle Syncing Method® ist eine Form des Biohacking, nur dass es hier darauf ankommt, dass du dich an die natürlichen Rhythmen deines Körpers anpasst. Es geht darum, die Kraft deines Frauseins zu nutzen, in Zusammenarbeit mit deinem Körper.

Nutze die Kraft deines Frauseins

Unsere patriarchal geprägte Gesellschaft bietet keinen rechten Raum für die kraftvolle weibliche Energie, deren Grundprinzip die kontinuierliche Veränderung ist. Du aber kannst ihr in deinem Leben Platz einräumen, genau wie ich es getan habe – ganz achtsam und bewusst. Ich habe mich dabei von simplen wissenschaftlich belegten Fakten leiten lassen. Diese haben meinen Glauben daran gestärkt, dass ich ein starkes Wesen bin, intuitiv einfühlsam, analytisch, kreativ, verspielt, nährend, spontan, wild und verlässlich. Erst wenn wir Frauen lernen, auf die natürlichen Rhythmen in uns zu hören, nutzen wir unser volles Potenzial, kommen beruflich und in der Beziehung voran und holen auf ganzer Linie das Beste aus uns heraus.

Wenn möglichst viele von uns die Kraft in uns zu nutzen lernen, können wir uns zusammenschließen und auf kulturelle Veränderungen hinarbeiten, die unseren Bedürfnissen und unseren Vorstellungen von Wohlbefinden und Nachhaltigkeit entsprechen – Werten, die in einer Gesellschaft, die auf eine immer stärkere Abhängigkeit von Technologien zusteuert und unserer Umwelt immer schlimmeren Schaden zufügt, zunehmend an Bedeutung gewinnen. Jetzt, da mehr und mehr Frauen in einflussreiche Positionen aufsteigen, ist es wichtiger denn je, dass wir korrekt über die natürlichen Gegebenheiten unseres Körpers aufgeklärt werden und die entsprechende Selbstfürsorge betreiben, sodass wir Kraft aus ihm schöpfen. Lassen wir zu, dass wir Frauen eine Leitrolle übernehmen, mit unserem ganz eigenen Führungsstil. Nutzen wir unsere dynamische Energie, um für all jene Veränderungen einzutreten, die unsere Welt so dringend braucht.

Ich bin immer wieder überrascht, dass auf Veranstaltungen und Konferenzen mit ausschließlich weiblichem Publikum – ganz gleich, ob der Fokus auf dem Unternehmerischen oder auf den Aspekten Wellness und Gesundheit liegt – nicht automatisch Gesprächsrunden oder Vorträge eingeplant werden, in denen es um Themen wie Hormone und psychische Gesundheit, Hormone und Energielevel oder Hormone und Wohlbefinden geht. Und es macht mich jedes Mal irre glücklich, wenn die Veranstalter solcher Konferenzen begreifen, dass diese Themen bislang komplett ausgeblendet wurden, und endlich ein Forum für den Austausch darüber schaffen. Je öfter wir nämlich all diese Zusammenhänge thematisieren, desto stärker wird die öffentliche Wahrnehmung unserer spezifisch weiblichen Biochemie.

Tatsächlich leben wir in aufregenden Zeiten, was das Bewusstsein für die Periode betrifft! Aufgeschlossene Millennials und Celebrities öffnen sich in den sozialen Netzwerken und auf anderen Plattformen mehr und mehr diesem Thema und teilen ihre Erfahrungen in Sachen »rote Flut« und »Erdbeerwoche«. Sie reißen dadurch Stück für Stück die blutigen Barrieren nieder, die dafür sorgen, dass wir über unseren eigenen Körper und seine Leistungsfähigkeit so schlecht informiert sind. Aber es sind auch deshalb spannende Zeiten, weil der aktuelle technologische Fortschritt – denken wir nur an künstliche Intelligenz (KI), künstliche Simulationen des Menstruationszyklus oder »BioBags«, in denen Babys auch außerhalb einer Gebärmutter wachsen können – den Weg für eine Zukunft zu ebnen scheint, in der Leben im Labor erschaffen werden kann. Dies ist nicht zuletzt auch die Folge einer sich stetig verschlechternden hormonellen Gesundheit unter uns Menschen. Jetzt ist es an uns, das Hormongleichgewicht in uns zu schützen, zugunsten der kommenden sieben Generationen, die von den Entscheidungen, die wir heute in Sachen Selbstfürsorge und Gesundheit treffen, genetisch profitieren.

Das ist der Tenor, der im gesellschaftlichen Dialog vorherrschen muss, nicht irgendwelches Gerede vom »Fluch« des Frauseins, nicht das, was man uns im Sexualkundeunterricht an oberflächlichen, oft negativen Informationen vermittelt. Ich selbst bin froh, dass meine Mutter mit mir nie das typische Aufklärungsgespräch geführt hat. Sie hat mir gegenüber nie ein Wort über die Menstruation verloren. Aber gerade weil sie nie mit mir darüber gesprochen hat, hatte ich auch keine negativen Klischeevorstellungen im Kopf, von wegen die Periode wäre schmutzig oder etwas, dessen ein Mädchen sich schämen müsste. Als ich dann in der sechsten Klasse (einige Jahre vor dem Biologieunterricht bei Mr Bing) zum ersten Mal von dieser mysteriösen monatlichen Besucherin hörte, war ich einfach nur fasziniert. »Verblüffend!«, ging es mir damals durch den Kopf. Ich konnte es kaum erwarten, meine Periode zu bekommen. Meine ganz natürliche Reaktion auf das Wissen über meinen Zyklus war einfach nur große Freude und Begeisterung. Ich betrachtete ihn als Segen, nicht als Fluch. Diese Erfahrung möchte ich mit dir und allen Frauen dieser Welt teilen – dass du Freude an deiner zyklischen Natur findest und sie dazu nutzt, deinen Körper zu heilen und das Beste aus deinem Leben zu machen.

KAPITEL 2

Weg von der 24-Stunden-Uhr

Der Geist und die Seele von Frauen haben ihre eigenen Zyklen und Zeiten, in einem Wechsel von Aktivität und Einsamkeit, des Eilens und des Weilens, des Eingebundenseins und des Rückzugs, des Suchens und des Ruhens, des Schaffens und des Brütens, des In-der-Welt-Seins und der Einkehr.

– Clarissa Pinkola Estés

Ich bin mir sicher, dass wir alle auf der Suche nach dem Glück sind. Ich erinnere mich gut, wie ich bei meiner eigenen Suche über etwas ganz Entscheidendes stolperte: Die meisten von uns packen die Sache mit dem Glücklichsein völlig falsch an. Es ist diese Vorstellung vom »Müssen«. Im Grunde glauben wir doch alle, und ich nehme mich dabei nicht aus, dass wir endlich glücklich sind, sobald wir unser Ziel erreicht haben (zum Beispiel uns aufs Idealgewicht heruntergehungert, den richtigen Job gefunden oder gute Freunde gewonnen haben), denn dann würden wir all die Dinge tun, die wir gern tun wollen (wie am Strand einen Bikini tragen, Geld ausgeben, ausgehen und Spaß haben). Die bittere Wahrheit aber ist, dass es so nicht läuft. Und obwohl ich diese Tatsache verstandesmäßig durchschaute, war es eine ganz andere Sache, entsprechend zu leben. Ich stamme aus New England – vielleicht haben wir da oben irgendetwas im Wasser, das dafür sorgt, dass wir uns praktische Lösungen für sehr esoterische Fragen erhoffen. Ich wollte herausfinden, wie wir dauerhaft zufrieden sein können. Und wie sich herausstellte, schlummerte die Antwort darauf die ganze Zeit schon in mir, genauer gesagt in meiner körpereigenen Biochemie.

Im vorangegangenen Kapitel habe ich dir die Augen geöffnet und gezeigt, wie mangelndes und fehlerhaftes Wissen über unsere Körper uns daran hindert, unseren natürlichen Wettbewerbsvorteil als Frauen zu nutzen. In diesem Kapitel verrate ich dir etwas über die weibliche Biologie, von dem die meisten von uns nichts ahnen: Während in Kindern, Männern und Frauen nach der Menopause eine einzige innere Uhr tickt, werden Frauen im gebärfähigen Alter von zwei inneren Rhythmen bestimmt. Sie geben den natürlichen Rahmen vor, an dem wir uns orientieren müssen, wenn wir unsere Kreativität ausleben, uns gesund halten und nachhaltig produktiv sein wollen. So wie wir unsere innere 24-Stunden-Uhr (die sogenannte zirkadiane Uhr) anerkennen, müssen wir uns auch auf den 28-Tage-Rhythmus unserer Hormone besinnen. Auf den folgenden Seiten gehe ich näher auf diese beiden Taktgeber unseres Alltags ein. Wenn wir beide Uhren anerkennen, kann uns das helfen, die Vorteile unserer zyklischen Natur zu nutzen – zur Optimierung unserer Leistungsfähigkeit und zum leichteren und stressfreieren Erreichen unserer Ziele. Ignorieren wir hingegen unseren zweiten inneren Rhythmus, kann das auf Dauer unserer Gesundheit schaden und uns erschweren, in den Flow zu kommen und das Leben mit mehr Leichtigkeit zu nehmen.

Deine Chronobiologie

Das Thema Chronobiologie fesselt mich schon seit einer Weile. Es handelt sich um einen Bereich innerhalb der Biologie, der die zyklischen Abläufe von Vorgängen in Organismen zu erklären versucht. Der Begriff kommt vom altgriechischen Wort *chronos,* »Zeit«, und *bios logia,* der Lehre vom Leben. Solche biologischen Rhythmen betreffen Anatomie, Physiologie, Genetik, Molekularbiologie, Verhalten, Epigenetik, Fortpflanzung und sogar die Ökologie unseres Planeten. Grundsätzlich wird *alles* von diesen zyklischen zeitlichen Abläufen bestimmt, und trotzdem werden wir darüber im Dunkeln gelassen, wenn wir in jungen Jahren die Grundlagen unserer Biologie lernen. Der richtige Zeitpunkt ist für die zentralen Abläufe im menschlichen Organismus von entscheidender Bedeutung: Vom Schlaf über die Zellerneuerung bis hin zur Bakterientätigkeit im Darm wirkt sich das Timing enorm auf unser Wohlbefinden aus. Deshalb sollten wir alle zumindest ein gewisses Grundverständnis haben, was die zeitlichen Abläufe unserer Körperfunktionen betrifft.

Abgesehen davon, dass kaum jemand Näheres über dieses Forschungsfeld weiß, ist die Rede normalerweise von einem bestimmten Zeitzyklus: dem zirkadianen Rhythmus, der vom Sonnenverlauf bestimmt wird. »Zirkadian« kommt von den lateinischen Wörtern *circa* (»ungefähr«) und *diem* (»Tag«). Der Begriff beschreibt die Wanderung der Sonne innerhalb eines Tages. Natürlich gibt es einige kulturell bedingte Gründe, warum dieser Zyklus im Vergleich zu anderen sehr viel bekannter ist: Die Sonne wurde von der griechischen Mythologie bis hin zu den modernen Religionen immer schon mit männlicher Kraft in Verbindung gebracht. Bedauerlicherweise wurde der Menstruationszyklus aufgrund der patriarchal geprägten Denkstrukturen und seiner Verbindung zum Rhythmus des Mondes in den meisten Kulturen mit Geringschätzung betrachtet. Deshalb ist vielen heute noch nicht einmal die genaue Bezeichnung dieses Rhythmus geläufig.

Bei deinem Menstruationszyklus handelt es sich um einen sogenannten *infradianen* Rhythmus, eine Zeitspanne, die sich über mehr als einen Tag erstreckt. Es gibt auch *ultradiane* Rhythmen, also Zyklen, die kürzer als 24 Stunden dauern. Ein Beispiel hierfür ist die REM-Phase des Schlafzyklus sowie der Zyklus von Wachstumshormonen. Die Mondrhythmen laufen völlig unabhängig von alldem ab und werden aus chronobiologischer Sicht vor allem mit den Gezeitenaktivitäten in Verbindung gebracht. Die Tatsache, dass unser Körper zu 80 Prozent aus Wasser besteht und Frauen zwischen ihrem Zyklus und dem Mondrhythmus oft einen Zusammenhang feststellen, könnte bedeuten, dass tatsächlich ein stärkerer Zusammenhang zwischen beidem bestehen könnte als bislang angenommen. Doch weil beides auch historisch gesehen miteinander in Verbindung gebracht wurde und sich nicht optimal in das religiöse und patriarchale Weltbild einfügt, wissen wir nicht sonderlich viel über die Rhythmen unseres Körpers und halten sie für belanglos.

Die Wissenschaft aber setzt sich über solche kulturellen Narrative hinweg: Was ich dir im Folgenden erkläre, ist so etwas wie das fehlende Puzzleteil, das dir helfen wird, deine eigene Biologie besser zu verstehen. Sei also zuversichtlich, denn du wirst deine hormonellen Vorteile schon bald zu nutzen wissen und dein Leben entsprechend umkrempeln. Wir alle haben gelernt, uns an der Dauer eines Tages zu orientieren und uns nach den zeitlichen Abläufen unserer Umwelt zu richten. Aber gleichzeitig müssen wir lernen, unseren infradianen Rhythmus wirksam einzusetzen, für mehr Erfolg und Wohlbefinden – wir müssen lernen, uns mit unserer inneren Zeitmessung zu verbinden.

Deine 24-Stunden-Uhr – der zirkadiane Rhythmus

Sehen wir uns als Erstes unsere 24-Stunden-Uhr an. In uns allen – Mann wie Frau – tickt ein zirkadianer Rhythmus, der Tag für Tag körperliche Abläufe reguliert, darunter Verdauung, Körpertemperatur, Stoffwechsel (Metabolismus), Schlaf, Ausscheidung und die Produktion bestimmter Hormone. Diese zirkadiane Uhr setzt sich mit dem Tag unserer Geburt in Bewegung und tickt dann tagein, tagaus weiter, unser ganzes Leben lang. Michael Breus erkundet in seinem Buch *Gutes Timing ist alles*, wie der zirkadiane Rhythmus über die Prozesse in unserem Körper bestimmt – wie er für die verstärkte Ausschüttung von Cortisol am Morgen sorgt, um uns auf Touren zu bringen, wie er uns am frühen Vormittag wacher macht und schließlich gegen neun Uhr abends Melatonin freisetzt, damit wir für einen gesunden Schlaf allmählich wieder zur Ruhe kommen. Im Folgenden gebe ich dir einen Überblick, wie die 24-Stunden-Uhr deinen Körper im Verlauf eines Tages auf eine Vielzahl an Prozessen vorbereitet:

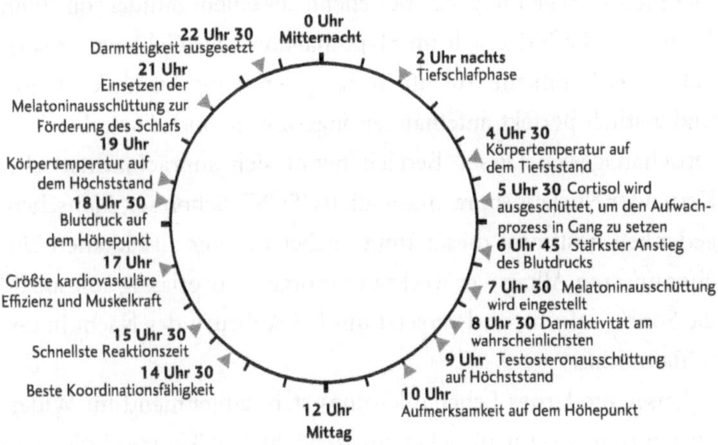

In der Traditionellen Chinesischen Medizin (TCM) werden den einzelnen Organen bestimmte Zeiten im Tagesverlauf zugeordnet, zu denen sie am aktivsten sind. Praktizierende dieser Methode nutzen die folgende Uhr, die ihnen anzeigt, welche Organe zu einem bestimmten Zeitpunkt besondere Unterstützung benötigen:

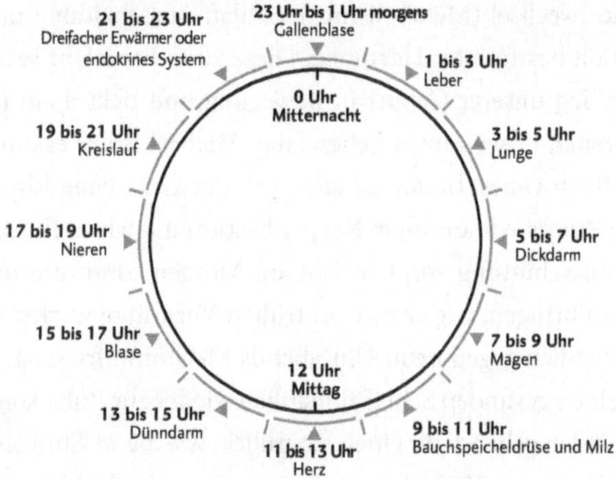

Der Meister aller Taktgeber, bestehend aus einem Bündel von 20000 Neuronen, befindet sich im Hypothalamus des Gehirns. Er sorgt dafür, dass sämtliche Abläufe im Körper reibungslos funktionieren und zeitlich perfekt aufeinander abgestimmt sind. Für echte Wissenschaftsgeeks: Dieser Bereich nennt sich suprachiasmatischer Kern oder Nucleus suprachiasmaticus (SCN). Schon seit Menschengedenken bestimmt dieser Impulsgeber unserer zirkadianen Uhr über unseren Alltag – er weckt uns morgens zuverlässig auf, sobald die Sonne aufgeht, und versetzt uns bei Anbruch der Nacht in den Schlafmodus.

Unser modernes Leben allerdings steht zunehmend im Widerspruch zu unserer natürlichen inneren Uhr. Seit Thomas Edison im Jahr 1879 die Glühbirne erfand, leben wir in einer Welt unbegrenzter Helligkeit. Tanzen gehen bis tief in die Nacht? Um Mitternacht ein Drehbuch schreiben? Abendessen um zehn Uhr abends? Alles kein Problem. Doch wenn unser Lebensstil nicht im Einklang mit unserer zirkadianen Uhr ist, kann sich dies nachteilig auf unser Wohlbefinden auswirken. Das wurde in zahlreichen Studien mit einer ganzen Reihe von körperlichen, psychischen und kognitiven Beschwerden in Verbindung gebracht. Eine 2014 in der *International Review of Psychiatry* veröffentlichte Forschungsarbeit brachte einen gestörten zirkadianen Rhythmus mit einem erhöhten Risiko für Herz-Kreislauf-Erkrankungen, Diabetes, Übergewicht, Krebs, Depressionen, bipolare Störungen, Schizophrenie und ADHS in Verbindung. In der Zeitschrift *Annals of the New York Academy of Sciences* wurde darüber berichtet, dass jede Störung der zirkadianen Uhr unter Umständen sogar Stoffwechselstörungen, Autoimmunerkrankungen und auch Stimmungsschwankungen auslösen könnte.

Wenn die innere Uhr aus dem Takt gerät

Eine Störung des zirkadianen Rhythmus kann unter anderem die folgenden Beschwerden und Erkrankungen zur Folge haben:

- Krebs
- Herz-Kreislauf-Erkrankungen
- Diabetes
- Übergewicht
- Reizdarmsyndrom (IBS)
- Chronisch-entzündliche Darmerkrankungen (IBD)
- Gastroösophageale Refluxkrankheit oder Sodbrennen (GERD)
- Geschwüre
- Darm-Dysbiosen (gestörte Darmflora)
- Bakterielle Überwucherung und Fehlbesiedlung des Dünndarms
- Depressionen
- Bipolare Störungen
- Aufmerksamkeitsdefizitstörung (ADS)
- Aufmerksamkeitsdefizit-/Hyperaktivitätsstörung (ADHS)
- Schizophrenie
- Verminderte Aufmerksamkeit
- Eingeschränkte kognitive Funktionen

Unser täglicher Taktgeber ist so entscheidend am Erhalt unserer Gesundheit und unseres Wohlbefindens beteiligt, dass im Jahr 2017 drei Wissenschaftler für die Entdeckung des Gens, das diese innere Uhr am Ticken hält, mit dem Nobelpreis ausgezeichnet wurden, der höchsten wissenschaftlichen Auszeichnung der Welt. In dem Wissen, wie wichtig es ist, dass wir mit unserem zirkadianen Rhythmus im Einklang sind, vermeiden wir heute nach Möglichkeit alles, was unsere 24-Stunden-Uhr stört. Wir sind an einem Punkt angelangt, an dem wir Biohacking-Methoden anwenden, um den Schaden rückgängig zu machen, den wir durch unbewusste Verstöße gegen den zirkadianen Rhythmus verursacht haben. Zum Beispiel nutzen wir Brillen mit Blaulichtfilter, weil wir wissen, dass das von digitalen Endgeräten ausgestrahlte Licht unseren Schlaf stört. Was viele von uns allerdings nicht wissen, ist, dass dieses blaue Licht außerdem die Melatoninproduktion in der Zirbeldrüse beeinträchtigt, was den Eisprung stört und so die Fruchtbarkeit verringern kann.

Es ist großartig, dass wir begreifen, wie wichtig es ist, im Einklang mit unserer inneren Uhr zu leben. Umso wichtiger ist es für uns Frauen, dass wir auch über unsere zweite innere Uhr Bescheid wissen, die für uns nicht weniger wichtig ist. Leider hat dieser zweite innere Rhythmus in der Vergangenheit nicht annähernd die gleiche Aufmerksamkeit erhalten wie die zirkadiane Uhr, weder von der Wissenschaft noch von den Medien. Das Thema wurde regelrecht ignoriert, weshalb wir lange Zeit kaum etwas über ihre Funktionsweisen und die tiefgreifenden Auswirkungen auf unsere Gesundheit, unsere Stimmung und unsere Leistungsfähigkeit wussten. Es ist an der Zeit, das zu ändern.

Deine zweite innere Uhr – der infradiane 28-Tage-Rhythmus

Als Frau bist du mit einer zweiten inneren Uhr ausgestattet, die sich mit Beginn der Pubertät in Bewegung setzt und weitertickt, bis du mit ungefähr 50 in die Menopause kommst. Sie hat über einen Zeitraum von rund 40 Jahren tiefgreifenden Einfluss auf dein Leben. Der sogenannte infradiane Rhythmus ist verknüpft mit dem Menstruationszyklus, der aus insgesamt vier Phasen besteht – der Follikelphase, der Eisprungphase, der Lutealphase und der Menstruation. So wie der zirkadiane Rhythmus Tag für Tag über deine Körperfunktionen bestimmt, beeinflusst der 28-Tage-Rhtythmus die Gehirnchemie und seine Funktion, sodass du zu verschiedenen Zeiten deines Zyklus über unterschiedliche Stärken und Fähigkeiten verfügst.

Dein infradianer 28-Tage-Rhythmus (aka dein monatlicher Zyklus)			
Phase 1	**Phase 2**	**Phase 3**	**Phase 4**
Follikelphase	Eisprungphase	Lutealphase	Menstruationsphase
7–10 Tage	3–4 Tage	10–14 Tage	3–7 Tage

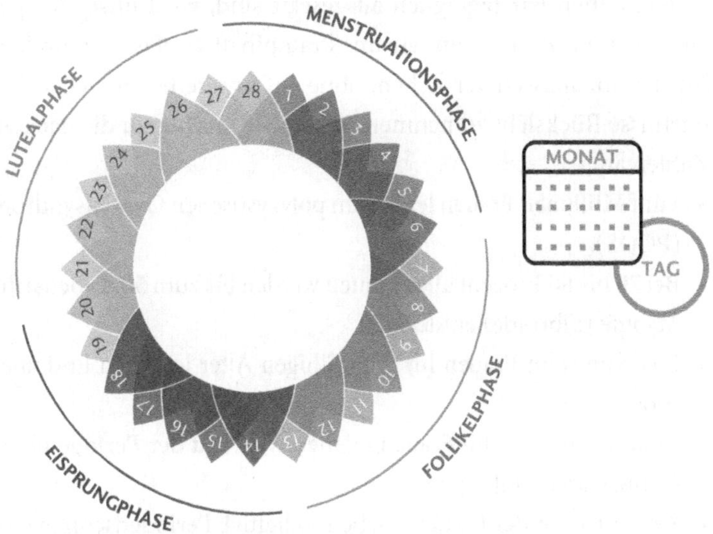

Unsere beiden inneren Taktgeber stehen in enger Verbindung miteinander. Die vier Phasen des weiblichen Zyklus wirken sich auf den zirkadianen 24-Stunden-Rhythmus aus und umgekehrt. Wusstest du zum Beispiel, dass Hormonschwankungen während deines Zyklus sich auf Körpertemperatur, Schlafmuster und Herzfrequenz niederschlagen? Im Gegenzug spielt die 24-Stunden-Uhr eine bedeutsame Rolle für einen reibungslosen 28-Tage-Rhythmus. Jede Störung im zirkadianen Zyklus kann den infradianen Rhythmus stören und zu Problemen wie unregelmäßigen Monatsblutungen oder einer längeren Zyklusdauer führen.

Wie wir bereits wissen, konnte die Forschung hinreichend belegen, dass jede Störung der zirkadianen Uhr die körperliche und psychische Gesundheit beeinträchtigen kann. Dasselbe gilt, wenn man dem Monatszyklus keine Beachtung schenkt. Eine Vernachlässigung der infradianen Uhr fordert einen hohen Preis und geht auf Kosten des hormonellen, körperlichen und seelischen Wohlbefindens. Abgesehen vom Einfluss hormonstörender Chemikalien, denen wir tagtäglich ausgesetzt sind, wird unser Körper zusätzlich belastet, wenn wir uns krampfhaft an das 24-Stunden-Muster anzupassen versuchen, ohne auf unsere hormonellen Bedürfnisse Rücksicht zu nehmen. Sehen wir uns hierzu die nackten Zahlen an:

- Fünf Millionen Frauen leiden am polyzystischen Ovarialsyndrom (PCOS).
- Bei 70 bis 80 Prozent aller Frauen werden bis zum 50. Lebensjahr Myome (Fibrome) entdeckt.
- Eine von zehn Frauen im gebärfähigen Alter leidet an Endometriose.
- Neun bis 14 von 100 Frauen erleben während der Periode übermäßig starke Blutungen.
- Zehn Prozent der Frauen erleben so heftige Periodenschmerzen, dass ihnen selbst Alltagsroutinen schwerfallen.
- Zwölf Prozent der Frauen im gebärfähigen Alter haben Probleme, schwanger zu werden oder eine Schwangerschaft auszutragen.
- Jedes Jahr unterziehen sich etwa 600000 Frauen einer Hysterektomie (Gebärmutterentfernung).

- Frauen bekommen mit einer fünf bis acht Prozent höheren Wahrscheinlichkeit als Männer Probleme mit der Schilddrüse.
- Mehr als 75 Prozent aller Personen, bei denen eine Autoimmunerkrankung diagnostiziert wird, sind Frauen.
- Ganze 50 Millionen Frauen leiden an nicht behandelten chronischen Schmerzzuständen.
- Frauen leiden im Vergleich zu Männern mit doppelt so hoher Wahrscheinlichkeit am Chronischen Fatigue-Syndrom.
- 90 Prozent der Menschen mit Diagnose Fibromyalgie sind Frauen.
- 85 Prozent der Patienten, die an chronischer Migräne leiden, sind Frauen.
- Etwa zwei Drittel aller Alzheimer-Betroffenen sind Frauen.
- Frauen im gebärfähigen Alter entwickeln mit einer doppelt so hohen Wahrscheinlichkeit wie Männer eine Angststörung.
- Eine von acht Frauen erlebt an einem Punkt in ihrem Leben eine Depression. Insgesamt ist die Häufigkeit doppelt so hoch wie bei Männern.

Für optimale Gesundheit und Leistungsfähigkeit solltest du dich mit deiner zweiten inneren Uhr vertraut machen und sie mit phasenspezifischen Selfcare-Maßnahmen unterstützen. Denn nur wenn du im Einklang mit deiner zyklischen Natur lebst, kannst du deren Vorteile nutzen, zumindest in den drei bis vier Jahrzehnten, in denen der Zyklus über dein Leben bestimmt. Vor der Pubertät und nach der Menopause sind es die zirkadiane Uhr und ein statischer Hormonhaushalt, die in deinem Leben den Takt vorgeben. Dann ist der richtige Zeitpunkt, dich an geschlechtsneutralem Biohacking zu versuchen. Während der gebärfähigen Jahre allerdings solltest du dich auf frauenspezifisches Biohacking konzentrieren.

Ein besseres Verständnis von Zeit

Jetzt, da du weißt, dass zwei biologische Uhren in dir ticken, solltest du auch deine Beziehung zum Zeitbegriff und zum Zeitmanagement überdenken. Hast du auch manchmal Mühe, Karriere, Familie, Freunde, ehrenamtliche Tätigkeiten, Sport und Selbstfürsorge unter einen Hut zu bringen? Stehst du ständig unter Strom, weil du den endlosen To-dos hinterherhinkst? Hast du manchmal das Gefühl, der Tag habe nicht genügend Stunden, um alles zu erledigen, was erledigt werden muss? Hast du den ständigen Zeitdruck satt und möchtest gerne mehr schaffen? Und auch noch Spaß an dem haben, was du tust? Ich verrate dir was: Das Geheimnis liegt im richtigen Timing. Doch statt dich sklavisch der 24-Stunden-Uhr zu unterwerfen, solltest du dein Augenmerk auf deine zweite innere Rhythmik legen.

Ich weiß, was du jetzt denkst. Das klingt zu schön, um wahr zu sein. Mal ehrlich, wir können es doch alle nicht mehr hören, wenn die Medien uns weismachen wollen, wir könnten »alles schaffen«, dabei kommen wir gerade so mit Ach und Krach durch den Tag. Ich habe allergrößtes Verständnis. Auch ich habe viel auf der Agenda: Ich bin Mutter, Ehefrau, Tochter, Geschäftsfrau, Autorin und Rednerin. Ich folge einer sehr strengen Selbstfürsorge-Routine. Ich liebe es zu kochen. Ich lese für mein Leben gern. Viel zu oft fühle ich mich von meinen ellenlangen To-do-Listen überfordert. Denn Fakt ist, dass dieses »Du kannst alles schaffen«-Credo durchdrungen ist von der Konditionierung, Frauen müssten ihr Bestes geben, um sich in unserer patriarchalisch geprägten Gesellschaft Liebe, Akzeptanz und einen sicheren Platz zu verdienen. Was können wir in einer Kultur, die das Wissen um unsere zweite innere Uhr völlig ausblendet, auch anderes erwarten? Wenn du allerdings darauf bestehst, alles, was du tust, nach deinem 28-Tage-Rhythmus auszurichten, fällt dieser ewige Leistungsdruck schlagartig weg. Du wirst dafür mit einer rundum höheren Lebensqualität belohnt. Bevor ich in meinem Leben meine zweite innere Uhr zu berücksichtigen lernte, brachte ich mich ständig an mein Limit. Ich verausgabte mich bis zur völligen Erschöpfung, nur um eine Deadline einzuhalten oder ein umfangreiches Projekt zum Abschluss zu bringen. Um die Konsequenzen für meine seelische und körperliche Gesundheit wollte ich mich später kümmern. Nachdem ich begonnen hatte, mein Leben an meine zweite innere Uhr anzupassen, änderte ich meine Herangehensweise: Als ich zum Beispiel nach der Geburt meiner Tochter wieder als Rednerin auftrat, setzte ich Vorträge ausschließlich während meiner Eisprungphasen an, um nicht zu schnell wieder auszubrennen.

Diese Veränderung ist kein Mammutprojekt – es sind eine Million winziger Stellschrauben, an denen du drehst, indem du dein Frausein bei deinen Entscheidungen einbeziehst. So gewinnst du wieder die Oberhand über dein Leben, hast wieder mehr Freude am Dasein und steigerst dein allgemeines Wohlbefinden. Fest steht, dass ich persönlich keine Höchstleistungen vollbringen oder die von mir gesteckten Ziele erreichen könnte, wenn ich mit meiner Zeit und Energie nicht unter Berücksichtigung meines Zyklus haushalten würde. Bevor ich dieses Bewusstsein für meine zweite innere Uhr entwickelte, fehlte es mir aufgrund meiner hormonell bedingten Beschwerden konstant an Energie. Das ging so weit, dass ich tageweise kaum in der Lage war, im Alltag die einfachsten Tätigkeiten auszuführen. Mich einfach nur vom Sofa aufzurappeln, weil ich einen Arzttermin hatte, kostete mich den letzten Funken meiner Energie. In den vielen Jahren, die ich das zyklussynchrone Leben mittlerweile praktiziere, habe ich gelernt, vorausschauend zu planen, und zwar so, dass ich möglichst lange im Flow bleibe. Je nach Zyklusphase gebe ich meinem Körper das, was er braucht, und plane meine Tage, Wochen, Monate und Jahre ebenfalls entsprechend. Brainstorming-Meetings zum Beispiel lege ich auf die Tage, an denen meine kreative Energie auf dem Höchststand ist. Für Vorträge nutze ich die Phase, wenn meine Kommunikationsfähigkeiten am zuverlässigsten sind. Aufgaben, bei denen es auf Details ankommt, gehe ich in der Zeit an, in der ich mich am besten auf mein Urteilsvermögen und meine Beobachtungsgabe verlassen kann. Sobald meine Neurochemie die Phase der Selbstanalyse einläutet, ziehe ich Resümee über das bisher Geleistete und denke über meine weiteren Schritte nach. Wichtig ist: Dieses Vorgehen erfordert, dass ich am laufenden Band Entscheidungen darüber treffe, was für mich gerade funktioniert und was nicht – eine Routine, die ganz anderen Prinzipien folgt als das, worauf ich konditioniert wurde, nämlich alles, was von mir verlangt wird, immer sofort zu erledigen. Es ist weder realistisch noch gesund, wenn du keine Grenzen aufzeigst, nicht auch mal Nein sagen kannst, sodass in deinem Leben kein Platz mehr für dich selbst, deine Träume oder deine Sehnsüchte bleibt.

Ich will dir noch ein Beispiel geben, wie ich das Cycle Syncing in meinem Alltag umsetze. An den Tagen unmittelbar vor meiner Periode bin ich sehr nach innen gekehrt. Dann habe ich null Interesse an Gesellschaft, will keine neuen Projekte beginnen und habe auch nicht die nötige Energie, um im Akkord To-dos abzuarbeiten. Ich stresse mich nicht mit dem Gedanken, wie ich alles unter einen Hut kriegen soll. Was ich stattdessen mache? Etwas, das in meinen Augen ziemlich rebellisch ist: Ich werfe einen Blick auf meine Aufgabenliste, wähle zwei, drei Punkte aus, die absolut *unaufschiebbar* sind, und vertage den Rest auf einen späteren Zeitpunkt. Ja, du hast richtig gehört. Ich streiche die Punkte einfach von meiner Liste. Ich gebe zu, ein wenig flau wird einem schon, wenn man einfach so aus dem Hamsterrad aussteigt. Schließlich sind wir im Großen und Ganzen alle dazu erzogen, immer mehr und noch mehr zu leisten. Aber dank dieser einen Veränderung in meinem Leben bin ich nicht mehr dauergestresst, sondern einfach nur die Ruhe selbst. Mit weniger To-dos auf meiner Agenda ist es für mich ein Kinderspiel, die wenigen wirklich wichtigen Aufgaben erledigt zu bekommen. Und die Punkte, die ich von meiner Liste gestrichen habe, werden einfach auf einen Tag verschoben, an dem ich zyklusbedingt mehr Energie zur Verfügung habe und deshalb viel eher dazu in der Lage bin, sie anzugehen.

Das Ergebnis ist, dass ich im Flow bleibe. Ich habe sogar das Gefühl, weniger zu tun – wir erinnern uns: ich habe einfach Punkte von meiner To-do-Liste gestrichen –, unterm Strich aber trotzdem mehr zu leisten, einfach weil ich mir meine Kraft für bestimmte Dinge aufspare und *mit* meinem Körper arbeite statt gegen ihn. Ich bin insgesamt kreativer und optimistischer und fühle mich nicht ständig überfordert so wie früher. An Tagen, an denen ich das Gefühl habe, meinem Zeitplan hinterherzuhinken, weiß ich sofort, dass ich nicht im Takt mit meinem Zyklus bin und es höchste Zeit für eine Priorisierung meiner Aufgaben ist. Ich unterstütze meinen Körper mit Selfcare-Strategien, über die wir in den folgenden Kapiteln noch sprechen werden. Sie helfen mir, auch die anstrengenderen Tage mit mehr Leichtigkeit zu nehmen. Was aber das Wichtigste ist: Immer wenn ich mich ausgebrannt fühle, gehe ich in mich und überlege, welche von mir getroffenen Entscheidungen mich so weit gebracht haben.

Das zyklussynchrone Leben hat mir persönlich die Augen für ein ganz neues, spezifisch weibliches Zeitverständnis geöffnet. Dank meiner veränderten Sichtweise gelingt es mir, mehr von meinen Vorhaben zu erreichen und auch noch Spaß dabei zu haben, indem ich achtsam mit meinen Reserven umgehe. Aber wenn du so wie die meisten Frauen tickst, mit denen ich in den letzten siebzehn Jahren beruflich zu tun hatte, spiegelt deine Denkweise deinen Lebensstil wider, der von nur einer inneren Uhr bestimmt wird und deshalb Auswirkungen auf deine körperliche und geistige Gesundheit hat. Meine Patientinnen berichten für gewöhnlich nicht nur von ihren hormonell bedingten Gesundheitsbeschwerden, sondern auch von den Herausforderungen des Alltags, die oft kaum zu bewältigen sind. Wahrscheinlich kannst du dich mit einigen der folgenden Aussagen identifizieren, die ich in meiner Praxis regelmäßig zu hören bekomme:

Kreuze alle Aussagen an, die von dir selbst stammen könnten. (Ach was, wem mache ich eigentlich etwas vor? Du kannst gleich alle ankreuzen.)

- ☐ »Der Tag hat einfach nicht genügend Stunden.«
- ☐ »Ich kriege meine Angstzustände nicht mehr in den Griff.«
- ☐ »Manchmal fällt es mir schwer, bei der Sache zu bleiben.«
- ☐ »Ich bin von meinem vollen Terminplan komplett überfordert.«
- ☐ »Ich habe das Gefühl, meine Kinder kommen zu kurz.«
- ☐ »Ich fühle mich innerlich völlig zerrissen.«
- ☐ »Ich habe einfach nicht die Kraft, alles zu erledigen, was ich erledigen müsste.«
- ☐ »Mir bleibt nie genügend Zeit für Freunde und Familie.«

Das eigentliche Problem ist nicht die fehlende Zeit. Es ist die Missachtung der zweiten inneren Uhr, die unsere Energiereserven aufzehrt. Das Geheimnis ist tatsächlich, *weniger zu tun,* dann erreichen wir letztendlich mehr. Zugegeben, das ist in unserer Leistungsgesellschaft, in der uns die Je-mehr-desto-besser-Mentalität quasi im Sekundentakt kollektiv eingetrichtert wird, ein fast schon revolutionärer Gedanke. Die Vorstellung vom Weniger-ist-mehr grenzt da beinahe an Verrat. Und doch bekommt dieser Gedanke Rückendeckung vonseiten der Wissenschaft. Es ist höchste Zeit, dass wir die alten Denkmuster aufbrechen und uns auf ein neues Produktivitäts-Paradigma einlassen, das sich an unseren biologischen Gegebenheiten orientiert.

Folge deinem inneren Rhythmus

Leider sind in unserer Kultur auch einige falsche Vorstellungen zum Thema Zeit verbreitet. Sehen wir uns einmal an, was alles für Blockaden in unserem zyklischen Flow sorgen kann.

Flow-Blocker 1: Wir leben streng nach der einen Uhr

Los, raus aus den Federn! Du musst zur Arbeit! Zeit fürs Abendessen! Wir alle lassen uns jeden Tag vom Ticken der Uhr bestimmen. Der Großteil der Frauen, die mich wegen Menstruationsbeschwerden in meiner Praxis aufsuchen, leidet auch unter der Herausforderung, mit dem alltäglichen Trott Schritt zu halten. Ihr Körper sendet einen Hilfeschrei, weil sie nicht im Einklang mit ihrem Zyklus leben und ihr Hormonsystem aus der Balance ist. Wer mit schmerzhaften Perioden, Kopfschmerzen oder PMS zu kämpfen hat, tut sich schwer damit, in einem männlich geprägten Umfeld, wo Produktivität das oberste Gebot ist, erfolgreich zu sein. Natürlich quält uns da der Gedanke, dass wir hinsichtlich unseres Zeitmanagements die totalen Nieten sind.

Unser gesamtes Zeitkonzept basiert auf dem 24-Stunden-Zyklus der Männer – und der verläuft geradlinig und steuert auf einen Endpunkt zu. Es wird Zeit, dass wir uns von dieser Vorstellung verabschieden. Statt die Zeit als etwas Chronologisches zu verstehen, sollten wir uns eine Sichtweise aneignen, die ich als »Right-Timing« bezeichne. Die Idee dahinter ist, Dinge im richtigen Augenblick zu erledigen statt in strenger chronologischer Reihenfolge. Denk nur an deine To-do-Liste, die einfach kein Ende nimmt. Statt wahllos Punkt für Punkt zu ergänzen, solltest du dir überlegen, wann der beste Zeitpunkt für bestimmte Aufgaben ist – etwas, das die alten Griechen als *kairos* bezeichneten. Anschließend gruppierst du die Aufgaben in Kategorien, und zwar entsprechend der Stärken, die in den verschiedenen Zyklusphasen vorherrschen. In einem der folgenden Kapitel sehen wir uns das noch genauer an. In dem Zusammenhang werde ich dir auch einen Tagesplaner an die Hand geben, der dir helfen soll, bei der Verteilung deiner Aufgaben beide Uhren zu berücksichtigen.

Wenn du dich in Einklang mit deinem Zyklus bringst, brauchst du dir im Grunde keine Gedanken mehr darüber zu machen, wie du deine To-dos *zeitlich* meistern sollst. Stattdessen wirst du dich darauf konzentrieren, klug mit deiner *Energie* zu haushalten. Diese kleine, aber sehr wirksame Veränderung im Denken lohnt sich. In der Unternehmenswelt setzt sich dieses Konzept bereits durch. In einem im Jahr 2007 in der *Harvard Business Review* erschienenen Artikel beschäftigten sich einige sehr fortschrittlich eingestellte Spitzenkräfte der globalen Unternehmensberatung The Energy Project mit den unterschiedlichen Auswirkungen von Zeitmanagement und Energiemanagement. »Das zentrale Problem bei längeren Arbeitszeiten«, so schrieben sie, »ist die Tatsache, dass Zeit eine begrenzte Ressource ist. Beim Thema Energie sieht es schon anders aus.« Man stellte fest, dass der Schlüssel zu konstant guten Leistungen ohne Burnout darin liegt, auf energiefressende Verhaltensweisen zu verzichten und stattdessen auf Selfcare-Praktiken zu setzen, die helfen, die Energiereserven wieder aufzuladen. Ich gehe mit dieser Erkenntnis noch einen Schritt weiter und behaupte, dass solche Strategien zur Steigerung der Leistungsfähigkeit bereits von Natur aus in unsere Biochemie eingebaut sind. Dies gilt in besonderem Maß für Frauen im fortpflanzungsfähigen Alter.

Ich will das noch ein wenig verdeutlichen: Stell dir das herkömmliche Energiekonzept, das auf dem 24-Stunden-Zyklus des Mannes basiert, als Hockey-Puck vor, der übers Eis gejagt wird. Der Puck beschleunigt zunächst, wird dann wieder langsamer und bleibt schließlich liegen. Das ist genau die Vorstellung von Energie, auf die wir konditioniert wurden: Du gibst Vollgas, solange du durchhältst, bis irgendwann nichts mehr geht. Die weibliche Vorstellung von Energie, die einem 28-Tage-Rhythmus folgt, verläuft dagegen zyklisch. Und wie ein Rad ist sie deutlich leistungsfähiger und effizienter. Wenn man dieses Rad stabilisiert und ihm einen Stoß verpasst, beschleunigt es, wird schneller und gewinnt in der Bewegung eine ganz natürliche Eigendynamik. Genau genommen wurde die industrielle Revolution durch zyklische Maschinen vorangetrieben, die für ihre anhaltende Effizienz geschätzt wurden. Auf die gleiche Weise sollte auch dein Körper funktionieren. Wenn du die vier Phasen deines Zyklus gezielt unterstützt, anstatt jeden Tag stur Aufgabenlisten abzuarbeiten, steigerst du deine Energiereserven, die du normalerweise aufgebraucht hättest. Indem du zyklussynchron lebst, bleibst du in Bewegung und gelangst schneller ans gewünschte Ziel, kommst vielleicht sogar weiter als geplant. Du wirst sehen, wenn dein Terminplan sich nach deinen phasengebundenen Stärken richtet, kommst du besser in den Flow und kannst so das Beste aus dir herausholen.

Flow-Blocker 2: Wir leben unter anhaltendem Produktivitätsdruck

Bei der Methode des Right-Timing wird jeder Aufgabe der optimale Zeitpunkt zugeordnet. Von dem natürlichen Lebensrhythmus, der hinter diesem Konzept steckt, erfuhr ich in Mr Bings Biologieunterricht, als ich die Aufgabe hatte, einen Baum im Wandel der Jahreszeiten zu beobachten. Wir Menschen sind dazu bestimmt, unser Leben dem zyklischen Werden und Vergehen der Schöpfung anzupassen – vom Samen über das Wachstum bis hin zur Ernte und zur abschließenden Ruhe.

Der natürliche Kreislauf der Schöpfung

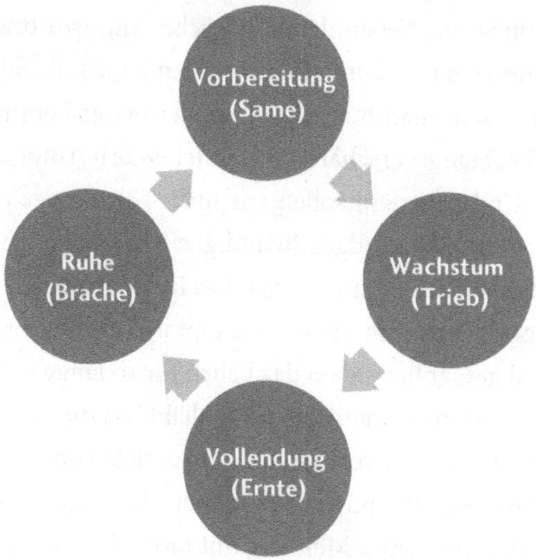

Das Problem ist, dass unsere Kultur nach konstantem Wachstum und ständiger Ernte verlangt. Eine Erwartung, die für den Hormonhaushalt schnell zu einer nicht länger zu tragenden Belastung wird. Der ständige Leistungsdruck bringt uns in eine unmögliche Situation. Wir haben das Gefühl, laufend Höchstleistungen erbringen zu müssen, ohne Rücksicht auf unseren natürlichen Rhythmus. Wir haben das Gefühl, immer mehr schaffen zu müssen, obwohl unsere Leistungskraft nachlässt, unsere Gesundheit schwächelt und die Psyche leidet. Dieses unablässige Streben nach Produktivität – im Job, zu Hause und in unseren Beziehungen zu anderen Menschen – zwingt uns, unsere eigenen Bedürfnisse hintanzustellen, wenn überhaupt noch Zeit dafür bleibt. Für Selbstfürsorge ist oft kein Platz. Wir lassen regelmäßig das Mittagessen ausfallen, versuchen mit möglichst wenig Schlaf auszukommen und flößen uns stattdessen einen doppelten Espresso nach dem anderen ein, um noch halbwegs zu funktionieren. All das lässt den Hormonhaushalt verrücktspielen, und sobald auch nur ein Hormon aus dem Lot ist, folgt eine ganze Kaskade von Ungleichgewichten. Das macht sich dann in zahlreichen Symptomen bemerkbar. Und plötzlich stellen wir fest, dass wir unter chronischem Stress, Nebennierenschwäche, Angststörungen, Schlaflosigkeit und vielen weiteren Beschwerden leiden. Es folgt ein Teufelskreis, aus dem man nur schwer wieder herauskommt, denn jedes dieser Probleme verschärft eine bestehende hormonelle Störung zusätzlich. Und trotzdem sollen wir noch Leistung zeigen, Aufgaben am besten in Rekordgeschwindigkeit abarbeiten. Wie soll da ein Mensch noch funktionieren, geschweige denn gedeihen können?

Das erinnert mich an etwas, das Oprah Winfrey in ihrer Sendung einmal gesagt hat – dass das Leben dir so lange auf die Schulter tippt, bis ihm nichts anderes übrigbleibt, als dir einen kräftigen Tritt in den Hintern zu verpassen. Viel zu viele von uns haben das schon schmerzhaft zu spüren bekommen. Ich denke, Oprah wäre in folgendem Punkt einer Meinung mit mir: Alles zur rechten Zeit!

Flow-Blocker 3: Wir halten Stress für ein Statussymbol

Meine erste Frage an meine Patientinnen lautet meist: »Wie geht's Ihnen?« Oft kommt dann so was wie: »Ach, ich habe so viel um die Ohren, es ist verrückt.« Jetzt überleg bitte: Ist das wirklich eine offene und ehrliche Antwort? Gibt es irgendetwas über die Gefühlslage meines Gegenübers preis? Oder ist es nicht vielmehr ein bloßer Statusbericht zur Produktivität? Weil wir uns dadurch erhoffen, eine emotionale Verbindung zu unserem Gesprächspartner herzustellen und sein Mitgefühl zu wecken? Es ist, als würden wir unseren Selbstwert einzig daran bemessen, wie viele Aufgaben und Aktivitäten wir in den Tag packen können. Je mehr, desto besser, so sind wir erzogen. Zu diesem Ergebnis kommt auch eine 2017 im *Journal of Consumer Research* veröffentlichte Studie. Diese gelangt zu dem Fazit, dass ein möglichst geschäftiger, von einer hohen Arbeitslast geprägter Lebensstil mittlerweile zu einem »begehrten Statussymbol« geworden ist. Unsere Erwartungen richten sich danach, was unsere digitalen Geräte – Computer, Handys und andere Gadgets, die rund um die Uhr laufen – zu leisten imstande sind. Es ist, als wollten wir uns selbst in Maschinen verwandeln, die nie abgeschaltet werden müssen.

Dieser Trend fordert seinen Preis, er geht auf Kosten unserer Gesundheit und unserer Leistungsfähigkeit. In ihrem Buch *Overwhelmed: Work, Love, and Play When No One Has the Time* analysiert Bridget Schulte, wie dieser Kult um das ständige Beschäftigtsein uns mit einem Gefühl völliger Zerrissenheit, geistig zerstreut und psychisch wie körperlich erschöpft zurücklässt. Wir stürzen uns von einer Aufgabe in die nächste, hetzen von Termin zu Termin und nehmen uns zwischendrin kaum Zeit zum Durchschnaufen. Wir Frauen sind obendrein noch anfälliger dafür, weil unsere Tage oft vollgepackter sind als die der Männer. Melinda Gates hat das Problem der »Zeitarmut« im Jahr 2016 in ihrem jährlichen Brief der Gates Foundation angesprochen. Sie hob dabei besonders die geschlechtsspezifischen Unterschiede in der Anzahl von Stunden hervor, die wir mit unbezahlter Arbeit verbringen – man denke nur an die Einkäufe, die leidigen Haushaltspflichten und das Herumkarren der Kinder. Statistiken zeigen, dass Frauen global gesehen im Schnitt viereinhalb Stunden pro Tag mit unbezahlten Tätigkeiten verbringen, wohingegen Männer weniger als die Hälfte dieser Zeit aufwenden. »Sofern sich nicht gravierend etwas ändert«, so schrieb Gates in ihrem Brief, »werden die Mädchen von heute auch weiterhin Hunderttausende von Stunden mehr als die Jungs mit unbezahlter Arbeit verbringen, einfach nur, weil die Gesellschaft es als ihre Pflicht sieht.«

Wenn wir stur unsere To-dos abarbeiten, bleibt darüber hinaus kaum mehr Zeit für erholsame, entspannende Aktivitäten. Nach Angaben des US-Arbeitsministeriums verbringen Männer pro Tag 33 Minuten mehr Zeit mit sozialen Kontakten, Sport oder Fernsehen als Frauen. Auf das Jahr hochgerechnet, summiert sich das auf mehr als 200 Stunden weniger Freizeit für uns Frauen. Kein Wunder, dass wir ständig am Limit sind!

Eine wachsende Zahl von Medizinern und Forschenden gelangt zu der Feststellung, dass unsere streng durchgetakteten Tage Konzentrationsschwäche, mangelnde Fokussiertheit, Reizbarkeit, Schlafprobleme, geistige Erschöpfung, körperliche Verschleißerscheinungen und vieles mehr verursachen können. Suzanne Koven, Ärztin für innere Medizin am Massachusetts General Hospital, brachte es 2013 in einer Kolumne im *Boston Globe* auf den Punkt, als sie erklärte, dass »busy« das neue »krank« sei. »Seit einigen Jahren beobachte ich mit Sorge ein Phänomen, das epidemische Ausmaße annimmt: Immer mehr Patientinnen und Patienten leiden unter einem Zustand, zu dessen Symptomen Müdigkeit, Reizbarkeit, Schlaflosigkeit, Angstzustände, Kopfschmerzen, Sodbrennen, Verdauungsstörungen, Rückenschmerzen und Übergewicht gehören. Es gibt keine Bluttests oder Röntgenaufnahmen, die eine eindeutige Diagnose für dieses Leiden erlauben, und doch ist die Erkrankung unübersehbar da. Die Rede ist vom krankhaften Beschäftigtsein.«

Auch das ist einer der unschönen Nebeneffekte einer Gesellschaft, in der ständige Leistungsbereitschaft das oberste Prinzip ist. Dauerstress ist das moderne Äquivalent der archetypischen Heldenreise. In der Mythologie geht es um eine Person, die sich auf ein Abenteuer begibt, ein Hindernis überwindet, aus einer Suche siegreich hervorgeht und als völlig neuer Mensch in die Heimat zurückkehrt. Die Heldenreise von heute kreist vor allem um unermüdliche Leistung und Produktivität, und das am besten rund um die Uhr. Kommt dir das bekannt vor? Kein Wunder. Erinnerst du dich an die Worte aus meinem Biologie-Lehrbuch? Sehen wir uns den Text noch einmal an: *Die männlichen Hoden sind kleine Kraftwerke, die eine effiziente Produktion garantieren. Sie bringen zwischen zwei- und dreihundert Millionen Spermien pro Tag hervor* … Falls du dich jetzt fragst, wie unsere Gesellschaft dazu kommt, ausgerechnet die Produktivität zum Werteideal zu erheben, brauchst du dir nur die Biologie des Mannes anzusehen. Ganz im Ernst! Das Leistungsprinzip ahmt im Grunde nichts anderes als die Samenproduktion in den Hoden nach. Wen wundert es da, dass wir unsere Gesellschaft nach dem Vorbild von etwas geformt haben, womit wir uns in erster Linie beschäftigen, nämlich dem männlichen Körper? Wir klatschen einander ab, wenn Ziele erreicht oder Projekte zum Abschluss gebracht wurden, rümpfen aber nur skeptisch die Nase, wenn es um Ruhepausen, um Regeneration oder ums Zurücklehnen und Genießen geht.

Flow-Blocker 4: Wir glauben immer noch an das Prinzip »ohne Schweiß kein Preis«

Dank einiger mutiger Vorreiterinnen glauben junge Mädchen heute, dass sie alles werden können, was sie wollen – Präsidentin der Vereinigten Staaten, Astronautin, CEO eines Tech-Unternehmens, die Möglichkeiten sind grenzenlos. Alles, was ein Mann schafft, schaffen wir auch, nur dass wir dabei ab und zu bluten. Wir haben zweifellos bewiesen, dass dem, was wir erreichen können, keine Grenzen gesetzt sind. Es wäre nur schön, wenn uns das gelänge, ohne dass es auf Kosten unserer Gesundheit geht. Denn das ist eigentlich unnötig. Ich hätte gerne, dass wir die bestmögliche Unterstützung erhalten. Versteh mich bitte nicht falsch – es ist nichts falsch daran, hart für ein Ziel zu arbeiten. Aber was wäre, wenn wir von Anfang an wüssten, dass die ständigen Kompromisse die Mühen nicht wert sind? Diese Lektion lernen die meisten von uns leider erst spät im Leben. Wir glauben immer noch, dass wir leiden müssen, um erfolgreich zu sein – ähnlich wie wir dazu erzogen wurden, Schmerzen zu ertragen, einfach weil uns unsere Biochemie dazu verdammt. Es ist schrecklich, dass sich diese Denkweise so hartnäckig hält. Wir müssen endlich begreifen, dass wir die körperlichen Beschwerden nicht erdulden müssen, und wir brauchen auch nicht unsere Gesundheit, unsere Beziehungen zu unseren Liebsten oder unser geistiges Wohlbefinden aufs Spiel zu setzen, um auf der Erfolgsspur zu bleiben.

Genauso, wie du einige Aufgaben aus deinem Terminkalender streichen solltest, solltest du vielleicht auch deine Vorstellung von Erfolg und Leistung überdenken. Ist Produktivität das Gleiche wie Erfolg? Wenn du all die Dinge aufgeben müsstest, die du liebst, nur um auf der Karriereleiter aufzusteigen oder ein Ziel zu erreichen, wäre es dann wirklich ein Gewinn? Wenn dein endloses Streben nach mehr dich körperlich krank macht – Stichwort chronischer Stress, Verdauungsbeschwerden oder erhöhter Blutdruck –, wäre es dann wirklich als Erfolg zu werten? Wenn du von Ängsten und Sorgen geplagt wirst, weil du dich ständig an deine Grenzen bringst, wäre es das wirklich wert? Was willst du damit wirklich erreichen, welche Leere willst du mit diesem pausenlosen Hasten füllen?

Im Buddhismus gibt es ein Konzept, das als »hungriger Geist« bezeichnet wird. Ich stelle mir diesen hungrigen Geist als eine Art schwarzes Loch in unserem Inneren vor, das nie gefüllt werden kann. Wir verfolgen ein Ziel nach dem anderen oder erwerben eine schöne neue Sache nach der anderen, fühlen uns dabei aber innerlich immer leer. In Alain de Bottons bahnbrechendem Buch *StatusAngst* beschreibt er dieses ständige Streben nach mehr als ein unerfülltes Bedürfnis nach Liebe. Egal, was wir Menschen erreichen oder wie viel wir besitzen, wir wollen immer noch mehr. Wir kaufen eine Eigentumswohnung, sehnen uns aber insgeheim bereits nach dem großen Haus mit Garten. Wir steigen beruflich auf, planen aber bereits den nächsten Karriereschritt. Wir nehmen ein paar Kilo ab, fühlen uns aber mies, weil es unserer Ansicht nach noch mehr sein müssten. Wahrscheinlich kennst du einige Frauen, denen es so geht – oder bist vielleicht selbst eine von ihnen. Kein Grund, den Kopf hängen zu lassen. Es gibt immer einen Ausweg.

Flow-Blocker 5: Wir erwarten, uns jeden Tag gleich gut zu fühlen

Eine weitere Sache, die uns daran hindert, die Vorteile unserer zweiten inneren Uhr zu nutzen, ist die Erwartung, als Lebewesen unveränderlich zu sein. Das sind wir aber nicht. Wir Frauen sind dynamische Wesen. Wie die biochemische Beschaffenheit unseres Körpers, bewegt sich auch unsere emotionale Energie in einem natürlich schwankenden Rhythmus. Zyklisch dehnt sie sich nach außen hin aus und zieht sich wieder nach innen zurück. Manchmal sind wir deshalb gesellig und kommunikativ, während wir ein andermal eher nach innen gekehrt sind und es vorziehen, uns zurückzuziehen. In unserer Gesellschaft wird die nach außen gerichtete Energie generell mehr geschätzt als die nach innen gerichtete. Deshalb halten wir uns für faul, wenn wir es uns zu Hause gemütlich machen, oder für zu ichbezogen, wenn wir uns auf unsere eigenen Bedürfnisse konzentrieren. Aber dieses Auf und Ab der Energiereserven, das wir vermutlich alle kennen, hat so gar nichts mit Faulheit zu tun. Das Bedürfnis nach Rückzug kann ein starkes Signal deines Zyklus sein, die Aufmerksamkeit mehr nach innen zu richten und dich verstärkt um dich selbst zu kümmern.

Wir alle haben diese überzogenen Erwartungen an uns selbst und denken, wir müssten jeden Tag die gleiche Leistung erbringen. Dieses Denken ist so tief in unseren Köpfen verankert, dass ich von den Frauen, die mich aufsuchen, meist nur schiefe Blicke ernte, wenn ich ihnen meine Meinung kundtue: nämlich dass wir unsere schwankende Leistungsfähigkeit anerkennen müssen. Das ist der Schlüssel, wenn wir in Einklang mit uns selbst kommen wollen. In all den Jahren, in denen ich nun in der Gesundheitsberatung tätig bin, stelle ich immer wieder fest, dass das für die meisten Frauen am schwersten zu akzeptieren ist. Aber ich versichere dir, es ist in Ordnung, nein, es ist sogar richtig *großartig*, wenn du dir ausreichend Pausen gönnst, um wieder zu Kräften zu kommen. Tatsächlich ist es sogar zwingend notwendig, dass wir uns nach einer anstrengenden und produktiven Phase ausruhen und unsere Batterien aufladen.

Flow-Blocker 6: Dein Hormonhaushalt ist durcheinander oder du nimmst die Pille

Ich habe es schon einmal gesagt, wiederhole es aber gerne noch einmal: Wenn du Beschwerden wie PMS, Blähungen, Krämpfe oder andere Probleme mit deinem Menstruationszyklus hast oder hormonell verhütest, wirst du nicht in der Lage sein, die vielen Vorteile deiner zyklischen Natur voll auszuschöpfen. Du solltest dich dennoch dringend um deine hormonelle Gesundheit kümmern. Teil 2 des Biohacking-Toolkit (ab Seite 286) unterstützt dich dabei.

Ja, es geht auch weniger. Kein Witz!

Du glaubst, in deinem von Terminen und Deadlines bestimmten Alltag ist es nicht drin, dass du weniger tust? Dann überleg bitte noch mal scharf. Ich begegne in meinem Beruf vielen weiblichen Führungskräften, Geschäftsinhaberinnen und Studentinnen, die auf meinen Vorschlag, einmal die Perspektive zu wechseln, einfach nur mit einem sarkastischen »ja, klar« antworten. Aber lass mich ein wenig ins Detail gehen, dann zeige ich dir, wie es funktionieren kann. Als ich neulich von einer Geschäftsreise zurückkehrte, hatte ich zwanzig Punkte auf meiner To-do-Liste stehen. Also sah ich mir meine Zykluskurve an und überlegte, wie ich am effektivsten und möglichst kreativ arbeiten könnte, ohne mich selbst zu vernachlässigen. Ich unterteilte meine Aufgabenliste in Kategorien und wählte sorgfältig das aus, was mir am meisten Spaß machte und mir lohnend erschien. Vor allem aber blendete ich ganz bewusst meine innere Stimme aus, die mir einflüstern wollte, ich müsste alles erledigen, wenn ich vorwärtskommen wollte, und zwar möglichst flott. Anschließend ordnete ich die Aufgaben den verschiedenen Zyklusphasen zu. Und auf einmal kamen mir all diese To-dos machbar vor, und ich fühlte mich nicht mehr überfordert, sondern voller Energie.

Das Zyklus-Geheimnis: Nutze deinen inneren Rhythmus

Nach fast zwei Jahrzehnten Arbeit mit Frauen, die unter Hormonstörungen leiden und beruflich, privat und als Mütter ständig zu kämpfen haben, wurde mir klar, dass ihre Probleme zum Großteil auf eine Vernachlässigung der zweiten inneren Uhr, die in uns tickt, zurückzuführen sind. Ein zyklussynchroner Lebensstil kann dir nicht nur helfen, Menstruationsbeschwerden in den Griff zu bekommen, sondern bildet auch die Grundlage für Erfolg in allen Lebensbereichen. Wenn du die Biochemie deines Körpers neu verstehen lernst und deine zweite innere Uhr in deine Planungen mit einbeziehst, besteht kein Druck mehr für das ständige Streben nach mehr. Dein Kampf gegen den Faktor Zeit hat ein Ende, stattdessen verfolgst du deine Ziele auf eine Weise, bei der du gut mit deinen Energiereserven haushaltest. Du wirst dich stark und selbstbewusst fühlen. Halte dich an das Prinzip des Right-Timing, und du wirst sehen, dass du auf ganz natürliche Weise Spitzenleistungen vollbringen wirst. Statt dich restlos zu verausgaben, wirst du voller Energie sein und schonst gleichzeitig deine Gesundheit. Du wirst vor kreativen Gedanken übersprudeln, wirst in den Beziehungen zu deinen Mitmenschen glücklicher sein und dich insgesamt erfüllter fühlen.

Sobald du den Wert deiner zweiten inneren Uhr erkannt hast und begreifst, was deren Missachtung dich körperlich, emotional und sogar mental gekostet hat, wirst du zunächst einmal schockiert sein. Oder bist du aufgeregt und voller Hoffnung, weil du nun endlich eine Antwort auf die Frage hast, ob es nicht auch anders geht? Ganz gleich, ob deine Reaktion positiv oder negativ ausfällt, ich rate dir, diese Gefühle zu nutzen, um dein Leben umzukrempeln, und zwar entsprechend der wissenschaftlichen Fakten deine Biologie betreffend. Warte bitte nicht auf den großen gesellschaftlichen Wandel, der es dir erlaubt, bei deinem Timing deinem natürlichen inneren Rhythmus zu folgen. Am besten fängst du noch heute damit an, deinen Kompass auf deinen echten Norden auszurichten und dich mit deinem Zyklus und den natürlichen Rhythmen deines Körpers in Einklang zu bringen. Ich weiß, wie überfordernd solche Veränderungen sein können, erst recht, wenn man damit auf sich allein gestellt ist. Deshalb habe ich Material für dich zusammengestellt, auf das du auf meiner Seite www.IntheFLObook.com/bonus kostenlos zugreifen kannst. Dort findest du alles, was du brauchst, um in den Flow zu kommen.

Eins möchte ich noch einmal betonen: Es ist kein egoistischer Akt, wenn du weniger tun und dabei mehr erreichen und glücklicher sein möchtest. Jedes Mal, wenn du dir die Freiheit nimmst, das zu tun, was du gerade brauchst – wenn du zum Beispiel beschließt, Aufgaben von deiner To-do-Liste zu streichen, wenn du dir nach einer anstrengenden Phase eine Auszeit zum Regenerieren gönnst oder wenn du deine Tage nicht streng nach der Uhr, sondern nach deinen Energiereserven planst –, ist das nicht nur wohltuend für deine Seele, sondern bricht auch mit unserer kulturellen Konditionierung. So wirst du zum Vorbild für andere Frauen – für unsere Schwestern, Freundinnen und Töchter. Indem wir das, was wir über unseren Körper lernen, mit anderen teilen, ebnen wir den Weg für eine globale Gemeinschaft von Frauen, die im Einklang mit ihrer biochemischen Natur lebt. Eine Bewegung, die weiter wachsen wird, bis der Umbruch nicht mehr abzuwenden ist.

So kommst du in den Flow

Mit den folgenden Zyklushacks gelingt es dir, in den Flow zu kommen. Die Kunst besteht darin, gut mit den eigenen Reserven zu haushalten, weniger zu tun, dabei aber mehr zu schaffen:

1. Ziehe am Tagesende Bilanz: Wie steht es um deine Energiereserven? Bist du erschöpft und ausgelaugt oder fühlst du dich belebt wie nach einem guten Workout?
2. Beobachte dich einmal selbst: Wie oft sagst du Ja, obwohl du eigentlich Nein sagen möchtest? Wenn du dich nicht nach deinem eigenen inneren Tempo richtest, wird das Setzen von Grenzen schnell zu einem Problem.
3. Streiche jeden Tag einen Punkt von deiner To-do-Liste und komme bloß nicht auf die Idee, die frei gewordene Zeit anderweitig zu füllen.
4. Gönne dir einmal eine halbe Stunde lang Nichtstun oder irgendetwas anderes, das dir Spaß macht. Das kann ein Spaziergang, ein Telefonat oder ein Treffen mit lieben Menschen sein.
5. Nenne drei Dinge, die du tun kannst, statt zu arbeiten.
6. Wenn dich jemand fragt: »Wie geht's dir?«, dann höre auf deine Gefühle und versuche, ehrlich zu antworten, statt mit dem üblichen »Ich bin ja so beschäftigt«.

KAPITEL 3

Über die Periode hinaus – deine hormonellen Vorteile

Wir müssen nicht nur die Vorurteile ablehnen, die andere gegen uns haben, sondern auch die Vorurteile, die wir gegen uns selbst haben.
– Shirley Chisholm

Obwohl ich schon mein ganzes Berufsleben Frauen dabei helfe, hormonelle Beschwerden zu heilen und die Vorteile ihrer zyklischen Natur für sich zu entdecken, bin ich immer wieder ganz aufgeregt, wenn ich einer neuen Patientin die Wahrheit über unsere weibliche Biochemie erzähle. Eine Studentin, der ich die wissenschaftlichen Hintergründe darlegte und das Konzept des Cycle Syncing erklärte, reagierte hellauf begeistert und sagte: »Das ergibt absolut Sinn. Ich möchte besser auf mich selbst achten und diesen neuen Lebensstil übernehmen. Das muss ich meinen Freundinnen erzählen, sie müssen das auch versuchen.« Die Freude bei mir ist immer wieder groß, wenn eine Frau mit meinem Konzept Erfolg hat und dadurch wieder zu ihrer natürlichen Power zurückfindet. Es machte mich glücklich, dass diese junge Frau sich von ihrer ererbten kulturellen Konditionierung lösen, ihren Körper wieder für sich beanspruchen und auch noch ihre Freundinnen ermutigen wollte, den zyklischen Lebensstil zu übernehmen. Ich kann mir gut vorstellen, dass das Leben für sie und ihre Freundinnen dadurch sehr viel einfacher wird – weil ihr Hormonhaushalt wieder ausgeglichen ist und sie sämtliche Vorteile, die ihre Biochemie zu bieten hat, nutzen können. Nach dieser Sitzung strahlte ich bis über beide Ohren. Die Last eines Hormonungleichgewichts und dessen Folgen würden dieser jungen Frau in den kommenden Jahrzehnten ihres Lebens erspart bleiben. Ich wünschte, ich hätte dieses Wissen in meiner Jugend gehabt. Und so wie mir geht es vielen Frauen. Ich hoffe sehr, es kommt eine Zeit, in der keine Frau mehr unnötig leiden muss und wir alle von Anfang an über das nötige Wissen verfügen, damit wir uns in unseren Körpern rundum wohlfühlen.

Leider geht das obligatorische Aufklärungsgespräch bei den meisten Mädchen nicht über die nötigsten Grundlagen hinaus. »Du wirst einmal im Monat deine Periode bekommen, das ist nicht angenehm, aber wenn es so weit ist, gibt es Hygieneprodukte, die du verwenden kannst. Und pass bloß auf, dass du nicht schwanger wirst! Hier hast du ein paar Kondome. Besser, du hast keinen Sex. Hast du noch irgendwelche Fragen? Nein? Prima.« Und das war's dann. Kein Wort über mögliche Hormonschwankungen oder den neu erwachenden inneren Rhythmus, dabei wird er in den kommenden 30 bis 40 Jahren fast jeden Prozess im Körper, im Gehirn und sogar die Stimmungslage beeinflussen. Weil wir alle so spärlich aufgeklärt werden, fehlt uns das Grundwissen, um uns gegen die Lawine von Falschinformationen über unsere Biochemie zu wehren, und so halten wir unsere Körper auch weiterhin für eine Belastung. Wir trauen uns nicht, das Gespräch auf unseren Zyklus zu bringen, und blenden das Thema ein Leben lang aus. Das fehlende Wissen und die Tabuisierung des Themas führen zu sehr viel unnötigem Leid, und das Schlimmste ist: Jede von uns kämpft für sich allein. Letztendlich zwingt uns dieser Missstand, mit Beginn der Pubertät in den Überlebensmodus zu wechseln. Wir finden keinen Zugang zu unserer zyklischen Energie und bringen unsere zweite innere Uhr ausschließlich mit unserer Periode und mit der Fortpflanzung in Verbindung. Dabei beeinflussen unsere Hormone mehr als nur Gebärmutter und Eierstöcke!

Höchste Zeit, mit diesen Mythen aufzuräumen. Wir sollten endlich die Schönheit und Kraft unserer Biochemie erkennen. In diesem Kapitel holen wir nach, was im Sexualkundeunterricht an den Schulen versäumt wurde, und zwar basierend auf wissenschaftlichen Fakten, nicht auf gesellschaftlichen Vorurteilen. Also schnapp dir dein Notizbuch und mach dich bereit für das Aufklärungsgespräch, das du als junges Mädchen nie hattest. Ich bin hundertprozentig davon überzeugt, dass unser Körper uns eine wichtige Orientierungshilfe bietet. Zu dieser Erkenntnis bin ich schon vor längerer Zeit gelangt, nämlich als ich anfing, mehr auf meinen Körper zu hören. Nach und nach entwickelte ich das FLO-Protokoll, das mir half, meinen Hormonhaushalt wieder ins Gleichgewicht zu bringen. Auf www.FLOliving.com steht es bis heute all jenen zur Verfügung, die mit Menstruationsbeschwerden zu kämpfen haben. Je tiefer ich in die Thematik eintauchte, desto mehr fühlte ich mich in dem, was ich am eigenen Leib erlebte, durch die Wissenschaft bestätigt. In meiner Biologiestunde 2.0 erfährst du die wichtigsten Punkte:

- **Wir sind keine kleinen Männer!** Ich mache dich mit den biologischen Systemen vertraut, die beweisen, dass unser weiblicher Körper ganz anders funktioniert als der von Männern – darunter das Gehirn, das Immunsystem, der Stoffwechsel, die Darmflora und die Stressreaktion. Du erfährst außerdem alles über die vielen Vorteile, die wir Frauen dank unserer biologischen Voraussetzungen haben. Mag sein, dass wir nicht so groß und stark sind wie die XY-Chromosomen-Träger, dafür stecken unsere Körper voller Überraschungen.
- **Unsere biologischen Systeme unterliegen wie unser Monatszyklus Schwankungen.** Unsere biologischen Systeme arbeiten nicht nur anders als die von Männern, sie sind auch nicht so statisch. Das monatliche Auf und Ab unserer Hormone hat unmittelbare Auswirkungen auf so gut wie alles. Ein ausgeglichener Hormonhaushalt gibt dir Energie, entfacht deine Kreativität, hebt die Stim-

mung und verwandelt deinen Körper in ein gut funktionierendes Gesamtkunstwerk. Auf einer noch tieferen Ebene schützen ausgewogene Hormone langfristig deine biologischen Systeme, um die Fruchtbarkeit zu erhalten und mögliche spätere Erkrankungen wie Alzheimer, Herzkrankheiten oder Krebs zu verhindern. Ja, einen so weitreichenden Einfluss haben deine Hormone!

- **Wenn wir unsere weibliche Biochemie und unsere zweite innere Uhr missachten, hat das nicht nur Auswirkungen auf unsere reproduktive Gesundheit, sondern auf so vieles mehr.** Wie wir im vorigen Kapitel gelernt haben, kann das Ignorieren unserer zweiten biologischen Uhr nicht nur zu Menstruationsbeschwerden und Unfruchtbarkeit führen, sondern auch zu ernsthafteren gesundheitlichen Problemen. Im Folgenden erfährst du, was mit den einzelnen biologischen Systemen geschieht, wenn wir unsere zweite innere Uhr und unsere hormonelle Gesundheit vernachlässigen.
- **Für ein speziell weibliches Biohacking müssen wir mit unserem Zyklus im Einklang sein.** Wenn man bedenkt, wie sehr die Prozesse in unserem Körper auf die natürlichen Hormonschwankungen reagieren, verwundert es nicht, dass die täglich gleiche Routine in Sachen Selfcare nicht zielführend ist. Diäten, Fitnesstrends und Hautpflegetipps verfehlen garantiert ihr Ziel, wenn sie sich nicht an deinem natürlichen Zyklus orientieren. Wenn du deine biologischen Systeme zu optimaler Leistung bringen willst, musst du spezielle Biohacking-Methoden anwenden, die auf den weiblichen Körper zugeschnitten sind.

Darf ich vorstellen? Dein ganz spezieller Hormonmix!

Dein endokrines System ist ein leistungsfähiges und komplexes Netzwerk von Drüsen und Organen, die perfekt zusammenarbeiten. Sie sorgen für die Ausschüttung von Hormonen, die bestimmte Körperfunktionen regeln. Der Hypothalamus, ein etwa mandelgroßer Gehirnbereich, der die Kommandozentrale deines endokrinen Systems bildet, empfängt laufend Informationen über die Hormonspiegel in deinem Körper. Auf Basis dieser Daten schüttet der Hypothalamus zwei Sorten von Hormonen aus – stimulierende und hemmende. Diese gibt er weiter an die direkt unter ihm liegende, etwa erbsengroße Hirnanhangdrüse, auch Hypophyse genannt. Sie tritt sofort in Aktion und sendet chemische Botenstoffe – ebenfalls Hormone – an die anderen Drüsen und Organe des endokrinen Systems. Die Hypophyse nutzt für die Kommunikation mit den einzelnen Drüsen und Organen jeweils ein anderes Hormon – das schilddrüsenstimulierende Hormon (TSH) für die Schilddrüse, das Nebenschilddrüsenhormon (PTH) für die Nebenschilddrüse, das adrenokortikotrope Hormon (ACTH) für die Nebennieren und das follikelstimulierende Hormon (FSH) oder das luteinisierende Hormon (LH) für die Eierstöcke. Die Zieldrüsen und -organe werten die von der Hypophyse kommende Botschaft aus und steigern oder drosseln die Hormonproduktion.

Folgende Hormone spielen für den weiblichen Zyklus eine tragende Rolle:

- Östrogen: Östrogen wird hauptsächlich von den Eierstöcken, in geringen Mengen aber auch von den Nebennieren und den Fettzellen produziert. Das Hormon ist der absolute Superstar in deinem Zyklus. Es ist an der Ovulation beteiligt und sorgt für den Aufbau der Gebärmutterschleimhaut in Erwartung einer Schwangerschaft. Östrogen spielt auch für viele weitere biologische Systeme eine wichtige Rolle und schützt unter anderem vor Demenz, Knochenschwund, Herz-Kreislauf-Beschwerden und Bluthochdruck.

- **Progesteron:** Die Produktion von Progesteron setzt um den Eisprung herum ein. Dann macht es sich an seine Hauptaufgabe, nämlich den Aufbau der Gebärmutterschleimhaut in Erwartung einer Schwangerschaft. Kommt es zu keiner Befruchtung der Eizelle, sinkt der Progesteronspiegel wieder ab, und die Schleimhaut wird mit der Menstruation abgestoßen. Progesteron bildet außerdem das Gegengewicht zum Östrogen und fördert die Entspannung, sorgt für gesunden Schlaf und hebt die Stimmung.
- **Testosteron:** Testosteron wird in den Eierstöcken und den Nebennieren produziert, ist bei uns Frauen allerdings in viel geringeren Mengen vorhanden als bei Männern. Dieses mit dem Sexualtrieb in Verbindung gebrachte Hormon steigt während und unmittelbar nach dem Eisprung leicht an, weshalb wir zu dem Zeitpunkt, an dem wir mit größter Wahrscheinlichkeit schwanger werden können, die größte Lust auf Sex verspüren.
- **Follikelstimulierendes Hormon (FSH):** FSH wird von der Hirnanhangdrüse (Hypophyse) freigesetzt und regt die Follikel in den Eierstöcken zur Reifung an. Ein FSH-Ungleichgewicht kann zu Unfruchtbarkeit führen. Mit Beginn der Perimenopause steigt der FSH-Spiegel allmählich auf ein Niveau an, das den Eierstöcken signalisiert, keine weiteren Eizellen mehr freizusetzen.
- **Luteinisierendes Hormon (LH):** LH wird von der Hypophyse zum Zeitpunkt des Eisprungs ausgeschüttet und löst die Freisetzung einer reifen Eizelle aus einem der Eierstöcke aus. Erhöhte LH-Werte werden mit Fruchtbarkeitsstörungen und PCOS in Verbindung gebracht.
- **Insulin:** Wenn du Kohlenhydrate zu dir nimmst, spaltet dein Körper sie auf und wandelt sie in Glukose (eine Zuckerart) um, die

vom Blutkreislauf aufgenommen wird. Die Bauchspeicheldrüse reagiert auf die veränderte Glukosemenge im Blut und setzt das Hormon Insulin frei – je mehr Glukose, desto mehr Insulin. Dieses wichtige Hormon leitet die Glukose in die Körperzellen, wo sie zur Energiegewinnung genutzt werden kann. Darüber hinaus hält es den Blutzuckerspiegel im Gleichgewicht. Ist der Insulinspiegel aus der Balance, kann dies zu einem stark schwankenden Blutzuckerspiegel führen. Solche Schwankungen werden mit unregelmäßigen Perioden und verminderter Fruchtbarkeit in Verbindung gebracht.

- **Cortisol:** Cortisol ist das wichtigste Stresshormon des Körpers. Seine Freisetzung wird von der Hypothalamus-Hypophysen-Nebennieren-Achse (HPA) gesteuert. Kleine Mengen des Hormons mögen von Vorteil sein, aber ein chronisch erhöhter Cortisolspiegel kann den Eisprung stören, den Progesteronspiegel senken, den Sexualtrieb beeinträchtigen und Fruchtbarkeitsprobleme verursachen.

Das Wichtigste zuerst: hormonelle Probleme lösen.

Solange deine Hormone harmonisch zusammenspielen, kannst du sämtliche Vorteile deiner biologischen Systeme und deiner weiblichen Energie nutzen. Was aber, wenn Menstruationsprobleme wie Myome, Endometriose oder PCOS deine Beziehung zu deinem Zyklus trüben? Das Erste, was du im Rahmen der Cycle Syncing Method® tun musst, ist, den Beschwerden auf den Grund zu gehen und sie zu beseitigen. Die konkreten Schritte erfährst du im Abschnitt Biohacking-Toolkit am Ende von Teil 2.

Finde zu deiner POWR

Die Phasen deines Zyklus verleihen dir enorme schöpferische Kraft und sorgen für Schwung in deinem Leben. Oder anders ausgedrückt: Sie sind für dich die Quelle deiner Power. Um dich mit deinem Zyklus zu verbinden und damit du nicht vergisst, worauf der Fokus in jeder einzelnen Phase liegt, stelle dir einfach vor, du würdest dich mit deiner POWR verbinden – Prepare, Open Up, Work, Rest, zu Deutsch: Vorbereitung, Wachstum, Vollendung, Ruhe. In Kapitel 1 habe ich dir einen Überblick über das weibliche Hormonsystem gegeben, und zwar in Worten, wie ich sie als junges Mädchen gerne in meinem Biologiebuch gelesen hätte. Dabei habe ich mich am begeisterten Tonfall des Absatzes über die Spermienproduktion in meinem Schulbuch orientiert. Und jetzt, meine Liebe, erfährst du alles über die vier Phasen deines Menstruationszyklus, und zwar in einem Ton, wie er sich für dieses Wunderwerk gebührt. Du wirst sehen, mein Text wird sich radikal von den üblichen Beschreibungen unterscheiden, die dir meist vermitteln, dass deine einsetzende Periode Tag 1 deines Zyklus markiert. Höchste Zeit, dass wir das endlich richtigstellen. Denn die Vorstellung, dass dein Zyklus mit Tag 1 deiner Periode beginnt, ist ein medizinisches Relikt aus einer Zeit, als ausschließlich Männer als Ärzte praktizieren durften. Doch jede menstruierende Person weiß, dass es anders ist. Die Blutung bildet nicht den Anfang, sondern den Endpunkt des Monatszyklus. Die veraltete Vorstellung von der einsetzenden Periode als Tag 1 kommt daher, dass die Blutungsphase die einzige Phase ist, die wir Frauen registrieren, und damit der einzige Bezugspunkt für die Ärzte damals war. Die Verwirrung, die durch diese falsche Etikettierung durch Unbeteiligte entstanden ist, trübt das intuitive Wissen, das wir Frauen eigentlich haben, wertet unsere körperliche Erfahrung ab und beraubt uns der Deutungshoheit und unserer Selbstbestimmung. Das ungenaue und oft unzutreffende Vokabular, das uns für die Beschreibung unserer körperlichen Realität zur Verfügung steht, schränkt uns nicht nur in unserer Selbsterfahrung ein, sondern schürt auch Zweifel. Genauso wie in der Forschung erheblicher Korrekturbedarf besteht, was geschlechtsspezifische Vorurteile betrifft, müssen wir als Frauen lernen, unsere körperlichen Erfahrungen selbst in Worte zu fassen und zu definieren, um uns von patriarchalen Konditionierungen zu lösen, unseren Körpern und unserer Selbstbestimmung zuliebe.

Phase 1: Vorbereitung
Follikelphase
Dauer: 7–10 Tage

Phase 1 deines Zyklus, die Follikelphase, beginnt unmittelbar nach dem letzten Tag deiner Regelblutung. Zu diesem Zeitpunkt befinden sich die Hormone auf dem niedrigsten Stand, doch in den kommenden Tagen steigt ihre Konzentration an. Der kleine Hypothalamus in deinem Gehirn hat die große Aufgabe, diesen erstaunlichen Prozess in Gang zu setzen. Dazu signalisiert er der Hirnanhangdrüse, FSH zu den Eierstöcken zu schicken, damit einige der darin befindlichen Eizellen heranreifen. In den beiden Eierstöcken, die jeweils nur etwa so groß wie eine Weintraube sind, befindet sich ein lebenslanger Vorrat an Eizellen, die jeweils von einem mit Flüssigkeit gefüllten Beutel, dem sogenannten Follikel, umgeben sind. Durch die Ausschüttung von FSH schwellen die Follikel an und gehen in die Startlöcher. Der Östrogenspiegel beginnt zu steigen, um die Erneuerung der Gebärmutterschleimhaut – des Endometriums – einzuleiten. So findet die Eizelle im Falle einer Befruchtung eine ideale Umgebung vor. Auf der Verhaltensebene ist die Follikelphase eine Zeit des Aufbruchs, ein Neuanfang.

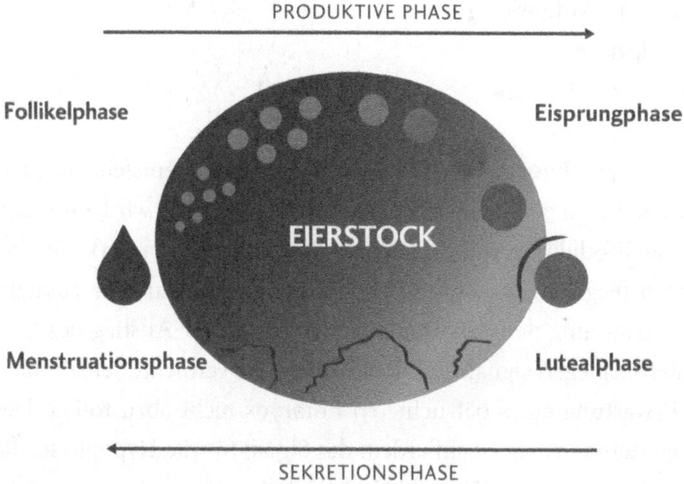

Phase 2: Wachstum
Eisprungphase
Dauer: 3–4 Tage

Innerhalb weniger Tage erfolgt ein starker Anstieg des Östrogenspiegels, gefolgt von einer verstärkten Ausschüttung des luteinisierenden Hormons (LH). Diese Prozesse stoßen die vollständige Reifung eines Follikels an und sorgen dafür, dass er in den Eileiter freigesetzt wird. Anschließend wandert er durch den Eileiter zur Gebärmutter, wo er dank des gestiegenen Östrogenspiegels eine gut gepolsterte Schleimhaut sowie eine Vielzahl schützender Immunzellen antrifft. In Verbindung mit dem LH, das den Follikel zur Freisetzung seiner Eizelle anregt, kommt es kurzzeitig zu einem starken Anstieg des Testosteronspiegels, gefolgt von einem raschen Abfall. Die Ovulationsphase wird ihrem Ruf gerecht – es ist eine Zeit, in der wir besonders gesellig und kommunikativ sind und die Gesellschaft anderer Menschen schätzen.

Phase 3: Vollendung
Lutealphase
Dauer: 10–14 Tage

Der Corpus luteum (auch Gelbkörper genannt) entsteht im Eierstock aus dem Follikel, aus dem die Eizelle freigesetzt wird, und sorgt für die Produktion von Progesteron (Gelbkörperhormon). Der Östrogenspiegel steigt kontinuierlich an und sorgt für eine zusätzliche Polsterung der Gebärmutterinnenwand. Der Anstieg des Progesteronspiegels signalisiert dem Körper, die verdickte Schleimhaut in Erwartung eines befruchteten Embryos nicht abzustoßen. Der Progesteronanstieg ist außerdem das Signal für die Hypophyse, die Ausschüttung von FSH und LH einzustellen. Gegen Ende des Zyklus, wenn die Eizelle nicht befruchtet wurde, bildet sich der Corpus luteum wieder zurück. Nachdem Östrogen, Progesteron und Testosteron ihren Höchststand erreicht haben, sinken sie kurz vor Beginn der Periode auf ihren niedrigsten Stand. (PMS ist eine häufige – aber völlig unnötige – Begleiterscheinung dieser Phase und entsteht durch einen verhältnismäßig hohen Östrogenspiegel im Vergleich zum Progesteron). Betrachte die Lutealphase als eine Zeit der Vollendung, in der du von Natur aus dazu neigst, Projekte abzuschließen und Unerledigtes zu Ende zu bringen – du beginnst, deine Aufmerksamkeit auf dich selbst zu richten.

Phase 4: Ruhe
Menstruationsphase
Dauer: 3–7 Tage

Während der Gelbkörper vom Körper resorbiert wird, sinkt parallel dazu die Progesteronproduktion ab. Dies veranlasst deine Gebärmutter, die aufgebaute Schleimhaut abzustoßen. Konsistenz, Farbe und Dauer deiner Regelblutung lassen allesamt deutliche Rückschlüsse auf deine hormonelle Gesundheit zu. Der Östrogenspiegel steigt an und sinkt wieder ab, bevor die Blutung einsetzt. Damit signalisiert er dem Hypothalamus, dass er sich auf einen weiteren, wunderbar rhythmischen Zyklus vorbereiten soll. Dies ist der perfekte Zeitpunkt, um über Verschiedenes nachzudenken und verstärkt nach innen zu schauen.

28-Tage-Hormonverlauf – das Auf und Ab während eines Zyklus

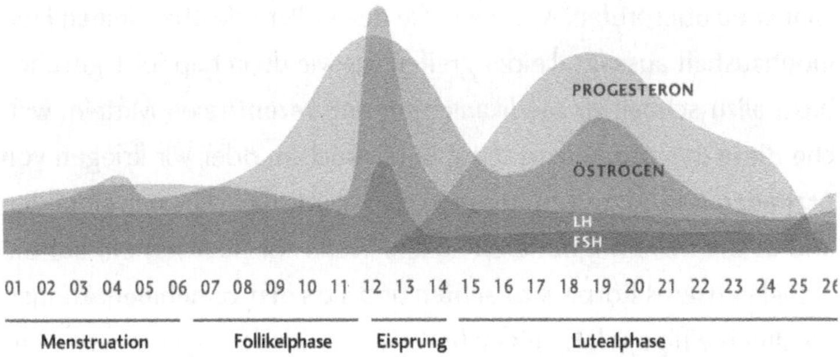

Dein monatlicher Hormontest

Unsere monatliche Blutung ist ein wichtiger Hinweis auf das, was sich in unserer Biochemie tut. Vor einigen Jahren schrieb ich ganz zufällig Fernsehgeschichte, mit einem Auftritt in der Dr. Oz-Show. In dieser Sendung nutzte ich eine Reihe von Säften und Fruchtpürees, unter anderem aus Blaubeeren, Erdbeeren, Preiselbeeren und Pflaumen, um die verschiedenen Farben und Konsistenzen von Menstruationsblut vorzuführen und was sich daraus über unsere hormonelle Gesundheit ablesen lässt. Sieh es als deinen monatlichen Hormontest für Zuhause. (Was die Farbe deiner Blutung aussagt, erfährst du in einem der folgenden Kapitel). Tatsächlich verraten uns alle Zyklusphasen etwas über unsere hormonelle Gesundheit – der Zyklus gilt nicht umsonst als fünftes Vitalzeichen! Wenn irgendetwas aus dem

Lot ist, merken wir das sofort. Krämpfe, starke Blutungen, ein komplettes Ausbleiben der Periode – das alles sind Signale unseres Körpers, durch die er uns mitteilt, dass unsere Hormone Unterstützung brauchen. Tatsächlich glaube ich, dass unser Hormonhaushalt, dem eine Schlüsselrolle für das Überleben unserer Spezies zukommt, darauf ausgelegt ist, uns auf Ungleichgewichte aufmerksam zu machen, und uns durch solche Hinweise dazu animiert, uns besser um uns selbst zu kümmern. Unter www.FLOliving.com/what-is-your-v-sign kannst du überprüfen, was die Farbe deiner Periode über deinen Hormonhaushalt aussagt. Leider greifen wir, wie du in Kapitel 1 gesehen hast, allzu schnell zu Medikamenten und rezeptfreien Mitteln, welche diese Symptome kurzzeitig unterdrücken, oder wir kriegen von Ärztinnen und Ärzten zu hören, dass wir uns das alles nur einbilden und es am besten ignorieren sollen. Wenn wir aber lernen, auf die Signale unseres Körpers zu achten und sie ernst zu nehmen, können wir durch einige relativ einfache Verhaltensänderungen unser wunderbar komplexes Hormonsystem unterstützen.

Über die Periode hinaus – wie deine zweite innere Uhr 5 biologische Schlüsselsysteme beeinflusst

Ein Grund, warum wir keinen Anlass sehen, uns intensiver mit unserer zweiten inneren Uhr zu befassen, liegt darin, dass wir aufgrund unserer gesellschaftlichen Konditionierung glauben, sie würde nicht viel mehr als unseren Fortpflanzungsapparat und unsere Monatsblutung beeinflussen. Bitte vergiss diesen Unsinn – denn du wirst sehen: Dein zweiter innerer Rhythmus wirkt sich auf wirklich jedes deiner Körpersysteme aus.

Biologisches System 1: das Gehirn

Würde man die Gehirne von Frauen und Männern im Labor vergleichen, würde man wahrscheinlich feststellen, dass das weibliche Gehirn um fast zehn Prozent kleiner ist. Abgesehen davon ließen sich wohl keine Unterschiede erkennen. Schaut man allerdings mit modernsten bildgebenden Techniken tief in das Innere des Gehirns hinein, wird es richtig interessant. Zum Glück wissen wir heute, dass das weibliche Gehirn ganz anders funktioniert und die einzelnen Bereiche viel stärker vernetzt sind, was den kommunikativen Fähigkeiten, dem emotionalen Gedächtnis, der Intuition und der Wutbewältigung zugutekommt. Zu verdanken haben wir diese Erkenntnisse der bahnbrechenden Forschungsarbeit von Neuropsychiaterin Louann Brizendine, dargelegt in ihrem Bestseller *Das weibliche Gehirn*, sowie Daniel G. Amen, Neurowissenschaftler und Psychiater, mit seinem Buch *Unleash the Power of the Female Brain*. Ihre Befunde zeigen, dass unsere grauen Zellen dem männlichen Gehirn überlegen sind. Sehen wir uns einige der wichtigsten Unterschiede einmal genauer an:

- **Größerer präfrontaler Cortex (PFC):** Frauen haben einen größeren präfrontalen Cortex, eine Gehirnregion, die in unserem Oberstübchen quasi die Rolle des CEO übernimmt und an Managemententscheidungen sowie an den höheren kognitiven Funktionen beteiligt ist. Er sitzt im vorderen Gehirnbereich, direkt hinter der Stirn, und ist mitverantwortlich für alles Planerische, für Urteilsfindungen und für das Organisatorische.
- **Größerer Hippocampus:** Der Hippocampus, der mit dem Langzeitgedächtnis und der Anlage des emotionalen Gedächtnisses in Verbindung gebracht wird, ist bei Frauen grö-

ßer als bei Männern. Dies könnte erklären, warum wir keinen Streit, keinen Hochzeitstag und kein erstes Date vergessen.

- **Kleinere Amygdala:** Das Angst- und Wutzentrum des Gehirns ist eine kleine mandelförmige Neuronenansammlung in den Schläfenlappen. Bei Frauen ist sie kleiner, was auf eine bessere Fähigkeit hindeutet, angespannte Situationen zu entschärfen, anstatt sich in eine Schlägerei verwickeln zu lassen.
- **Größere Insula (auch Lobus insularis oder Inselrinde):** Dieser Bereich, der das Bauchgefühl beherbergt, ist bei uns Frauen größer und deutet auf eine bessere Fähigkeit hin, auf unsere Intuition zu hören.
- **Kleinerer Hypothalamus:** Diese Region, die den Sexualtrieb steuert, ist bei Frauen kleiner, was erklärt, warum wir nicht so besessen von ständigen Gedanken an Sex sind.
- **Größerer anteriorer cingulärer Cortex (ACC):** Das größere Volumen der Entscheidungs- und Angstregulierungsstelle im weiblichen Gehirn führt dazu, dass wir uns für wichtige Entscheidungen mehr Zeit lassen und uns mehr Sorgen machen als Männer.
- **Größerer Corpus callosum (Balken):** Das menschliche Gehirn ist in zwei Halbkugeln unterteilt, die linke und die rechte, wobei Nervenbündel, die das sogenannte Corpus callosum bilden, die beiden Seiten miteinander verbinden. Frauen besitzen mehr dieser Nervenbündel, die für eine bessere Verbindung zwischen den beiden Gehirnhälften sorgen. Aus diesem Grund können wir für Problemlösungen mehr Gehirnareale nutzen.

Was ist nun die wichtigste Erkenntnis aus diesen ganzen Befunden aus der Gehirnforschung? Für dich persönlich bedeutet es zunächst, dass du auf deine einzigartig weibliche Art und

Weise einfach nur genial bist. Du kannst deinem weiblichen Gehirn dafür danken, dass du für Führungsaufgaben, Empathie, Gemeinschaftsbildung, Problemlösung, Intuition, Fairness und systematisches Denken wie geschaffen bist.

Wie sich dein Zyklus auf dein Gehirn auswirkt

Hast du auch manchmal das Gefühl, nicht jeden Tag dieselbe zu sein? Dass du an manchen Tagen im Monat energiegeladener und leistungsfähiger bist, während du dich zu anderen Zeiten eher zurückziehst? Nun, das bildest du dir nicht ein. Weil Östrogen- und Progesteronspiegel im Laufe des Zyklus ansteigen und wieder abfallen, verändert sich das Gehirn entsprechend. Einige der aufschlussreichsten Erkenntnisse über die Auswirkungen von Östrogen auf das Gehirn verdanken wir der Neurowissenschaftlerin Catherine Woolley, Professorin an der Northwestern University, die sich seit mehr als zwei Jahrzehnten mit Neuroendokrinologie beschäftigt. Ihre 1996 im *Journal of Comparative Neurology* veröffentlichte Studie zeigt, dass sich das weibliche Gehirn während des monatlichen Zyklus um bis zu 25 Prozent verändern kann, was hauptsächlich auf den schwankenden Östrogenspiegel zurückzuführen ist.

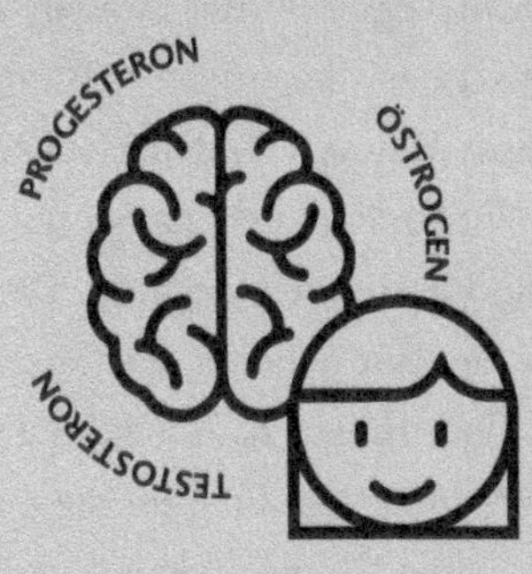

Deine Hormone beeinflussen dein Gehirn auf geniale Weise, in jeder Zyklusphase anders.

Ein sprunghafter Anstieg des Östrogenspiegels während des Eisprungs führt zu einer Verstärkung der synaptischen Verbindungen im Hippocampus, was schärfere Denkleistungen, mehr Kreativität und eine bessere Kommunikationsfähigkeit zur Folge haben kann. Laut einer 2005 in der Zeitschrift *Behavioral and Cognitive Neuroscience Reviews* veröffentlichten Studie sorgt ein Anstieg des Östrogenspiegels für eine verstärkte Ausschüttung von Serotonin, ein Neurotransmitter, besser bekannt als Glückshormon. Deshalb fühlst du dich in der ersten Zyklushälfte mit großer Wahrscheinlichkeit geselliger, kannst dich besser ausdrücken und bist kontaktfreudiger als zu anderen Zeiten. In der zweiten Zyklushälfte, wenn der Östrogenspiegel sinkt, nehmen diese Verbindungen im Hippocampus ab, und der Serotoninspiegel geht zurück, was zu einem veränderten kognitiven Fokus führt. Es wäre etwas zu kurz gedacht, diese Veränderungen im Gehirn so zu interpretieren, dass die erste Hälfte des Zyklus gut und die zweite Hälfte schlecht ist. Das wäre eine eher rückwärtsgewandte Interpretation unserer zyklischen Natur. Jede Phase ist für uns auf ihre Art von Nutzen. Ein steigender Östrogenspiegel in der ersten Zyklushälfte bringt uns dazu, uns mehr zur Außenwelt hin zu orientieren und uns um andere zu kümmern. Mit sinkenden Hormonspiegeln in der zweiten Zyklushälfte hingegen kippt die Waage in die andere Richtung. Jetzt richten wir unsere Aufmerksamkeit verstärkt nach innen und sorgen mehr für uns selbst. Wir können nicht immer nur ernten beziehungsweise uns ständig für andere aufopfern. Die Natur verlangt, dass wir uns auch die Zeit nehmen, uns auszuruhen und uns um unsere eigenen Bedürfnisse zu kümmern. Deshalb hat sie diese beiden so gegensätzlichen Phasen, die einander aufwiegen, ganz gezielt in unseren Hormonzyklus eingebaut.

Was schiefläuft, wenn wir unsere zyklische Natur ignorieren

Wenn dein Hormonhaushalt durcheinandergerät oder du dich nicht den Zyklusphasen entsprechend um dich kümmerst, kann das normalerweise sanfte hormonelle Auf und Ab schnell extrem ins Trudeln geraten. Wenn die Hormone in der ersten Zyklushälfte unkontrolliert schwanken, kann das zur Folge haben, dass du es mit den Nachtschichten im Job übertreibst, zu viele Projekte gleichzeitig in Angriff nimmst oder anderweitig Stress oder Sorgen hast. In der zweiten Zyklushälfte kann ein Hormonungleichgewicht sich in Form von Hirnnebel bemerkbar machen und schuld daran sein, dass du morgens kaum aus dem Bett kommst. Und weil wir Frauen denken, wir müssten hormonbedingte Beschwerden in Kauf nehmen, weil es unser Schicksal ist, akzeptieren wir, dass wir uns in der zweiten Zyklushälfte schlecht fühlen und zu nichts zu gebrauchen sind. Wir sehen tatenlos zu, ohne an dieser immer schlimmer werdenden Situation etwas zu ändern. Aber es muss nicht so weitergehen.

Wenn im Zusammenhang mit deiner Periode Beschwerden wie Krämpfe oder Blähungen auftreten oder sie vollständig ausbleibt, deutet das auf ein hormonelles Ungleichgewicht hin. In diesem Fall kannst du die positiven Auswirkungen deiner Hormone auf dein Gehirn nicht nutzen. Genau aus diesem Grund solltest du dir dringend die Praktiken aneignen, die ich dir im nächsten Abschnitt dieses Buches vorstelle. Sie helfen dir, deinen Hormonhaushalt in Balance zu halten, damit du keine Einbußen deiner Kreativität erlebst. Nehmen wir zum Beispiel starke Menstruationskrämpfe – eines der häufigsten Anzeichen für ein hormonelles Ungleichgewicht. Als wären die Schmerzen nicht schon schlimm genug, beeinträchtigen sie auch unsere

Fähigkeit, komplexe Aufgaben auszuführen, verringern die Aufmerksamkeitsspanne und werden mit ungewöhnlichen Veränderungen der grauen Substanz des Gehirns in Verbindung gebracht, wie mehrere in der Zeitschrift *PAIN* veröffentlichte Studien zeigen. Frauen mit PMS-Symptomen leiden an einem Hormonungleichgewicht, das sich vor allem auf zwei Bereiche des Gehirns auswirkt: den PFC und das limbische System, in dem vor allem Emotionen verarbeitet werden. Ebenso können betroffene Frauen ein Absinken von Serotonin, dem Wohlfühlhormon, feststellen. Angesichts derart tiefgreifender Veränderungen im Gehirn arbeitet unser Verstand nicht mehr so klar wie gewohnt, wir sind zu keinem zuverlässigen Urteil fähig und unsere Gefühle spielen verrückt. Vergesslichkeit, Konzentrationsschwierigkeiten, Impulsivität, Aggressivität, Launenhaftigkeit, Depressionen und Reizbarkeit sind stattdessen gewohnte Begleiter in diesen Zeiten. Laut der NIH-BioCycle-Studie steigt das Risiko für Demenz, je länger PMS unbehandelt bleibt. Deshalb ist es so wichtig, dass du dich mit deinem Zyklus in Einklang und deinen Hormonhaushalt ins Gleichgewicht bringst. Dabei geht es nicht nur darum, leidige Krämpfe und Blähungen loszuwerden, sondern auch um eine verbesserte Gehirnfunktion jetzt und in Zukunft.

Dein Powerzyklus-Vorteil

Solange der Hormonhaushalt im Gleichgewicht ist, hat das natürliche Auf und Ab während des Zyklus eine vorhersehbare und positive Auswirkung auf die Gehirnleistung und hilft dir, den ganzen Monat hindurch die daraus resultierenden einzigartigen Vorteile zu nutzen. Mit ausbalancierten Hormonen sehen die vier Phasen deines Zyklus folgendermaßen aus:

- **Follikelphase:** In dieser Phase wirken sich deine Hormone auf dein gesamtes Gehirn positiv aus, du bist offen für Neues, sprühst vor Kreativität und bist allgemein in Aufbruchstimmung. Wovon willst du mehr in deinem Leben? Welche deiner Ziele willst du verwirklichen?
- **Eisprungphase (Ovulation):** Jetzt regen deine Hormone vor allem jene Bereiche im Gehirn an, die für Sprache und alles Soziale verantwortlich sind. Sprich in dieser Phase mit all deinen Gesprächspartnerinnen und -partnern über deine Wünsche. Der Zeitpunkt ist ideal für wichtige Gespräche. Pflege den Kontakt zu deinem Freundes- und Bekanntenkreis und genieße deine unwiderstehliche Ausstrahlung.
- **Lutealphase:** Die Chemie deines Gehirns bildet jetzt die optimale Grundlage für das Lösen von Aufgaben, für Arbeiten, bei denen es ums Detail geht, und für die Fertigstellung von Projekten. In der ersten Hälfte dieser Phase hast du noch eine gewisse Restenergie für Treffen mit anderen übrig. In der zweiten Hälfte aber sollte für dich mehr und mehr das Thema Selfcare in den Mittelpunkt rücken. Vertritt deine eigenen Interessen, sag öfter Nein und setze dir selbst klare Grenzen – sonst könntest du in dieser Woche zu erhöhter Reizbarkeit neigen.
- **Menstruationsphase:** Während die Hormonspiegel jetzt rasant abfallen, läuft die Kommunikation zwischen deinen beiden Gehirnhälften wie geschmiert, die linke analytische Seite und die rechte Gefühlsseite arbeiten perfekt zusammen. Jetzt bist du eine Meisterin darin, in bestimmten Situationen deine Gefühle mit den Fakten in Einklang zu bringen und über die beste Vorgehensweise zu entscheiden. Plane deshalb am besten Zeit für Analysen und Revisionen ein

und überlege dir, in welche Richtung sich dein Leben weiterentwickeln soll. Bist du mit dem, was du zu wollen glaubst, noch einverstanden? Fühlst du dich in allen Lebensbereichen wohl? Bist du zufrieden damit, wie du deine Zeit verbringst und mit wem? Gönne dir die Gelegenheit, auf Rückzug zu gehen und darüber zu schreiben oder nachzudenken, wo du aktuell stehst. Am besten, du lädst dir die MyFLO-App auf www.MyFLOtracker.com herunter. Sie wird dich über jeden Phasenwechsel benachrichtigen.

Biologisches System 2: das Immunsystem

Wenn bei meinem Mann im Büro irgendein Virus umgeht, wird er unweigerlich krank, und es dauert einige Zeit, bis er wieder auf die Beine kommt. Ich hingegen werde meist erst nach einer längeren Phase der Überlastung krank. Viele meiner Freundinnen haben Ähnliches festgestellt. Wir Frauen scheinen die üblichen Krankheiten besser abzuwehren, selbst wenn die Kinder noch so fiese Viren aus Kita und Schule heimschleppen. Immer mehr Forschungsstudien beschäftigen sich damit, warum Frauen allgemein ein stärkeres Immunsystem haben, und zwar nicht nur im Hinblick auf harmlose Erkältungen und Grippeerkrankungen. Wir sind außerdem viel besser in der Lage, die Folgen von Infektionen, Sepsis oder Traumata abzuwehren. Wir tragen sogar ein geringeres Risiko, an Krebs zu erkranken. Tatsächlich liegt die Wahrscheinlichkeit bei 45 Prozent für die XY-Chromosomen-Träger und bei nur 38 Prozent für uns Frauen, wie eine 2012 in *Frontiers in Genetics* veröffentlichte Studie zeigt. Zudem leben wir unter dem Strich länger als Männer.

Unsere Hormone spielen eine entscheidende Rolle für unser Immunsystem. Laut einer 2017 in *Hormones and Behavior* publizierten Studie unterdrückt Testosteron die Immunreaktion, während Östrogen sie verstärkt. Im Grunde genommen sind wir also mit einem sowohl genetisch als auch hormonell gestärkten Immunsystem ausgestattet. Dieses hilft uns, Infektionen und Krankheiten besser abzuwehren, vor allem solange wir im fortpflanzungsfähigen Alter sind. Schließlich sollen wir gesund bleiben, damit wir möglichst viele Kinder zur Welt bringen können.

Wie sich dein Zyklus auf dein Immunsystem auswirkt

Ist dir schon einmal aufgefallen, dass du dir kurz vor deiner Periode häufiger eine Erkältung einfängst? Dafür gibt es eine einfache biologische Erklärung. Dein Immunsystem reagiert während des Zyklus unterschiedlich auf Infektionen, Viren und Grippeerreger. Was du über die Fähigkeit deines Körpers, Krankheiten abzuwehren, bereits intuitiv begriffen hast, ist auch wissenschaftlich bestätigt. Eine interessante Studie aus dem Jahr 2018, die in *Trends in Ecology & Evolution* veröffentlicht wurde und sich mit der zyklischen Natur der weiblichen Gesundheit befasst, hat ergeben, dass dein Immunsystem in der ersten Zyklushälfte mit steigendem Östrogenspiegel in allerhöchster Alarmbereitschaft ist. Es wehrt Infektionen und Krankheiten mühelos ab. In der zweiten Zyklushälfte, wenn die Hormonspiegel absinken, schaltet das Immunsystem einen Gang zurück und tut sich schwerer mit Entzündungsreaktionen. Meiner Meinung nach liegt es auf der Hand, dass die unterschiedlichen Immunantworten die Wahrscheinlichkeit einer Schwangerschaft fördern sollen. Eine bessere Immunität in der Follikelphase hält dich in Topform. In der zweiten Zyklushälfte fährt dein Immunsystem dagegen herunter, damit deine Abwehr eine befruchtete Eizelle nicht versehentlich als Eindringling identifiziert und angreift. Solange dein Hormonhaushalt im Gleichgewicht ist, solltest du diese Veränderungen deiner Immunabwehr gar nicht wahrnehmen. Geraten die Hormone aber aus der Balance, fühlst du dich schneller schlapp oder fängst dir jeden Virus ein, der in deinem Umfeld umgeht.

Was schiefläuft, wenn wir unsere zyklische Natur ignorieren

Wenn wir nicht im Einklang mit unserer zweiten inneren Uhr sind, kann es passieren, dass unser überlastetes Immunsystem auf Hochtouren läuft. Und wenn man bedenkt, wie viele von uns an Autoimmunkrankheiten wie Hashimoto-Thyreoiditis, Lupus erythematodes, Multipler Sklerose oder rheumatoider Arthritis leiden, scheint es umso wichtiger, dass wir uns über die Folgen dieser Missachtung Gedanken machen. Wissenschaftler haben die Rolle von Östrogen als körpereigenem Immunmodulator, der einige Systemerkrankungen wie Autoimmun- und Entzündungskrankheiten beeinflusst, längst bestätigt. Ein deutscher Forscher, der 2012 einen Artikel in der Zeitschrift *Autoimmunity Reviews* veröffentlichte, fand heraus, dass einige Frauen unmittelbar vor oder während ihrer Periode verstärkt akute Symptome im Zusammenhang mit chronischen Erkrankungen erleben. Um eins klarzustellen: Deine zyklische Natur macht dich nicht anfälliger für Autoimmunkrankheiten. Aber wenn du deinen inneren Rhythmus nicht durch gesunde Ernährung, den richtigen Sport und einen zyklischen Lebensstil unterstützt, können deine Hormone schnell ins Trudeln geraten, und das setzt dein Immunsystem mächtig unter Stress.

Dein Powerzyklus-Vorteil

Ein besseres Verständnis für die zyklischen Veränderungen deines Immunsystems hat für dich den Vorteil, dass du deinen Körper in seiner Fähigkeit, Viren zu bekämpfen, durch die Zufuhr von immunstärkenden Mikronährstoffen unterstützen kannst. So gehst du sicher, dass du in der zweiten Zyklushälfte nicht von lästigen Erkältungs- und Grippeerregern heimgesucht wirst. Wenn das Immunsystem zyklusbedingt geschwächt ist, hilft es, auf eine bessere Selbstfürsorgeroutine zu achten. Ein Leben im Einklang mit deinem Zyklus beugt außerdem einer Östrogendominanz vor und schützt so vor der Entwicklung von Autoimmunkrankheiten. Mögliche zyklusbedingte Beschwerden werden auf ein Mindestmaß reduziert. Ich bin zahlreichen Frauen begegnet, die unter chronischen Beschwerden litten und eine erhebliche Besserung ihrer Symptome feststellen konnten, nachdem sie begonnen hatten, ihren Lebensstil an ihren Zyklus anzupassen. Die Cycle Syncing Method® zeigt dir, wie du deinen Körper richtig ernährst und pflegst, um eine gesunde Immunreaktion zu fördern, Symptome zu lindern und dich den ganzen Monat über gut zu fühlen.

Biologisches System 3: der Stoffwechsel

Unser ganzes Leben hat man uns erzählt, ein schneller Stoffwechsel sei die beste Gesundheitsvorsorge und der Schlüssel zum Abnehmen. Jahrzehntelange Forschungen zeigen jedoch, dass der Ruhestoffwechsel von uns Frauen niedriger ist als der von Männern, eine Tatsache, die nicht auf die körperlichen Voraussetzungen oder irgendein Fitnesslevel zurückzuführen ist. Man wollte uns weismachen, unser trägerer Stoffwechsel stelle ein Problem dar, und wir müssten das durch enorme Entbehrungen und eiserne Selbstbeherrschung kompensieren. Höchste Zeit, dass wir das richtigstellen. Du musst dir das so vorstellen: Die Natur hat uns Frauen mit der Fähigkeit ausgestattet, kleine Menschen hervorzubringen, und deshalb ist unser Stoffwechsel viel effizienter als der von Männern. Während Männer Nährstoffe verschwenden, indem sie sie schnell wieder aus ihrem Körper ausscheiden, bewahren wir diese länger auf und verwerten die Nahrungsmittel, die wir zu uns nehmen, viel effizienter. So schaffen wir ein nährstoffreiches Umfeld für den potenziellen Nachwuchs.

Die Beweislage ist eindeutig. Du verbesserst nichts an deiner Ernährungsweise und deiner Fitness, wenn du Biohacking wie ein Mann betreibst. Stattdessen brauchst du ein Ernährungs- und Fitnesskonzept, das auf deinen weiblichen Stoffwechsel abgestimmt ist. Weitere Hilfestellung findest du auf www.IntheFLObook.com/bonus.

Wie sich dein Zyklus auf deinen Stoffwechsel auswirkt
Vielleicht denkst du, dein Körper würde tagein, tagaus die gleiche Menge Kalorien verbrennen, aber so funktioniert deine Biochemie nicht. Je nach Zyklusphase verbrennst du mal mehr, mal weniger. Zu diesem Ergebnis kam ein britisches Forscherteam, das 2007 im *International Journal of Obesity* sämtliche Studien darüber auswertete, wie der Menstruationszyklus den Stoffwechsel beeinflusst. Im Allgemeinen drosselt ein Östrogenanstieg den Appetit, während ein Absinken des Hormons in Verbindung mit einer erhöhten Progesteronkonzentration den Appetit anregt. In der ersten Zyklushälfte verlangsamt sich daher der Stoffwechsel, was den Appetit dämpft, um in Erwartung einer möglichen Schwangerschaft Nährstoffe zu sparen. In der Lutealphase steigt der Energieverbrauch um acht bis 16 Prozent,

wie eine Grundlagenstudie aus dem Jahr 1986, veröffentlicht im *American Journal of Clinical Nutrition*, zeigte. Dieser sprunghafte Anstieg entspricht einem zusätzlichen Kalorienbedarf von 89 bis 279 Kalorien täglich. Das mag zunächst großartig klingen, aber die britischen Wissenschaftler wiesen auch darauf hin, dass dieses scheinbare Stoffwechselwunder in der Regel mit einem entsprechend gesteigerten Appetit, der oft an Heißhunger grenzt, und einer damit verbundenen erhöhten Nahrungsaufnahme einhergeht, die sich auf irgendetwas zwischen 90 und 500 Kalorien pro Tag beläuft. In der zweiten Zyklushälfte ist unser Fortpflanzungsapparat darauf ausgerichtet, den Anforderungen einer möglichen Schwangerschaft gerecht zu werden, falls es zur Befruchtung einer Eizelle kommt. So lassen sich Heißhungerattacken und das Verlangen nach zusätzlichen Kalorien erklären.

Was schiefläuft, wenn wir unsere zyklische Natur ignorieren
Wenn du dich nicht entsprechend deiner Biochemie ernährst, kann es sein, dass du in der ersten Hälfte deines Zyklus Pfunde verlierst und in der zweiten Hälfte der Zeiger der Waage wieder nach oben schnellt. Diäten, die sich ausschließlich an der 24-Stunden-Uhr orientieren, sind deshalb nicht die Lösung. Denn sie berücksichtigen nicht unsere zyklische Natur. Wie du im nächsten Kapitel sehen wirst, arbeiten viele beliebte Diäten wie das Intervallfasten, die ketogene Ernährung und Paleo-Diäten gegen unseren Stoffwechsel und verhindern sogar, dass wir abnehmen.

Dein Powerzyklus-Vorteil
Du reduzierst dein Gewicht nur dann dauerhaft, wenn du mit deiner Biologie zusammenarbeitest. Dazu solltest du immer deiner aktuellen Zyklusphase entsprechend essen und trainie-

ren. Diese speziell für Frauen entwickelte Methode hilft dir, die erhöhte Nährstoffspeicherung in der Lutealphase auszugleichen, damit du nicht jedes Mal mehrere Pfunde zulegst. Alles, was du dafür tun musst, ist, dich auf den Verzehr bestimmter Lebensmittel zu konzentrieren, die den Stoffwechsel ankurbeln. Welche Lebensmittel für diese Phase ideal sind, erfährst du im nächsten Kapitel. Das zuvor erwähnte britische Forscherteam kam aufgrund der Auswertung Dutzender bereits bestehender Studien zu dem Schluss, dass Programme zur Gewichtsreduzierung die Ernährung, die Kalorienzufuhr und das Maß an sportlicher Aktivität auf die einzelnen Phasen des Menstruationszyklus abstimmen sollten. Und wieder einmal bestätigt die Wissenschaft die natürliche Tendenz deines Körpers, sich mit deinem Zyklus in Einklang zu bringen!

Biologisches System 4: das Mikrobiom

Dein Magen-Darm-Trakt, deine Vagina und deine Brüste sind mit Billionen von guten Bakterien besiedelt. Solange diese nützlichen Mikroben im Gleichgewicht sind, tragen sie dazu bei, dass dein Körper gesund bleibt und Krankheiten erfolgreich abwehren kann. Wenn sie jedoch außer Balance geraten oder sich schädliche Bakterien einschleichen, können Fettleibigkeit, rheumatische Arthritis, ADHS und andere Erkrankungen die Folge sein. Die Wissenschaft stellt zunehmend Unterschiede zwischen den Geschlechtern in Bezug auf das menschliche Mikrobiom fest. In einer 2014 in *Nature Communications* veröffentlichten Studie wurde beispielsweise darauf hingewiesen, dass die Darmfloren von Frauen und Männern unterschiedlich auf die gleiche Ernährungsweise reagieren. Andere Forschende stießen auf Diskrepanzen zwischen Frauen und Männern, was die Häufigkeit bestimmter Darmbakterien anbelangt. Außerdem registrierte man Unterschiede in der Ausbreitung bestimmter Bakterien mit zunehmendem Gewicht. Kein Wunder, dass die Männer in deinem Umfeld mit einer auf ihren biologischen Rhythmus abgestimmten Diät abnehmen, während sich bei dir auf der Waage nicht das Geringste tut!

Das Mikrobiom deines Darms steht darüber hinaus in einer einzigartigen Verbindung zu deinem weiblichen Gehirn. Tatsächlich befinden sich in deinem Darm an die 100 Millionen Neuronen, weshalb er gern als »zweites Gehirn« bezeichnet wird. Laut einer 2015 in der Zeitschrift *Cell* veröffentlichten Studie ist der Darm für mehr als 90 Prozent des ausgeschütteten Serotonins verantwortlich. Obwohl die Wissenschaftlerinnen und Wissenschaftler keine Unterschiede zwischen den Geschlechtern in Bezug auf die Verbindung zwischen Darm und Serotonin feststellten, halte ich es für naheliegend, dass sich die Gesundheit des Mikrobioms auf die Stimmung auswirken kann, da ein wesentlicher Teil der Glückshormone im Gastrointestinaltrakt produziert wird.

Wusstest du, dass auch deine Brüste ein eigenes Mikrobiom haben? Oder dass diese Bakterienansiedelung dein Risiko für Brustkrebs beeinflussen kann? In einer 2016 in der Fachzeitschrift *Applied and Environmental Microbiology* publizierten Studie erkannten Forschende Unterschiede in der bakteriellen Besiedelung zwischen Frauen mit Brustkrebs und Frauen ohne. Dieser Befund wirft viele Fragen über die Rolle des Brustmikrobioms bei der Vorbeugung oder Entwicklung von Brustkrebs auf. Wissenschaftler versuchen deshalb nun, im Labor zu bestimmen, ob die nützlichen Bakterien möglicherweise zur Behandlung von Krebs eingesetzt werden könnten.

Wie sich dein Zyklus auf dein Mikrobiom auswirkt

Es besteht ein enger Zusammenhang zwischen deinem Mikrobiom und deinen Hormonen. Deshalb wird es von manchen auch als Bestandteil des endokrinen Systems betrachtet. Die Wissenschaft hat gezeigt, dass Östrogen den Darm in vielerlei Hinsicht beeinflusst: Es fördert das Wachstum und die Vermehrung guter Darmbakterien und bildet eine schützende Barriere, um einer Durchlässigkeit des Darms entgegenzuwirken – einem Zustand, der auch als »Leaky Gut« (undichter Darm) bezeichnet wird und bei dem Darminhalt in den Körper gelangen kann. Ein durchlässiger Darm wird mit Blähungen, Krämpfen, Nahrungsmittelunverträglichkeiten und anderen Verdauungsproblemen in Verbindung gebracht. Laut dem *Journal of Neuroimmunology* beeinflussen Östrogenrezeptoren auch die Zusammensetzung der Darmbakterien. In Anbetracht dieser Forschungsergebnisse könnte man auf den Gedanken verfallen, mehr Östrogen sei gut für den Darm, aber so einfach ist es nicht. Wie bei allen biologischen Systemen ist ein ausgewogenes Hormongleichgewicht auch in Bezug auf den Darm der Schlüssel zu einer optimalen Funktionsweise.

Andererseits spielt das Darmmikrobiom eine wichtige Rolle beim Abbau von Östrogen und trägt entscheidend dazu bei, dass dieses wichtige Hormon im Gleichgewicht bleibt. Eine bestimmte Gruppe von Darmbakterien – genauer gesagt das sogenannte Östrobolom – produziert ein wichtiges Enzym, das am Abbau von Östrogen beteiligt ist. Der Darm ist somit Teil des Ausscheidungssystems, das für den Abtransport von Hormonen aus dem Körper unerlässlich ist. Solange dieser Prozess gut funktioniert, spielt er eine wesentliche Rolle für das Hormongleichgewicht.

Was schiefläuft, wenn wir unsere zyklische Natur ignorieren
Wenn man bedenkt, auf welch vielfältige Weise der Menstruationszyklus das Mikrobiom beeinflusst, liegt die Annahme nahe, dass sich ein aus dem Lot geratener Hormonhaushalt negativ auf die Gesundheit von Darm, Vagina und Brust auswirken kann. Ebenso kann ein schlecht funktionierendes inneres Ökosystem zu einer Ansammlung von überschüssigem Östrogen führen. Eine Östrogendominanz ist mit dem Großteil der Symptome verbunden, die sich aus einem hormonellen Ungleichgewicht ergeben – wie Unfruchtbarkeit, PMS, eine eingeschränkte Libido, Krämpfe, starke Blutungen und PCOS.

Dein Powerzyklus-Vorteil
Ein ausgewogener Hormonhaushalt während des gesamten Zyklus kann das Mikrobiom wesentlich verbessern. Und eine gute Darmgesundheit kann sich in einer reibungsloseren Verdauung, einer leichteren Gewichtsabnahme, einer verbesserten Produktion von Neurotransmittern und allgemein besserer Stimmung niederschlagen. Eine gesunde Vaginalflora kann das Risiko für Hefepilzinfektionen verringern, die Fruchtbarkeit steigern, die Chancen auf eine Schwangerschaft erhöhen und die Gesundheit des Babys fördern. Was das Mikrobiom der Brust angeht, besteht in der Forschung noch Nachholbedarf, aber, man kann mit einiger Gewissheit sagen, dass ein gesundes Hormongleichgewicht auch zu einer besseren Brustgesundheit beiträgt.

Biologisches System 5: die Stressreaktion

Wie du in Kapitel 2 gesehen hast, steht das moderne Streben nach anhaltenden Erträgen und ständiger Produktivität in krassem Widerspruch zu unserer Chronobiologie und unserem natürlichen weiblichen Rhythmus, etwas, das sich erheblich auf unsere Stressreaktion auswirkt. Wen überrascht es da, dass Frauen und Männer sowohl auf psychischer als auch auf physischer Ebene unterschiedlich auf Stress reagieren. Laut einem Bericht der *American Psychological Association* aus dem Jahr 2010 geben Frauen häufiger an, unter starkem Stress zu stehen, und neigen eher zu der Einschätzung, dass der Stress immer weiter zunimmt. Außerdem berichten wir häufiger über die folgenden emotionalen und körperlichen Stresssymptome:

- Kopfschmerzen
- Reizbarkeit
- Erschöpfungszustände
- Antriebslosigkeit
- Motivationsmangel
- Weinerlichkeit
- Nervosität
- Angstzustände
- Traurigkeit oder Depressionen
- Magenverstimmungen
- Muskelverspannung
- verändertes Appetitverhalten

Neue Forschungsergebnisse offenbaren die biologischen und neurologischen Mechanismen, die für diese Unterschiede verantwortlich sein könnten. Um sie zu verstehen, sollten wir uns die biochemischen Grundlagen der menschlichen Stressreaktion näher ansehen. Als Fluglotse dieses Systems fungiert die Hypothalamus-Hypophysen-Nebennierenrinden-Achse (HPA-Achse). Im Allgemeinen schaltet der Hypothalamus bei Stress einen Gang hoch und veranlasst die Hypophyse, das adrenocorticotrope Hormon (ACTH) auszuschütten. Der ACTH-Anstieg sendet ein Signal an die Nebennieren, welche die Ausschüttung von Stresshormonen, darunter Cortisol und Adrenalin, in Gang setzen. Die HPA-Achse funktioniert bei uns Frauen jedoch nicht immer auf die gleiche Weise wie bei den Männern.

Die biologischen Reaktionen bei Männern sind durch den »Kampf-oder-Flucht«-Modus gekennzeichnet, bei dem Cortisol Glukose zu den Muskeln leitet und Adrenalin den Blutdruck und die Herzfrequenz erhöht. Die meisten Beschreibungen dieses Prozesses beziehen sich auf unsere Vorfahren, die in Höhlen lebten. Demnach habe diese Reaktion ihnen einen Energieschub verpasst, sodass sie einem heranstürmenden Büffel entkommen oder angreifende Feinde abwehren konnten. Nachdem sie sicher in ihre Höhle zurückgekehrt waren oder die Gegner besiegt hatten, war der erste Schreck überwunden, und ihr inneres System kehrte zur Normalität zurück.

Über die Reaktion der HPA-Achse bei Frauen wird viel weniger geschrieben (was nicht weiter verwundert!). Vor 1995 wurden die meisten Forschungsstudien zum Thema Stressreaktion fast ausschließlich an männlichen Probanden durchgeführt. Dies könnte einer der Gründe dafür sein, dass die Kampf-oder-Flucht-Reaktion einen hohen Stellenwert in unserer kulturellen Konditionierung einnimmt. Neuere Forschungen, darunter eine Studie aus dem Jahr 2000, die in der Zeitschrift *Psychological Review* erschienen ist, legen nahe, dass unsere Biologie nicht immer diesem männlichen Muster folgt. Stattdessen neigen Frauen eher dazu, auf Stress eine »Tend-and-Befriend«-Reaktion (Kümmern-und-Anschließen) an den Tag zu legen. In solchen Zeiten sorgen wir verstärkt für unseren Nachwuchs und schließen uns mit anderen zusammen, um die Überlebenschancen zu erhöhen – nicht nur für uns selbst, sondern auch für unseren Nachwuchs. Man braucht sich nur anzusehen, wie Frauen in den sozialen Netzwerken Crowdfunding-Initiativen für die Katastrophenhilfe unterstützen und Spenden für die Opfer von Wirbelstürmen, Erdbeben und sogar Terroranschlägen sammeln. Auf biologischer Ebene können unsere weiblichen Geschlechtshormone die Adrenalinausschüttung dämpfen, die Männer typischerweise verspüren, wenn sie sich mit einer äußeren Bedrohung oder einer stressreichen Situation konfrontiert sehen. In Stresssituationen kann das weibliche Gehirn auch das Kuschelhormon Oxytocin freisetzen, das auch als Bindungshormon bekannt ist. Östrogen fördert die Freisetzung von Oxytocin, während Testosteron sie hemmt. Frauen und Männer verfügen nicht über die gleichen Mengen dieser Hormone, die unterschiedliche Bereiche des Gehirns aktivieren.

Wie sich dein Zyklus auf deine Stressreaktion auswirkt

Hast du in der Woche vor deiner Periode manchmal das Gefühl, stärker unter Stress zu stehen? Fällt es dir schwerer, zusätzliche Aufgaben zu bewältigen? Wachst du mitten in der Nacht auf und machst dir Gedanken über den Streit mit deiner Schwester? Nun, damit bist du nicht allein, und nein, es ist nicht nur Einbildung. Die Wissenschaft bestätigt, was du schon immer geahnt hast. Laut einer Studie, die 2017 in der Zeitschrift *Physiology & Behavior* veröffentlicht wurde, liegt es in deiner Natur, dass du in der zweiten Zyklushälfte im Vergleich zur ersten stärker auf Stress reagierst. Frühere Forschungsbefunde aus einer Ausgabe der Zeitschrift *Psychoneuroendocrinology* von 2013 haben gezeigt, dass Frauen in der zweiten Zyklushälfte eine größere Menge des Stresshormons Cortisol ausschütten. Es ist anzunehmen, dass die Natur uns auf diese Weise dabei hilft, im Falle einer Schwangerschaft die befruchtete Eizelle zu schützen.

Was schiefläuft, wenn wir unsere zyklische Natur ignorieren

Stress kann unserem Gehirn extrem zusetzen. Laut einer 2015 im *Journal of Endocrinology* veröffentlichten Untersuchung beeinträchtigt Stress die neuronalen Schaltkreise, die für kognitive Funktionen, Entscheidungsfindung und Stimmungen verantwortlich sind, was wiederum andere biologische Systeme wie das Nervensystem, das Immunsystem und den Stoffwechsel negativ beeinflussen kann. In einer 2011 im *Industrial Psychiatry Journal* erschienenen Studie wurde festgestellt, dass die Stressreaktion bei Frauen und bei Männern unterschiedliche Aktivitäten in unterschiedlichen Gehirnarealen auslöst (im limbischen System bei Frauen, in einem Bereich des präfrontalen Cortex bei Männern). Auch ein Rezeptor im Hypothalamus, der an der Steuerung von Appetit und Sättigung beteiligt ist, reagiert bei Frauen und Männern unterschiedlich auf Stress. Im Gegensatz zu Männern sinkt der Appetit bei Frauen, was ein Grund dafür sein könnte, dass wir eher zu Essstörungen neigen, wie ein 2016 in *Cell Metabolism* veröffentlichter Forschungsbericht ergab.

Ein Übermaß an Stress kann außerdem unsere Libido und unsere Fruchtbarkeit beeinträchtigen. Die Chemikalien, die in fordernden Zeiten freigesetzt werden, wirken sich auf die körpereigene Produktion von Östrogen, Progesteron, des luteinisierenden Hormons (Gelbkörperreifungshormon, LH), des follikelstimulierenden Hormons (FSH) sowie von Prolaktin aus. Stressphasen können einen negativen Einfluss auf den gesamten Hormonhaushalt haben, was wiederum zu unregelmäßigen Monatsblutungen, Problemen mit der Fruchtbarkeit und einer mangelnden Libido führen kann. Eine 2013 im *Journal of Sexual Medicine* veröffentlichte Studie zeigte auf, dass der Einfluss von chronischem Stress sehr viel tiefer reicht, als uns nur die Lust auf Zärtlichkeiten zu vermiesen. Chronische Überlastung trifft uns auch auf der Ebene der Psyche. Tatsächlich leiden Frauen, die über längere Zeit Stress ausgesetzt sind, an einer mangelnden sexuellen Erregbarkeit.

Wer dauerhaft unter Stress steht, zehrt nach und nach seine Ressourcen auf. Dies hat zur Folge, dass wir ständig müde sind, was letztlich geradewegs in den Burnout führt. Nun könnte man erwarten, dass chronische Überlastung auf die Dauer zu einer Nebennierenschwäche führen müsste, doch die klassische Schulmedizin erkennt dieses Leiden nicht als Erkrankung an. Aber täusch dich bitte nicht – die Symptome sind absolut real. Wenn du deine Ärztin oder den Arzt deines Vertrauens bittest, dich auf eine Nebennierenschwäche hin zu untersuchen, könntest du als Antwort so was wie »Ihnen geht's gut, das ist alles nur Einbildung« zu hören bekommen. Einige Ausnahmeerscheinungen auf dem Gesundheitssektor, Leute wie Dr. Aviva Romm, weisen allerdings darauf hin, dass eine Nebennierenschwäche eine sogenannte »allostatische Last« darstellt. Forschende betrachten diese als einen wichtigen Biomarker, der die »Verschleißerscheinungen« von Körper und Psyche, die sich auf den allgemeinen Gesundheitszustand auswirken, messbar macht. Eine Studie aus dem Jahr 2017 kam zu dem Schluss, dass es umso schlechter um den Gesundheitszustand eines Menschen bestellt ist, je höher die allostatische Last ist.

Die Stressreaktions-Hormonzyklus-Verbindung ist ein Teufelskreis in beide Richtungen. Genau wie der Hormonzyklus sich auf die Stressreaktion auswirkt, kann es zu Menstruationsstörungen kommen, wenn die Stressreaktion außer Kontrolle gerät. Im Folgenden stelle ich dir fünf Möglichkeiten vor, wie ein erhöhter Cortisolspiegel sich auf deinen monatlichen Zyklus auswirken kann.

- **Er stört das Insulin:** Ein erhöhter Cortisolspiegel stört das Insulin in seiner Aufgabe, den Blutzuckerspiegel zu regeln, was sich wiederum nachteilig auf Ovulation und Menstruation auswirkt.
- **Er senkt den Progesteronspiegel:** Ein hoher Cortisolspiegel stört die Progesteronproduktion, was den Zyklus ebenfalls aus dem Lot bringt. Wenn der Körper anhaltend Stress ausgesetzt ist, nutzt er das Progesteron dazu, große Mengen an Cortisol auszuschütten, statt damit das zu tun, wofür es eigentlich da ist. Falls du gerade versuchst, schwanger zu werden, solltest du dir darüber im Klaren sein, dass ein zu niedriger Progesteronspiegel die Chance auf eine Schwangerschaft verringert und es zudem erschwert, diese bis zum Ende auszutragen.
- **Er verzögert den Eisprung:** Gerätst du unmittelbar vor dem Eisprung in Stress, kann ein erhöhter Cortisolspiegel die Freisetzung der Eizelle in die Gebärmutter verzögern oder sogar verhindern. Vom biologischen Standpunkt aus ist es nachvollziehbar, warum der Körper in sehr stressreichen Phasen nicht unbedingt wild darauf ist, sich mit einer Schwangerschaft zu belasten. Das ist seine Art, streng mit deinen Energiereserven zu haushalten, damit du den Stress besser bewältigen kannst, denn den sieht er als unmittelbare Bedrohung an. Sobald diese Bedrohungslage beseitigt ist, bereitet der Körper wieder bereitwillig den Weg für eine Empfängnis.
- **Er verändert Dauer und Zeitpunkt der Periode:** Stress, der nach der Eisprungphase auftritt, kann für ein hormonelles Ungleichgewicht sorgen, das wiederum eine Vielzahl

an Veränderungen in Bezug auf deine Periode nach sich ziehen kann. Diese können unter anderem Schmierblutungen, ein verfrühtes Einsetzen der Menstruation, zähflüssigere oder wässrigere Blutungen als gewöhnlich oder Veränderungen in Farbe oder Dauer sein. Ein gestörter Hormonhaushalt kann außerdem Auslöser für Krämpfe sein, selbst wenn du normalerweise keine Regelschmerzen bekommst. Eine Studie aus dem Jahr 2004, die in der *Women's Health* erschien, fand heraus, dass Frauen, die großem Stress ausgesetzt sind, ein kürzeres Zyklusintervall aufweisen und kürzere Blutungen haben als Frauen, die unter keinem besonderen Druck stehen. Ein im *American Journal of Epidemiology* veröffentlichter Forschungsbericht führt an, dass mehreren Studien zufolge häufige Stressoren wie ein anstrengendes Studium oder hoher Leistungsdruck im Job für längere Zyklen sorgen können.

- **Deine Periode kann komplett ausbleiben:** Nach besonders stressreichen Phasen kann es vorkommen, dass die Blutung später als gewöhnlich einsetzt. Aber wusstest du, dass eine verspätete Periode unter Umständen gar keine echte Periode ist? Wenn es zu keinem Eisprung gekommen ist, haben deine Hormone nicht das übliche Prozedere durchlaufen, um die Menstruation auszulösen. In diesem Fall handelt es sich um eine Art Durchbruch- oder Abbruchblutung, damit die Gebärmutterschleimhaut, die sich im Lauf des Zyklus aufgebaut hat, wieder abgestoßen wird. Eine verspätet einsetzende Periode ist nicht nur ein lästiges Ärgernis, das du einfach so abtun kannst. Sie ist auch ein Signal deines Körpers, der dir damit mitteilen will, dass er wegen des anhaltenden Stresses nicht optimal funktionieren kann. Um die zahlreichen lebenserhaltenden Vorgänge ausführen zu können, stellt dein Körper die Ovulation ein, um Ressourcen und Kräfte zu schonen. Willst du gerade nicht schwanger werden, ist dieses Ausbleiben des Eisprungs für dich vielleicht nicht weiter schlimm. Aber überleg dir das lieber noch mal: Wenn dein Körper keine Eizelle freisetzt, ist der Weg geebnet für weitere hormonell bedingte Symptome und Menstruationsbeschwerden, und es können alle möglichen Probleme auftreten, von PMS über Akne bis hin zu heftigen Unterleibskrämpfen. Eine durch übermäßigen Stress ausgelöste verspätete Regelblutung ist mehr als nur eine Unannehmlichkeit – was scheinbar harmlos ist, kann der Wegbereiter für eine lange Liste schwerwiegender Gesundheitsprobleme sein.

Dein Powerzyklus-Vorteil

Lass nicht zu, dass Stress die zweite Hälfte deines Zyklus bestimmt oder sich zu einem Dauerzustand entwickelt. Du hast es in der Hand, den Stress unter Kontrolle zu bringen, statt dich von ihm kontrollieren zu lassen. Im folgenden Abschnitt zeige ich dir, wie die Cycle Syncing Method® dir helfen kann, den Stress in der Lutealphase zu bändigen. Außerdem lernst du, durch das Anerkennen deiner zweiten inneren Uhr chronischem Stress ein für alle Mal einen Riegel vorzuschieben. Mit speziell auf dein weibliches System zugeschnittenem Biohacking sorgst du dafür, dass der Cortisolspiegel nicht durch die Decke geht.

Der feministische Blickwinkel: Verschieden und doch gleich

Wenn du dir die wissenschaftliche Beweislage für alle diese fundamentalen Unterschiede zwischen Frauen und Männern ansiehst und überlegst, in welch vielfältiger Weise sie sich auf unser Leben auswirken, fühlst du dich vielleicht bestätigt. Vielleicht versetzt es dir aber auch einen leichten Stich, weil wir Frauen doch seit vielen Jahrzehnten für die Überzeugung kämpfen, dass wir als Menschen alle gleich sind. Selbstverständlich sind wir gleich und verdienen es deshalb, gleich behandelt zu werden, sei es im Beruflichen, im Politischen oder in der Gesellschaft als Ganzes. Nichts an unserer speziellen weiblichen Biologie hindert uns daran, den Männern gleichgestellt zu sein oder Zugang zu den gleichen Möglichkeiten zu haben. Aber aus gesundheitlicher Sicht kommen wir nach wie vor zu kurz. Die Medizin bewegt sich bereits auf einen bio-individuellen Ansatz der Behandlung zu. Das Konzept »gleiche Behandlung für alle« hat allmählich ausgedient. Methoden der Krebsbehandlung beispielsweise zielen immer mehr auf die spezifische Genexpression und die individuelle Ausprägung einer Erkrankung ab. Der nächste Schritt muss nun sein, dass der Gesundheitssektor endlich auch unsere weibliche Biologie und die schwankenden Hormonmuster unseres Zyklus berücksichtigt, wenn es um unsere Gesundheitsfürsorge und unser Wohlbefinden geht.

Wenn unsere Hormone einen derart großen Einfluss auf unsere Erfahrungen haben, mag der Anschein entstehen, als wären wir alle, Männer wie Frauen, sehr viel weniger frei in unseren Entscheidungen als angenommen. In Wirklichkeit aber können wir uns diese biologischen Rhythmen zunutze machen und lernen, besser im Einklang mit uns selbst zu sein. Und auch umgekehrt gilt: Wenn wir unsere biologischen Rhythmen missachten, schränken wir uns in unserem Erleben stark ein. Dies trifft auf Männer wie auf Frauen gleichermaßen zu. Als ich das begriff, empfand ich das als unheimlich befreiend. Endlich konnte ich die Erwartung, jeden Tag auf Biegen und Brechen dieselbe sein zu müssen, über Bord werfen, etwas, das sich in meinem Fall zu der verqueren Vorstellung ausgewachsen hatte, ich müsste perfekt sein. Durch meine jahrelange Arbeit mit verschiedensten Frauen weiß ich, dass diese Erleichterung eine typische Reaktion ist. Mein neu gewonnenes Wissen über meine weibliche Biochemie hat mich nachsichtiger mit mir selbst werden lassen, und ich entwickelte ein tiefes Verständnis, ja sogar Liebe für die Wirkweisen meines weiblichen Körpers, meines Gehirns und meiner biologischen Systeme. Und eine Sache wurde absolut klar: Sobald wir unsere biochemischen Gegebenheiten und ihren großen Einfluss auf unser Leben akzeptieren, bleibt nur noch eine einfache Entscheidung, die wir treffen müssen – kämpfen wir gegen unsere eigene Natur an oder arbeiten wir mit ihr zusammen? Unsere alltäglichen Entscheidungen in Sachen Lebensstil und Selbstfürsorge richten sich entweder gegen unsere zyklische Natur und resultieren in unangenehmen Symptomen oder sie unterstützen unseren Zyklus und verbessern unsere kognitiven Fähigkeiten, sorgen für einen höheren Energielevel und heben die Stimmung. So einfach ist das.

Das Powerzyklus-Manifest

Ich erkenne meinen Zyklus mit seinen vier Phasen an.

Jede dieser Phasen erfordert verschiedene Anpassungen hinsichtlich der Ernährung und Selbstfürsorge.

Das Unterstützen dieser Phasen ist der Schlüssel zu optimaler Gesundheit.

Mich in Einklang mit jeder einzelnen Phase zu bringen, hilft mir, mein kreatives Potenzial anzuzapfen, im Beruflichen optimale Leistungen zu erbringen, eine gute Mutter zu sein und gesunde Beziehungen zu meinen Mitmenschen zu pflegen, und zwar zu meinen eigenen Bedingungen.

Das Leben im Einklang mit meinem biologischen Rhythmus stellt meine Souveränität wieder her und macht mich frei.

Jetzt, da du das Wunder deiner biologischen Gegebenheiten verstehst, ist es an der Zeit, dass wir uns ansehen, welche speziellen Lebensmittel, Fitnessroutinen und Strategien zum Umgang mit den Energiereserven sich für die jeweiligen Phasen empfehlen. Dieses Wissen wird dir helfen, dein Essverhalten, deine Fitnessroutine und dein Zeitmanagement durch gezieltes Biohacking zu optimieren. Im folgenden Abschnitt zeige ich dir, mit welchen einfachen Schritten du mit deinem Zyklus in Einklang kommst, zum Wohl deiner Gesundheit und für ein rundum besseres Leben!

TEIL 2

AKTIVIERE DEINEN POWERZYKLUS

Und ich sagte leise zu meinem Körper: »Ich möchte deine Freundin sein.« Er nahm einen tiefen Atemzug und antwortete: »Darauf warte ich schon mein Leben lang!«

– Nayyirah Waheed

KAPITEL 4

Nie wieder Diät!

»Wenn wir es aufgeben, Diät machen zu wollen, erobern wir uns etwas zurück, von dem wir oftmals vergessen, dass wir es abgegeben haben: unsere eigene Stimme. Unsere Fähigkeit, die Entscheidung zu treffen, was wir essen wollen und wann. Unseren Glauben an uns selbst. Unser Recht, selbst zu bestimmen, was wir uns in den Mund stecken … Auf deinen Körper ist Verlass … wenn du auf ihn hörst, wird er zu dir sprechen.«

– Geneen Roth

Bist du bereit, zum Zyklus-Biohacker zu werden? Stell dir dieses Biohacking als laufendes Experiment vor, bei dem du Biomarker trackst, auf deren Basis du deine Ernährung, deine Fitnessroutine und deine Lebensgewohnheiten anpasst. Nach und nach wirst du herausfinden, was deine hormonelle Gesundheit, deine biologischen Systeme und deine Kreativität bestmöglich beeinflusst. Lange bevor dieser Trendbegriff Einzug in unser Alltagsvokabular hielt, versuchte ich bereits verzweifelt, mithilfe von Biohacking meine Gesundheit zu verbessern. Ich wollte meine Hormonschwankungen ausgleichen und so gegen meine PCOS-Symptome vorgehen. Ich warf für Produkte, die Abhilfe bei Akne versprachen, Tausende von Dollar zum Fenster hinaus und versuchte es mit jeder nur denkbaren Diät. Nachdem ich eine Heilpraktikerin konsultiert hatte, folgte ich eine Weile einer strengen Morgenroutine, bei der ich ein Glas Karottensaft mit grünem Gemüse in Pulverform zu mir nehmen musste – sorry, aber das Gesöff sah aus wie Entengrütze. Nach einigen Monaten brach ich dieses Experiment wieder ab. Mein Gesicht war ganz orange geworden! Der Saft half nicht die Bohne gegen meine Akne und bei keiner der versuchten Diäten verlor ich auch nur ein Gramm Gewicht. Das war alles so schrecklich frustrierend, ich fühlte mich wie die komplette Versagerin. Ich kapierte einfach nicht, warum bei mir nichts funktionierte. Ich wünschte, ich hätte damals schon über mein heutiges Wissen verfügt. Denn das Problem war: Keins von den Mittelchen, mit denen ich herumprobierte, nahm Rücksicht auf die monatlichen Hormonschwankungen. Wie wir im vorangegangenen Abschnitt gesehen haben, wurden wir Frauen lange Zeit als kleinere Versionen unserer männlichen Gegenstücke betrachtet. Abgesehen von unseren anatomischen Bestandteilen und den Geschlechtshormonen, ging man weitestgehend davon aus, dass unsere Körper ähnlich funktionieren und reagieren wie die der Männer. Das hat zu der vorherrschenden Auffassung geführt, dass das, was für die Herren der Schöpfung gut ist, dem weiblichen Geschlecht nicht schaden kann. Falsch gedacht! Wie meine frühen Biohacking-Selbstversuche gezeigt haben, fruchten viele von den als gelingsicher geltenden Lösungsansätzen nicht, und zwar weil sie im Hinblick auf den Mann und seine 24-Stunden-Uhr entwickelt wurden. Bei Frauen, die abzunehmen versuchen, sind sie wirkungslos.

Nichts klappte also, bis mir klar wurde, dass wir Frauen, auch wenn wir längst bewiesen hatten, dass wir all das tun können, was Männer tun, und noch viel mehr, uns als biochemische Wesen trotz allem vom anderen Geschlecht unterscheiden. Hinzu kommt, dass wir aufgrund hormoneller Schwankungen noch nicht einmal jeden Tag dieselben sind. Was für ein abwegiger Gedanke also, zu glauben, ich könnte jeden Tag dieselbe Selfcare-Routine befolgen oder die für Männer entwickelten Biohacking-Strategien anwenden und damit Erfolg haben. Der Schlüssel zum Erfolg liegt vielmehr darin, Mittel und Wege zu finden, die auf die weibliche Biochemie, den zyklischen Rhythmus unseres Körpers, die weiblichen biologischen Systeme und die Hormonschwankungen, denen wir im Verlauf eines 28-Tage-Zyklus unterliegen, abgestimmt sind. Sehen wir uns diese Tools einmal genauer an.

Vieles, was im Bereich Biohacking momentan angesagt ist – man denke nur ans Intervallfasten oder die sogenannten Keto-Diäten –, eignet sich für uns Frauen nicht oder nur bedingt. Warum ist das so? Alle diese Biohacks orientieren sich an der 24-Stunden-Uhr und helfen in erster Linie Männern dabei, ihr Energielevel, ihre Konzentrationsfähigkeit und ihr Durchhaltevermögen jeden Tag aufs Neue zu steigern. Wir Frauen, die wir vor allem von unserer zweiten inneren Uhr mit ihrem 28-Tage-Rhythmus bestimmt werden, brauchen ganz andere, weniger extreme Methoden. Für uns ist die beste Stellschraube zur Verbesserung unserer körpereigenen Systeme und zur optimalen Nutzung dessen, was die Natur uns gegeben hat, dass wir den natürlichen Rhythmus unseres Zyklus unterstützen und ihn mit den Nährstoffen versorgen, die er zu bestimmten Phasen braucht. Mit einigen einfachen Anpassungen schaffst auch du es, wieder zu einer symptomfreien Periode, zu gesteigerter Produktivität, einer allgemein besseren Gesundheit, besserer Stimmung, gesteigerter Kreativität und liebevolleren Beziehungen zurückzufinden. Alle diese Ergebnisse kannst du in einer relativ kurzen Zeitspanne erreichen. In diesem Abschnitt des Buches lösen wir uns davon, Biohacking-Methoden anwenden zu wollen, die gut für Männer sind – also die Beeinflussung von außen, um die Energie innerhalb eines 24-Stunden-Zeitraums kurzfristig zu steigern. Stattdessen nutzen wir ein auf den weiblichen Organismus zugeschnittenes Konzept des Biohacking. Dabei unterstützen wir unsere natürliche innere Energie und greifen auf das zurück, was unsere Biologie uns an Vorteilen bietet. Beispielsweise, indem wir uns mit den benötigten Mikronährstoffen versorgen und unser Essverhalten, unsere Fitnessroutinen und unseren Lebensstil mit unserer zyklischen Natur in Einklang bringen.

Auf den folgenden Seiten zeige ich dir Schritt für Schritt, wie du die Cycle Syncing Method® anwendest. Du erfährst, wie du während jeder einzelnen Phase deines Monatszyklus deinen Hormonhaushalt sowie deine biologischen Systeme mit deiner Ernährung unterstützt. In Kapitel 5 verrate ich dir, wie du im Einklang mit deinem Körper trainierst und mit weniger Schweiß sichtbare Ergebnisse erzielst. In Kapitel 6 stelle ich dir meine Planungstools für das Right-Timing vor. Diese verhelfen dir zu einer verbesserten Leistungsfähigkeit, und das mit weniger Aufwand. Das alles sind die Grundlagen deiner Mitgliedschaft im Cycle-Syncing-Club. Ich helfe dir außerdem, auf möglichst einfachem Weg mit dem Synchronisieren deines Zyklus zu beginnen, selbst wenn dein Hormonhaushalt gerade völlig durcheinander ist oder du mit unregelmäßigen Blutungen oder ausbleibenden Perioden zu kämpfen hast. Ein zyklussynchroner Lebensstil ist die beste Veränderung, die du vornehmen kannst, um die falschen Vorstellungen, die man uns eingepflanzt hat, zu überwinden. Es ist ein geradezu revolutionärer Akt und wird dir zu neuer Power verhelfen. Mit meiner Methode wirst du deinen beiden biologischen Uhren gerecht. Wenn du im Fluss mit dem inneren Rhythmus deines Körpers lebst, entfesselst du deine Kreativität, wirst selbstbestimmter und bringst insgesamt mehr Schwung in dein Dasein.

Betrachte die Cycle Syncing Method® als die erste »Nicht-Diät«, die dich mit dem natürlichen Biofeedback-System in Kontakt bringt, das deinem Gehirn und deinem Körper von Natur aus mitgegeben wurde. Im Zentrum der Cycle Syncing Method® steht etwas, das noch bei keinem anderen Wellness-, Diät- oder Trainingsprogramm berücksichtigt wurde: nämlich du selbst! Es geht um eine völlig neue Denkweise, bei der du das Steuer übernimmst. Gesund werden und sich wohlfühlen in Zusammenarbeit mit dem eigenen Körper widerspricht allem, was man uns von klein auf beigebracht hat – nämlich dass wir den Körper kontrollieren müssen, weil er unberechenbar und unzuverlässig ist. Die zyklusorientierte Art der Selbstfürsorge, um die es in diesem Teil des Buches gehen soll, heilt deine Beziehung zu deinem Körper. Du allein musst darin leben, niemand sonst – und deshalb solltest du ihn pflegen, nähren, ruhen lassen, bewegen und lieben.

Die einzige Möglichkeit, wie du die gewünschten Ergebnisse erzielst, ist die, mit deiner Biologie in Einklang zu kommen. Wann immer du dich nicht gut fühlst, solltest du innehalten, überlegen, was da nicht stimmt, und mit der Fehlersuche beginnen. Das ist der oberste Leitgedanke bei der weiblichen Form des Biohacking – ein kontinuierliches und genaues Beobachten des eigenen Körpers und die richtigen Konsequenzen daraus ziehen, oder wie ich es nenne: aktiv zuhören und einfühlsam reagieren. Vergiss nicht: Dein Körper ist dein Forschungsobjekt, und du bist die Laienwissenschaftlerin, die die Ergebnisse dieser Studien interpretiert. Dein Energielevel, deine Arbeitsleistung, deine Stimmung und deine körperlichen Symptome sind das, was du bei deinen Forschungen untersuchst und was dich leiten soll. Innerhalb kurzer Zeit wird dir das Wissen darüber, was in deinem Körper vorgeht und wie du ihn bestmöglich unterstützen kannst, in Fleisch und Blut übergehen. Schließlich kennt deinen Körper niemand so gut wie du selbst.

Noch ein besonderer Hinweis: Wenn bei dir eine hormonelle Störung wie PCOS, Endometriose, Amenorrhoe oder ein Myom diagnostiziert wurde, solltest du dir darüber im Klaren sein, dass du einige Grundlagenarbeit leisten musst, bevor du mit dem zyklussynchronen Leben beginnst. Im Abschnitt »Biohacking-Toolkit« findest du eine Schritt-für-Schritt-Anleitung, wie du Periodenbeschwerden hinter dir lässt und zu einem Leben im Einklang mit deinem Zyklus findest.

Ernährung und Hormone

In diesem Kapitel erkläre ich dir den ersten Teil der Cycle Syncing Method®, in dem wir uns mit dem Zusammenhang zwischen unserem Hormonhaushalt und unserer Ernährung beschäftigen – denn Nahrung ist die ultimative Medizin für deinen Körper, dein Gehirn und eben auch deine Hormone. Die meisten meiner Patientinnen beginnen zum Einstieg in einen zyklischen Lebensstil mit einer Ernährungsumstellung. Und selbst wenn du zunächst nur ein Lebensmittel pro Phase änderst oder dich nur auf die für eine einzelne Phase empfohlenen Lebensmittel konzentrierst, kannst du bereits erstaunliche Erfolge erzielen. Sehen wir uns zum Beispiel Allie an. Mit 26 Jahren setzte sie die Pille ab und ihre Periode blieb aus. Als Köchin, die auf Biolebensmittel setzt, war sie von der Idee angetan, ihren Hormonhaushalt über ihre Ernährung auszugleichen. Generell nahm sie bereits einen Großteil der von mir empfohlenen gesunden Lebensmittel zu sich, aber sie griff auch gern zu Kaffee, Schokolade und anderen Süßigkeiten, wann immer sie einen kleinen Energiekick brauchte. Dabei hasste sie sich hinterher dafür, weil sie sich schlecht fühlte. Als sie sich entschloss, es mit einer zyklusbasierten Ernährung zu versuchen, ersetzte sie diese drei Lebensmittel durch nährstoffreichere Alternativen. Diese liefern anhaltender Energie als ein schneller Wachmacher. Außerdem begann sie, ihre Mahlzeiten auf die Phasen ihres Zyklus abzustimmen. Mit diesen kleinen Veränderungen dauerte es nur etwa zwei Monate, bis ihre Periode wieder zu einem regelmäßigen 28-Tage-Rhythmus zurückkehrte, und sie bemerkte während der Lutealphase kaum mehr Blähungen oder Brustspannen. Und auch das unangenehme Ziehen, das sie früher im Unterleib verspürte, verschwand. Stattdessen fühlte es sich ihrer eigenen Aussage nach nun an wie »ein summendes, singendes Gefühl« und nicht mehr wie Krämpfe – und das dank einiger kleinerer Anpassungen in ihrer Ernährung. Solche und ähnliche Erfolge kannst du erzielen, wenn du dich im Einklang mit deinem Zyklus ernährst. Es funktioniert deshalb, weil das, was du zu dir nimmst, deinen Körper im Idealfall mit allem versorgt, was er braucht, um den Hormonhaushalt im Gleichgewicht zu halten. Wenn du dich für die falschen Lebensmittel entscheidest oder ganze Kategorien von Makronährstoffen komplett von deinem Teller verbannst, enthältst du deinem Organismus die Rohstoffe vor, die er braucht, um gesunde Hormone zu produzieren. Und diese spielen nun einmal eine entscheidende Rolle für unsere körperliche Gesundheit, unsere kognitiven Fähigkeiten, unsere Stimmung und unsere Lebenserwartung.

Die Ernährung hat tiefgreifende Auswirkungen auf den Menstruationszyklus und die Fruchtbarkeit. Doch wenn unser Hormonhaushalt in Turbulenzen gerät, bekommen wir oft zu hören, wir könnten nichts dagegen tun, außer hormonelle Verhütungsmittel einzunehmen, uns unters Messer zu legen oder in kostspielige Fruchtbarkeitsbehandlungen zu investieren. Niemand kommt je auf die Idee, uns zu sagen, dass die Lebensmittel, die wir zu uns nehmen, zu unserem Problem beitragen könnten oder dass sich Symptome einfach durch eine Änderung unserer Essgewohnheiten beheben ließen. Aber die Wissenschaft beweist, dass es möglich ist. Du hättest gern Beweise? Dann sieh dir die folgenden Beispiele an. Sie zeigen eindrucksvoll, wie Lebensmittel unsere hormonelle Gesundheit beeinflussen.

- **Menarche:** Mehrere Studien stellen einen eindeutigen Zusammenhang her zwischen dem Verzehr bestimmter Lebensmittel – darunter Fleisch, koffeinhaltige Getränke und zuckerhaltige Limonaden und Drinks – und einem verfrühten Einsetzen der Menarche, also der ersten Periodenblutung. In einer Studie, die 2015 in der Zeitschrift *Human Reproduction* veröffentlicht wurde, begleiteten Forschende eine Gruppe von 5583 Mädchen über einen Zeitraum von fünf Jahren, um die Auswirkungen des Konsums von zuckerhaltigen Getränken auf das Menarchealter zu bestimmen. Mädchen, die mehr als anderthalb Portionen zuckerhaltiger

Getränke pro Tag zu sich nahmen, bekamen ihre Periode durchschnittlich 2,7 Monate früher als diejenigen, die weniger konsumierten.

Das Alter, in dem bei einem Mädchen die Periode einsetzt, ist wichtig: Denn die Menarche ist eines der ersten Anzeichen für ein funktionierendes hormonelles Gleichgewicht. Eine verfrüht einsetzende Menarche wird mit einem erhöhten Risiko für Herz-Kreislauf-Erkrankungen, Diabetes, Fettleibigkeit und Brustkrebs in Verbindung gebracht.

- **PMS:** Unsere Ernährungsweise wird außerdem mit PMS in Zusammenhang gebracht. In der späten Lutealphase, kurz vor dem Einsetzen der Menstruation, kann der sinkende Östrogenspiegel zu einem Absinken des Serotoninspiegels führen, was Heißhungerattacken auf einfache Kohlenhydrate auslösen kann. Die Wissenschaft konnte jedoch nachweisen, dass ausgerechnet diese Lebensmittel PMS-Symptome sehr wahrscheinlich noch verschlimmern. Wenn du z. B. eine Tüte Chips futterst, um den PMS-Hunger zu stillen, lagert dein Körper Wasser ein, um das zusätzliche Natrium, das sich nun in deinem Blutkreislauf befindet, auszugleichen. Das kann Auslöser für starke Blähungen sein. Wenn du deinem Verlangen nach Keksen, Gebäck oder Süßigkeiten nachgibst, wirkt das zwar wie ein schneller Stimmungsaufheller, weil der Körper die Kohlenhydrate nutzt, um Serotonin zu produzieren. Doch dieser schnelle Erfolg hat ein Nachspiel: Denn unmittelbar darauf kommt es zu einer rasanten Talfahrt des Blutzuckerspiegels mitten hinein in ein Energietief. Und schon befindest du dich auf einer wilden Blutzucker-Achterbahnfahrt, die PMS-Symptome wie schlechte Laune, Reizbarkeit und Nervosität verstärken und das Verlangen nach Süßem steigern kann. Auf der anderen Seite können bestimmte Lebensmittel dazu beitragen, PMS-Symptome zu lindern. Eine Studie aus dem Jahr 2005, veröffentlicht in den *Archives of Internal Medicine*, ergab beispielsweise, dass Frauen, bei denen Lebensmittel mit einem höheren Kalzium- und Vitamin-D-Gehalt auf dem Speiseplan standen, ein geringeres PMS-Risiko aufwiesen als Frauen, die weniger dieser Mikronährstoffe über die Nahrung zu sich nahmen.

- **Fruchtbarkeit:** Vielleicht gehörst auch du zu den mehr als sechs Millionen Frauen im Alter zwischen 15 und 44 Jahren, die Schwierigkeiten haben, schwanger zu werden oder eine befruchtete Eizelle zu halten. Falls ja, solltest du, neben dem Abklären anderer möglicher Ursachen, deine Ernährung auf den Prüfstand bringen. Forschende der Harvard School of Public Health haben über acht Jahre eine Gruppe von 17544 verheirateten Frauen mit Kinderwunsch begleitet. In ihrer 2007 in der Fachzeitschrift *Obstetrics & Gynecology* veröffentlichten Untersuchung stellten die Wissenschaftler fest, dass diejenigen, die sich an eine Art »Fruchtbarkeitsdiät« hielten, sich körperlich betätigten und ihr Gewicht kontrollierten, ein um 69 Prozent geringeres Risiko für Unfruchtbarkeit aufgrund von Problemen mit dem Eisprung aufwiesen. Der Studie zufolge machen Ovulationsstörungen 18 bis 30 Prozent der Fälle von unerfülltem Kinderwunsch aus. Die Fruchtbarkeitsdiät umfasste unter anderen die folgenden Ernährungsgewohnheiten:
  - ein höherer Verzehr von einfach ungesättigten Fettsäuren (Olivenöl, Avocados, Kürbiskerne) anstelle von Transfetten (Margarine, Cracker, Fettgebäck)
  - ein höherer Verzehr von niedrigglykämischen Kohlenhydraten (Bohnen, Linsen, Brokkoli, Spinat)
  - Verzehr von mehr pflanzlichen als tierischen Proteinen
  - ein höherer Verzehr von Eisen (Spinat, Schalentiere, Hülsenfrüchte)
  - ein höherer Verzehr von Ballaststoffen (Kichererbsen, Artischocken, Rosenkohl)
  - ein höherer Verzehr von fettreichen im Vergleich zu fettarmen Milchprodukten – dieser Befund überraschte die Forscher

(wenn du Milchprodukte konsumierst, achte darauf, dass es sich um solche aus Schafs-, Ziegen- oder Büffelmilch handelt. Diese enthalten A2-Proteine im Gegensatz zu den A1-Proteinen, die mit dem Leaky-Gut-Syndrom in Verbindung gebracht werden).
  - eine höhere Zufuhr von Multivitaminen
  - ein niedrigerer Body-Mass-Index (BMI)
  - mehr Bewegung im Alltag
- **Perimenopause und Menopause:** Auch am anderen Ende des Menstruationsspektrums wirkt sich die Ernährung auf den Hormonhaushalt aus. Frauen, die in die Perimenopause kommen, klagen meiner Erfahrung nach am häufigsten über Hitzewallungen. Die meisten von ihnen assoziieren Hitzewallungen mit der Postmenopause, aber sie können schon Jahre oder sogar ein Jahrzehnt oder mehr vor dem Ausbleiben der Periode auftreten. Tatsächlich hatte ich schon mehrere jüngere Frauen in meiner Praxis, die Hitzewallungen hatten, kurz bevor ihre Monatsblutung einsetzte. Zu diesem Zeitpunkt ist es nicht verwunderlich, weil der Körper kurz vor dem Abstoßen der Gebärmutterschleimhaut ein deutliches Absinken des Östrogenspiegels erlebt, was zu einer Temperaturveränderung führen kann, die als Hitze empfunden wird. Auch in diesem Fall kann Essen die Rettung sein! Eine 2015 in der Zeitschrift *Climacteric* veröffentlichte Übersichtsarbeit zur aktuellen Forschung ergab, dass Phytoöstrogene – also pflanzliche Verbindungen, die natürliches Östrogen imitieren – das Auftreten von Hitzewallungen deutlich verringern. Wenn du in der richtigen Zyklusphase deine Mahlzeiten also mit Lebensmitteln ergänzt, die Phytoöstrogene enthalten – wie zum Beispiel Tempeh, Miso oder Leinsamen –, lassen sich Hitzewallungen in Schach halten. Über dieses Thema werden wir bald noch mehr erfahren.

Alle diese Forschungsergebnisse bestätigen, was ich während meiner beruflichen Laufbahn aus erster Hand erfahren habe –

unsere Ernährung kann einen deutlichen Einfluss auf einen funktionierenden Hormonhaushalt haben. Da immer mehr Studien die Erfahrungen aus meinem Berufsalltag bestätigen, wird sich der Einsatz von Lebensmitteln anstelle von synthetischen Hormonen zur Regulierung des Hormonhaushalts hoffentlich schon sehr bald durchsetzen. Die Vorstellung, dass eine Ernährungstherapie, wie wir sie bei FLO Living anbieten und wie du sie in diesem Kapitel kennenlernen wirst, eines Tages eine routinemäßige Ergänzung zur jährlichen gynäkologischen Untersuchung sein wird, finde ich wahnsinnig aufregend. Am wichtigsten ist jedoch, dass die Forschungsbefunde die schädlichen Mythen rund um die Periode entlarven, nach denen wir alle hilflos unseren Hormonen ausgeliefert sind. Es ist nicht nötig, dass du die Folgen eines hormonellen Ungleichgewichts erduldest. Stattdessen kannst du dich so ernähren, dass du beschwerdefreie Perioden erlebst. Und ein zyklussynchrones Leben führt dich an dieses Ziel.

Phasengerechte Ernährung für einen gesunden Zyklus

Dein Körper ist nicht jeden Tag derselbe und deine Ernährung sollte es auch nicht sein! Ja, es ist wichtig, in regelmäßigen Abständen zu essen, um deiner 24-Stunden-Uhr gerecht zu werden, aber da deine Eierstöcke und deine Gebärmutter in jeder Zykluswoche unterschiedliche Funktionen ausüben, variiert auch dein Bedarf an Mikronährstoffen. Deshalb solltest du immer auf Lebensmittel setzen, die deinen Körper je nach Zyklusphase unterstützen. Diese Phasen bilden keine separaten Blöcke mit eigenem Nährstoffspeicher; sie gehen fließend ineinander über und beeinflussen sich wechselseitig. Isst du der aktuellen Phase entsprechende Lebensmittel, hat das unmittelbare Vorteile, aber das ist noch nicht alles. Du tust deinem Körper damit nachhaltig etwas Gutes. Denn die richtigen Nährstoffe zur richtigen Zeit bilden die perfekte Grundlage für die nächste Phase und alle kommenden. Der Verzehr von phasenspezifischen Lebensmitteln beseitigt nicht nur periodenbedingte Beschwerden, sondern gibt deinem Körper den nötigen Anstoß für ein nachhaltiges Hormongleichgewicht. Du wirst dich rundum wohlfühlen und steigerst deine Energie, um das zu tun, was du tun möchtest. Was erstaunlich ist: Das ist genau das Gegenteil von dem, was man uns unser Leben lang eingetrichtert hat, nämlich dass unsere Hormone uns im Weg stehen und es das Beste ist, sie zu unterdrücken – was absolut nicht stimmt!

Das Konzept der zyklusorientierten Ernährung ist denkbar einfach. Jede Phase verlangt nach unterschiedlichen Arten von Proteinen, Getreide, Gemüse, Obst und anderen Lebensmitteln, welche die hormonellen Veränderungen in deinem Körper unterstützen. Manche Lebensmittel werden aufgrund ihrer Fähigkeit, Östrogen zu verstoffwechseln, die Progesteronproduktion anzukurbeln oder den Blutzuckerspiegel zu stabilisieren, in bestimmte Phasen integriert. Über den gesamten Monat hinweg wirst du eine große Vielfalt an nährstoffreichen Nahrungsmitteln zu dir nehmen und bist flexibel bei der Planung deiner Mahlzeiten. Die Cycle Syncing Method® ist bequem umsetzbar und hilft darüber hinaus sogar, Geld zu sparen. Vergiss Ernährungspläne, bei denen du eine halbe Grapefruit zu einer einzigen Tagesmahlzeit essen sollst, am besten noch an nur einem Tag in der Woche. Ich habe mich immer gefragt, was ich denn mit der anderen Hälfte der Grapefruit machen soll. Meiner Meinung nach ist der großartigste Aspekt an der Cycle Syncing Method®, dass diese Art zu essen sich unheimlich befreiend anfühlt. Kein lästiges Kalorienzählen mehr, denn es geht nicht darum, wie viel du zu dir nimmst, sondern darum, dass du die richtigen Lebensmittel zur richtigen Zeit isst. Sobald du den Dreh heraushast, wirst du dich ganz intuitiv auf diese Weise ernähren. Nach und nach lernst du, auf deinen Körper zu hören, und weißt immer, was er braucht, und irgendwann wirst du dich auf natürliche Weise nach gesunden Lebensmitteln sehnen und diejenigen ablehnen, die dein System sabotieren. Sehen wir uns nun also an, wie du dich in jeder Phase deines Zyklus hormonell gesund ernährst.

Die Ursprünge der Powerzyklus-Nahrungsmitteltabelle

Ich habe mein zyklusorientiertes Ernährungsprogramm basierend auf meinen Forschungen im Bereich der Traditionellen Chinesischen Medizin und der funktionellen Ernährung entwickelt. Beide Lehren nutzen Mikronährstoffe, Lebensmittel und Kräuter zur Unterstützung und Versorgung des Körpers und seiner Organe, darunter auch der endokrinen Drüsen und damit der Hormone. In der uralten Tradition der TCM werden den Organsystemen bestimmte Jahreszeiten zugeordnet, in denen sie aktiver und am empfänglichsten für Unterstützung von außen sind. Als ich mich eingehend mit den vier Phasen des Hormonzyklus beschäftigte, erkannte ich die Parallelen zwischen saisonalen Lebensmitteln und den vier »Jahreszeiten« innerhalb des weiblichen Zyklus. Die in meinem Programm empfohlenen Lebensmittel repräsentieren die Schnittmenge zwischen der TCM, die besagt, dass Lebensmittel die Körperorgane unterstützen können, und der Saisonalität unseres Zyklus, die dem Hormonhaushalt während des gesamten Monats hilft.

Die in der Follikelphase empfohlenen Lebensmittel spiegeln beispielsweise unseren inneren Frühling wider. Sie sind tendenziell leichter, passend zu dieser Phase, in der der Stoffwechsel naturgemäß etwas langsamer arbeitet. Follikel-Lebensmittel haben auch eine gewisse adstringierende Wirkung, weshalb sie besonders der Leberfunktion und der Entgiftung zugutekommen. In der Eisprungphase, die unserem inneren Sommer entspricht, helfen die Lebensmittel der Wahl unserem Körper, den Östrogenanstieg auszugleichen und das Herz zu stärken. In der Lutealphase, die mit unserem inneren Herbst gleichzusetzen ist, unterstützen ballaststoffreiche Lebensmittel den Dickdarm, um die Transitzeit zu verlängern. Dies ist während der Lutealphase, wenn der Progesteronspiegel ansteigt und die Verdauung sich verlangsamt, sehr von Vorteil. Die nährstoffreichen Lebensmittel dieser Phase korrespondieren auch mit der Tatsache, dass der Stoffwechsel sich in dieser Phase beschleunigt. Während der Menstruation, die unseren inneren Winter darstellt, ist es wichtig, sich ausreichend mit Mikronährstoffen zu versorgen, die beim Blutaufbau benötigt werden, denn schließlich verlieren wir auch Blut, wenn die Gebärmutterschleimhaut abgestoßen wird. Die entsprechenden Lebensmittel unterstützen außerdem die Nieren und helfen, einen Ausgleich für die absinkenden Hormonspiegel zu schaffen.

Den Speiseplan den inneren Jahreszeiten des Körpers bzw. den hormonellen Phasen anzupassen, ist in vielerlei Hinsicht sinnvoll. Die biochemischen Wirkweisen unserer Hormone verlangen auf verschiedenen Ebenen nach bestimmten Nährstoffen – von solchen, die die Produktion unserer Hormone unterstützen, über welche, die ihren Abtransport fördern, bis hin zu solchen, die uns helfen, die Veränderungen in unserem Stoffwechsel zu bewältigen. Manche helfen, unseren Blutzucker zu stabilisieren, andere füllen unsere Mikronährstoffdepots wieder auf. Da ist es doch naheliegend, dass wir nicht jeden Tag das Gleiche essen sollten.

Follikelphase

Frische, leichte Lebensmittel verleihen dir in dieser Phase, in der alle Hormonspiegel zu steigen beginnen, mehr Energie. In dieser Woche solltest du dich auf die bereits erwähnten Phytoöstrogene konzentrieren – pflanzliche Wirkstoffe, die das natürliche Östrogen des Körpers nachahmen. In Phasen, in denen dein Östrogenspiegel ohnehin schon sehr hoch ist, solltest du sie besser meiden, aber wenn der Östrogenspiegel seinen Tiefpunkt erreicht hat, können sie ausgleichend und wohltuend wirken. Die Lebensmittel deiner Wahl sollten fermentiertes Gemüse (Kimchi und Sauerkraut), viel frisches Gemüse (Stangenbohnen, Zucchini, Karotten), magere Proteine (Huhn, Forelle), Bohnenkeimlinge und Samen sowie nährstoffreiches, energiehaltiges Getreide wie Hafer sein. Neuere Forschungsergebnisse deuten darauf hin, dass die Einnahme von Probiotika – und von probiotikareichen Lebensmitteln wie denen, die du in dieser Phase zu dir nimmst – dazu beiträgt, das Östrobolom auszugleichen. Darüber hinaus sind die Lebensmittel der Follikelphase Wegbereiter für den Eisprung. Durch den Verzehr von fermentierten Lebensmitteln, die reich an gesunden Bakterien sind, bereitest du sowohl das Mikrobiom als auch das Östrobolom optimal auf die Ovulationsphase vor.

Eisprungphase

Dank des Östrogenanstiegs während der Ovulation sollte dein Energielevel jetzt hoch und deine Stimmung stabil sein. Ohne die richtige Unterstützung durch die Ernährung kann der Östrogenspiegel allerdings übers Ziel hinausschießen, was dich anfällig für die typischen Symptome eines Östrogenüberschusses wie zum Beispiel Akne macht.

Die TCM betrachtet die Ovulation als die »heiße« Zyklusphase, weil sich die Körpertemperatur durch den Eisprung erhöht. In dieser Phase wirken Rohkostsalate ausgleichend. Du solltest möglichst viel Gemüse (rote Paprika, Spinat, Tomaten, Blattgemüse) und Obst (Himbeeren, Erdbeeren) zu dir nehmen, nicht nur wegen ihrer kühlenden Wirkung, sondern auch wegen der Ballaststoffe. Diese Lebensmittel enthalten darüber hinaus viel Glutathion, ein starkes Antioxidans, das der Leber hilft, überschüssiges Östrogen effizienter abzubauen. Vergiss nicht, dass dein Stoffwechsel in der ersten Zyklushälfte langsamer arbeitet, weshalb du nicht so viele Kalorien benötigst. Mit leichteren Mahlzeiten wirst du dich in dieser Zeit besser fühlen. Du benötigst auch nicht so viele Kohlenhydrate, weshalb du zu leichteren Getreidesorten wie Quinoa und Mais greifen solltest. Die in dieser Phase empfohlenen Lebensmittel wirken antioxidativ und wohltuend und unterstützen die Eierstöcke dabei, eine möglichst gesunde Eizelle hervorzubringen. Sie beugen außerdem östrogenbedingten Symptomen wie Akne und Blähungen vor. Durch den Verzehr möglichst vieler ballaststoffreicher Lebensmittel unterstützt du deinen Dickdarm, der die Transitzeit verlängert und dafür sorgt, dass das Östrogen ausgespült wird, das die Leber mühsam verstoffwechselt.

Lutealphase

In der Lutealphase benötigt dein Körper mehr Kalorien. Wie wir bereits im vorigen Kapitel gesehen haben, ist das *American Journal of Clinical Nutrition* zu der Feststellung gelangt, dass sich der Stoffwechsel in dieser Phase auf natürliche Weise beschleunigt. Darüber hinaus braucht er B-Vitamine, um die Produktion von Progesteron anzukurbeln und den Blutzuckerspiegel zu stabilisieren. Ein Mangel an beidem kann Heißhunger auf Süßes auslösen. Um solche Heißhungerattacken zu verhindern, solltest du über den Tag verteilt möglichst viele langsame Kohlenhydrate (wie Naturreis oder Süßkartoffeln) essen und dich auf Lebensmittel konzentrieren, die reich an B-Vitaminen, Kalzium, Magnesium und Ballaststoffen sind. Auf deinem Teller sollte gekochtes Blattgemüse wie Blattkohl, Senfgrün und Brunnenkresse landen, das viel Kalzium und Magnesium enthält. Beides hilft, Wassereinlagerungen zu reduzieren, von denen viele Frauen in dieser Phase betroffen sind. Der Verzehr von ballaststoffreichen Lebensmitteln wie Kichererbsen, Birnen, Äpfeln und Walnüssen hilft der Leber und dem Dickdarm, Östrogen effektiver auszuspülen und die Folgen einer Östrogendominanz einzudämmen. In der zweiten Hälfte der Lutealphase, wenn der Östrogenspiegel sinkt, solltest du vermehrt gesunden, natürlichen Zucker zu dir nehmen, z. B. in Form von gebratenem oder gebackenem Wurzelgemüse. Achte darauf, immer wieder komplexe Kohlenhydrate wie Hirse in deinen Speiseplan einzubauen, um den Serotonin- und Dopaminspiegel zu stabilisieren und Stimmungsschwankungen zu verhindern. Der Verzehr von nährstoffreicheren Lebensmitteln, die in der Lutealphase das nötige Mehr an Kalorien liefern, hilft, Energietiefs während der Periode vorzubeugen. Die für diese Phase empfohlenen Lebensmittel bieten einen weiteren unerwarteten Bonus: Sie verbessern den Stuhlgang! Der Anstieg des Progesterons in der zweiten Zyklushälfte verlangsamt nämlich die Transitzeit und kann Verstopfungen verursachen.

Menstruationsphase

Während der Menstruation sind deine Hormonspiegel am niedrigsten, was du ausgleichen kannst, indem du mehr Eiweiß und gesunde Fette zu dir nimmst. Auf diese Weise bleiben dein Energielevel und deine Stimmung stabil, während sich dein Gehirn auf den Rückgang der Hormone einstellt. Eiweiß ist reich an Aminosäuren, die an der Hormonsynthese beteiligt sind. Außerdem kann der Verzehr der empfohlenen Lebensmittel jetzt dazu beitragen, die Eisprungphase in deinem nächsten Zyklus zu verbessern. Der Grund dafür ist, dass der Verzehr von Fett mit einem Anstieg von Progesteron und Testosteron sowie einem geringeren Risiko für Eisprungprobleme in Verbindung gebracht wird, wie 2016 in der Fachzeitschrift *American Journal of Clinical Nutrition* berichtet wurde. Und eine 2013 im *European Journal of Experimental Biology* veröffentlichte Untersuchung an Tieren ergab, dass Nahrungsfette und Fettsäuren die Ausschüttung von Östrogen und Progesteron fördern und die Qualität von Eizellen und Embryonen verbessern. Solange dein Körper den intensiven Prozess der Menstruation erlebt – das Ablösen der aufgebauten Gebärmutterschleimhaut –, ist es besonders wichtig, dass du dich auf nährstoffreiche Lebensmittel wie rotes Fleisch, Kidneybohnen und Buchweizen konzentrierst. In der TCM ist dies der kälteste Teil des Zyklus, weshalb wärmende Lebensmittel in dieser Phase ideal sind. Proteine, Fette, Gemüse und Obst mit einem niedrigen glykämischen Index – z. B. Blaubeeren und Brombeeren – halten den Blutzuckerspiegel stabil und liefern gleichzeitig ausreichend Ballaststoffe und Antioxidantien. Meeresfrüchte, Kelp (Seetang) und Nori können den Körper mit Eisen und Zink versorgen, die er während der Menstruation verliert. Diese Lebensmittel helfen, Blut aufzubauen und die Nieren zu unterstützen, beides ideal für die Zeit der Blutung. Solltest du zu Beginn deiner Periode feststellen, dass dein Stuhl lockerer ist, liegt das am mangelnden Progesteron, das die Transitzeit im Darm verlangsamt, und an der verstärkten Ausschüttung von Prostaglandinen zur Stimulierung der Gebärmutter, damit diese die Schleimhaut ablöst. Sehr wahrscheinlich wird eine Umstellung auf die zyklusorientierte Ernährung auch das Problem mit dem Stuhlgang zu Beginn deiner Periode lindern.

Die Cycle Syncing Method®: Powerzyklus-Nahrungsmittel

	Follikelphase	Eisprungphase	Lutealphase	Menstruationsphase
Getreide	Gerste Hafer Roggen Weizen	Amaranth Mais Quinoa	Vollkornreis Hirse	Buchweizen Wildreis
Gemüse	Artischocke Brokkoli Karotte Salat (Kopfsalat, Römersalat) Petersilie Erbsen Rhabarber Stangenbohnen Zucchini	Spargel rote Paprika Rosenkohl Mangold Chicorée Schnittlauch Löwenzahn Aubergine Endivie Eskariol Okra Frühlingszwiebel Spinat Tomate	Weißkohl Blumenkohl Sellerie Blattkohl Gurke Daikon (Winterrettich) Knoblauch Ingwer Lauch Senfgrün Zwiebel Pastinake Kürbis Rettich Süßkartoffel Brunnenkresse	Rüben Klettenwurzel Dulse (Lappentang) Grünkohl Hijiki (Beerentang) Kelp Kombu Pilze (Champignons, Shiitake) Wakame (Algen) Wasserkastanien

	Follikelphase	Eisprung-phase	Lutealphase	Menstruationsphase
Obst	Avocado Grapefruit Zitrone Limette Orange Pflaume Granatapfel Sauerkirschen	Aprikosen Cantaloupe-Melone Kokosnuss Feigen Guave Kaki Himbeeren Erdbeeren	Apfel Dattel Pfirsich Birne Rosinen	Brombeeren Blaubeeren blaue Trauben Wassermelone
Hülsenfrüchte	Augenbohnen grüne Linsen Limabohnen Mungobohnen Schälerbsen	rote Linsen	Kichererbsen dicke Bohnen weiße Bohnen	Adzukibohnen schwarze Sojabohnen schwarze Bohnen Kidneybohnen
Nüsse & Samen	Paranuss Cashew Leinsamen Lychees Kürbiskerne	Mandeln Leinsamen Pekannusskerne Pistazien Kürbiskerne	Pinienkerne Sesamsamen Sonnenblumenkerne Walnusskerne	Maronen Sesamsamen Sonnenblumenkerne
Fleisch	Hühnchen Eier	Lamm	Rind Pute	Ente Schweinefleisch
Fisch & Meeresfrüchte	Süßwassermuscheln Soft Shell Crabs (Butterkrebse) Forelle	Lachs Shrimps Thunfisch	Kabeljau Flunder Heilbutt	Wels Muscheln (Miesmuscheln, Venusmuscheln, Jakobsmuscheln) Krabben Hummer Oktopus Austern Sardinen Tintenfisch

	Follikelphase	Eisprung-phase	Lutealphase	Menstrua-tionsphase
Sonsti-ges	Nussbutter Oliven sauer einge-legtes oder fermentiertes Gemüse Sauerkraut Essig	Alkohol, in Maßen Schokolade Kaffee Ketchup Kurkuma	Minze Pfefferminze Spirulina	Bancha (ge-rösteter Grün-tee) entkoffeinier-ter Kaffee Miso Salz Tamari

Anmerkung: In der MyFLO-App (www.MyFLOtracker.com) und auf www.cyclesyncing membership.com/bonus findest du weiterführende Infos zu diesem Thema.

Wie zyklische Ernährung deine fünf biologischen Systeme unterstützt

Das Schöne an einer zyklusorientierten Ernährungsweise ist, dass der Verzehr phasenspezifischer Lebensmittel nicht nur deine Hormone unterstützt, sondern auch PMS-Symptome verschwinden lässt, die Fruchtbarkeit schützt, dir hilft, ein gesundes Gewicht zu erreichen und zu halten, deine Haut reiner macht, Periodenbeschwerden lindert, die Stimmung hebt und deinen Energielevel steigen lässt. Betrachte die zyklische Ernährung als gesunde Grundlage für Körper, Geist und Seele, damit du möglichst produktiv, kreativ und glücklich sein kannst. Im Folgenden erkläre ich dir die wissenschaftlichen Grundlagen hinter der Wirkung von Lebensmitteln auf die einzelnen biologischen Systeme:

Biologisches System 1: das Gehirn

Östrogen hat tiefgreifende Auswirkungen auf das Gedächtnis, das Lernen und die Stimmungslage. Wie du bereits erfahren hast, verbessern hohe Östrogenspiegel während der Ovulationsphase die verbalen und sozialen Fähigkeiten. Vielleicht fragst du dich jetzt: Wenn ein hoher Östrogenspiegel diese positiven Eigenschaften verstärkt, warum sollte ich den Östrogenspiegel senken wollen? Nun, das Problem bei Hormonen ist, dass man gelegentlich zu viel davon hat. Es ist wie so oft eine Frage der Dosis: Zu viel Östrogen kann zu Angstzuständen führen und Auslöser des berüchtigten Hirnnebels sein. Zu wenig hingegen kann zu nervöser Unruhe führen. Deshalb sollte der Östrogenspiegel sich auf der richtigen Höhe einpendeln. Deine Ernährung kann Einfluss darauf haben, wo du dich auf dem hormonellen Spektrum bewegst. Nehmen wir zum Beispiel den Grünkohl-Smoothie, den du trinkst, weil du ihn für gesund hältst. In der Eisprungphase, wenn der Östrogenspiegel hoch ist, ist er das tatsächlich, aber während der Menstruation, wenn der Östrogenspiegel sinkt, tut er dir leider nichts Gutes. Deine Ernährung beeinflusst auch die Produktion von stimmungsaufhellenden Botenstoffen wie Serotonin. Wenn der Serotoninspiegel in der Lutealphase sinkt, greifst du vielleicht schneller zu einem Schokokeks, einer Handvoll Gummibärchen oder einem Stück Kuchen. Eine im *Indian Journal of Psychiatry and Public Health Nutrition* veröffentlichte Studie zeigt jedoch, dass ungesundes Essen mit seelischen Erkrankungen wie Depressionen in Verbindung gebracht wird, was zum Teil auf einen niedrigeren Serotoninspiegel zurückzuführen sein könnte. Wenn du dich nicht deinem Zyklus entsprechend ernährst, könnten die Lebensmittel, zu denen du vorzugsweise greifst, deine Neurotransmitter durcheinanderbringen, was sich auf deine Impulskontrolle und deine Stimmung auswirken kann, insbesondere in der zweiten Zyklushälfte. Dieser Effekt erklärt, warum sich dieser Mythos, nach dem wir uns in der ersten Zyklushälfte gut und in der zweiten miserabel fühlen, so stur in unseren Köpfen hält. Wie wir in Kapitel 3 bereits gesehen haben, ist an dieser Vorstellung nichts dran. Ein Östrogenüberschuss in der Eisprungphase macht uns ängstlich, aber genauso können wir uns in der Lutealphase niedergeschlagen fühlen, wenn der Östrogenspiegel wieder abfällt. Diese Hochs und Tiefs lassen sich durch kluge Entscheidungen in puncto Essenswahl ausgleichen.

Dein Powerzyklus-Vorteil: Wenn du deine Ernährung auf deinen Zyklus abstimmst, trägt das sehr zur Verbesserung deiner Gehirnchemie bei. In der Follikelphase nimmst du Nahrungsmittel zu dir, die den Östrogenstoffwechsel ankurbeln. So wird eine Anreicherung des Hormons im Darm verhindert, denn der spielt eine entscheidende Rolle bei der Serotoninproduktion. Wenn der Östrogenspiegel in der Ovulationsphase seinen Höchststand erreicht, solltest du rohem Gemüse den Vorzug geben, um das Hormon aus dem Körper zu spülen und etwaige Ängste zu reduzieren. In der Lutealphase nimmst du langsame, komplexe Kohlenhydrate (auch »Mood Foods« genannt) zu dir. Sie stabilisieren den Blutzuckerspiegel und liefern die Substanz für das Glückshormon Serotonin, das als natürlicher Appetitzügler und Stimmungsaufheller wirkt. Eine der Hauptaufgaben des endokrinen Systems ist es, den Transport von Glukose zum Gehirn zu sichern. Wenn du also keine Lust auf schlechte Laune hast, solltest du sicherstellen, dass dein Gehirn ausreichend mit Glukose aus komplexen Kohlenhydraten versorgt wird.

Biologisches System 2: das Immunsystem

Die Ernährung spielt eine entscheidende Rolle für das Immunsystem, dessen Aufgabe es ist, uns gesund zu halten. Die Forschung zeigt, dass unser Immunsystem in der ersten Zyklushälfte auf Hochtouren läuft und erfolgreich Viren abwehrt, während es in der zweiten Hälfte herunterfährt. Stellst du dich auf diese Veränderungen nicht ein, indem du dich deinem Zyklus entsprechend ernährst, könntest du anfälliger für eine in deinem Umkreis grassierende Erkältung sein. Laut einer 2002 im *European Journal of Clinical Nutrition* veröffentlichten Studie kann ein Mangel an bestimmten Mikronährstoffen – insbesondere Zink, Selen, Eisen, Kupfer und die Vitamine A, C, E, B6 und Folsäure – die Immunabwehr schwächen.

Dein Powerzyklus-Vorteil: Die nährstoffreichen Lebensmittel, die du im Rahmen meines zyklusorientierten Ernährungsplans zu dir nimmst, liefern dir die Mikronährstoffe, die du zur Stärkung deines Immunsystems benötigst. Diese sind besonders in der späten Lutealphase wichtig, wenn dein Immunsystem die größte Unterstützung braucht. In dieser Phase verzichtest du besser auf Rohkost – Tschüss, geliebter Salat – und setzt stattdessen auf gekochte Speisen wie Suppen und gedünsteten Brokkoli. Durch den Kochvorgang steigt die Bioverfügbarkeit der Mikronährstoffe, sie können vom Körper leichter aufgenommen werden. Und noch ein erfreulicher Bonus: Wenn du an einer Autoimmunerkrankung leidest, sorgt eine zyklusorientierte Ernährung für einen ausgeglichenen Östrogenspiegel, was zur Linderung der Symptome beitragen kann.

Biologisches System 3: der Stoffwechsel

Wie wir in Kapitel 3 gesehen haben, hängt die Menge an Kalorien, die wir verbrennen, von der jeweiligen Zyklusphase ab. In der ersten Hälfte schwindet mit steigendem Östrogenspiegel der Appetit, und der Stoffwechsel verlangsamt sich. In der zweiten Zyklushälfte, wenn der Östrogenspiegel sinkt und der Progesteronspiegel nach oben geht, verbrennt der Körper auf natürliche Weise acht bis 16 Prozent mehr Kalorien, was allerdings auch mit einem gesteigerten Appetit einhergeht. Einschränkende Diäten, Crash-Diäten und Diäten, bei denen auf wichtige Lebensmittelgruppen – insbesondere Kohlenhydrate und Fette – verzichtet werden soll, verhindern, dass der Körper die Hormone produziert, die er braucht, um den Stoffwechsel auf Touren zu halten und Nährstoffe effektiv zu verbrennen. Alle Arten von restriktiven Diäten wirken sich tatsächlich negativ auf die Fettverbrennung aus.

Dein Powerzyklus-Vorteil: Um die Fettverbrennung anzukurbeln, solltest du deinen Körper zu jeder Phase mit den richtigen Lebensmitteln in der optimalen Menge versorgen. Während der ersten Zyklushälfte drosselt der steigende Östrogenspiegel den Appetit und stabilisiert den Blutzuckerspiegel, weshalb es sich empfiehlt, leichtere Mahlzeiten zu sich zu nehmen – wie zum Beispiel Salate oder Smoothies – und sich auf Slow-Carb-Gerichte, zum Beispiel Hühnchen mit Spinat und Linsen, zu konzentrieren. In der zweiten Zyklushälfte dagegen solltest du ausreichend essen, um den zusätzlichen Kalorienbedarf zu decken. In dieser Phase solltest du deinen Körper auf keinen Fall aushungern lassen, denn das geht nach hinten los; er wird als Reaktion darauf verstärkt Fett einlagern. Das ist der Zeitpunkt, wo du zu besonders proteinreichen Nahrungsmitteln greifen solltest sowie zu großen Mengen an langsamen, langkettigen Kohlenhydraten wie Bohnen, Getreide und Wurzelgemüsen.

Biologisches System 4: das Mikrobiom

Wenn wir uns nicht zyklusgerecht ernähren, kann sich das verändernd auf das Gleichgewicht des Mikrobioms auswirken, und das kann jede Menge schwerwiegende Beschwerden nach sich ziehen, zum Beispiel einen Östrogenüberschuss, Periodenbeschwerden, Verdauungsprobleme, eine schlechte Immunabwehr, Hirnnebel, Ängste, Depressionen und vieles mehr.

Dein Powerzyklus-Vorteil: Die fermentierten Lebensmittel, die ich für die Follikelphase empfehle, helfen dir, die gesundheitsfördernden Bakterien in deinem Mikrobiom zu vermehren. Wenn du für einen ausgewogenen Blutzuckerspiegel sorgst, indem du die Finger von zuckerhaltigen Lebensmitteln und einfachen Kohlenhydraten lässt und auf komplexe Kohlenhydrate (zum Beispiel aus Hafer oder Gerste) und Obst und Gemüse mit niedrigem glykämischen Index (wie Grapefruit und Pflaumen bzw. Karotten und grüne Bohnen) setzt, schützt du dich vor der Ansiedelung schädlicher Bakterien im Darm. Auf diese Weise arbeitet dein Mikrobiom für statt gegen dich. Eine ausgewogene Darmflora ist eine gute Voraussetzung für einen gesunden Hormonhaushalt und reduziert das Risiko einer Östrogendominanz. Dies wiederum hilft, PMS-Beschwerden entgegenzuwirken, sorgt für klareres Denken, bessere Stimmung und gleichbleibend gute Energiereserven. Und weil du dich abwechslungsreich ernährst, indem du von rohen, unverarbeiteten Lebensmitteln während der Ovulationsphase zu gekochten während der Menstruation übergehst, ist dein Darm nie übermäßig einer bestimmten Art von Nahrungsmitteln ausgesetzt, was eine Entzündung auslösen könnte. Es ist vergleichbar mit einem Fruchtwechsel – einer der Schlüssel zu einer verbesserten Darmgesundheit.

Biologisches System 5: die Stressreaktion

Diverse wissenschaftliche Studien sind zu dem Schluss gelangt, dass bestimmte Nahrungsmittel und Nährstoffe die beste Stellschraube für besseres Stressmanagement sind. Insbesondere komplexe Kohlenhydrate, Proteine, Vitamin C und B sowie Magnesium und Selen – die in unserem Zyklus-Ernährungsplan reichlich vertreten sind – spielen eine zentrale Rolle bei der Stressreduktion, denn sie senken einem 2016 im *Journal of Nutrition & Food Sciences* veröffentlichten Forschungsbericht nach sowohl den Cortisol- als auch den Adrenalinspiegel. Wenn du die zyklischen Bedürfnisse deines Körpers missachtest, wird dein Körper vielleicht nicht zur richtigen Zeit ausreichend mit diesen Mikronährstoffen versorgt. Dies kann zu einem höheren Stresslevel führen, insbesondere in der zweiten Zyklushälfte, wenn unser Körper von Natur aus mehr Cortisol ausschüttet. Versorgen wir unseren Organismus nicht den Zyklusphasen entsprechend, kommt es zu einem raschen Corisolanstieg, um einen schwankenden Blutzuckerspiegel auszugleichen, wenn das Insulin nicht mithalten kann. Manche Frauen, die Östrogen nicht effizient verstoffwechseln, können während des Eisprungs Angstzustände erleben, denn zu diesem Zeitpunkt sind die Hormonspiegel auf ihrem Höchststand. Und weil das Östrogen kurz vor der Menstruation stark absinkt, fühlen wir uns bisweilen niedergeschlagen. Der Verzicht auf ganze Nahrungsmittelgruppen, wie es bei den verbreitetsten Diäten Usus ist, führt zu einem Mangel an bestimmten Mikronährstoffen, und das sorgt im Körper zusätzlich für Stress.

Dein Powerzyklus-Vorteil: Wenn du dich nach deiner zyklischen Natur richtest und in den verschiedenen Phasen die richtigen Nahrungsmittel zu dir nimmst, gehst du sicher, dass dein Körper mit den Mikronährstoffen versorgt ist, die er braucht, um Stress in Schach zu halten – selbst an den Tagen unmittelbar vor der Periode. Fühlst du dich niedergeschlagen und erschöpft, sollten Meeresfrüchte, Avocado oder dunkle Schokolade Abhilfe schaffen.

Dein genetischer Bauplan

Dein Erbgut kann unheimlich viel über deine Gesundheit aussagen. Heutzutage ist es dank verschiedener Anbieter, die genetische Tests durchführen, kein Problem mehr, die genetische Disposition für bestimmte Erkrankungen frühzeitig zu erkennen, darunter Brust- oder Eierstockkrebs, Alzheimer oder Zöliakie (Glutenunverträglichkeit). Was du bislang aber vielleicht nicht wusstest, ist, dass diese Tests auch Hinweise auf deine hormonelle Gesundheit liefern können. In einer Ausgabe der Zeitschrift *PAIN* veröffentlichten Forschende im Jahr 2016 beispielsweise einen Bericht, in dem es hieß, dass man eine genetische Variation bestimmt habe, die mit schweren Menstruationskrämpfen in Verbindung gebracht wird. Genwissenschaftler schrieben außerdem 2009 in einer Ausgabe der *Nature Genetics*, sie hätten insgesamt zehn Genvarianten identifiziert, die eine Aussage darüber zulassen, wann ein Mädchen seine erste Periode bekommt, sowie 13 weitere Genvarianten, die Auskunft darüber geben, wann bei einer Frau die Menopause einsetzen wird. Bestimmte Genmutationen könnten Hinweise auf eine Neigung zu einer stärkeren Empfindlichkeit gegenüber hormonellen Veränderungen liefern. 23 and Me, ein Hersteller von DNS-Selbsttests, prüft beispielsweise eine Prädisposition für Blutgerinnsel. Einer Frau kann das den wertvollen

Hinweis liefern, dass hormonelle Empfängnisverhütung in Form der Pille für sie möglicherweise nicht das Mittel der Wahl ist. In ihrem Buch *Sweetening the Pill* beschreibt Holly Grigg-Spall ausführlich, wie freizügig manche Ärztinnen und Ärzte mit Rezepten für die Pille um sich werfen, ohne auch nur ein warnendes Wort darüber zu verlieren, dass die Einnahme je nach genetischer Veranlagung mit gewissen Risiken verbunden sein könnte. Die heutigen Gentests verraten uns sogar, ob wir nicht vielleicht besser auf Koffein verzichten sollten. (Auf den Zusammenhang zwischen Erbgut und Koffein werde ich später noch näher eingehen.)

Stell dir vor, du hättest dieses Wissen, bevor deine Hormone aus dem Gleichgewicht geraten, bevor die Pille in deinem System Chaos stiftet und bevor du zum Koffeinjunkie wirst. Je früher du über solche Dinge Bescheid weißt, desto früher kannst du Maßnahmen ergreifen, um deinen Organismus zu unterstützen und hormonell bedingten Beschwerden vorzubeugen. Untersuchungen zeigen auch, dass sich die Genexpression durch Ernährung und Lebensstil positiv beeinflussen lässt. Und wenn du bereits unter Menstruationsbeschwerden, Erschöpfung oder anderen körperlichen oder psychischen Problemen leidest, können Gentests dir sichere Hinweise auf die Ursachen liefern. Und vielleicht inspiriert dich das dazu, auf einen zyklusorientierten Lebensstil umzuschwenken.

Koffein: Biohacking-Wunder oder Powerzyklus-Blocker?

Kaffee, insbesondere wenn er mit einem Klecks Butter oder Ghee zubereitet wird, hat sich in letzter Zeit als leistungssteigerndes, die Fettverbrennung ankurbelndes und Heißhunger stillendes Biohacking-Mittel etabliert. Und ja, es wirkt. Aber ein Großteil der Forschung in diesem Bereich wurde wie üblich an Männern durchgeführt und nimmt keinerlei Rücksicht auf unseren wechselhaften Hormonhaushalt. Wie sieht's also wirklich aus, vertragen sich Frauen und Kaffeekonsum? Ich will dir dazu eine Geschichte erzählen, die meine Beziehung zu Koffein nachhaltig verändert hat. Ich war Mitte zwanzig und ging zu meiner jährlichen Kontrolluntersuchung zu meiner Gynäkologin. Bei der Brustuntersuchung entdeckte sie einen Knoten und bat einige Kolleginnen, sich das anzusehen. Wenn du bei einer ärztlichen Untersuchung schon mal gesagt bekommen hast, du hättest da einen Knoten in der Brust, dann weißt du, wie angsteinflößend diese Erfahrung ist. Nach einer gefühlten Ewigkeit teilten sie mir mit, dass es sich lediglich um eine Zyste handele. Eine Zyste ist ein gutartiger, mit Flüssigkeit gefüllter Hohlraum, der bei Frauen jeden Alters auftreten kann. Ich war so unendlich erleichtert, dass es nichts Ernstes war, aber ich wollte trotzdem wissen, was die Ursache dafür sein konnte. »Konsumieren Sie viel Koffein?«, fragte mich meine Ärztin. Ich war damals noch auf dem College und bereitete mich auf meinen Abschluss vor. Natürlich trank ich literweise Kaffee! Als sie mir mitteilte, dass Koffein die Bildung von Zysten im Brustgewebe fördern kann, ging ich auf kalten Entzug und verzichtete von einem Tag auf den anderen auf Koffein in jeder Form. Seither habe ich nie wieder eine Tasse Kaffee angerührt! Und wenn ich mir das Forschungsmaterial zu diesem Thema ansehe, bin ich froh, dass ich auf dieses frühe Warnsignal meines Körpers gehört habe.

Wir alle wissen, dass wir während der Schwangerschaft und Stillzeit kein Koffein konsumieren sollten, aber die Wissenschaft zeigt, dass Kaffee und andere koffeinhaltige Getränke wie Energy-Drinks und Limonaden in jedem Stadium schädlich für das weibliche Ökosystem sind. Im Folgenden findest du fünf Gründe, warum Frauen Kaffee und Koffein generell meiden sollten, insbesondere wenn sie an PMS leiden, schwanger werden möchten oder andere Menstruationsbeschwerden haben.

1. **Koffein kann die Entstehung von Brust- und Eierstockzysten fördern.** Für Frauen mit PCOS, Myomen, Endometriose, Eierstockzysten oder fibrozystischen Brustveränderungen ist der Konsum von Koffein ein sicherer Weg, die Entwicklung gutartiger Zysten voranzutreiben. Bei Frauen, bei denen keine hormonelle Störung diagnostiziert wurde, die aber auf Hormonschwankungen empfindlich reagieren, führt der Konsum von aufputschenden Getränken nicht unbedingt zu Zysten, er kann aber den Zyklus durcheinanderbringen.
2. **Die Gene beeinflussen die Verstoffwechselung von Koffein.** Gehörst du zu den Menschen, die sich nach dem Abendessen einen doppelten Espresso genehmigen und trotzdem wie ein Baby schlafen, oder hält dich ein einziger Latte die halbe Nacht wach? Wie auch immer, es kommt ganz auf deine Gene an. Neuere Forschungen haben ein Gen namens CYP1A2 im Visier, welches ein gleichnamiges Enzym steuert, das Koffein in der Leber abbaut. Varianten dieses Gens bestimmen, wie gut deine Leber Koffein abbauen und aus deinem System ausscheiden kann. Basierend auf deiner Genvariation produziert dein Körper entweder viel von diesem Enzym, was dich zu einem »schnellen Metabolisierer« (und einer sorglosen Kaffeetrinkerin) macht, oder nur wenig, womit du in der Kategorie »langsame Metabolisierer« landest. Weniger als die Hälfte der Bevölkerung produziert dieses Enzym in größerer Menge, so die Aussage des Gentest-Vertreibers 23 and Me. Aber was hat diese Information mit deinem Zyklus zu tun? Das CYP1A2-Gen ist auch am Östrogenstoffwechsel beteiligt. Bist du in Bezug auf Koffein ein langsamer Metabolisierer, bist du mit hoher Wahrscheinlichkeit auch ein langsamer Metabolisierer von Östrogen. Trinkst du dann noch Kaffee oder stark koffeinhaltige Energydrinks, hat die Leber allerhand zu tun und muss Überstunden schieben, um das Koffein abzubauen. In dem Fall kann es sein, dass im Körper nicht genügend Mikronährstoffe gespeichert sind,

um das überschüssige Östrogen aus dem Körper auszuscheiden. Langsame Metabolisierer sollten jetzt gut herhören. Eine 2006 im *JAMA* erschienene Studie wies nach, dass langsame Metabolisierer, die zwei oder mehr Tassen Kaffee pro Tag trinken, zu einem höheren Risiko für nicht tödliche Herzinfarkte neigen. Bei einem erhöhten Risiko für einen Östrogenüberschuss und einen Herzinfarkt ist es ratsam, herauszufinden, ob man ein langsamer Metabolisierer ist, bevor man vom Kaffee nicht mehr loskommt.

3. **Koffein senkt die Fruchtbarkeitsrate**. Die negativen Auswirkungen von Koffein auf die Fruchtbarkeit – sowohl bei Frauen als auch bei Männern – sind alarmierend. Wenn du gerade versuchst, schwanger zu werden, solltest du auf Koffein sofort verzichten! Ich will dir einige der neuesten Forschungsergebnisse, die Koffeinkonsum mit Unfruchtbarkeit und Fehlgeburten in Verbindung bringen, vorstellen:
   - Koffein erhöht den Cortisolspiegel, belastet die Nebennieren und beeinträchtigt den Eisprung.
   - Koffein dezimiert durch verstärkte Harnausscheidung lebenswichtige Vitamine und Mineralien – einschließlich B-Vitamine und Folsäure –, die für den Eisprung und eine gesunde Fruchtbarkeit erforderlich sind.
   - Der Konsum von drei oder mehr koffeinhaltigen Getränken pro Tag vor der Empfängnis erhöht das Risiko einer Fehlgeburt um 74 Prozent, so eine Studie aus dem Jahr 2016, erschienen in der Zeitschrift *Fertility and Sterility*.
4. **Koffein blockiert Mikronährstoffe, die für den Hormonhaushalt wichtig sind.** Koffein kann die Aufnahme wichtiger Nährstoffe und Mineralien – wie Magnesium und B-Vitamine – beeinträchtigen, die für das Hormongleichgewicht von entscheidender Bedeutung sind.
5. **Der Säuregehalt im Kaffee kann das Mikrobiom nachteilig verändern.** Der hohe Säuregehalt von Kaffee kann zu einem Un-

gleichgewicht in der Darmflora führen und die Aufnahme von Mikronährstoffen stören. Selbst wenn du dich gesund ernährst, kann dein Körper möglicherweise nicht alle darin enthaltenen Vitamine und Mineralstoffe nutzen. Ohne ausreichende Mikronährstoffe tut sich dein endokrines System allerdings schwer, für ein gesundes Hormongleichgewicht zu sorgen.

Jetzt, da du die wissenschaftlichen Hintergründe kennst, zögerst du da immer noch, auf Kaffee zu verzichten? Eines kann ich dir versichern: Der Ausstieg aus der Koffein-Energieboost-Achterbahn ist viel einfacher, wenn du dich an deinem Zyklus orientierst, weil du damit deinen Blutzucker- und Energiespiegel stabilisierst. Meinen koffeinabhängigen Patientinnen empfehle ich in der Regel eine schrittweise Entwöhnung. Am besten, man reduziert zunächst auf eine halbe Tasse pro Tag, ersetzt diese dann durch entkoffeinierten Kaffee und steigt schließlich auf Rooibos um. Diese Methode funktioniert sogar dann, wenn du acht Tassen Kaffee am Tag trinkst wie meine Patientin Lucinda. Bei ihr zeigte sich eine ganze Reihe von Symptomen, und als ich ihr erklärte, dass Koffein ein Teil des Problems sein könnte, wollte sie sofort damit aufhören. Sie begann mit einem zyklusorientierten Lebensstil und reduzierte gleichzeitig ihren Kaffeekonsum. Innerhalb weniger Monate war sie vollständig von ihrer Sucht befreit. Und sie stellte mit Freude fest, dass mit dem Verzicht auf Koffein auch ihre hormonellen Beschwerden abklangen.

Wenn du dich in Einklang mit deiner zyklischen Biochemie bringst, wirst du feststellen, dass sich deine Energiereserven auf natürliche Weise erhöhen, sodass du für den schnellen Energiekick gar nicht erst zu Aufputschmitteln wie Kaffee oder Energy-Drinks greifen musst. Und wenn du trotzdem merkst, dass deine Energie nachlässt, solltest du vielleicht auf deinen Körper hören: Denn es ist seine Art, dir mitzuteilen, dass es höchste Zeit für eine Pause ist, damit du Kraft tanken kannst. Wenn du dieses Signal ignorierst und dir stattdessen ein koffeinhaltiges Getränk einflößt, um im Produktivitätsmodus zu bleiben, kann das Koffein kurz- und langfristige Auswirkungen auf deine allgemeine Gesundheit, deine Stimmung und deine Fruchtbarkeit haben.

Lass uns kochen!

Natürlich kommt es nicht nur darauf an, was und wann du kochst, sondern auch darauf, wie du dein Essen zubereitest. Die TCM geht davon aus, dass Nahrungsmittel entweder eine wärmende oder eine kühlende Wirkung auf den Körper haben. Beides schlägt sich auf deinen Hormonzyklus nieder. Wenn der Östrogenspiegel während der Follikel- und Ovulationsphase ansteigt, steigt auch die Körpertemperatur an. In dem Fall empfiehlt es sich, dieser Tendenz entgegenzuwirken, indem du kühlende Lebensmittel wie rohes Gemüse zu dir nimmst. Wenn der Östrogenspiegel während der späten Luteal- und Menstruationsphase dagegen abfällt, kannst du dein System unterstützen, indem du dich auf warme, gekochte Speisen konzentrierst.

- **Follikelphase:** Wenn der Östrogenspiegel während der Follikelphase zu steigen beginnt, empfehle ich leichte Kochmethoden wie Dämpfen oder Sautieren.
- **Eisprungphase:** Da der Östrogenspiegel stark ansteigt, ist deine Körpertemperatur während des Eisprungs am höchsten. Dies ist der ideale Zeitpunkt, um frische, rohe Lebensmittel wie Gemüse, Obst und Salat zu genießen. Auch Säfte und Smoothies sind tolle Kühlmöglichkeiten. Halte dich an leichtere Zubereitungsmethoden wie Dämpfen oder Pochieren.
- **Lutealphase:** Wenn der Östrogenspiegel während der Lutealphase sinkt, sind wärmende Kochmethoden wie Braten oder Backen angeraten.

- **Menstruationsphase:** Während der Menstruation ist dein Körper am kühlsten. Bereite daher vorzugsweise warme, herzhafte Speisen wie Suppen und Eintöpfe zu.

Gewichtsverlust und warum Trenddiäten zwangsläufig scheitern

Gehörst du auch zu den unzähligen Frauen, die jede Diät ausprobieren, aber immer ohne Erfolg? Oder hast du es sogar geschafft, ein paar Pfunde zu verlieren, dich dabei aber mies gefühlt, Probleme mit deiner Periode bekommen und dir am Ende das, was du abgenommen hattest, wieder draufgefuttert? Geschichten wie diese bekomme ich in meiner Praxis jeden Tag zu hören. Das Thema Gewicht kann für Frauen aus mehreren Gründen heikel sein – und die haben allesamt nichts mit Willenskraft zu tun! Ich verrate dir, was wirklich dahintersteckt:

- **Beliebte Diäten kalkulieren die hormonellen Schwankungen nicht mit ein.** Bei diesen Diäten wird erwartet, dass wir jeden Tag das Gleiche essen. Aber wie du bereits erfahren hast, ist es sinnlos, Tag für Tag die gleichen Lebensmittel zu sich zu nehmen. Viele Trenddiäten – man denke an Low-Carb, Intervallfasten oder Keto – wurden nicht unter Berücksichtigung unserer weiblichen Biochemie und unseres wechselhaften Hormonhaushalts entwickelt. Dazu brauchst du dir nur Studien zum intermittierenden Fasten anzusehen. Wie du feststellen wirst, wurde der Großteil davon an Männern oder Frauen nach der Menopause durchgeführt. Später wirst du auch sehen, dass die wenigen Studien, die Frauen – oder alternativ weibliche Ratten – einbeziehen, eindeutig zeigen, dass sich bei uns nicht die gleichen Ergebnisse erzielen lassen wie bei unseren männlichen Mitstreitern. Tatsächlich können einige der beliebtesten Diäten den Zyklus stören und die biologischen Systeme beeinträchtigen. Somit ist ein Scheitern vorprogrammiert.

- **Dein Kalorienbedarf schwankt im Laufe eines Zyklus.** In der zweiten Hälfte verbrennst du auf natürliche Weise 89 bis 279 Kalorien mehr pro Tag und erlebst einen gesteigerten Appetit. Leider berücksichtigen Diäten diesen Umstand nicht.
- **In der ersten Zyklushälfte steigen die Chancen der Fettverbrennung.** Diesen Vorteil zu nutzen, ist der Schlüssel zu einer dauerhaften Gewichtsabnahme.
- **Sorge zuerst für einen gesunden Hormonhaushalt.** Wenn du mit Menstruationsbeschwerden zu kämpfen hast, solltest du dich als Allererstes darauf konzentrieren, deinen Hormonhaushalt in den Griff zu bekommen, bevor du darüber nachdenkst, Kalorien zu reduzieren, Kohlenhydrate zu eliminieren oder eine andere Diät durchzuführen. Andernfalls wirst du das lästige Fett nie loswerden und sehr wahrscheinlich verschlimmern sich deine Periodenbeschwerden. Als ehemalige PCOS-Patientin weiß ich aus eigener schmerzvoller Erfahrung, wie wichtig es ist, für ein Hormongleichgewicht zu sorgen, bevor man es mit dem Abnehmen versucht. An einem Punkt wog ich über 100 Kilo und testete wirklich jede Diät aus. Ich habe mich strikt an alle Vorgaben gehalten, egal ob es ums Kalorienzählen, ums genaue Abwiegen der Lebensmittel oder um das Eliminieren ganzer Lebensmittelgruppen ging. Aber nichts hat funktioniert. Ich nahm einfach nicht ab und meine Beschwerden verschlimmerten sich. Diese Erfahrung war extrem frustrierend und ich dachte lange, *ich* wäre das Problem. Irgendwann kam mir der Gedanke, dass die strikte Trennung meiner ganzen Baustellen, von meinem Gewicht über die Hautprobleme, Periodenbeschwerden und Stimmungsschwankungen bis hin zu anderen Gesundheitsproblemen, einfach nicht der Funktionsweise des Körpers entspricht. Schließlich hängen *alle* Aspekte unserer Gesundheit mit unserem Hormonhaushalt und

unseren natürlichen biologischen Rhythmen zusammen. Der Versuch, eins dieser Probleme zu lösen, ohne das zugrunde liegende hormonelle Ungleichgewicht zu beheben, ist nicht zielführend. Wenn du deinem Körper die Unterstützung gibst, die er braucht, läuft alles wie am Schnürchen, fast wie durch Zauberei – und deine Probleme mit deinem Gewicht, mit mangelnder Energie und mit unreiner Haut lösen sich in Luft auf.

Damit wir uns nicht falsch verstehen: Viele beliebte Diäten haben Vorteile für uns Frauen – solange wir unsere Biologie berücksichtigen. Wenn du immer noch Interesse an einem der aktuellen Ernährungstrends hast (sei es Keto, intermittierendes Fasten, eine glutenfreie Ernährung, die roh-vegane Ernährung, eine makrobiotische Ernährung oder das gute alte Kalorienzählen), dann sehen wir uns zunächst an, welche Auswirkungen diese auf deinen Hormonhaushalt haben und wie du diese Diäten zu deinem Vorteil nutzen kannst.

Die ketogene Diät

Die ketogene Diät setzt auf eine kohlenhydratarme, fettreiche Ernährung. Ihr Hauptziel besteht darin, die Ketose auszulösen, einen natürlichen Stoffwechselzustand, der auftritt, wenn wir nicht genügend Kohlenhydrate zu uns nehmen, die wichtigste Energiequelle unseres Körpers. Stehen dem Körper keine Kohlenhydrate zur Verfügung, die er zur Energiegewinnung verbrennen kann, schaltet er auf die Fettverbrennung als Energiequelle um. Das Prinzip ist einfach: Fett verbrennen, schlanker werden, Gewicht verlieren. Es gibt mehrere Abwandlungen der Keto-Diät, aber die häufigste – die ketogene Standarddiät – empfiehlt, 75 Prozent Fett, 20 Prozent Protein und nicht mehr als – *schluck!* – 5 Prozent Kohlenhydrate aufzunehmen. Dieses Verhältnis bedeutet normalerweise, dass man weniger als 50 Gramm Kohlenhydrate (in manchen Fällen sogar nur 20 Gramm) pro Tag zu sich nimmt. Damit du diese Zahlen besser einordnen kannst: Eine Tasse Porridge liefert etwa 30 Gramm Kohlenhydrate. Die Keto-Diät ist die etwas extremere Version der Paleo-Diät oder der Atkins-Diät, die beide den Schwerpunkt auf Eiweiß und Fett anstelle von Kohlenhydraten legen.

- **Vorteil:** Eiweiß und Fett sorgen für ein anhaltendes Sättigungsgefühl, und wenn du dich auf frische, vollwertige Lebensmittel konzentrierst, reduzierst du gleichzeitig hoch verarbeitete Lebensmittel, die deinem Körper nur schaden.
- **Hormoneller Nachteil:** Der Aspekt mit der Fettverbrennung mag zunächst nach einer guten Sache klingen, aber die Keto-Diät ist für Frauen möglicherweise nicht die beste Wahl. Eine Ernährung mit einem hohen Anteil an tierischem Eiweiß könnte zu einer Stauungsleber und einer Östrogendominanz führen, welche die Hauptursache für hormonelle Dysfunktionen ist. Mark Sisson, Autor von *The Keto Reset Diet*, sagt: »Frauen müssen bei der Umsetzung einer ketogenen Diät besondere Vorsichtsmaßnahmen treffen.« Er ist der Ansicht, dass der weibliche Organismus empfindlicher auf Kalorieneinschränkungen reagiert, weil er darauf programmiert ist, Nährstoffe für die Fortpflanzung aufzusparen. Um eine Keto-Diät an die Biochemie des weiblichen Körpers anzupassen, empfiehlt Sisson, auf eine Einschränkung der Kalorienzufuhr zu verzichten, eine Keto-Diät nicht mit Intervallfasten zu kombinieren und auch nicht zu streng mit sich zu sein. Ein weiterer Grund, es sich noch einmal zu überlegen, bevor man eine Keto-Diät in Angriff nimmt, ist ein möglicher schädlicher Einfluss dieser Ernährungsform auf die Schilddrüse. Die Forschungslage ist nicht ganz eindeutig, aber vieles deutet darauf hin, dass die Produktion des Hormons Trijodthyronin (T3) beeinflusst wird. Diesen Aspekt solltest du unbedingt auf dem Schirm haben, da Schilddrüsenprobleme bei Frauen fünf- bis achtmal so häufig auftreten wie bei Männern, oft in Form einer Unterfunktion. Und diese macht eine Gewichtsabnahme noch schwieriger.

Intervallfasten

Intermittierendes Fasten oder auch Intervallfasten (IF) ist eine beliebte Diät, bei der man zwischen Phasen der Nahrungsaufnahme und Phasen des Verzichts wechselt. Das Konzept basiert auf der Vorstellung, dass unsere höhlenbewohnenden Vorfahren Zeiten des Schlemmens (nach erfolgreicher Jagd) und des Fastens durchlebten. Befürworter behaupten, dies entspreche der natürlichen Funktionsweise unseres Körpers und helfe dabei, den Blutzuckerspiegel zu regulieren und Fett zu verbrennen. IF kann unterschiedlich umgesetzt werden. Zu den gebräuchlicheren Formen gehören das Fasten an zwei Tagen in der Woche und normales Essen an den übrigen fünf Tagen oder das Essen während eines Acht-Stunden-Zeitfensters und das Fasten in den restlichen 16 Stunden.

- **Vorteil:** Einige Studien bringen IF mit erhöhtem Gewichtsverlust, Körperfettreduktion, einer verbesserten Insulinsensitivität, verbesserten kognitiven Funktionen, einem geringeren Risiko für verschiedene Krankheiten und einem verbesserten Zellwachstum in Verbindung.
- **Hormoneller Nachteil:** IF belastet die hormonellen und biologischen Systeme auf unterschiedliche Weise. Sara Gottfried, Ärztin und Autorin mehrerer Bücher, darunter *Die Hormondiät,* erklärt beispielsweise, dass sich IF bei Menschen mit Blutzuckerproblemen nachteilig auswirken kann. Denn Fasten führt zu einem Absinken des Blutzuckerspiegels. Schlägt man hingegen über die Stränge, verursacht das Blutzuckerspitzen. Und alles, was zu Schwankungen des Blutzuckers führt, ist schlecht für die hormonelle Gesundheit.

Aber was ist mit den vielen Studien, die all die Vorteile von IF loben? Wie du vielleicht schon ahnst, wurden die meisten Untersuchungen zum intermittierenden Fasten an männlichen Probanden durchgeführt, und die wenigen, die Frauen einschlossen, liefern tatsächlich ein ganz anderes Bild. Eine Studie aus dem Jahr 2005, veröffentlicht in der *Obesity Research*, gelangte zu dem Schluss, dass IF die Insulinsensitivität bei Männern erhöht, bei Frauen jedoch verschlechtert. Eine 2013 in *PLOS ONE* publizierte Studie zum intermittierenden Fasten, durchgeführt an Ratten, ergab, dass sich bei den Weibchen die Eierstöcke verkleinerten, die Ovulation aussetzte und Schlafprobleme auftraten. Doch leider war's das noch nicht mit den schlechten Nachrichten. Im Jahr 2018 fanden Forschende heraus, dass zweitägiges Fasten bei übergewichtigen Frauen mäßigen Stress verursacht. Autor Mark Sisson kommt zu dem Schluss, dass Frauen vor der Menopause (und vielleicht auch in der Perimenopause) eher negative – oder zumindest andere – Erfahrungen mit Intervallfasten machen, jedenfalls im Hinblick auf eine Gewichtsreduktion. Meiner Meinung nach sieht der einzige für uns Frauen sichere und wirksame Fastenplan so aus, dass täglich 12 Stunden lang, von 19 Uhr bis 7 Uhr morgens, auf Nahrung verzichtet wird.

Gluten-/getreidefreie Ernährung

Inzwischen gibt es viele Restaurants, die glutenfreie Gerichte anbieten, und die Regale der Supermärkte sind gut mit glutenfreien Produkten bestückt. Gluten – ein Protein, das in Weizen, Gerste und Roggen vorkommt – ist in den letzten Jahren wegen seiner potenziell gesundheitsschädlichen Wirkung mehr und mehr in die Kritik geraten. Während über den Zusammenhang zwischen Gluten und Zöliakie viel berichtet wird und immer mehr Menschen sich ihrer Glutenunverträglichkeit bewusst werden, ist der negative Effekt von Gluten auf die hormonelle Gesundheit weniger bekannt. Aus diesem Grund empfehle ich dir, es aus deinem Speiseplan zu streichen, wenn du ein zyklussynchrones Leben führen möchtest. Viele beliebte Diäten, darunter auch die Paleo-Diät, befürworten den kompletten Verzicht auf Getreide zur Förderung der Gewichtsabnahme. Am besten, du konzentrierst dich auf die Getreidesorten, die du gut verträgst.

- **Vorteil:** Einige Menschen bemerken eine Besserung von Magenschmerzen, Blähungen und sogar Hirnnebel, sobald sie auf Gluten oder alle Getreidearten verzichten, während andere dies vor allem tun, um schnell Gewicht zu verlieren. Wenn du am Leaky-Gut-Syndrom oder an anderen Allergien als Zöliakie leidest, kann der Verzicht auf Gluten oder alle Getreideprodukte von Vorteil sein.
- **Hormoneller Nachteil:** Ich begegne in meinem Berufsalltag vielen Frauen, die glauben, der Verzicht auf Getreide könnte ihren Heißhunger und ihre Essattacken beenden, nur um dann festzustellen, dass es den Heißhunger sogar noch verstärkt und sie anfälliger für Fressanfälle macht. Dieses Ernährungsverhalten führt zu starken Insulinschwankungen, die den Eisprung beeinträchtigen, den Stoffwechsel stören und den Fettabbau bremsen können.

Auch in der zweiten Zyklushälfte, wenn der Blutzuckerspiegel bei uns Frauen ohnehin niedriger ist, kann eine getreidefreie Ernährung problematisch sein. Während der Lutealphase sollten wir komplexere Kohlenhydrate zu uns nehmen, um die Glukose-, Insulin- und Östrogenspiegel zu stabilisieren. Wenn du dich bislang getreidefrei ernährt hast und Bedenken hast, während der Lutealphase Getreide in deinen Speiseplan aufzunehmen, dann versuch es mit Wurzelgemüse und probiere ein Getreide wie Buchweizen, das sehr gut verträglich ist. Du wirst sehen, wie du dich damit fühlst.

Roh-vegane Ernährung

Eine vegane Ernährung basiert auf Gemüse, Obst, Nüssen, Samen und anderen pflanzlichen Lebensmitteln. Sie schließt alle tierischen Produkte aus – es gibt kein Fleisch, keinen Fisch, keine Eier, keine Milchprodukte. Eine roh-vegane Ernährung wiederum sieht vor, dass du keine pflanzlichen Lebensmittel zu dir nimmst, die erhitzt wurden. 42 Grad Celsius bilden hier die Obergrenze. Außerdem werden alle Lebensmittel gemieden, die pasteurisiert, raffiniert, mit Pestiziden behandelt oder verarbeitet sind. Befürworter der roh-veganen Ernährung glauben, dass das Kochen wichtige Enzyme zerstört und den Nährstoffgehalt von Lebensmitteln reduziert.

- **Vorteil:** Es ist immer von Vorteil, viel ballaststoffreiches Obst und Gemüse zu sich zu nehmen, am besten noch in Bioqualität. Pflanzliche Lebensmittel bieten viele gesundheitliche Vorteile, darunter eine bessere Verdauung, ein gesünderes Herz, ein niedrigerer Cholesterinspiegel und weniger Entzündungen. Sind sie noch dazu reich an Antioxidantien, können sie Abhilfe gegen Akne schaffen, Alterserscheinungen reduzieren und einigen Untersuchungen zufolge zur Krebsprävention beitragen.
- **Hormoneller Nachteil:** Eine roh-vegane Ernährung kann den Zyklus stören. In einer in *Annals of Nutrition & Metabolism* veröffentlichten Studie kam es bei etwa 30 Prozent der Frauen, die sich mit Rohkost ernährten, zum Ausbleiben der Periode. Wenn dein Darmmikrobiom aus dem Gleichgewicht ist, tut sich dein Körper schwerer, die gesunden Nährstoffe aus der Rohkost aufzunehmen. Mit der Zeit kann sich daraus ein Mikronährstoffmangel ergeben. Ein Mangel an essenziellen Nährstoffen, die für einen ausgewogenen Hormonhaushalt unverzichtbar sind, kann verheerende Auswirkungen auf deinen Zyklus haben, dazu führen, dass deine Periode ausbleibt und dass PMS-Symptome sich verstärken. Ein Mangel an diesen Nährstoffen kann darüber hinaus eine Gewichtszunahme bewirken, was genau das Gegenteil von dem ist, was du mit einer Diät erreichen möchtest. Sich während des gesamten Zyklus ausschließlich durch Rohkost zu ernähren, hat laut TCM einen zu stark kühlenden Effekt und kann dazu führen, dass dein Fortpflanzungssystem träge wird – die Folgen können verspätete Monatsblutungen oder ein verzögerter Eisprung sein. Auch leichtere Perioden sind möglich. Bei einer stark gemüselastigen, roh-veganen Ernährung kommt es leider

oft auch zu einem Mangel an Aminosäuren, die für die Hormonproduktion notwendig sind.

Makrobiotische Ernährung

Von alten fernöstlichen Traditionen beeinflusst und in der Yin-Yang-Theorie verwurzelt, wurden makrobiotische Diäten in den 1960er-Jahren in der westlichen Gesellschaft populär. Sie konzentrieren sich auf Vollkornprodukte, Gemüse, Hülsenfrüchte und Sojaprodukte wie Tofu und Tempeh. Lebensmittel, die auf einem makrobiotischen Speiseplan kein grünes Licht bekommen, sind Fleisch, verarbeitete Lebensmittel, raffinierter Zucker, Limonaden und Kaffee.

- **Vorteil:** Eine pflanzenbasierte, ballaststoffreiche und fettarme Ernährung lindert nachweislich Entzündungen und verringert das Risiko für Herzerkrankungen und Krebs. Diese Diäten sind auch reich an Mikronährstoffen.
- **Hormoneller Nachteil:** Verarbeitetes Soja ist eines der schlechtesten Lebensmittel für Frauen. Sojaprodukte enthalten einen hohen Anteil an Phytoöstrogenen, die die natürlichen Östrogene des Körpers nachahmen. Frauen mit Östrogendominanz und damit verbundenen Beschwerden – darunter Endometriose, PCOS, Myome und Eierstockzysten – reagieren besonders empfindlich auf die Phytoöstrogene in verarbeitetem Soja. Dieses findet sich in Ersatzprodukten wie Sojamilch, texturiertem Soja, Käseersatzprodukten aus Soja und Sojajoghurt. Fermentiertes, natürliches, unverarbeitetes Soja – wie in Tempeh, Miso und Natto – kann in kleinen Mengen konsumiert allerdings sogar hilfreich sein.

Kalorienzählen

Eine extreme Kalorieneinschränkung, bei der es sich typischerweise um eine Reduzierung der Kalorienaufnahme um 25 bis 50 Prozent handelt, ermuntert Abnehmwillige dazu, für den Rest ihres Lebens einfach weniger zu essen.

- **Vorteil:** Die Einschränkung der Kalorienzufuhr wird mit einem geringeren Risiko für schwere Krankheiten und einer allgemein längeren Lebenserwartung in Verbindung gebracht.
- **Hormoneller Nachteil:** Es kann sein, dass du in der ersten Zyklushälfte abnimmst, aber in der zweiten Hälfte futterst du dir die Pfunde wieder drauf, und schon bist du wieder zurück auf Los. Wenn dein BMI aufgrund einer Kalorieneinschränkung unter einen bestimmten Wert fällt, könnte dein Zyklus völlig durcheinandergeraten – sodass der Eisprung und auch deine Periode komplett ausbleiben. In einer 2006 im *American Journal of Physiology* veröffentlichten Studie kam es bei weiblichen Ratten im Zusammenhang mit einer Kalorieneinschränkung zu einem Rückgang der Fruchtbarkeit, zu größeren Unregelmäßigkeiten des Menstruationszyklus und zu einer Vergrößerung der Nebennieren. Auch die Eierstöcke schrumpften. Eine Kalorienreduktion wurde darüber hinaus mit einer verringerten Knochendichte bei Frauen in Verbindung gebracht.

Trenddiäten im Einklang mit dem Zyklus

Bedeuten diese möglichen Nachteile, dass du auf alle diese Diäten verzichten solltest? Nicht unbedingt. Aber wie du auf den bisherigen Seiten gesehen hast, solltest du das Gesamtbild deiner weiblichen Biochemie berücksichtigen. Alle diese Diäten ignorieren völlig unsere zyklisch schwankenden Hormone und orientieren sich ausschließlich an der 24-Stunden-Uhr. Diäten, bei denen wir Tag für Tag die gleichen Lebensmittel essen, sind nicht mit unserer zyklischen Natur vereinbar. Erst recht nicht, wenn sie essenzielle Makro- und Mikronährstoffe einschränken oder ganz eliminieren, denn so werden dem Körper wichtige Nährstoffe vorenthalten, die er für das hormonelle Gleichgewicht benötigt. Die Einschränkung einer Lebensmittelgruppe kann zu einem Mikronährstoffmangel führen, der sich noch verschlimmern kann, wenn dein Mikrobiom bereits geschädigt ist, du die Antibabypille einnimmst oder der Hormonhaushalt bereits aus der Balance ist. Und eine Einschränkung in einem Bereich bedeutet in der Regel, dass man es in einem anderen Bereich übertreibt, was ebenfalls zu einem Ungleichgewicht führen kann. Natürlich besteht die Möglichkeit, dass du von einer solchen Trenddiät profitierst, ohne die hormonellen Nachteile in Kauf nehmen zu müssen – vorausgesetzt, du wechselst zwischen den einzelnen Diäten entsprechend deinen Zyklusphasen. Im Folgenden zeige ich dir, wie du die beliebtesten Diäten in eine zyklusorientierte Lebensweise einbeziehen kannst, mit maximaler Wirksamkeit und im Einklang mit deinen Hormonen.

Dein Zyklus-Diätplan

Phase	Diät	Warum sie funktioniert
Follikelphase	Kalorienzählen/ Intervallfasten	Während der Follikelphase ist der Appetit unterdrückt, deshalb fällt es deinem Körper jetzt leichter, mit einer Kalorienreduktion klarzukommen. Dies kann einen Gewichtsverlust in der ersten Zyklushälfte begünstigen.
Eisprungphase	Roh-vegane Ernährung	Während der Östrogenspiegel allmählich seinen Höchststand erreicht, hilft Gemüse beim Verstoffwechseln des Hormons, um eine Östrogendominanz zu verhindern. Da die Körpertemperatur während dieser Phase steigt, ist jetzt der ideale Zeitpunkt für eine roh-vegane Ernährungsweise.
Lutealphase	Makrobiotische Ernährung, komplexe Kohlenhydrate	In dieser Phase benötigt dein Körper mehr Kalorien. Langsame, komplexe Kohlenhydrate (z. B. aus Vollkornprodukten oder Hülsenfrüchten) liefern diese Kalorien, während sie den Blutzucker stabilisieren.
Menstruationsphase	Keto-, Paleo- oder getreidefreie Diät	Da Hormonspiegel und Körpertemperatur in dieser Zyklusphase sinken, verzichtest du am besten auf Lebensmittel, die den Östrogenstoffwechsel ankurbeln, und hältst dich an warme Speisen. Eine Keto-, Paleo- oder getreidefreie Diät versorgt deinen Körper optimal mit allem, was er während der Monatsblutung benötigt.

Zyklussynchron in der Küche

Um die Cycle Syncing Method® für dich nutzen zu können, musst du keine Spitzenköchin sein. Ich verbringe nicht gerne viel Zeit in der Küche und würde mich auch nicht als Gourmet bezeichnen. Für mich geht es beim Kochen eher um den phasenspezifischen Nährwert, nicht um kulinarische Expertise oder hübsches Anrichten. Ganz allgemein halte ich die Dinge gerne so einfach wie möglich. Das Konzept des zyklussynchronen Lebens basiert auf dieser Philosophie – die Dinge möglichst zu vereinfachen und gleichzeitig die Gesundheit zu verbessern. Im Folgenden findest du meine besten Tipps, die das Kochen zu einem Kinderspiel machen:

- **Stimme deinen Einkauf auf deinen Zyklus ab:** Bevor ich einkaufen gehe, sehe ich mir die Tabelle mit den Powerzyklus-Lebensmitteln an (siehe Seite 152 – 154) und erstelle mir eine kurze Liste mit Zutaten, die für die jeweilige Woche geeignet sind.
- **Mehr vorbereiten, weniger kochen:** Ich habe eine Strategie entwickelt, dank der ich nur zweimal pro Woche in großen Mengen »kochen« muss. Am Sonntag konzentriere ich mich darauf, die Hauptzutaten für die Mahlzeiten der nächsten Tage vorzubereiten; falls nötig, wiederhole ich diesen Vorgang am Donnerstag. Diese Meal-Prep-Strategie erleichtert es mir, schnell etwas für das Mittagessen und das Abendessen zu zaubern. Ich bereite immer ein Getreide-, ein Bohnen-, ein Eiweiß- und zwei Gemüsegerichte zu – etwaige Reste lassen sich vielfältig und doch einfach kombinieren.
- **Größere Portionen:** Ich überlege mir gerne, wie ich am geschicktesten koche, damit das Essen über mehrere Tage reicht. Wenn ich zum Beispiel am Sonntag ein ganzes Hühnchen zubereite, verwende ich es die restliche Woche über in Suppen, Sandwiches und Salaten. Und aus der Karkasse stelle ich eine gesunde, nährstoffreiche Knochenbrühe her.

- **Möglichst einfache Kombinationen:** Ich ziehe es vor, wenn unsere Mahlzeiten aus nicht mehr als zwei oder drei Hauptelementen bestehen. In der Lutealphase könnte das zum Beispiel Pute mit Süßkartoffeln und grünem Blattgemüse sein. Damit die Zubereitung noch schneller geht, nutze ich für alle Bestandteile die gleiche Garmethode, egal ob ich backe, koche, brate oder sautiere. Und, habe ich zu viel versprochen? Ich sagte doch, es geht ganz einfach!

Am Ende dieses Buches findest du Beispiele für zykluskonforme Essenspläne sowie ausgewählte Rezepte für jede Phase.

Nur kein Stress!

»Muss ich alles eins zu eins umsetzen?« – »Muss ich alles tun, um Ergebnisse zu erzielen?« – »Wenn ich ein Lebensmittel in der falschen Phase esse, kommt dann alles durcheinander?« – »Ich bin Mutter und arbeite in Vollzeit. Nimmt das viel Zeit in Anspruch?« Derartige Fragen bekomme ich oft von meinen Patientinnen gestellt, wenn sie zum ersten Mal von einer zyklusorientierten Lebensweise hören. Die Antwort auf alle diese Fragen lautet: *Nein!* Also hör auf, dich zu stressen und dir zu überlegen, ob es in deinen Zeitplan passt. Es reicht schon aus, wenn du einige der vorgeschlagenen Änderungen umsetzt, um die ersten Ergebnisse zu sehen und zu spüren. Und da dein Zyklus fließend ist und jede Phase sukzessive in die nächste übergeht, hast du immer einen gewissen Spielraum. Denn obwohl die Eisprungphase beispielsweise nur drei bis vier Tage andauert, befindet sich dein Körper bereits einige Tage zuvor und auch kurz danach in einer Übergangsphase, sodass du Lebensmittel, die den Eisprung unterstützen, getrost über die komplette Woche auf deinen Speiseplan setzen kannst. Auch während des Übergangs kannst du von den Lebensmitteln der Ovulationsphase profitieren, da sie

die Leber unterstützen und den Östrogenstoffwechsel ankurbeln. Es gibt also keinen Grund, sich von dem Gedanken, etwas »Falsches« gegessen zu haben, verrückt machen zu lassen. Du kannst problemlos experimentieren und sehen, was für dich funktioniert. Das Ziel der Cycle Syncing Method® ist es nicht, perfekt zu sein oder dir Sorgen zu machen, du könntest es in den Sand setzen. Vielmehr geht es darum, dass du deinen Körper und seine Bedürfnisse besser kennenlernst, damit du es in deinem nächsten Zyklus besser machen kannst. Wenn du gern mehr Rezepte, Einkaufslisten und Unterstützung bei der Umstellung auf die zyklussynchrone Lebensweise hättest, kannst du dich auf www.cyclesyncingmembership.com/bonus mit einer Community von Frauen vernetzen, die diesen revolutionären »Nicht-Diät«-Ansatz bereits erfolgreich umsetzt. Dort findest du auch eine Reihe hilfreicher Tools und zusätzliche Informationen, darunter phasenspezifische Mahlzeiten, Fitnessvideos, Planer, ein Live-Coaching und Unterstützung bei allen Fragen.

Wenn du Lebensmittelunverträglichkeiten hast oder mit einer Autoimmunerkrankung kämpfst, kannst du selbstverständlich alle Lebensmittel weglassen, die auf deiner persönlichen No-Go-Liste stehen. Mein Zyklusprogramm unterscheidet sich stark von herkömmlichen Diäten, die strikt vorschreiben, was du essen darfst und was nicht. Vergiss nicht, die Cycle Syncing Method® ist – wie der Name schon sagt – eine Methode, keine Diät, und zielt darauf ab, die Aufnahme von Lebensmitteln, die deinen Hormonhaushalt unterstützen, zu *erhöhen,* es geht nicht um irgendwelche Einschränkungen. Ein Ansatz, der deine weibliche Energie widerspiegelt – überbordend, freizügig und nährend. Wenn du auf eine zyklusorientierte Ernährungsweise umstellst, solltest du zu keinem Moment das Gefühl haben, auf etwas verzichten zu müssen, sondern dich rundum wohlfühlen.

Ein Wort zu Essstörungen

Mir haben schon viele Frauen mit Anorexie, Orthorexie oder Esssucht erzählt, dass ihnen die zyklusgerechte Ernährung geholfen hat, sich von ihrer Essstörung zu lösen. Manche Frauen entwickeln Essstörungen unmittelbar nach der Pubertät, vielleicht eine Reaktion auf die vorherrschende Botschaft, dass wir uns jeden Tag gleich fühlen und verhalten sollten. Sobald die Menarche unsere zyklische Natur freisetzt, fühlen wir uns veranlasst, unsere biologische Realität nach Möglichkeit zu verleugnen, und einige beginnen, ihre Nahrungsaufnahme streng zu kontrollieren. Wenn du deine Ernährung mit deinem Zyklus in Einklang bringst, kannst du die Gedanken, die dich zu ungesundem Essverhalten treiben, problemlos durchschauen und ziehen lassen.

Fünf Strategien für den schnellen Einstieg in die Cycle Syncing Method®

Wenn du gerade erst anfängst, deine Ernährung an deinen Zyklus anzupassen, brauchst du nicht alle Änderungen auf einmal umzusetzen. Es ist völlig in Ordnung, in kleinen Schritten vorzugehen. Ich habe sogar die Erfahrung gemacht, dass viele Frauen die Umstellung viel müheloser bewältigen, wenn sie zu Beginn nur einige kleinere Änderungen vornehmen und die Feinabstimmung nach und nach durchführen, während sie sich an den neuen Lebensstil gewöhnen. Lass dir Zeit und taste dich langsam an diese neue Art des Denkens, Kochens und Essens heran. Am Anfang wird es dich ein wenig Anstrengung kosten, aber schon bald geht es dir in Fleisch und Blut über. Wenn du die zyklische Ernährungsweise testen möchtest, bevor du dich ganz darauf einlässt, kannst du es mit einer der folgenden Strategien versuchen. Ich habe sie speziell für alle vielbeschäftigten

Frauen entwickelt, die wie ich zerrissen sind zwischen Kindern und Karriere und dabei kaum Zeit für sich finden.

Schnelleinstieg 1: Wechsele nur beim Gemüse ab. Gemüse ist ein wichtiges Nahrungsmittel, das den Körper zu einem großen Teil mit den Mikronährstoffen versorgt, die er für eine optimale Hormonproduktion braucht. Wähle einfach ein paar der Optionen aus der Liste unten aus, je nachdem, in welcher Phase du dich gerade befindest. Was kann jetzt noch schiefgehen?

- **Follikelphase:** Artischocke, Brokkoli, Karotte, Erbsen, Petersilie, Stangenbohnen, Zucchini
- **Eisprungphase:** Spargel, Rosenkohl, Mangold, Endivie, Frühlingszwiebeln, Spinat
- **Lutealphase:** Blumenkohl, Kohlrabi, Daikon (Winterrettich), Zwiebel, Pastinake, Rettich, Kürbis, Süßkartoffel
- **Menstruationsphase:** Rüben, Grünkohl, Kelp (Seetang), Pilze

Schnelleinstieg 2: Ernähre dich zyklussynchron, sobald PMS-Symptome auftreten. Viele Frauen beginnen mit der Synchronisierung, indem sie sich auf den problematischsten Teil ihres Zyklus konzentrieren – die späte Lutealphase, in der PMS-Symptome am stärksten sind. Ergänze deine Ernährung an den Tagen, an denen du unter starken Beschwerden leidest, um komplexe Kohlenhydrate – zum Beispiel Süßkartoffeln, Vollkornreis, Kichererbsen und Äpfel –, und beobachte, wie du dich fühlst. Bessert sich deine Stimmung? Verschwinden deine Kopfschmerzen? Schläfst du besser?

Schnelleinstieg 3: Synchronisation gegen Krämpfe. Wenn Krämpfe während der Periode dein größtes Problem sind, solltest du darauf achten, während der Menstruation andere Arten von Fetten zu essen. Lebensmittel mit einem hohen Anteil an Omega-3-Fettsäuren, wie z. B. Wildlachs, helfen bei der Bekämpfung von Menstruationskrämpfen.

Schnelleinstieg 4: Zubereitungsmethoden an den Zyklus anpassen. Ich hatte in meiner Praxis schon einige Frauen, die sich anfangs ausschließlich auf die Zubereitungsmethode ihrer Lebensmittel konzentriert haben, um die natürlichen Kühl- und Wärmephasen des Körpers zu unterstützen. Folgende Liste kannst du als Spickzettel verwenden:

- **Follikelphase:** Dämpfen, Sautieren
- **Eisprungphase:** Rohkost, Salate, Säfte, Smoothies, Dämpfen, Pochieren
- **Lutealphase:** Braten, Backen
- **Menstruationsphase:** Suppen und Eintöpfe

Schnelleinstieg 5: Zyklussynchron mit Samen und Kernen. Einige Frauen haben mit dem Verzehr bestimmter Samen im Rahmen ihrer Zyklusroutine eine Linderung hormonell bedingter Symptome erzielen können. So geht's:

- **Erste Zyklushälfte:** Wenn der Östrogenspiegel steigt, nimmst du täglich je einen Esslöffel Leinsamen und Kürbiskerne zu dir. Leinsamen sind reich an Lignanen, die als Östrogenblocker wirken und einen Überschuss verhindern. Kürbiskerne sind reich an Zink, das eine gute Grundlage für die Progesteronproduktion in der Lutealphase bildet.
- **Zweite Zyklushälfte:** Wenn der Progesteronspiegel steigt, wechselst du zu je einem Esslöffel Sesamsamen und Sonnenblumenkernen. Die Lignane in Sesamsamen – nicht so reichlich vorhanden wie in Leinsamen – helfen, die Bildung von überschüssigem Östrogen zu verhindern, während ihr hoher Zinkgehalt die Progesteronproduktion anregt. Die hohe Selenkonzentration in Sonnenblumenkernen unterstützt die Entgiftung der Leber, während ein hoher Gehalt an Vitamin E zu einem gesunden Progesteronspiegel beiträgt.

Bleib im Flow

Die Cycle Syncing Method® ist keine schnelle Lösung, die du vorübergehend anwendest, und dann ist's gut. Es handelt sich vielmehr um eine langfristige Lösung, bei der es darum geht, dauerhaft im Einklang mit deinen Hormonen zu leben. Ich habe dieses Programm entwickelt, weil ich, nachdem ich meine eigenen Probleme mit PCOS gelöst hatte, sicherstellen wollte, dass ich keinen Rückfall erleide und die Symptome wiederkommen. Ich hatte ein für alle Mal genug von zystischer Akne, Übergewicht oder Menstruationsschwankungen. Wäre ich zu meiner früheren Ernährungs- und Lebensweise zurückgekehrt – hätte ich also wieder mit Milchprodukten, Gluten, Zucker und Koffein angefangen, nicht länger auf meinen Körper gehört und Stress zugelassen –, hätten sich meine Symptome garantiert wieder zurückgemeldet. Ich wollte sichergehen, dass das nicht passiert, denn ich hatte mir diesen Erfolg so hart erarbeitet, und die zyklusorientierte Lebensweise schützte mich vor einem Rückfall.

Mein Zyklusprogramm ist eine gute Möglichkeit, hormonell bedingte Beschwerden zu heilen, bewirkt aber noch so viel mehr. Wenn du dich auf diese Lebensweise einlässt, wirst du die positiven Auswirkungen in fast allen Bereichen deines Lebens spüren. Du gelangst zu einem gesunden Gewicht, dein allgemeines Wohlbefinden verbessert sich, du hast mehr Energie, erreichst mehr, kommst in den Flow und fühlst dich insgesamt glücklicher. Kurz gesagt: Die Cycle Syncing Method® ist die beste Lebensversicherung, die du dir wünschen kannst.

KAPITEL 5

Fitter werden – mit weniger Anstrengung

Es ist höchste Zeit, dass wir uns Frauen als die eigenständigen physiologischen Wesen anerkennen, die wir sind, und uns entsprechend behandeln, trainieren und mit Energie versorgen.

– Stacy T. Sims, PhD

Vor einigen Jahren suchte mich eine Frau namens Alicia auf. Frustriert erzählte sie mir, dass sie für einen Triathlon trainiert habe, um Gewicht zu verlieren, das Training aber das Gegenteil bewirkt habe. »Ich verstehe das nicht«, sagte sie. »Ich trainiere mehr denn je, habe aber trotzdem zwanzig Pfund zugenommen! Was ist da los?« Alicia war nicht allein mit diesem Problem. Es hatten sich schon einige Patientinnen bei mir darüber beklagt, dass sie trotz stundenlanger Trainingseinheiten immer mehr Speck ansetzten. Sie alle wollten wissen, warum sie zunahmen, obwohl die Rechnung doch eigentlich ganz einfach schien: Je mehr und öfter man trainiert, desto mehr nimmt man ab, so die vorherrschende Meinung. Ihre Erfahrungen deckten sich nicht mit dieser Annahme und meine Neugierde war geweckt. Auch ich wollte herausfinden, was dahintersteckte. Als ich mich auf der Suche nach der Antwort in die dazugehörige Wissenschaft vertiefte, kam es bei mir zu einem Umdenken um hundertachtzig Grad, was mein Wissen über Frauen und Sport angeht.

Vermutlich nimmst du dir wie so viele immer fest vor, regelmäßig Sport zu treiben, und hast vielleicht schon einige der trendigen, intensiven Workouts ausprobiert, die derzeit so hoch im Kurs stehen. Wahrscheinlich hast du wie so viele das Gefühl, dass du deine Fitnessziele endlich erreichen würdest, wenn du es nur zu einem Kurs pro Woche mehr schaffen würdest oder wenn du bei den Cycling-Stunden noch ein bisschen mehr ins Schwitzen kämst. Aber selbst wenn du dich aufraffen kannst und regelmäßig zum Sport gehst, siehst du oft nicht die gewünschten Ergebnisse, stimmt's? Wenn du dich im Fitnessstudio abstrampelst, nur um hinterher völlig erledigt zu sein und trotzdem nicht abzunehmen oder, schlimmer noch, plötzlich keinen Hosenknopf mehr zuzubekommen, ist es höchste Zeit, dass ich dir erkläre, warum die Strategie »Auspowern« nichts bringt. Es sollte dich nach allem, was du gehört hast, nicht mehr überraschen, aber die vorherrschende »Ohne-Schweiß-kein-Preis«-Mentalität ist ganz auf die biologische 24-Stunden-Uhr und die Optimierung des männlichen Körpers ausgerichtet. Sie entspricht dem ewigen Wachstumskonzept, über das wir in Kapitel 2 gesprochen haben. Aber genauso wenig, wie unser Körper für einen immerwährenden »Vorwärts«-Modus bestimmt ist, sollten wir ihm jeden Tag ein intensives Training zumuten. Woche für Woche die gleichen Übungen zu machen, passt nicht zu unserem weiblichen 28-Tage-Rhythmus. Wie du inzwischen weißt, ist dein Körper nicht jeden Tag derselbe, daher macht es keinen Sinn, tagein, tagaus dieselbe schweißtreibende Trainingsroutine zu absolvieren. Stattdessen solltest du dir angewöhnen, im Rhythmus deiner zyklischen Natur zu trainieren, nicht dagegen. Nur so kannst du körperliche Höchstleistungen erbringen, dich nach dem Training energiegeladener fühlen und dem Auf und Ab aus Gewichtsabnahme und -zunahme entkommen.

Die Wahrheit über weibliche Hormone, Stoffwechsel und Sport

Als ich nach Antworten auf die Frage suchte, warum meine Patientinnen trotz intensiven Trainings an Gewicht zunahmen, stellte ich fest – du ahnst es sicher bereits –, dass die meisten Studien zu diesem Thema an Männern oder Frauen nach der Menopause durchgeführt worden waren. Folglich sind die meisten Ratschläge von Experten zu Trainingsintervallen, zu Trainingsintensität und zu den geeignetsten Trainingsarten auf die Steigerung der männlichen Fitness ausgerichtet. Die Tipps sind schlicht und ergreifend nicht auf die weibliche Biochemie übertragbar, weshalb du auch nicht die erwarteten Ergebnisse erzielst. Fitnesstrends und Trainingspläne nehmen keine Rücksicht auf den weiblichen Hormonhaushalt. Zum Teil ist dies auf die spärliche Forschungslage zurückzuführen, wir wissen einfach noch zu wenig über den Zusammenhang zwischen den metabolischen und physiologischen Auswirkungen von Sport und dem Menstruationszyklus. Eine Review von 1382 sport- und bewegungsbezogenen Studien aus den Jahren 2011 bis 2013, erschienen im *British Journal of Sports Medicine* aus dem Jahr 2017, bestätigt, dass Frauen als Probandinnen in der Forschung stark unterrepräsentiert sind. Der Vergleich ergab, dass nur 39 Prozent der mehr als sechs Millionen Teilnehmer an diesen Studien Frauen waren. Und sofern Frauen beteiligt waren, handelte es sich meist um solche, die sich in der frühen Follikelphase ihres Zyklus befanden, wenn der Hormonspiegel den Fettabbau begünstigt. Diese mangelnde Berücksichtigung des weiblichen Geschlechts führt zu einer verzerrten Darstellung der Auswirkungen von Sport auf die Fitness und trägt zu der kollektiven Überzeugung bei, dass Frauen sich noch mehr anstrengen und jeden Tag möglichst intensiv trainieren sollten.

In der ersten Zyklushälfte verbrennst du leichter Fett und baust Muskeln auf. Bei normalem Blutzuckerspiegel kann dein Körper leichter auf Kohlenhydrate als Brennstoff zugreifen. Das alles führt zu mehr Energie und Ausdauer, sodass du dich beim Spinning, im Bootcamp oder bei hochintensivem Intervalltraining (HIIT) richtig auspowern kannst und dich danach großartig fühlst. Eine 2017 in *PLOS ONE* veröffentlichte Untersuchung unter Fußballerinnen kam zu dem Schluss, dass wir in der ersten Hälfte des Zyklus über eine bessere Ausdauer verfügen als in der Lutealphase. Ein weiterer Vorteil während der Follikelphase ist, dass der höhere Testosteronspiegel dem Körper hilft, effizienter Muskeln aufzubauen. Einige Studien, darunter eine aus dem Jahr 2014, erschienen in der Zeitschrift *Springerplus*, haben sogar ergeben, dass wir Frauen beim Krafttraining in der Follikelphase mehr Muskeln aufbauen als beim Training in der Lutealphase. In der Follikelphase kannst du also deine Trainingsintensität erhöhen, im Fitnessstudio richtig Gas geben und zusehen, wie die Pfunde schmelzen.

Allerdings solltest du diese Intensität nicht während deines gesamten Zyklus beibehalten. Eine Studie, die 2008 in der Zeitschrift *Biological Rhythm Research* veröffentlicht wurde, kam zu dem Ergebnis, dass zu intensives Training zu unregelmäßigen oder ausbleibenden Perioden führen kann, ein deutliches Zeichen für ein hormonelles Ungleichgewicht. Andererseits stellte man auch fest, dass sich ein hormonelles Ungleichgewicht negativ auf die Ausdauer, die Muskelkraft und den Stoffwechsel auswirkt. Dieser Teufelskreis kann zur Folge haben, dass du dich erschöpft fühlst und nicht die gewünschten Ergebnisse erzielst.

In der zweiten Zyklushälfte beschleunigt sich dein Stoffwechsel, und du verbrennst auf natürliche Weise mehr Kalorien. Intensives Training wirkt diesem Effekt allerdings entgegen, indem es das Stresshormon Cortisol ausschüttet, das zu einer vermehrten Fettspeicherung und zu einem Muskelabbau führt. Östrogen-, Testosteron- und Blutzuckerspiegel sinken ab. Das zehrt an deiner Energie, lässt dich mehr schwitzen und sorgt dafür, dass du den Spinningkurs oder das Bootcamp als viel anstrengender empfindest als noch vor wenigen Wochen. Ich kann dir versichern: Es liegt nicht an dir, sondern am falschen Training! Eine Studie aus dem Jahr 2003, veröffentlicht in der Zeitschrift *Sports Medicine,* zeigt, dass Frauen in der mittleren Lutealphase schneller erschöpft sind als in der ersten Zyklushälfte. Der Ausdauersport ist aber nicht der einzige Bereich, der in der zweiten Zyklushälfte nicht angeraten ist. Auch beim Krafttraining erzielst du nicht die gleichen Erfolge, und die Wahrscheinlichkeit, dass du dich beim Sport verletzt, ist in der Lutealphase und in den ersten Tagen der Menstruation größer als in der ersten Zyklushälfte. Wenn du unter PMS leidest, ist das Verletzungsrisiko an diesen Tagen sogar noch größer, wie eine im Jahr 2003 in der Zeitschrift *Gynecological Endocrinology* veröffentlichte Studie belegt. Wenn du versuchst, in der zweiten Zyklushälfte einfach drauflos zutrainieren, obwohl dein Körper dir sagt, dass du besser einen Gang zurückschalten solltest, kann das deine Trainingsbemühungen sabotieren. Dann war die harte Arbeit, die du während der Follikelphase geleistet hast, umsonst, und du bist wieder zurück am Startpunkt.

Die Ernährungswissenschaftlerin, Sportphysiologin und Triathletin Stacy T. Sims entdeckte diesen »Luteal Slump«, das Leistungstief in der Lutealphase, als sie an dem anspruchsvollen Ironman-Rennen in Kona, Hawaii, teilnahm. In ihrem Buch *Peak-Performance für Frauen* berichtet Sims, wie sie in der zweiten Hälfte des Rennens plötzlich heftige Kopfschmerzen aufgrund einer Hirnschwellung bekam, eindeutige Anzeichen für eine Hyponatriämie, ein Zustand, bei dem die Natriumkonzentration im Blut unter den Normalwert fällt. Sie schaffte es, das Rennen zu beenden, war aber mit ihrer Zielzeit nicht glücklich. Was war da schiefgelaufen? Sie hatte trainiert, um sich an die Hitze zu gewöhnen, und sich an den gleichen geschlechtsneutralen Ernährungsplan wie die meisten Läuferinnen gehalten. Als sie ihre Mitstreiterinnen befragte, machte sie eine überraschende Entdeckung. Diejenigen, die sich wie Sims in der späten Lutealphase ihres Zyklus befanden, hatten ebenfalls Beschwerden erlebt, die ihre Leistung einschränkten. Die Frauen, die sich in der Follikelphase ihres Zyklus befanden, hatten keine Probleme gehabt und hervorragende Zeiten erzielt. Sims erkannte, dass sie ihr Trainingsprogramm an ihre zyklische Biochemie anpassen und mit ihr zusammenarbeiten musste statt gegen sie. Also machte sie sich an die Arbeit und erforschte, wie Hormone die Thermoregulation, den Makronährstoffverbrauch, die Flüssigkeitszufuhr, die Leistung und die Regeneration beeinflussen. Dabei wurde schnell deutlich, dass die Unterschiede zwischen den Geschlechtern weit über Äußerlichkeiten hinausgingen. Wie recht sie doch hat!

Du musst kein Triathlet sein, um von ein paar Anpassungen deines Workouts zu profitieren. Aber wenn du das Beste aus deinem Training herausholen möchtest, ist es wichtig, dass du es unter Berücksichtigung der einzelnen Zyklusphasen planst. So wie die Biochemie unseres Körpers uns auf natürliche Weise dazu bringt, zwischen Leistungs- und Ruhephasen zu wechseln, müssen wir auch beim Sport diesem Rhythmus folgen. Immer volle Power zeigen, das ist in unserer Kultur hoch angesehen, und viele Frauen interpretieren dies so, dass sie täglich ein intensives Ausdauertraining absolvieren. Aber Ausdauertraining ist nur ein Aspekt der Fitnessgleichung. Der Aufbau der Muskulatur, die Verbesserung der Dehnbarkeit und die Regeneration sind ebenso wichtig. Um ein rundum stimmiges Trainingsprogramm hinzulegen, müssen wir uns von der kulturellen Konditionierung des Begriffs »Fitness« lösen – angefangen bei der unsinnigen Vorstellung, der Weg zu einem gesunden Körper führe über Schweiß und Tränen.

Weniger ist mehr – im Ernst!

Wahrscheinlich bist du wie ich in Sachen Sport und Fitness mit dem Motto »mehr ist gut, härter ist besser« aufgewachsen. Wir sehen Profisportlerinnen mit ihren schlanken Körpern und halten sie für den Inbegriff von Gesundheit. Aber auch wenn sie nach außen hin toll aussehen mögen, sind sie nicht unbedingt im Gleichgewicht, was ihren Hormonhaushalt angeht. Ironman-Siegerin und Profi-Triathletin Meredith Kessler, die bereits als Teenager Langstreckenläufe absolvierte, gab zu, dass sie mit 19 Jahren immer noch nicht ihre Periode hatte, und aufgrund von Östrogenmangel war sie an Osteopenie erkrankt, einer Vorstufe der Osteoporose. Das ist alles andere als gesund! Zum Glück bekam sie ihre Probleme in den Griff. Extremes Training und Diäten können schwerwiegende Folgen haben und werden von Gesundheitsexperten als Triade der weiblichen Athleten bezeichnet: unzureichende Nährstoffzufuhr im Verhältnis zum Trainingsumfang, unregelmäßige oder ausbleibende Perioden und eine frühzeitige Abnahme der Knochendichte. Es ist also klar, dass mehr und härteres Training für uns Frauen nicht die Antwort ist.

Tatsächlich kann sogar ein *Weniger* der Schlüssel zu den gewünschten Ergebnissen sein. Als ich schließlich erkannte, dass ich nicht nur meine Essgewohnheiten, sondern auch meine sportliche Betätigung an meinen Zyklus anpassen musste, nahm ich mühelos 30 Kilo ab, ohne dafür allzu intensiv Sport getrieben zu haben. Ich fing an, weniger zu trainieren – im Ernst! –, und die überflüssigen Pfunde schmolzen dahin. Es kam sogar noch besser: Ich fühlte mich energiegeladen, hellwach und motiviert. Und genauso lief es, nachdem ich während der Schwangerschaft mit meiner Tochter 20 Kilo zugelegt hatte. Nach der Geburt verzichtete ich komplett auf jedes hochintensive Training und wechselte zu kurzen Spaziergängen von nicht mehr als einer halben Stunde und sanftem Pilates. Die Kilos purzelten und ich war bald wieder bei meinem Wohlfühlgewicht.

Endlich konnte ich den ewigen Kampf gegen das Übergewicht beenden. Ich war begeistert und gleichzeitig erstaunt, denn es widersprach allem, was ich bis dahin über Fitness und Gewichtsabnahme gelernt hatte.

Ein Blick auf unsere weibliche Biologie macht deutlich, warum der Ansatz »weniger ist mehr« für uns funktioniert. Wenn du dein Herz zum Pumpen bringst, verbrennt dein Körper zur Energiegewinnung die Glukose in deinem Blutkreislauf. Dieser Vorrat reicht nur für etwa eine halbe Stunde; danach muss der Körper einen Ersatz finden, um den Energielevel aufrechtzuerhalten. Und wohin wendet sich dein Körper? Er sendet einen Hilferuf an die Nebennieren, die das Stresshormon Cortisol ausschütten. Dieses wiederum wandelt gespeichertes Fett in verwertbare Glukose um, damit du die Energie hast, weiter zu trainieren. Auch wenn der Aspekt mit der Fettverbrennung für dich wie ein Sechser im Lotto klingen mag, hat er doch einige schwerwiegende Nebenwirkungen. Wenn du an einem Hormonungleichgewicht leidest, z. B. einem Östrogenüberschuss, der nach meinen Erfahrungen mit meinen Patientinnen am häufigsten vorkommt, haben der Cortisolanstieg und die Fettverbrennung leider eine kontraproduktive Wirkung. Der Östrogenüberschuss veranlasst deinen Körper nämlich, die gesamte Glukose im Blutkreislauf wieder in Fett umzuwandeln. Und Östrogen treibt den Körper dazu, an den Fettzellen in der Körpermitte und an den Hüften festzuhalten. Zu allem Überfluss legt er noch den doppelten Turbo ein, weil diese Fettzellen, bei denen es sich um hormonell aktives Gewebe handelt, noch mehr Östrogen in ihn hineinpumpen. Je mehr Fettzellen du hast, desto mehr steigt dein Östrogenspiegel. Und je mehr Östrogen, desto mehr hält der Körper an diesen Fettzellen fest. Anstatt also zur Fettverbrennungsmaschine zu werden, gerätst du in einen Teufelskreis, bei dem du das gespeicherte Fett durch die Cortisolausschüttung verbrennst, nur damit dein hoher Östrogenspiegel das Fett wieder an den falschen Stellen speichert. Besonders wahrscheinlich ist dies in der Lutealphase, wenn dein Körper von Natur aus mehr Cortisol ausschüttet.

Was aber noch schlimmer ist: Wenn du an einer Nebennierenermüdung leidest, führt ein zu intensives oder zu langes Training zu einer Überstimulierung deiner Nebennierendrüsen. Wenn du dich im Fitnessstudio auspowerst, obwohl du bereits mit den Auswirkungen von chronischem Stress zu kämpfen hast, fühlst du dich noch ausgelaugter und belastest deine Nebennieren zusätzlich. Schließlich kann die Nebennierenermüdung sich so sehr zuspitzen, dass du morgens kaum mehr aus dem Bett kommst, dein Training nur mit Ach und Krach absolvierst und dich erschöpfter fühlst denn je. Dann ist nichts gewonnen. Du zwingst dich zum Sport, weil du glaubst, du würdest deinem Körper etwas Gutes tun, aber in Wirklichkeit verschärfst du das hormonelle Ungleichgewicht nur noch.

Aber sei unbesorgt. Es gibt immer eine Lösung.

Smarter trainieren, nicht härter

Dein biochemischer Rhythmus gibt einen klaren Takt für dein optimales Workout vor. In jeder Phase des Zyklus reagiert der weibliche Körper anders auf verschiedene Arten von Training. Die erste Zyklushälfte ist die ideale Zeit, um sich auf Ausdauertraining und den Aufbau von Muskelmasse zu konzentrieren. In der zweiten Zyklushälfte ist es besser, wenn du auf intensives Ausdauertraining verzichtest und dich stattdessen auf Krafttraining, Dehnübungen und Regeneration konzentrierst. Es kann sogar sein, dass du an manchen Tagen überhaupt keine Lust aufs Fitnessstudio hast – was nicht nur völlig in Ordnung ist, sondern sogar empfehlenswert! Endlich kannst du die ewigen Selbstvorwürfe lassen, von wegen, du würdest nicht genug tun. Hör auf, dich schuldig zu fühlen, wenn du dein Dance-Workout bereits nach einer halben Stunde hinschmeißt.

Denn es ist kein Problem, weniger Sport zu treiben. Du wirst trotzdem bessere Ergebnisse erzielen und dich dabei auch noch besser *fühlen,* versprochen.

Natürlich ist es nicht ganz einfach, sich von der anerzogenen Leistungsmentalität zu lösen. Vielleicht gehen dir sogar allerhand Fragen durch den Kopf, unter anderem, ob du nicht zunehmen wirst, wenn du nicht jeden Tag mit der gleichen Intensität trainierst. Aber ich verspreche dir: Die Antwort ist ein entschiedenes Nein! Wenn du dich an deinen Zyklus anpasst und dir erlaubst, dein Trainingspensum in der zweiten Zyklushälfte zu reduzieren, wirst du bereits nach ein bis zwei Monaten erste Ergebnisse sehen. Statt den PMS-Blähbauch durch Schwitzen auf dem Laufband loswerden zu wollen, wirst du feststellen, dass du dich gar nicht mehr aufgebläht fühlst. Das hochintensive Training ist also hinfällig, kein Grund, weiter gegen den Strom zu schwimmen.

Das ist die Lektion, die Emily, 28, Fitness- und Yogalehrerin, schließlich gelernt hat, nachdem sie sich ein Leben lang der »Mehr, mehr, mehr«-Mentalität unterworfen hatte. Sie unterrichtete etwa 20 Kurse pro Woche und ignorierte ihre Regelschmerzen, weil sie befürchtete, an Gewicht zuzunehmen, wenn sie sich eine Auszeit nähme. Irgendwann begann ihr gestresster Körper lautstark nach einer Pause zu schreien, und sie erkannte, dass sie so nicht weitermachen konnte. Nachdem sie von meinem Zyklusprogramm erfahren hatte, nahm sie sich vor, auf ihren Körper zu hören und sich ihrem Zyklus anzupassen. Sie begann damit, dass sie ihren Kurs am ersten Tag ihrer Periode ausfallen ließ und stattdessen alleine ein paar erholsame Yogaübungen machte. Dann bemerkte sie, dass ihr Körper je nach Zyklusphase nach verschiedenen Arten von Übungen in unterschiedlicher Intensität verlangte. Indem sie auf ihr Bauchgefühl hörte, entwickelte sie Routinen, die ihren Zyklus unterstützten und ihr das Gefühl gaben, Energie zu tanken, statt ihre Batterien restlos zu entleeren. »Ich habe einen Punkt erreicht, an dem ich mich ausgeglichen fühle«, sagt sie heute und fügt hinzu, dass sie sich nicht einmal mehr auf die Waage stellt.

(Don't) Just Do It!

Vielleicht kommt von dir jetzt Protest, von wegen »Moment mal, wurden wir nicht so erzogen, dass wir uns durch unsere Menstruation auf keinen Fall davon abhalten lassen sollen, am Sportunterricht teilzunehmen, ins Fitnessstudio zu gehen oder für einen Marathon zu trainieren?« Ich möchte deshalb zwei problematische Aspekte einer solchen Denkweise näher beleuchten:

1. Die Behauptung, deine Periode sei eine Belastung, die du mithilfe deiner Willenskraft überwinden musst, ist schädlich.
2. Die Durchsetzung einer kulturellen Norm, die besagt, man habe zu trainieren, egal wie man sich fühlt, zwingt uns Frauen dazu, unser Bauchgefühl aktiv zu ignorieren und uns noch mehr von unseren Körpern zu entfremden.

Woher kommt diese Überzeugung, dass wir Sport treiben sollen, auch wenn unser Biorhythmus gerade nach etwas anderem verlangt? Das liegt daran, dass die männliche Biologie gut auf tägliches Training anspricht und wir uns gezwungen sehen, uns ihr Verhalten als Vorbild zu nehmen. Wir glauben, nur so würden wir in dieser Gesellschaft ernst genommen, respektiert und geschätzt werden. Aber warum sollte eine Frau, die genau weiß, dass hochintensives Training während ihrer aktuellen Phase zu Muskelabbau und Fetteinlagerung führen würde, sich damit quälen?

Der gesunde Menschenverstand verlangt, dass die unterschiedlichen Bedürfnisse von Frauen anerkannt und respektiert werden. Sollten wir unser kulturelles Narrativ nicht überdenken, sodass unser Anderssein gefeiert wird und wir unabhängig von unserer Andersartigkeit gleichermaßen anerkannt und geschätzt werden? Wir sollten in jeder Phase unseres Zyklus frei entscheiden können, welchen Aktivitäten wir gerade nachgehen wollen. Wir sollten unsere Entscheidungen nicht auf Basis einer kulturellen Konditionierung treffen, die uns einreden will, wir dürften die Schwankungen unseres Hormonhaushalts niemals zur Kenntnis nehmen, aus Angst, sonst als schwach abgestempelt zu werden. Es ist ein großer Unterschied, ob du dich zum Training zwingst, dich genötigt fühlst, den eigenen Biorhythmus zu ignorieren, oder ob du durch das Training Kraft gewinnst, indem du dich an die Schwankungen anpasst. Wenn du im Einklang mit deinem Zyklus trainierst, dann nur zu, »Just do it«, wann immer es für dich am besten passt.

Wenn du dein Fitnessprogramm an die Schwankungen deines Hormonspiegels anpasst, unterstützt du dein biologisches System, verleihst deinem Körper Energie, kurbelst deinen Stoffwechsel an, bist besserer Laune, stärkst deine Abwehr und beugst Verletzungen und Langeweile vor. Brauchst du noch mehr Details? Kein Problem – schau dir gleich die praktische Übersicht zum phasenspezifischen Training an. Und wenn du möchtest, dass dein Workoutprogramm auch deine 24-Stunden-Uhr berücksichtigt, versuche, in der ersten Zyklushälfte morgens und in der zweiten Hälfte nachmittags zu trainieren – sofern diese Routine zu deinem Tagesplan passt und deinem Gefühl nach richtig für dich ist.

Dein Powerzyklus-Workout

Follikelphase: In den ersten Tagen nach Ende deiner Blutung beginnt dein Energielevel wieder zu steigen. Jetzt ist der beste Zeitpunkt, um deinen Körper mit einem Power-Cardio-Workout auf Trab zu bringen. Und weil du in dieser Phase auch offener für neue Erfahrungen bist, kombinierst du deine bisherige Routine am besten gleich mit einem neuen Kurs. Mit fortschreitender Follikelphase reagiert dein Körper immer effizienter auf hartes Training. Der Stoffwechsel wird angekurbelt, du nimmst schneller ab und baust Muskelmasse auf. Wenn deine Hormone allerdings aus der Balance geraten sind, du abnehmen möchtest oder mit Angstzuständen, Müdigkeit oder einer Depression zu kämpfen hast, solltest du dein Training auf 30 Minuten beschränken. Wenn du nämlich länger als eine halbe Stunde trainierst, überlastet das deinen Körper und versetzt ihn in den Fettspeichermodus.

Trainingsempfehlung: Laufen, Radfahren, Tanzen, Wandern, Seilspringen

Eisprungphase: In dieser Phase erreichen Östrogen- und Testosteronspiegel ihren Höchststand und versorgen dich mit reichlich Energie zum Verbrennen. Jetzt ist die beste Zeit für ein intensives Training, und weil dir in dieser Phase nach mehr Gesellschaft ist, sind Gruppenkurse eine gute Wahl.

Trainingsempfehlung: Intervall-Sprinten, HIIT, Indoor Cycling, Bootcamp-Workouts, Kickboxen

Lutealphase: Während der ersten fünf Tage der Lutealphase sind die Östrogen- und Testosteronspiegel nach wie vor erhöht, es kommt aber auch noch Progesteron ins Spiel. Du verfügst immer noch über eine gute Portion Power, aber nicht mehr über so viel, dass es für anstrengende Aktivitäten reicht. Nutze diese Energie für den Muskelaufbau, indem du dich auf Krafttraining konzentrierst. Sobald du die zweite Hälfte der Lutealphase erreicht hast, sinkt die Konzentration aller drei Fortpflanzungshormone allmählich ab, der Muskelaufbaumodus geht zu Ende. In dieser Phase solltest du dich auf Workouts konzentrieren, bei denen die Körperdehnung im Mittelpunkt steht.

Trainingsempfehlung: *1. Hälfte:* Krafttraining, intensives Yoga; *2. Hälfte:* Pilates, Barre-Workout, sanftes Yoga

Menstruationsphase: Während deiner Blutung sind sämtliche Hormonspiegel auf dem Tiefpunkt und damit auch dein Energielevel. Jede Form von hochintensivem Training wird in dieser Phase nach hinten losgehen, denn es aktiviert die Fettspeicherung, sorgt dafür, dass Muskeln abgebaut werden, und belastet dein Herz-Kreislauf-System. Jetzt solltest du sportliche Aktivitäten bevorzugen, die du als entspannend empfindest. Vergiss nicht, dass ein tiefer, erholsamer Schlaf ohne Unterbrechungen beim Abnehmen hilft. Also hübsch die Äuglein zumachen. Es ist völlig in Ordnung, an diesen Tagen das Training ausfallen zu lassen!

Trainingsempfehlung: Walking, Foam Rolling (Übungen mit der Faszienrolle), Yin-Yoga, Matten-Pilates, Atemübungen, ausgiebige Nickerchen (ernsthaft!).

Und noch ein Tipp gegen Krämpfe: Hier kann Yoga helfen. Bobby Clennell empfiehlt in ihrem wunderbaren Buch *The Woman's Yoga Book: Asana and Pranayama for All Phases of the Menstrual Cycle* die Dreieckshaltung, die stehende Vorwärtsbeuge, den herabschauenden Hund und den Fisch (mit gekreuzten Beinen sitzen und sich auf einen Block zurücklehnen. Dein Rücken ist dabei gewölbt, das lindert Krämpfe).

Die Cycle Syncing Method®: Powerzyklus-Fitness*

Die folgende Tabelle bietet Vorschläge für wöchentliche Trainingseinheiten, kann jedoch an deinen individuellen Fitnesslevel, das Phasentiming und den Hormonhaushalt angepasst werden. Wenn du fit und hormonell im Gleichgewicht bist, möchtest du vielleicht jeden Tag trainieren. Wenn du aber gerade dabei bist, deine Hormone wieder ins Lot zu bringen, ist es besser, mit nur drei Tagen in der Woche zu beginnen. Und vergiss nicht, dass die Phasen fließend ineinander übergehen, sodass es zu Überschneidungen kommen kann. Beispielsweise dauert die Eisprungphase in der Regel drei bis vier Tage, es kann jedoch sein, dass du auch in den darauffolgenden Tagen noch über reichlich Energie verfügst, also mache gern weiter und genieße einige intensivere Trainingseinheiten. Keine Phase dauert exakt eine Woche, aber dieser Plan kann dir dabei helfen, reibungslos durch deinen Zyklus zu kommen. Der beste Rat ist, auf deinen Körper zu hören und dich für das zu entscheiden, was dir guttut.

	Follikelphase	Eisprungphase	Lutealphase	Menstruationsphase
Montag	Cardio Dance	Kettlebell-Training	HIIT	Ruhe
Dienstag	Rebounding	HIIT	Pilates	Ruhe
Mittwoch	Tanztraining	Indoor-Cycling	Gewichtheben	Yin-Yoga
Donnerstag	Seilspringen	Bootcamp-Training	Pilates	Walking
Freitag	Indoor-Cycling	Kickboxen	Barre-Workout	Matten-Pilates
Samstag	Wandern	Power-Yoga	Yoga	Walking
Sonntag	Ruhe	Ruhe	Ruhe	Ruhe

* Wenn du dich in einem frühen Stadium der Anpassung an deinen Zyklus befindest und versuchst, einem hormonellen Ungleichgewicht entgegenzuwirken, ist es wichtig, dass du nicht länger als 30 Minuten trainierst. Dieses zeitliche Limit verhindert eine übermäßige Cortisolproduktion und eine Ermüdung der Nebennieren und führt dich nach und nach in einen energetisierenden Zyklus. Und hole bitte immer erst ärztlichen Rat ein, bevor du mit einem Trainingsprogramm beginnst.

Um den Überblick darüber zu behalten, in welcher Phase du dich gerade befindest und welche Trainingseinheiten aktuell am besten geeignet sind, versuch es doch mit meiner MyFLO-App (zu finden auf www.MyFLOtracker.com). Damit kannst du deine sportlichen Aktivitäten ganz einfach mit deinem Zyklus in Einklang bringen, sodass du immer das Beste aus deinen Trainingseinheiten herausholst. Trainingsvideos, die auf die verschiedenen Zyklusphasen zugeschnitten sind, findest du unter www.cyclesyncingmembership.com/Bonus.

Go for Gold

Die Spielerinnen der US-Fußballnationalmannschaft richten sich bei ihrem Training nach ihren individuellen Zyklen, um den besten Effekt zu erreichen und gezielt Ruhepausen einzuplanen. Darüber hinaus halten sie sich an einen Ernährungsplan, der ein Höchstmaß an Energie garantiert.

In vier Schritten zum Powerzyklus-Trainingsplan

Uns von der Überzeugung zu lösen, dass wir uns jeden Tag anstrengen müssen, weil wir sonst als Loser gelten, und stattdessen zu akzeptieren, dass weniger mehr ist und wir es unserem Körper überlassen sollten, wie intensiv wir trainieren, kann angsteinflößend sein. Wir befürchten, die Kontrolle über unseren Körper zu verlieren. Um dir den Übergang zu einer zyklusorientierten Einstellung zu erleichtern und zu verhindern, dass du in alte Denkmuster zurückfällst, habe ich das folgende Vier-Stufen-Programm entwickelt.

1. **Finde heraus, in welcher Zyklusphase du dich befindest.** Wenn du erst einmal verstanden hast, wie sich die hormonellen Schwankungen auf deine Leistungen auswirken, kannst du klügere Entscheidungen über deine Fitnessroutinen treffen. Wenn du schon einmal versucht hast, während deiner monatlichen Blutung einen Bootcamp-Kurs zu bestreiten, weißt du aus eigener Erfahrung, wie sehr das schlaucht. Deine Intuition sagt dir also bereits, dass du dich in dieser Phase an weniger anstrengende Aktivitäten halten solltest. Ich selbst habe es als sehr kraftvoll und befreiend empfunden, als ich von selbst zu merken begann, in welcher Zyklusphase ich mich gerade befinde. Wenn es bei dir so weit ist, wirst du mit einem Mal verstehen, warum du die Tanzstunden in der einen Woche mit Leichtigkeit durchziehst, in der nächsten Woche aber das Gefühl hast, nicht bis zum Ende durchhalten zu können. Und du wirst aufhören, dir in den Phasen, in denen es eher schleppend läuft, Vorwürfe zu machen. Das hat nichts mit Faulheit zu tun. Du machst einfach

nur das falsche Workout zur falschen Zeit, ohne Rücksicht auf deinen Biorhythmus! Indem du dich mit der einzigartigen zyklischen Natur deines Körpers vertraut machst und lernst, wie sich diese auf deine Leistung auswirkt, kannst du dem Frust und den schmerzhaften Selbstkasteiungen ein für alle Mal ein Ende machen. Deine Fortschritte kannst du wunderbar mit der MyFLO-App verfolgen, damit du jeden Tag stolz auf dich sein kannst und dauerhafte Ergebnisse erzielst – *ganz ohne dich zu quälen!*

2. **Überleg dir einen Ausstiegsplan.** Wenn du deine Hormone wieder in Balance bringen möchtest und dein Training deshalb auf 30 Minuten beschränken musst, aber für einen einstündigen Kurs angemeldet bist oder dich mit Freunden zum Wandern verabredet hast, lege dir vorab eine Ausstiegsstrategie zurecht. Die meisten von uns sind so sehr darauf konditioniert, Dinge auf Biegen und Brechen durchzuziehen, oft aus Höflichkeit und um keine Umstände zu machen, dass wir lieber eine Verletzung riskieren oder unser hormonelles Gleichgewicht aufs Spiel setzen, statt einen Kurs einfach abzubrechen. Am besten wendest du folgende Strategie an: Teile der Kursleiterin im Voraus mit, dass du dich früher verabschieden musst, dann ist sie darauf vorbereitet, dass du vor Unterrichtsende gehst. Such dir einen Platz etwas weiter hinten, sodass du den Raum möglichst unbemerkt verlassen kannst, ohne den Unterricht zu stören.

Wenn du mit Freundinnen zusammen trainierst, gib ihnen vorab Bescheid, dass du dich nach 30 Minuten verabschieden musst. Erkläre ihnen ruhig, dass du dabei bist, deinen Hormonhaushalt wieder ins Lot zu bringen. Du wirst überrascht sein, wohin sich das Gespräch mit deinen Freundinnen entwickelt, wenn du die Sprache auf die Hormone bringst. Unter uns sollten wir Frauen ganz sachlich über dieses Thema sprechen können. Genauso wie wir Entscheidungen je nach Wetter treffen, sollten wir auch unseren biologischen Rhythmus bei Entscheidungen mitberücksichtigen dürfen, ohne uns dafür zu schämen.

3. **Bleib flexibel.** Befindest du dich in der ersten Hälfte deines Zyklus, möchtest es aber mit sanften Dehnübungen ruhiger angehen lassen? Das geht zu 100 Prozent in Ordnung! Wenn dir danach ist, kannst du jederzeit einen Gang herunterschalten. Dein Hormonzyklus ist fließend, was dir eine gewisse Flexibilität bei deinen Fitnessroutinen erlaubt. Aber was ist, wenn du in der zweiten Zyklushälfte den brennenden Wunsch verspürst, deine Laufschuhe zu schnüren und einen Hardcore-Sprint hinzulegen? Natürlich kannst du es einfach ausprobieren und dann sehen, wie dein Körper darauf reagiert. Ich folge meinem zyklusorientierten Programm nun seit fast zwei Jahrzehnten und experimentiere immer noch gerne, um herauszufinden, was meinem Körper guttut und was nicht. Erst kürzlich verspürte ich in der frühen Lutealphase das starke Bedürfnis nach einer Runde Intervalljoggen. Dazu musst du wissen, ich laufe nicht oft, da es für mich nicht das ideale Training ist, aber es juckte mich so sehr in den Beinen, dass ich beschloss, es auszuprobieren. Ich lief also eine Runde durch den Park und wechselte zwischen einigen Minuten Gehen und einer Minute Vollsprint ab. Die ersten beiden Male, kurz nach meinem Eisprung, fühlte ich mich fantastisch. Als ich dieses Workout am fünften Tag meiner Lutealphase ein drittes Mal durchführte, war ich dagegen völlig ausgelaugt. Als ich nach Hause kam, legte ich mich aufs Sofa und brauchte bis zum nächsten Tag, bis ich mich wieder erholt hatte. Das war ein klarer Denkzettel. Diese Aktion hatte mir gezeigt, dass ich, obwohl ich mich ein paar Tage zuvor noch voller Energie gefühlt hatte, meinen Zyklus respektieren und so spät in der zweiten Zyklushälfte auf ein hochintensives Intervalltraining verzichten sollte. Die wissenschaftliche Forschungslage ist nun mal eindeutig: Wir kommen nicht gegen unsere Biochemie an.

4. **Überlege dir nach dem Training, wie du dich fühlst.** Fühlst du dich energiegeladen und großartig? Oder bist du ausgelaugt und erschöpft? Wenn du eine Weile verfolgst, wie du dich nach dem Training fühlst, gewinnst du wertvolle Erkenntnisse darüber, was deine Biochemie benötigt, um optimal zu funktionieren. Wenn du dich beispielsweise hinterher komplett erledigt fühlst und Stunden brauchst, um wieder einigermaßen zu Kräften zu kommen, ist das ein klares Zeichen dafür, dass du dich zu sehr verausgabt hast. Möglicherweise hast du deine Glukosereserven aufgebraucht und deinen Körper in den Überlebens- und Fettspeichermodus versetzt. Mache dir eine geistige Notiz zu diesem Ergebnis, ohne zu urteilen, und schalte beim nächsten Mal ruhig einen Gang zurück. Vergiss nicht: Das Ziel ist, dass du dich nach dem Training *gut* fühlst.

Das klingt ja alles toll, aber …

»Ich will nicht zum Muskelpaket werden.« Warum solltest du überhaupt Krafttraining machen? Eine starke Muskulatur – und zwar von der Art, die dich straff und gut geformt aussehen lässt, nicht massig wie ein Bodybuilder – ist ein entscheidender Faktor für deinen Stoffwechsel. Je mehr Muskelmasse deine Knochen umgibt, desto schneller verbrennt dein Körper Kalorien und Fett. Untersuchungen zeigen, dass man ab dem 30. Lebensjahr jedes Jahr an Muskelmasse verliert. Und wenn du kein gezieltes Krafttraining betreibst, um diesem Schwund entgegenzuwirken, wird diese Muskelmasse durch Fett ersetzt. Diese Fettzellen schütten wiederum Östrogen aus, was das Risiko für eine Östrogendominanz erhöht. Mehr Muskelmasse und weniger Fett können eine übermäßige Östrogenproduktion also bremsen.

»Dehnen ist Zeitverschwendung.« Wenn du dir die Zeit zum Dehnen nimmst, kann dir das helfen, deine Fitness- und Gewichtsziele zu erreichen. Dehnübungen bereiten deine Muskeln aufs Training vor, sodass du bessere Leistungen erbringen kannst. Sie beugen Verletzungen vor, lindern Stress, senken den Cortisolspiegel und sorgen sogar für besseren Schlaf (und der ist entscheidend für ein Gleichgewicht der Hunger- und Sättigungshormone in deinem Organismus!).

»Ein Tag Schwänzen lässt mich faul aussehen und stört meine Routine.« Nach intensiven Trainingseinheiten und zu bestimmten Zeiten deines Zyklus braucht dein Körper Ruhe, damit er sich regenerieren kann. Wenn du im ständigen Produktivitätsmodus feststeckst und ununterbrochen trainierst, könnte das deine Fortschritte verlangsamen oder komplett zum Erliegen bringen. Höre auf deinen Körper, wenn er dir sagt, dass du dich mehr anstrengen sollst, und respektiere es, wenn er um eine Erholungspause bittet.

Durch Gespräche zu einer neuen Normalität

Wir erinnern uns an die Triathletin Meredith Kessler, die den Mut hatte, in einem Interview von ihrer ausbleibenden Periode zu erzählen. Ich feiere sie dafür, dass sie ihre Erfahrung an die Öffentlichkeit gebracht hat, und bin sehr froh über die wachsende Zahl von Profisportlerinnen, die auf Twitter und in den Medien über ihre Periodenbeschwerden sprechen. Die britische Profi-Tennisspielerin Heather Watson führte eine Niederlage bei den Australian Open auf mangelnde Energie während ihrer Menstruation zurück und erklärte gegenüber der Presse, sie habe Albträume gehabt, aus Furcht, während des Turniers in Wimbledon ihre Tage zu bekommen. Auch die olympische Turnerin Aly Raisman hat in einem Interview mit dem Magazin *Allure* offen über ihre Zyklusprobleme gesprochen: »Du kannst den Kampfrichtern nicht erzählen, du würdest lieber ein paar Tage warten, bevor du zum Wettbewerb antrittst.« Aly, die den Mut fand, den sexuellen Missbrauch durch den ehemaligen Arzt der US-Turnerinnen, Larry Nassar, öffentlich bekannt zu machen, fordert uns Frauen dazu auf, uns unserer Periode wegen nicht mehr unwohl zu fühlen oder uns vielleicht sogar dafür zu schämen, sondern offen darüber zu reden. Darin kann ich ihr nur beipflichten. Ich denke, jede menstruierende Person, die in der Fitnessbranche oder im Profisport tätig ist, sollte ohne Scheu über dieses Thema sprechen. Ebenso sollten professionelle Trainer, Personal Trainer und Fitnesslehrerinnen und -lehrer Rücksicht auf den weiblichen Zyklus nehmen. Wie großartig wäre es, wenn dein persönlicher Trainer immer Bescheid wüsste, wenn du gerade den ersten Tag menstruierst. Und dann würde er dein Workout entsprechend reduzieren und mehr auf Dehnübungen setzen, anstatt dich zu Sprints und schwerem Heben zu verdonnern, wo du dich doch ohnehin schon völlig ausgepowert fühlst. Stell dir vor, wie die Leiterinnen und Leiter von Gruppenkursen eines Tages zu Beginn ihrer Stunden ankündigen, dass alle Frauen, die sich in der zweiten Zyklushälfte befinden, sich etwas weiter hinten aufstellen und nach 30 Minuten vorzeitig gehen können. Würdest du nicht gerne in ein Yoga-Studio gehen, das Kurse passend zu den einzelnen Zyklusphasen anbietet? Und bitte, können Trainerinnen und Trainer im Profisport endlich damit aufhören, Frauen so sehr zu überfordern, dass ihre Periode ausbleibt? Diese Praxis schadet unserer Biochemie, weil sie keine Rücksicht auf unseren natürlichen Rhythmus nimmt.

Ich verstehe, dass Sportlerinnen im Profibereich keine Möglichkeit haben, ihre Turniere so zu verschieben, dass sie mit ihrem Zyklus vereinbar sind, aber du kannst dies im Alltag tun. Ein Leben im Einklang mit deinem Zyklus bedeutet jedoch nicht, dass du deine Periode als Ausrede nutzt, um auf jede körperliche Aktivität zu verzichten. Stattdessen soll es dir deine Periode leichter machen – mit weniger Krämpfen, aber dafür voller Energie –, sodass dir mehr Zeit bleibt, deinen Lieblingsbeschäftigungen nachzugehen.

Gewichtsreduktion nach Geburt und Stillzeit

Nach der Geburt setzen sich viele Frauen extrem unter Druck, um wieder zu ihrer sexy Figur vor der Schwangerschaft zurückzukehren. Aber wie Kimberly Ann Johnson in ihrem Buch *The Fourth Trimester* schreibt, braucht es Zeit, um sich von den tiefgreifenden körperlichen Veränderungen zu erholen. Denn gleichzeitig müssen frischgebackene Mütter sich an die krassen emotionalen, neurologischen und beziehungstechnischen Umwälzungen gewöhnen, die so eine Geburt mit sich bringt. Die Zeit nach Schwangerschaft und Geburt ist unheimlich wichtig, um sich zu erholen, indem man den Körper mit neuer Kraft versorgt und ihm viel Ruhe gönnt. Wir müssen die zwölf Wochen nach der Geburt als so etwas wie eine verlängerte Menstruationsphase betrachten und den Zyklus mit nährstoffreichen Lebensmitteln wie Knochenbrühe unterstützen. In Heng Ous Buch *The First Forty Days* findest du einige tolle Rezepte für das Wochenbett. Diese Phase erfordert viel Ruhe mit ein wenig sanfter Bewegung, zum Beispiel leichtes Walking, beruhigendes Yoga oder Pilates. Das hilft, deine Knochen und Muskeln neu auszurichten.

Im ersten Jahr nach der Geburt meiner Tochter habe ich eine komplette Sportpause eingelegt. Ich ging drei- bis viermal pro Woche spazieren – ganz gemütlich, kein Powerwalk! – und schob mein Baby in seinem 15-Kilo-Kinderwagen durch den

Park. Außerdem hatte ich Unterstützung von einer Physiotherapeutin, die zu mir nach Hause kam. Dabei tat ich nichts länger als 30 Minuten. Und rate mal, was passiert ist? Ich habe in sechs Monaten rund 20 Kilo abgenommen, ohne dass mir etwas gefehlt oder ich mich durch intensives Training ausgepowert hätte. Ich nahm ab, weil ich in dieser Phase meines Lebens auf meine zweite innere Uhr gehört und die hormonelle Realität respektiert habe. Unsere kulturelle Konditionierung will uns dagegen einreden, wir müssten nach der Geburt streng Diät halten und Sport treiben, um die überschüssigen Pfunde wieder loszuwerden. Aber damit sind wir schlecht beraten.

Wir dürfen die biochemischen Bedürfnisse unseres Körpers nicht aus den Augen verlieren. Ich musste sicherstellen, dass ich ausreichend Kalorien zu mir nahm, um den energie- und nährstoffintensiven Prozess der Milchproduktion für mein Baby zu gewährleisten. Mein Körper erholte sich von dem enormen Nährstoffbedarf, der mit der Schwangerschaft und der Geburt eines kleinen Menschen einhergeht. Wie alle frischgebackenen Mütter litt ich unter Schlafmangel und musste mich hinlegen, wann immer ich konnte. Ich hörte auf mein Bauchgefühl und begriff, dass ich meinen Körper unterstützen und nähren musste, wenn ich für mein Kind sorgen und gesund und glücklich bleiben wollte.

Viele Frauen glauben, dass der kalorienzehrende Zauber des Stillens der Schlüssel zur Wiederherstellung des ursprünglichen Körpergewichts ist. Während Frauen, die drei Monate lang ausschließlich stillen, laut einer Studie aus dem Jahr 2014, veröffentlicht in *Preventive Medicine*, über drei Pfund mehr verlieren als Frauen, die alternative Fütterungsmethoden anwenden, haben mir viele meiner Patientinnen erzählt, dass sie während des

Stillens tatsächlich an Gewicht zugelegt haben. Normalerweise erkundige ich mich, was sie zu sich nehmen und wie viel sie trainieren. In den meisten Fällen essen diese Frauen nicht genug und bewegen sich zu viel, eine Kombination, die den Stoffwechsel lahmlegt. Das American College of Obstetricians and Gynecologists empfiehlt 450 bis 500 zusätzliche Kalorien pro Tag, um den Energiebedarf der Milchproduktion auszugleichen.

Wenn du nicht auf deinen Körper hörst und versuchst, den Babyspeck durch eine kalorienarme Diät zu verlieren und direkt ins Bootcamp zu gehen, wehrt sich dein Körper, indem er in den Fettspeichermodus wechselt. Wenn du dich zu sehr anstrengst, brauchst du deine Nährstoff-, Energie- und Hormonreserven auf, was zu einer Nebennierenschwäche oder Schilddrüsenproblemen führen kann, die oft jahrelang anhalten. Dies ist eine der wichtigsten Phasen in deinem Leben. Arbeite gerade jetzt bitte unbedingt mit deinem Körper zusammen und gönne ihm die Ruhe und die Nährstoffe, die er braucht.

Dein Körper sagt, wo's langgeht

In diesem Kapitel hast du eine grobe Orientierung gewonnen, die dir bei der Auswahl von zyklusgerechten Trainingseinheiten hilft. Allerdings sollst du dich durch diese Tipps nicht einschränken oder davon abhalten lassen, das zu tun, was dir Spaß macht. Letztendlich geht es bei der Abstimmung deines Trainings auf deinen Zyklus darum, ein wenig herumzuprobieren, um herauszufinden, was sich für dich gut anfühlt. Du bist es, die in deinem Körper leben muss; du allein weißt, was sich richtig anfühlt und was nicht. Arbeite kontinuierlich an der Feinabstimmung deiner Selbstwahrnehmung und höre auf deine innere Stimme. Sie vermittelt dir über Empfindungen und Gefühle die Bedürfnisse deines Körpers, sodass du jederzeit die entsprechenden Anpassungen vornehmen kannst. Es gibt kein Richtig oder Falsch – gib deinem Körper einfach das, was er gerade braucht. Wenn du auf deinen Körper hörst, findest du zu der Power zurück, die die Natur dir gegeben hat.

KAPITEL 6

Mehr schaffen – mit weniger Stress

Für die meisten Menschen ist Kreativität ein ernstes Geschäft. Sie vergessen die vielsagende Redensart »das Spiel der Gedanken« und meinen, sie müssten sich anstrengen und härter arbeiten. Oft ist das Gegenteil der Fall. Sie müssen spielen.

– Julia Cameron

Als junges Mädchen war ich begeistert von allem, was künstlerisch oder kreativ ist – ich liebte es zu tanzen, im Chor zu singen, Klavier zu spielen, Kleider zu nähen und sogar Schmuck herzustellen. Aber etwa mit 15 Jahren, in der Hochphase der Pubertät, gab ich meine künstlerischen Ambitionen auf und verlor gleichzeitig den Kontakt zu der weiblichen Energie, die sie nährte. Ich dachte, wenn ich in dieser Welt erfolgreich sein wollte, müsste ich meine kreativen Hobbys aufgeben und erwachsen werden. Niemand hatte mir je vorgeworfen, dass Tanzen oder das Basteln von Schmuck eine sinnlose Beschäftigung sei, aber irgendwie war diese Vorstellung in meinem Unterbewusstsein erwacht. Offenbar spiegelte dieses Denken meine Interpretation unserer kulturellen Werte wider: Ich glaubte, erst meine gesamte Arbeit erledigen zu müssen, bevor ich mich dem Spielerischen widmen konnte. Der Weg zum Erfolg im Leben war in meinen Augen das ständige Vorwärtsstreben. Du musst wissen: Ich bin in einem Elternhaus aufgewachsen, in dem Produktivität einen hohen Stellenwert hatte. Alle meine kreativen Hobbys und der Wunsch, meinen Interessen nachzugehen, schienen nicht mit dem übereinzustimmen, was ich an den Erwachsenen beobachtete. Ich fing an, mich in der Schule noch mehr reinzuhängen, und gönnte mir kaum mehr Ruhepausen oder Zeit zum Spielen. Ich ließ das Tätigkeitsmuster meiner Kindheit, bestehend aus Ruhe, Spiel, Wachstum und Lernen, hinter mir (ein Muster, das interessanterweise ein schönes Gleichgewicht zwischen weiblichen und männlichen Energien darstellt). Diesen Wandel durchlaufen wir auf die eine oder andere Weise alle: Früher oder später fangen wir an, uns mehr und mehr auf die männliche Energie des ständigen Schaffens zu konzentrieren. Plötzlich haben wir Panik vor der Vorstellung, untätig zu sein, und entwickeln uns zu wahren Meistern darin, die verzweifelten Rufe unseres Körpers nach Erholung, Nahrung oder Spaß zu ignorieren. Ich konzentrierte mich verstärkt auf die Dinge, von denen ich dachte, dass sie mich auf die Überholspur bringen würden, hin zur klassischen Erfolgsvorstellung – einem Spitzenjob mit ansehnlichem Gehalt und einem großen Haus. Ich stopfte meinen Stundenplan an der Highschool mit Kursen und AGs voll. Ich begann in den Sommermonaten für verschiedene Unternehmen zu arbeiten, zuerst für kleinere Firmen, dann für immer größere, als ich aufs College wechselte. Ich dachte, mein Einsatz würde mir einen Karrierevorsprung verschaffen. Schließlich ahnte ich nicht, dass der immense Druck, unter den ich mich selbst setzte, mein Glaube, ich müsste kontinuierlich Höchstleistungen erbringen, um als erfolgreich zu gelten, meine hormonell bedingten Beschwerden verschlimmern würde, bis bei mir schließlich PCOS diagnostiziert wurde. Ich hatte nicht nur keine Zeit mehr für kreative, spielerische Beschäftigungen, sondern fühlte mich auch zunehmend eingeschüchtert und überfordert und entwickelte die Angewohnheit, Aufgaben vor mir herzuschieben, um mir quasi durch die Hintertür eine Pause zu verschaffen, nur um mich dann bis tief in die Nacht abzurackern, damit ich meine Deadlines einhalten konnte. Das war nicht nur anstrengend, sondern ich fühlte mich auch schrecklich unglücklich. Plötzlich rutschten mir Punkte von meiner To-do-Liste durch, und ich hatte den Eindruck, ins Schwimmen zu geraten. Die PCOS-Diagnose war zu dem Zeitpunkt noch nicht gestellt worden, daher wusste ich nicht, warum es mir die ganze Zeit so schlecht ging. Dieses Gefühl, mich ständig verausgaben und weiterentwickeln zu müssen, übertrug sich auch auf meine Karriere, bis ich schließlich aktiv nach Wegen zu suchen begann, wie ich die Kontrolle über mein Leben wiedererlangen, mich besser fühlen, meine aufgegebene Kreativität zurückgewinnen und mehr Energie für die Dinge zur Verfügung haben könnte, die ich tun wollte.

Jocelyn, 29, weiß, wie es ist, sich ständig ausgelaugt zu fühlen. Sie litt unter schwerem PMS – Krämpfe, Brustspannen, der ganze Körper aufgedunsen, Gefühle der Verzweiflung und ständige Erschöpfung, sodass sie nicht mehr arbeiten konnte. Sie hatte das Gefühl, von ihrem Körper im Stich gelassen zu werden. Sie hatte nur an ungefähr sieben Tagen im Monat Energie und glaubte nicht, irgendetwas im Leben erreichen zu können. Als sie begann, ihr Leben an ihren Zyklus anzupassen, kam es zu einer kompletten Kehrtwende. Sie gewann wieder neue Power und begann ganz neu für sich zu entdecken, was ihr Vergnügen bereitete. Statt sich an die Pläne und Gefühle anderer Menschen anzupassen, horchte sie verstärkt auf ihre eigenen Bedürfnisse. »Es hat mein Leben komplett umgekrempelt«, sagt sie. »Keine Krämpfe mehr, keine Blutklümpchen, und ich habe jetzt den ganzen Monat über Energie, selbst während meiner Periode. Ich bin nicht sofort ausgebremst und muss mir eine Auszeit nehmen.«

Der Zeitmanagement-Mythos

Ich dachte ja immer, Zeitmanagementstrategien wären die beste Stellschraube, um in so gut wie allen Bereichen besser zu werden. Deshalb bat ich bei einem meiner Ferienjobs darum, man möge mich zu einem Seminar zu diesem Thema schicken. Es stellte sich heraus, dass dieses äußerst beliebte Programm die Verwendung eines ausgeklügelten Zeitmanagementplaners erforderte, der voller Wiederholungen war – das Ganze verlangte nach einer täglichen Routine, die sicherstellen sollte, dass man pünktlich zu Terminen kam und Aufgabenlisten zuverlässig abarbeitete. Ich war so aufgeregt, das Gelernte in die Tat umzusetzen, und machte mich daran, eine To-do-Liste zu erstellen. Aber sosehr ich mich auch bemühte, ich kam mit den vielen Aufgaben zeitlich einfach nicht hinterher. Das alles hatte keine echte Struktur, und es gab keine Tipps zur Selbstfürsorge – nur den vagen Hinweis, dass man sich täglich darum kümmern sollte. Ich startete jeden Tag mit den besten Absichten und versuchte, alles zu schaffen, was ich am Abend zuvor oder in der Vorwoche geplant hatte, aber statt meine To-dos ohne Stress und größere Mühen abzuarbeiten, fühlte ich mich schlechter denn je! Und als ich dann anfing, meine Aufgaben bereits mehrere Wochen im Voraus in meinen Terminkalender einzutragen, war es, als wäre nie der richtige Tag für das Geplante. Meistens hatte ich ausgerechnet dann keine Lust darauf. Was mir zwei Wochen vorher noch nach einem machbaren Plan klang, fühlte sich jetzt falsch und belastend an und passte einfach nicht zu meiner aktuellen Gemütsverfassung. Wenn ich zum Beispiel plante, an einem bestimmten Tag ein Projekt abzuschließen, an einem Gruppen-Workout teilzunehmen oder mit Freunden auszugehen, stand mir der Sinn plötzlich gar nicht mehr danach, also ließ ich es bleiben. Irgendwie schien es mir nicht zu gelingen, mich an irgendeinen von meinen Plänen zu halten und meinen Pflichten nachzukommen. Nach nur wenigen Monaten schleuderte ich den

Planer in die Ecke und kapitulierte: Ich hielt mich für die größte Versagerin weit und breit. Zeitmanagement schien einfach nicht mein Ding zu sein. Damals hörte ich sogar auf, eine Armbanduhr zu tragen. Ich machte buchstäblich Schluss mit der Zeit.

Mein Weg zurück zu meiner weiblichen Power

Mit Mitte 20, als ich mit meinen Recherchen zu dem, was später das FLO-Protokoll werden sollte, allmählich zum Abschluss kam, hatte ich immer noch meine Schwierigkeiten damit, alles, was ich im Leben tun wollte, unter einen Hut zu bekommen und mir gleichzeitig meine hormonelle Gesundheit zu erhalten, für deren Wiederherstellung ich bis vor Kurzem so hart gekämpft hatte. Denn etwas Wichtiges fehlte. Zum Glück brachte mich eine unerwartete Inspirationsquelle dazu, die richtige Frage zu stellen, woraus sich schließlich die Cycle Syncing Method® entwickelte. Gemeinsam mit einer Gruppe von Freundinnen hatte ich beschlossen, nach Indien zu reisen, um eine Zen-Meisterin aufzusuchen, die einzige Frau in diesem Metier, die wir finden konnten. Wir übernachteten in einem Ashram ganz in der Nähe und nahmen an verschiedenen Meditationskursen teil, die sich deutlich von allen Meditationen unterschieden, die ich bis dahin erlebt hatte. Diese Kurse waren alle bewegungsbasiert. Die Praxis, höhere Bewusstseinszustände zu erreichen, indem der Körper einbezogen und nicht ignoriert wird, widerspricht allem, was unsere Kultur uns lehrt. Ich gewann eine völlig neue Sicht auf die Unterschiede zwischen weiblicher und männlicher Energie, und plötzlich war es da, das Puzzleteil, das mir noch gefehlt hatte. Statt meinen Körper und seine biologischen Rhythmen in ein Schema pressen zu wollen, das eindeutig der männlichen Physiologie entsprach, musste ich in mich hineinhören und meine Bedürfnisse in den Mittelpunkt stellen. Und noch eins begriff ich: Meine jugendliche Entscheidung, alles Kreative aufzugeben, war nicht ohne Folgen geblieben. Ich hatte damit den kreativen Ausdruck meines Körpers blockiert – das Ergebnis war ein gestörter Zyklus. Indem ich mich den anerzogenen Regeln unserer Kultur unterworfen hatte, die besagen, dass wir Frauen uns auf unsere männliche Energie verlassen müssen, wenn wir Erfolg haben wollen, hatte ich mich ganz unbewusst von meiner weiblichen Energie abgekoppelt. Dr. Christiane Northrup schreibt in ihrem Buch *Frauenkörper, Frauenweisheit* über die vielen Arten, auf die Frauen sich von ihrer weiblichen Energie lösen, sei es aufgrund kultureller Konditionierung oder einer missbräuchlichen Beziehung, die das Opfer dazu bringt, alles Weibliche in sich stillzulegen. Körperlich äußert sich das in Erkrankungen wie PCOS oder Myomen (mehr dazu im Biohacking-Toolkit, ab Seite 251). Viele von uns haben eine ähnliche Geschichte erlebt wie ich. Wir legen unsere weibliche Energie auf Eis, um in einer Kultur zu überleben, die diese Energie als wertlos betrachtet.

Als ich aus Indien zurückkehrte, hatte ich das Gefühl, zu einer größeren Erkenntnis über das Leben gelangt zu sein, als wäre ich aufgewacht, und plötzlich wusste ich, dass ich einem Lebensstil folgen wollte, der mehr konnte, als nur meine Hormone im Gleichgewicht zu halten. Früher hatte mich oft die Frage beschäftigt: »Was kann ich noch tun, um glücklicher und erfolgreicher zu sein?« Die Frage, die ich mir jetzt stellte, war eine völlig andere: »Wie wäre es, als ›verkörperte‹ Frau zu leben, verbunden mit meiner inneren Weisheit und Kreativität?« Ich wollte von den Verletzungen unserer patriarchalischen Konditionierung geheilt werden, und zwar in jeder Hinsicht – körperlich, emotional und spirituell. Mein Ziel war ein Leben im harmonischen Gleichgewicht zwischen meiner weiblichen und männlichen Energie. Und dann hat es plötzlich klick gemacht: Ich brauchte nur auf meinen Menstruationszyklus zu achten und schon hätte ich den perfekten Fahrplan für meine neue Erfolgsvision. Mein biologischer Rhythmus gab den idealen Takt für mein

Leben als Ganzes vor – nicht nur, indem ich meinen Körper mit der richtigen Nahrung und Bewegung versorgte, die die jeweiligen Phasen meines Zyklus unterstützten, sondern auch, indem ich an meine alltäglichen Aktivitäten und Pflichten phasenorientiert heranging. Ich stellte mir vor, wie ich dadurch meine weibliche Energie und meine Kreativität neu beflügelte. Mein Ziel war es nicht, noch *mehr* Dinge zu erledigen, um dem männlichen Erfolgsideal zu entsprechen. Ich verfolgte eine sehr viel tiefgreifendere Vision. Ich wollte jeden Tag glücklich und zufrieden sein und nicht abwarten müssen, bis ich dieses oder jenes erledigt oder erreicht hatte, um ein kleines Erfolgserlebnis zu haben. Stattdessen wollte ich in einen gleichbleibenden Flow-Zustand gelangen.

Als ich also in mein neues, zyklusorientiertes Leben startete, begann ich mir jeden Tag zu notieren, wie ich mich fühlte – wie sich die Nahrungsmittel, die ich aß, die Übungen, die ich machte, und die Art und Weise, wie ich meine Aufgaben einteilte, auf meine Stimmung, mein Energielevel und meine Zufriedenheit auswirkten. Und noch wichtiger: Ich wollte wissen, wie diese neue Herangehensweise an mein Leben meine Verbindung zu meiner weiblichen Energie stärken würde. Ich experimentierte eine Weile herum, bis sich daraus schließlich die Cycle Syncing Method® entwickelte, deren Prinzipien ich in diesem Buch detailliert beschreibe. Als Erstes registrierte ich den Gewichtsverlust und die regelmäßigeren Perioden – zwei riesige Meilensteine, die mir Mut machten und mir bestätigten, dass die ersten drei Schritte des FLO-Protokolls, beschrieben in meinem Buch *WomanCode*, tatsächlich funktionierten. Dann fing ich an, auf subtilere Veränderungen zu achten – ich fühlte mich den ganzen Tag über energiegeladener, kam regelmäßiger in einen Flow-Zustand, hörte auf mein inneres Leitsystem und folgte seinen intuitiven Botschaften. Je mehr ich meine weibliche Energie würdigte, desto begeisterter nahm ich Projekte in Angriff, die mich wirklich interessierten, und desto erfüllter war ich. Ich gewann außerdem neues Selbstvertrauen, um zwischendurch innezuhalten, mich auszuruhen und mir den nötigen Raum für kreative Projekte zu schaffen. Nachdem ich mich einige Monate an meinem Zyklus orientiert und meinen Lebensstil entsprechend angepasst hatte, bemerkte ich deutliche Veränderungen im Hinblick auf meine Gesundheit, meinen Körper, meine Stimmungen und mein Energielevel. Früher hatte ich oft das Gefühl, mich laufend abzurackern, und das nur für einen kurzen Moment der Erleichterung, wenn ich wieder einen Punkt von meiner To-do-Liste streichen konnte. Heute wache ich jeden Morgen auf und bin voller Vorfreude auf den kommenden Tag. Ich habe viel häufiger das Gefühl, zur richtigen Zeit am richtigen Ort zu sein, und bin jederzeit bereit, die Fülle an Möglichkeiten zu nutzen, die sich mir bieten. Mir ist auch aufgefallen, dass sich mein Energie-Konto in der zweiten Zyklushälfte nicht mehr leert und ich mich nicht mehr ausgelaugt fühle, weil ich meine Depots täglich auffülle. Damit gleiche ich Energietiefs aus, die ein ganz natürlicher Bestandteil des Zyklus sind.

Mit der von mir speziell für uns Frauen entwickelten Art, mit Energiereserven umzugehen, verbindest du dich jeden Tag aufs Neue mit deinem Körper und deiner inneren Weisheit, statt auf das zu hören, was du den kulturellen Vorstellungen nach angeblich tun solltest. Zugegeben, es ist ein tiefgreifendes Umdenken, das ich dir hier abverlange, aber du wirst sehen, dass du intuitiv alles richtig machst, sobald du aus dem Hamsterrad des ewigen Schaffens ausgestiegen bist und dich ganz auf deinen Körper und deine inneren Bedürfnisse konzentrierst.

Weibliche und männliche Energie

Männer wie Frauen verfügen sowohl über weibliche als auch über männliche Energien. Beide Energieformen sind gut, wichtig ist nur, dass du dein persönliches Gleichgewicht findest. Lässt du dich allerdings ausschließlich auf eine Art von Energie ein, kann ein Burnout die Folge sein.

Männliche Energie	**Weibliche Energie**
linear	zyklisch
zielorientiert	prozessorientiert
von Konkurrenzdenken geprägt	auf Zusammenhalt bedacht
statisch	flexibel

Der Wert der Ruhe

Zu Beginn meines neuen zyklusorientierten Lebens fühlte ich mich in den aktiven Zyklusphasen wohler, weil ich wie so viele von uns etwas mehr von der dominanten männlichen Energie in mir hatte: Wir verlassen uns beim Navigieren durch die patriarchalischen Gewässer eben auch als Frauen stark auf die lineare männliche Energie des kontinuierlichen Schaffens und Vorwärtsstrebens. Als ich also mit der Umsetzung der Cycle Syncing Method® begann, um (unter anderem) diesem Ungleichgewicht meiner Energien entgegenzuwirken, fiel mir auf, dass es mir zunächst leichter fiel, den aktiven Part des *Tuns* umzusetzen, und dass für mich die größere Herausforderung das *Nichtstun* in den späteren Phasen darstellte. Ich verspürte zu dem Zeitpunkt natürlich noch stark den Drang, aktiv bleiben zu müssen, jeden Tag etwas zu schaffen. Aber sieh es doch einfach als ein wunderbares Geschenk der Lutealphase und der Menstruation und lass dich von den vorherrschenden Energien leiten: Das wird dich von der toxischen Vorstellung, du müsstest jeden Tag von der gleichen aktiven, schaffenden männlichen Energie erfüllt sein, heilen. Es hilft dir, den Blick mehr auf die weiblichen Aspekte des Gebens und Nehmens, des Ruhens und Empfangens zu richten. Die

Dynamik der männlichen Energie ist binär (ein oder aus), die der weiblichen ist hingegen additiv (zyklisch).

Es hat enorme Vorteile, wenn du dich regelmäßig, Monat für Monat, deinem Inneren zuwendest, dich mit der weiblichen Energie in dir verbindest, weniger tust und dafür verstärkt darauf achtest, dass es dir gut geht. Mich jedenfalls hat diese Routine letztlich wieder ins Lot gebracht. Ich bin ein Mensch mit Migrationshintergrund und wurde in diesem Land geboren. Jeder, der diese Erfahrung teilt, weiß, dass Einwandererfamilien von einer gemeinsamen Kultur des ständigen Arbeitens geprägt sind. Und wie die meisten von uns Frauen hatte ich nicht die leiseste Ahnung von weiblicher Energie. Als einzige Tochter war ich von Brüdern und männlichen Cousins umgeben, und meine weiblichen Verwandten waren, wie fast überall, vom Patriarchat geschädigt.

Ich hatte kein weibliches Vorbild zur Orientierung, ich wusste nicht, was es heißt, eine »verkörperte« Frau zu sein, im Einklang mit meiner weiblichen Energie. Ich selbst nutzte die Cycle Syncing Method® zur Heilung der psychospirituellen Wunden, die wir als Frauen in unserem von großer Ungleichheit geprägten Umfeld davontragen. Ich wollte mich von dem anerzogenen Glauben lösen, dass unser Wert als Mensch sich einzig danach richtet, was wir tun. Es ist mir gelungen zu beweisen, dass der Schlüssel zum Glück anderswo liegt: Entscheidend ist, dass wir uns genügend ausruhen und gut auf uns selbst achten, dass wir ein wenig Entschleunigung zulassen, dass wir möglichst authentisch in Bezug auf unsere Gefühle sind und stets auf unsere Bedürfnisse hören. Dieser Weg ist reinigend und heilend, und inzwischen freue ich mich sehr darüber, dass ich es geschafft habe – aber ich habe viele Zyklen und viele Wiederholungen gebraucht, bis ich diese Energien tatsächlich vollständig in mein Leben integriert hatte.

Das Leben im Griff

In diesem Kapitel widmen wir uns unserem Verhältnis zu den Themen Zeit, Energie, Kreativität und Produktivität. Wahrscheinlich denkst du jetzt sofort ans Arbeitsleben (darauf konzentrieren wir uns in Kapitel 7). Aber weil es bei der Synchronisierung mit deinem Zyklus in erster Linie darum geht, richtig mit deiner Energie und nicht mit der verfügbaren Zeit zu haushalten, soll es in diesem Zusammenhang auch um Beziehungen, das Elternsein, ums Privatleben, das Sozialleben und mehr gehen. Wenn du dich gut organisierst, wirst du dich nicht länger von den vielen Aufgaben überfordert fühlen, sondern schaffst dir Freiräume, die es dir ermöglichen, dich in jedem Bereich deines Lebens auf ganz natürliche, organische Weise kreativ zu entfalten.

Zunächst werden wir den negativen Auswirkungen des viel zu hektischen westlichen Lebensstils nachgehen und uns eine intuitivere Art der Planung und der Zeiteinteilung aneignen. Anschließend erforschen wir die verschiedenen Möglichkeiten, die Vorteile deiner zyklischen Natur zu nutzen, für ein nachhaltigeres und erfüllteres Leben. Ich habe die große Hoffnung, dass du bis zum Ende des Kapitels erkannt hast, dass das Erfolgsgeheimnis nicht darin besteht, einen Kniff zu kennen, wie man alles schafft. Es geht vielmehr darum, deine eigene Vorstellung von Erfolg neu zu definieren und deine Energie vorrangig für die Dinge zu nutzen, die dir wichtig sind, und zwar zur richtigen Zeit. So wirst du dich den ganzen Tag über gut fühlen und konstant Energie aufbauen, statt deine Reserven restlos aufzubrauchen.

Energiefressern auf der Spur

Wir leben in einer Kultur, die uns dazu ermutigt, kontinuierlich vorwärtszustreben. Um mit den Anforderungen des modernen Daseins Schritt zu halten, versuchen wir, unsere Energiereserven und unsere Konzentration durch äußere Mittel zu steigern – man denke an den doppelten Espresso oder die Energy-Drinks, mit denen wir uns gern durch den Tag retten. Tatsache ist jedoch, dass Energiereserven nur von innen her aufgestockt werden können, indem wir unseren natürlichen biologischen Rhythmus unterstützen. Es ist ein wenig wie beim Sparen: Je weniger du ausgibst, desto mehr bleibt am Ende übrig. Dementsprechend bleibt dir mehr Energie, wenn du gut überlegst, wofür du sie investierst. Wofür geht bei dir die meiste Energie drauf? Was kostet dich die meiste Kraft? Besteht vielleicht ein Zusammenhang mit dem, was du zu dir nimmst? Liegt es an Bewegungsmangel? Gönnst du dir nicht genug Ruhe und Erholung? Ziehst du bei der Arbeit und in Beziehungen keine gesunden Grenzen?

Fakt ist, dass uns nur ein gewisses Kontingent an Zeit zur Verfügung steht, wir können sie nicht beliebig vermehren. Mit unserer Energie dagegen können wir haushalten, und zwar, indem wir Energiefresser ausfindig machen.

Möglicherweise steht dir deine Erziehung im Weg, und es fällt dir schwer, dich von dem Gefühl, ständig etwas leisten zu müssen, zu befreien. Aber ich kann dir nur sagen: Höre auf die Wissenschaft. Eine Vielzahl von Untersuchungen konnte ziemlich eindeutig nachweisen, dass übermäßige Anstrengung über einen längeren Zeitraum deine Produktivität und Kreativität tatsächlich verringert und letzten Endes geradewegs in den Burnout führt. Wie ernst die Lage ist, zeigt die Tatsache, dass im Mai 2019 die Weltgesundheitsorganisation (WHO) den Burnout als offizielle Gesundheitsdiagnose anerkannt hat.

Widmen wir uns nun also den großen Energiefressern in deinem Leben. Du weißt jetzt, dass Energiedefizite deine Produktivität und Kreativität beeinträchtigen können. Aber wusstest du auch, dass sie darüber hinaus die biologischen Systeme deines Körpers schädigen, eine negative Biofeedbackschleife erzeugen und deine Kraftreserven dadurch noch stärker in Mitleidenschaft ziehen? Sieh dir an, wie der Versuch, so zu arbeiten, als gäbe es nur die eine 24-Stunden-Uhr, deine biologischen Systeme angreift und deinen 28-Tage-Rhythmus durcheinanderbringt.

Orte deine Energielecks

Unsere Batterien leeren sich, wenn wir laufend Kompromisse eingehen und auf das verzichten, was wir gerne tun würden, um produktiv zu bleiben. Das führt auf die Dauer nicht nur zu einer mentalen Überlastung, sondern auch zu messbarem Stress und nachweisbaren Entzündungen im Körper. Kreuze im Folgenden alles an, was auf dich zutrifft, und wiederhole diesen Vorgang regelmäßig:

- ☐ du bekommst nicht ausreichend Ruhe
- ☐ du schwänzt beim Sport
- ☐ du lässt Mahlzeiten ausfallen oder nimmst nicht die richtigen nährstoffreichen Lebensmittel zu dir
- ☐ du setzt keine Grenzen oder sagst zu allem »Ja«, obwohl du »Nein« meinst
- ☐ du kannst nicht um Hilfe bitten und mutest dir zu viel zu
- ☐ du kümmerst dich nicht um deine Finanzen und fühlst dich deswegen gestresst

Werte zum Schluss aus, wohin deine Energie und deine Zeit fließen, und schließe diese Lecks!

Der Preis der Produktivität

Biologisches System 1: das Gehirn. Chronischer Stress kann zu langfristigen Veränderungen der Gehirnstruktur führen. Diese wirken sich negativ auf die kognitiven Funktionen aus, darunter die Gedächtnisleistung, die Lernfähigkeit und die mentale Gesundheit. Wusstest du zum Beispiel, dass Stress das Gehirn schrumpfen lässt? Forschende der Universität Yale fanden heraus, dass Stress das Volumen der grauen Substanz in wichtigen Bereichen des präfrontalen Cortex und des limbischen Systems verringert, also in Bereichen, die an emotionaler Stabilität, Impulskontrolle und Belohnungssteuerung beteiligt sind. In einer 2012 in der Zeitschrift *Biological Psychiatry* veröffentlichten Studie stellten dieselben Wissenschaftler die These auf, dass das Schrumpfen des Gehirns in diesen Bereichen das Risiko für Depressionen und Suchterkrankungen sowie für andere psychische Probleme erhöhen könnte. Wie sollst du also Bestleistungen erbringen, wenn dein Gehirn nicht optimal arbeitet? Chronischer Stress verändert auch die Art und Weise, wie sich neuronale Stammzellen im Hippocampus entwickeln, einer Region, die mit Gedächtnisleistung und Lernen in Verbindung gebracht wird, wie eine 2014 in *Molecular Psychiatry* erschienene Studie zeigt. Normalerweise entwickeln sich diese Zellen zu Neuronen, aber unter chronischem Stress wandeln sie sich stattdessen zu einer Schutzschicht um, dem sogenannten Myelin. Das übermäßige Wachstum des Myelins stört das Timing und die Kommunikation der neuronalen Netze und könnte das Risiko für Depressionen, Angstzustände und andere psychische Störungen erhöhen. Wenn du von Ängsten geplagt wirst oder dich oft niedergeschlagen fühlst, fällt es dir vielleicht schwer, bei der Sache zu bleiben oder dich für deine Aufgaben zu begeistern. Bei anhaltendem Stress hast du unter Umständen auch Schwierigkeiten, dich zu konzentrieren, Entscheidungen zu treffen oder dich zu organisieren. Und da dein Gehirn maßgeblich an der Überwachung der körpereigenen Hormonproduktion beteiligt ist, kann zu viel Stress für eine erhöhte Ausschüttung des Stresshormons Cortisol sorgen, welches wiederum die Produktion von Progesteron hemmt. Die Folge können stärkere PMS-Symptome und andere Menstruationsbeschwerden sein (mehr dazu in Kapitel 7).

Biologisches System 2: das Immunsystem. Stress kann zu einer großen Belastung für dein Immunsystem werden und dich anfälliger für Erkältungen und Grippeviren machen. Aber auch juckende Haut, Ausschlag, Nesselsucht, Akne oder Fieberbläschen treten häufiger auf. Diese können sehr störend sein und den kreativen Flow beeinträchtigen. Wenn du regelmäßig gegen Erkältungs- oder Grippesymptome zu kämpfen hast, kannst du dich nur schwer auf deine Aufgaben konzentrieren oder an Meetings teilnehmen. Wenn dein Immunsystem unter Dauerbeschuss steht, können daraus außerdem systemische Entzündungen entstehen, die mit schmerzhaften Krämpfen und PMS in Verbindung gebracht werden. Ein im Jahr 2016 im *Journal of Women's Health* publizierter Forschungsbericht zeigte, dass Frauen mit erhöhten Werten des Entzündungs-Biomarkers CRP (C-reaktives Protein) ein bis zu 41 Prozent höheres Risiko für PMS-Symptome wie Krämpfe, Blähungen und Brustspannen haben.

Biologisches System 3: der Stoffwechsel. Wenn du im Dauerarbeitsmodus feststeckst, spielt dein Stoffwechsel sehr wahrscheinlich verrückt, und du neigst zum Zunehmen. Wir alle wissen, dass wir bei Stress gern zu Schokolade, Keksen oder Eiscreme greifen. Der biologische Mechanismus, der hinter dem Heißhunger auf Süßes steckt, ist ein Cortisolanstieg, der wiederum den Insulinspiegel in die Höhe treibt und den Blutzuckerspiegel sinken lässt. Wenn der Blutzuckerspiegel sinkt, steigt das Verlangen nach zucker- und fetthaltiger Kost. Eine 2017 in der Zeitschrift *Obesity* veröffentlichte Studie, an der 2527 Frauen und Männer beteiligt waren, ergab, dass ein chronisch erhöhter Cortisolspiegel mit einem höheren Gewicht, einem größeren Taillenumfang und einem steigenden Risiko für Fettleibigkeit verbunden ist. Wie du bereits gesehen hast, bilden Fettzellen auch Östrogen, sodass Übergewicht zu einer Östrogendominanz beitragen kann, die wiederum mit großer Wahrscheinlichkeit PMS-Symptome verstärkt und zu stärkeren Blutungen führt. Jede Frau, die schon einmal mit starken Regelblutungen zu kämpfen hatte, weiß, dass man in dieser Situation nicht gerade vor kreativer Energie sprüht. Ein niedriger Blutzuckerspiegel kann unter anderem dazu führen, dass du dich nervös, ängstlich, leicht reizbar, ungeduldig oder verwirrt fühlst. Alle diese Gefühle können sich störend auf deinen Umgang mit Freunden und Familie, mit dem Kollegenkreis und mit der Person vor dir an der Supermarktkasse, die dir gar nichts getan hat, auswirken.

Biologisches System 4: das Mikrobiom. Lässt du dich vom ständigen Produktivitätsdruck stressen? Stress kann zu Übelkeit, Sodbrennen, Magengeschwüren oder peinlichem Durchfall führen. Die Folgen von chronischem Stress gehen sogar noch weiter. Eine Studie aus dem Jahr 2010 wies nach, dass das Darmmikrobiom von Mäusen, die zehn Tage lang Stress ausgesetzt waren, eine deutlich geringere Vielfalt aufwies als das von Mäusen, die keinen Stress hatten. Wenn du unter Stress stehst, stören hormonelle Veränderungen dein Mikrobiom und führen dazu, dass es instabil wird und sich unberechenbar verhält, so ein 2017 in *Nature Microbiology* veröffentlichter Forschungsbericht. Diese Instabilität kann anfällig für Stimmungsschwankungen, Reizdarmsyndrom, Fettleibigkeit und Typ-2-Diabetes machen. Andere Forschende vermuten, dass ein gesundes Mikrobiom mit mentaler Stärke in Verbindung steht. Eine schlechte Darmgesundheit könnte dazu beitragen, dass du die täglichen Herausforderungen im Job oder im Privatleben nicht ganz so gut meisterst. Ein gestresstes und gestörtes Mikrobiom kann außerdem deinen 28-Tage-Rhythmus durcheinanderbringen. Die Folge ist ein Östrogenüberschuss, der dafür sorgt, dass du dich wie benebelt, müde, aufgedunsen und deprimiert fühlst, sodass deine kreative Seite quasi lahmgelegt ist.

Biologisches System 5: die Stressreaktion. Wenn ein übervoller Terminkalender, hohe Anforderungen im Job und der Leistungsdruck, den man auf sich selbst ausübt, nicht nachlassen, macht die Stressreaktion Überstunden, genau wie du selbst. Schließlich bleibt sie auf höchster Alarmstufe stecken und du fühlst dich laufend bedroht. Infolgedessen kann es zu einer Überlastung der Nebennieren kommen, was auf die Dauer zu einer Nebennierenermüdung führt. Ein optimales Funktionieren wird unmöglich, der Eisprung bleibt aus, die Fruchtbarkeit und die Libido schwinden.

Da muss es doch einen besseren Weg geben – oder?

Energie- statt Zeitmanagement

Tust du dich auch manchmal schwer damit, alles unter einen Hut zu kriegen? Hast ständig mehrere Bälle in der Luft, Termine über Termine, kaum Zeit für die Familie oder soziale Kontakte – und bist ständig am Anschlag? Falls deine Antwort ein klares Ja ist, bist du sehr wahrscheinlich (und zu Recht) frustriert. Und als vorausschauende Frau, die du bist, hast du dir wahrscheinlich vorgenommen, das Problem zu lösen. Vielleicht hast du dir bereits verschiedene Apps zum Erstellen von To-do-Listen heruntergeladen. Vielleicht hast du dir einen Organizer gekauft, der dir helfen soll, konzentriert zu bleiben und den Überblick zu behalten. Vielleicht hast du dir ein inspirierendes Tagesjournal besorgt. Oder hast sogar wie ich ein Zeitmanagement-Seminar besucht. Wie ich hattest du wahrscheinlich die Hoffnung, deine Bemühungen würden dir helfen, dein Leben in den Griff zu bekommen. Aber nichts von alledem hat dich auch nur einen Schritt weitergebracht – und ich muss dir leider sagen: es hilft alles nichts. Und warum? Die üblichen Zeitmanagement-Tools funktionieren schlichtweg nicht für uns Frauen, weil unsere hormonelle Uhr über 28 Tage läuft, nicht über 24 Stunden. Bei den meisten Zeitmanagement-Methoden wird von uns erwartet, dass wir To-do-Listen erstellen, im Laufe eines Tages einen Punkt nach dem anderen abhaken und dann am nächsten Tag aufwachen und wieder von vorn beginnen. Jeden Tag, alle 24 Stunden, immer wieder das Gleiche. Abhaken, und dann wieder von vorn.

Als ich mich mit meiner eigenen Biochemie in Einklang gebracht hatte, wurde mir schlagartig klar, dass ich eigentlich nie ein Problem mit Zeit oder Zeitmanagement hatte. Ich begriff, dass alle diese linearen Planungstools sich mit der 24-Stunden-Uhr deckten. Aber sie passten nicht zu meiner zyklischen Natur. Nicht dass wir uns falsch verstehen – solche Apps und Planer sind großartige Hilfsmittel für alle diejenigen, die ausschließlich im Takt der 24-Stunden-Uhr funktionieren. Doch sie sind nicht geeignet für die Schwankungen des weiblichen Hormonzyklus beziehungsweise mein Konzept des Right-Timing. Wenn wir unser Leben planen, ohne unseren natürlichen 28-Tage-Hormonrhythmus zu berücksichtigen, kommen wir nicht in den Genuss der Vorteile unserer zyklischen Natur und verlieren konstant an Energie. Ich wusste also, dass ich aufhören musste, meine Zeit zu managen, und stattdessen lernen musste, mit meiner Energie so zu haushalten, dass es sowohl mit meinem 24-Stunden- als auch mit meinem 28-Tage-Rhythmus vereinbar war. Wie du in Kapitel 2 gesehen hast, hilft dir dieser minimale, aber wirkungsvolle Perspektivenwechsel, aus dem ewigen Hamsterrad auszusteigen. Gleichzeitig gehst du einen neuen Weg, um mehr von dem zu erreichen, was dir wichtig ist, während du dich für dein Empfinden viel weniger abrackern musst.

Bei Larissa hat die Cycle Syncing Method® gut funktioniert. Als die Grafikdesignerin anfing, mit ihrer Energie entsprechend den Phasen ihres Zyklus zu haushalten, statt einfach nur ihre Zeit zu verplanen, passierte etwas bei ihr: »Es war, als ob sich ein Nebel lichtet.« Obwohl sie sich mittlerweile schon seit einiger Zeit an ihrem Zyklus orientiert, ertappt sie sich an manchen Tagen immer noch bei dem Gedanken, nicht produktiv genug gewesen zu sein. Aber wenn sie sich streng nach ihrem Zyklus richtet, indem sie z. B. auf bestimmte Dinge verzichtet oder sich während ihrer Menstruation zurückzieht, macht sich das für sie tatsächlich bezahlt. »Ich merke, dass ich in der Folgewoche kaum zu bremsen bin und mir alles mühelos von der Hand geht«, sagt sie. »Die Punkte auf meiner To-do-Liste werden einfach, zack, zack! abgehakt, ich muss mich nicht mehr ständig zwingen, sie endlich in Angriff zu nehmen.«

Selbsthilfe-Guru Tony Robbins hat Millionen von Menschen, darunter auch mir, geholfen, in den Flow zu kommen, ein Modus, in dem man zu Spitzenleistungen fähig ist. Er weist darauf hin, dass die größte Hürde auf dem Weg in diesen Zustand der Riss in einem selbst ist, der entsteht, wenn die Grundüberzeugungen und Erwartungen ans eigene Leben nicht mit der Realität übereinstimmen. Wenn du am Leistungsprinzip unserer Kultur festhältst und keine Rücksicht auf deine Biologie nimmst, wirst du darunter leiden. Für Robbins liegt die Lösung darin, die innere Einstellung entsprechend zu ändern. Nur so könne man das Leben genießen und die eigenen Leistungen optimieren. Zu seinen zahlreichen Empfehlungen gehört auch, herauszufinden, was uns motiviert, uns tägliche Routinen anzueignen, die uns körperlich für unsere Ziele fit machen, unsere Ängste loszulassen und täglich voller Elan auf unsere Träume hinzuarbeiten. Ich glaube, dass für uns Frauen die wichtigste Stellschraube zur Entfesselung unserer inneren Power darin besteht, dass wir unsere Kreativität und Produktivität nach unserem natürlichen hormonellen Rhythmus ausrichten – was uns letztlich mit einem erfüllten Leben belohnt und uns zuversichtlich in die Zukunft blicken lässt.

Hör am besten auf, über Zeitmanagement nachzudenken, und richte deine Aktivitäten an den Zyklusphasen aus. Du wirst sehen, wie der Stress nachlässt, deine biologischen Systeme entlastet werden, sich die Kommunikation verbessert, du Energiereserven aufbaust und anhaltend produktiv bleibst. Alles in deinem Leben wird sich leichter anfühlen, und du wirst mehr von dem erreichen, was du gerne tust, und zwar mit weniger Anstrengung und Stress. Lass dich von der Wissenschaft und den Grundsätzen meines Zyklusprogramms leiten, und du wirst weniger zum Multitasking neigen, dich mehr auf die Projekte konzentrieren, die dir wirklich am Herzen liegen, und öfter erholsame Pausen einlegen. Das Ergebnis wird sein, dass du an den Abenden seltener erschöpft bist, insgesamt bessere Laune hast und vor kreativen Ideen sprühst. Was aber ist mit dem natürlichen Kreislauf der Schöpfung, der Abfolge aus Saat, Wachstum, Vollendung und Ruhe, wie er in Kapitel 2 beschrieben wurde? Du wirst feststellen, dass sich dieses Muster auch in deinem hormonellen Zyklus wiederfindet. Indem du jede dieser Phasen honorierst, wirst du die kreative Matrix in dir freisetzen. Und ich meine damit nicht unbedingt Kreativität im klassischen Sinn – also Ausdrucksformen wie Tanzen, Klavierspielen oder Basteleien. Ich beziehe mich mehr auf die großen Ideen, Projekte und Pläne und den Traum, sie Wirklichkeit werden zu lassen. Es wird dir gelingen, deinen kreativen Output an deine zyklische Natur anzupassen (sofern deine Hormone im Gleichgewicht sind). Diesem natürlichen inneren Rhythmus zu folgen, ist so nährend, dass du nie wieder in ein Energietief fallen und fest mit deiner kreativen Kraft verbunden bleiben wirst. Für mich, die ich mich in jungen Jahren bewusst dafür entschieden hatte, mich von meiner inneren Kreativität abzukoppeln, war die Synchronisation mit meinem Zyklus eine Offenbarung. Es ist mir gelungen, zurück zu meiner kreativen Matrix zu finden und mehr von dem in mein Leben zu integrieren, was ich gerne tue. Indem ich das kreative Schaffen über die reine Produktivität stellte, wurde ich letztlich produktiver und fühle mich heute weniger gestresst!

Entscheide dich bewusst fürs Wohlfühlen

Früher hatte ich meine Schwierigkeiten damit, Entscheidungen zu treffen. Ich überlegte hin und her, zerbrach mir den Kopf, erstellte Listen mit allen Vor- und Nachteilen und kam trotzdem nicht weiter. Ich trieb mich selbst und meine Freunde in den Wahnsinn, weil ich sie ständig nach ihrer Meinung fragte. Sicher kennst du solche Gespräche, die zu nichts führen, man quält sich mit der Entscheidung herum und kommt doch zu keinem Ergebnis, ganz gleich, ob es um den Sinn einer Beziehung oder um ein neues Paar Schuhe geht. Ich hatte wirklich Probleme damit, zu entscheiden, was das Richtige für mich war. Erst als ich auf einen zyklussynchronen Lebensstil umstieg, gelang es mir, anders an das Thema Entscheidungsfindung heranzugehen.

Plötzlich hatte ich zum Beispiel die Möglichkeit, mir zu überlegen, ob ich an einer bestimmten Veranstaltung überhaupt teilnehmen wollte. Ich fing an, bei jeder Einladung in mich hineinzuhorchen und die verschiedenen widerstreitenden Gedanken einzuordnen. Welche lösten Stress und körperliche Anspannung in mir aus? Mit welcher Lösung fühlte ich mich zentriert und geerdet? Würde ich zum Beispiel etwas verpassen, wenn ich nicht teilnahm? Und wenn ich doch hinging, welche To-dos würden dann auf der Strecke bleiben? Wenn ich heute auf diese Weise meinen Körper nach seinen Präferenzen befrage, merke ich, dass meine Gedanken und Gefühle zwar nach wie vor chaotisch sind, mein Körper mir aber ganz eindeutige Signale sendet, die es mir erlauben, eine einigermaßen zuverlässige Entscheidung zu treffen.

Dank meines zyklusorientierten Lebensstils konnte ich mein Selbstvertrauen so weit stärken, dass ich meinen eigenen Wünschen mittlerweile die höchste Priorität einräume. Wenn ich es mir zum Beispiel jeden Monat während meiner Menstruation gönne, etwas kürzerzutreten, erlebe ich Momente, in denen ich mich geerdet und rundum wohl in meiner Haut fühle. Und genau dieses Gefühl vergegenwärtige ich mir, wenn ich allgemeine Entscheidungen treffen soll. Ich weiß, wie es sich anfühlt, völlig ausgeglichen zu sein, im Gegensatz zu Gefühlen wie Verwirrung, Stress und Angst, mit denen mein Körper mir signalisiert, dass ich nicht im Flow bin. Durch die Orientierung an meinem Zyklus werde ich immer wieder eins mit meinem Körper und fühle mich sicher in dem Wissen, dass ich mich bei Entscheidungen ganz auf mich selbst konzentrieren kann. Das ist ungeheuer befreiend.

Erst jetzt beginne ich zu begreifen, wie sehr die Blindheit für meinen eigenen Zyklus und die Abkopplung von meinem Körper bei mir mein ganzes Leben für Angst gesorgt hat. Ich erinnere mich gut, dass ich als Teenager Schiss vor Hausaufgaben, Abgabeterminen und sozialen Situationen hatte. Dass mein Hormonhaushalt damals komplett durcheinander war, hat gewiss seinen Teil dazu beigetragen. Jetzt, da ich seit fast zwei Jahrzehnten einem zyklussynchronen Lebensstil folge, stelle ich fest, dass ich mit vielen Dingen gelassener umgehe und mit gelegentlichen Ängsten viel besser zurechtkomme. Wenn zum Beispiel schon morgens nach dem Aufwachen der Stress auf mich einstürmt, überlege ich mir, warum das so ist. Dann frage ich mich, ob ich genügend Schlaf bekomme, in welcher Phase meines Zyklus ich mich befinde und was sich in meinem Leben gerade so abspielt. Anschließend passe ich meine Selbstfürsorgeroutine an und konzentriere mich darauf, die negative Energie mit phasenspezifischer Ernährung und der entsprechenden Bewegung einzudämmen.

Ich habe mich bewusst dafür entschieden, mich gut zu fühlen. Für mich persönlich war das so etwas wie ein Befreiungsschlag, eine kleine Revolution. Ich kann mir nur ansatzweise vorstellen, welch eine Lawine wir Frauen lostreten könnten, wenn wir uns gesammelt dafür entscheiden würden, uns nur noch wohlzufühlen. Stellt euch vor, was wir alles verändern könnten. Wir könnten für mehr Leichtigkeit und Ausgeglichenheit in der Welt sorgen, einfach, indem wir diese Gefühle in uns selbst pflegen. Es mag lächerlich klingen: Sich bewusst dafür entscheiden, sich gut zu fühlen, spazieren zu gehen, nur das zu tun, was sich gerade mit unserem Zyklus vereinbaren lässt. Doch die Wellen, die das in der Gesellschaft schlagen würde, wären enorm.

Kreativ mit deinem Zyklus

Wir Frauen können natürlich unterschiedlich kreativ sein, je nachdem, welche Talente in den einzelnen Zyklusphasen besonders zum Vorschein kommen. Da diese Stärken von Woche zu Woche schwanken, brauchst du dich nicht gleich als ein Opfer der Hormone zu fühlen, hilflos den Wellen ausgeliefert, die dich herumschleudern und in denen du zu ertrinken drohst. Nutzt du die hormonellen

Schwankungen richtig, wirst du beständig und selbstbewusst auf diesen Wellen reiten und mit weniger Anstrengung und größerer Zufriedenheit Topleistungen erzielen. Hast du einmal begriffen, inwiefern deine Hormone im Laufe eines Zyklus deine Stärken beeinflussen, wird es für dich ein Kinderspiel sein, dieses Wissen für eine erfolgreichere Projektplanung und -durchführung zu nutzen.

Untersuchungen aus dem Jahr 2017 räumen mit dem Mythos auf, unser Zyklus wirke sich zu bestimmten Zeiten im Monat negativ auf unsere kognitiven Fähigkeiten aus. Du kannst zu jedem Zeitpunkt deines Zyklus so gut wie alles tun, aber nur weil du es kannst, heißt das nicht, dass du es auch tun solltest. Sobald du in den Flow kommst, wirst du es immer häufiger erleben, dass du dich in Topform fühlst.

Statt unsere geballte Energie darauf zu verschwenden, dass wir uns tagein, tagaus zu den immer gleichen Aufgaben zwingen, sollten wir unsere Aktivitäten auf unsere einzigartigen Fähigkeiten abstimmen, die jeweils in bestimmten Zyklusphasen dominieren. Auf diese Weise können wir mehr von dem, was wir gerade viel lieber tun möchten, schaffen und uns dem widmen, was für uns momentan das Beste ist. Und plötzlich ist es weg, dieses Gefühl, nie genug Zeit zu haben. Stattdessen sind wir voller Zuversicht, alles, was wir tun wollen und müssen, gemeistert zu kriegen. Und das Beste ist: Wir müssen uns dafür viel weniger abmühen und haben mehr Zeit für die schönen Dinge. Wir können Höchstleistungen vollbringen und fühlen uns am Ende des Tages immer noch, als könnten wir Bäume ausreißen.

Das altbekannte Vier-Stufen-Muster kommt auch bei allen unseren Projekten und bei allem Geschäftlichen zum Tragen. Nehmen wir einmal an, deine Website sollte mal wieder aktualisiert werden. Du startest mit einem Brainstorming (Vorbereitung), dann erstellst du die Texte und suchst dir die nötigen Bilder zusammen (Wachstum). Anschließend lädst du das gesamte neue Material hoch und gibst die Änderungen ein (Vollendung), und zu guter Letzt lehnst du dich zurück und überlegst, was du noch optimieren könntest

(Ruhe). Unabhängig davon, in welcher Phase eines Projekts du dich befindest, kannst du deine zyklische Natur nutzen. Das Gleiche gilt für Geschäftszyklen. In meinem eigenen Unternehmen zum Beispiel erleben wir immer wieder Phasen, die ich mit dem Eisprung vergleichen würde. Unser Hauptziel in diesen Zeiten ist es, unserer Arbeit durch geschicktes Marketing zu mehr Bekanntheit zu verhelfen. Zu anderen Zeiten machen wir Phasen durch, die der Lutealphase ähneln. Dann befassen wir uns mit Aufgaben, die sich hinter den Kulissen abspielen, wie etwa die Aktualisierung unserer Systeme. Und gleichzeitig kann ich in solchen lutealen Phasen jederzeit auch die Stärken meiner jeweiligen Phase einbringen.

Die Cycle Syncing Method®: Kreativ im Flow

Phase	Dauer	Was passiert hormonell	Stärken	Empfohlene Aktivitäten
Follikelphase **VORBEREITUNG**	7–10 Tage	Östrogenproduktion steigt	Kreativität	Gib dich den großen Träumen hin, unternimm ein Brainstorming, bring die Dinge ins Rollen, bereite dich vor und plane. Recherchiere, sei neugierig, erkunde, befrage andere, belege Kurse, sammele Ressourcen und lege deine Strategie fest. Setze dir Ziele für die kommende Woche, den kommenden Monat oder das kommende Jahr. Konkretisiere deine Vision und bringe neue Projekte auf den Weg. Trage die einzelnen Etappenziele der kommenden Wochen in deinen Planer ein.

Phase	Dauer	Was passiert hormonell	Stärken	Empfohlene Aktivitäten
Eisprungphase **WACHSTUM**	3–4 Tage	Östrogenspiegel auf dem Höhepunkt	Kommunikation und Teamwork	Knüpfe Kontakte, präsentiere deine Ideen und mach dich sichtbar. Sprich über deine Pläne, arbeite zusammen mit anderen an Projekten, vereinbare Termine und Treffen, gehe mit Freundinnen zum Essen aus, veranstalte eine Party und knüpfe Kontakte. Wichtige Gespräche solltest du jetzt führen.
Lutealphase **VOLLENDUNG**	10–14 Tage	Progesteronspiegel auf dem Höhepunkt	Fertigstellen, Nähren, Pflegen	Jetzt ist der beste Zeitpunkt, um alles abzuarbeiten, was liegen geblieben ist! Schieb es nicht auf. Organisiere dich. Realisiere jetzt die Projekte und Ziele, die du während deiner Follikelphase geplant hast. Genieße das Gefühl, wenn du die Dinge zum Abschluss bringst. Kümmere dich um den Haushalt, deine Finanzen und administrative Aufgaben. Widme dich der Tiefenarbeit. Feiere deine eigene innere Power.
Menstruationsphase **RUHE**	3–7 Tage	Sämtliche Hormonspiegel auf dem Tiefpunkt	Evaluation und Intuition	Entspanne dich und denke über den vergangenen Monat nach. Sei gut zu dir selbst, wenn du all die tollen Dinge, die du erreicht

Phase	Dauer	Was passiert hormonell	Stärken	Empfohlene Aktivitäten
				hast, Revue passieren lässt, und notiere dir alle Bereiche deines Lebens, die sich nicht ganz so optimal anfühlen oder die nach mehr Aufmerksamkeit verlangen. In dieser Phase ist es besonders wichtig, auf deine Instinkte zu vertrauen. Sagt dir dein Bauchgefühl irgendetwas? Verbringe deine Zeit mit Tagebuchschreiben, lass dir alles durch den Kopf gehen und notiere dir, was du vielleicht loslassen solltest und was du im kommenden Monat anders machen musst. Nutze dies als Ausgangspunkt für deine Vorsätze für die nächste Follikelphase.

Ein zyklischer Ansatz zum Energiemanagement

Nachdem ich das Prinzip der Planung im Einklang mit dem natürlichen Rhythmus meiner Hormone verinnerlicht hatte, begann ich, in Unternehmen Seminare speziell für Frauen zum Right-Timing und Energiemanagement zu geben. Dabei stelle ich ein Planungstool vor (siehe Seite 244f.), das Frauen dabei hilft, auf persönlicher Ebene und im Team am Arbeitsplatz in den Flow zu kommen. Nachdem ich selbst so gut wie jedes Zeitmanagementsystem auf diesem Planeten ausprobiert hatte, ist es mir gelungen, einen Ansatz zu entwickeln, der die besten bekannten Praktiken aufgreift und diese mit der weiblichen Biologie in Einklang bringt. Mit meinem Planer kannst du auf gesunde, ausgewogene und nachhaltige Weise produktiv sein. Das Besondere daran ist, dass du darin nicht nur deine To-do-Listen erstellen kannst, sondern er dich auch darin unterstützt, bei deinen täglichen, wöchentlichen und monatlichen Projekten deinen Körper, deinen Geist, deinen Energielevel und deine Stimmungslage zu berücksichtigen. Mit meinem Planungstool beugst du nicht nur Burnout und Energieflauten vor, sondern hast darüber hinaus mehr Zeit, dich auf die Dinge zu konzentrieren, die dir wirklich wichtig sind. So fühlst du dich jeden Tag erfüllt und zentriert, unabhängig davon, was das Leben für dich bereithält. Natürlich bin ich der Ansicht, dass der von mir entwickelte Planer ideal für eine zyklusorientierte Arbeitsplanung ist, aber du kannst dir jederzeit nach denselben Prinzipien deinen eigenen Planer erstellen. Der Daily-Planner ist in die folgenden Bereiche unterteilt:

Aktuelle Phase: Hier behältst du im Blick, in welcher Zyklusphase du dich befindest, damit du stets die richtigen Projekte auswählst und mit deinem Körper in Verbindung bleibst.

Monatliches Thema: Notiere dir, auf welches Monatsthema du dich konzentrieren willst. Wähle das Thema jeweils so, dass es zum natürlichen Zyklus der Jahreszeiten passt. Ich nutze diese Themen, um sicherzustellen, dass ich übers Jahr alle wichtigen Aspekte meines Lebens berücksichtige. Der März ist für mich zum Beispiel der perfekte Reinigungs- und Detox-Monat. Dann nehme ich mir immer ein Wochenende Zeit, um meine Schränke auszumisten oder meine Wintergarderobe gegen Frühlings- und Sommerkleidung auszutauschen. Experimentiere ruhig mit deinen eigenen Monatsthemen oder nutze unsere Vorschläge im Rahmen der Cycle-Syncing^R-Mitgliedschaft.

Aufgaben oder Arbeitsschwerpunkte: In diesem Abschnitt kannst du deine einzelnen Aufgaben exakt planen. Achte darauf, den Schwerpunkt der gesamten Phase festzuhalten, sei es Kreativität, Kommunikation, Fertigstellung oder Bewertung. Skizziere die drei wichtigsten Punkte, auf die du dich an diesem Tag konzentrieren möchtest. Was hat für dich heute oberste Priorität? Wie passt es in deinen Tagesablauf? Nutze die jeweiligen Abschnitte für morgens, nachmittags und abends, um einen möglichst detaillierten Plan für den Tag zu erstellen.

Essensplan: Dieser Abschnitt hilft dir, anhand von phasenspezifischen Rezepten deine Nahrungszufuhr für den gesamten Tag zu planen.

Selbstfürsorge: In diesem Abschnitt kannst du auf der Grundlage deiner aktuellen Zyklusphase unter Berücksichtigung dessen, was du an diesem Tag erreichen willst oder musst, deine Möglichkeiten der Selbstfürsorge festhalten.

Energie-Check-in: Hier schätzt du ein, wie es um deine Energiereserven, deine Stimmung, deinen Schlaf und deine Symptome bestellt ist. Fühlst du dich energiegeladen oder bist du am Ende des Tages völlig durch? Das ist eine sehr wichtige Frage, die du dir jeden Tag aufs Neue stellen solltest. Wenn deine Akkus nämlich ständig leer sind, ist das ein deutliches Zeichen dafür, dass du deine Nebennieren überforderst und deinen Organismus überstrapazierst.

Rückschau am Tagesende: Notiere alles, was dir hilft, mit dir selbst ins Reine zu kommen. Überleg dir, wie dein Tag für dich gelaufen ist. Wie ist es dir mit deiner zyklusorientierten Planung ergangen? Was hat für dich gut funktioniert? Viele der Frauen, die mich aufsuchen, sind von diesem Teil des Planers besonders begeistert, weil er ihnen Raum und Zeit für ihre Gefühle einräumt. Hier kannst du dich mit ein wenig positiver Selbstbestärkung aufbauen. Ich gebe dir einige Beispiele dafür, was Frauen in diesem Abschnitt notieren:

- »Es fühlt sich so gut an, die Dinge tun zu dürfen, die für mich gerade richtig sind.«

- »Ich habe mir heute etwas Zeit für mich genommen und die Welt ist nicht zusammengebrochen.«
- »Ich nehme nicht zu, obwohl ich nicht allzu hart trainiert habe!«
- »Wow! Ich hatte die ganze Woche keine PMS-Symptome. Ich fühle mich wirklich viel besser!«
- »Ich fühle mich so energiegeladen!«

Findest du nicht auch, dass alle diese Aussagen in krassem Gegensatz zu der Art und Weise stehen, wie wir normalerweise mit uns selbst reden? Überleg doch mal: Bevor du die vielen Vorteile eines zyklischen Lebensstils erkannt hattest, musstest du dich durch Angst, Schuldgefühle und Druck motivieren. Ich erinnere mich noch gut, wie mich die Worte der Singer-Songwriterin und Dichterin Vanessa Daou aufhorchen ließen: »Es gibt nichts Härteres als den feinen Peitschenhieb der Zunge einer Frau gegen ihren eigenen Verstand.« Als ich diesen Satz las, traf er mich genau zwischen die Eierstöcke. Diese Worte führten mir mein eigenes masochistisches Verhalten vor Augen, meine Reaktion auf den vergeblichen Versuch, tagein, tagaus dieselbe sein zu wollen. Wir Frauen tendieren dazu, uns allabendlich mit negativen Gedanken zu quälen:

- »Ich habe mich heute im Fitnessstudio nicht genug angestrengt. Was bin ich nur für eine Versagerin.«
- »Ich bin so ein Nichtsnutz. Heute habe ich nicht annähernd genug geschafft.«
- »Ich habe mich heute extrem ungesund ernährt. Mir fehlt es einfach an der nötigen Willenskraft.«

Als ehemalige Perfektionistin war ich früher eine Meisterin der Selbstkritik. Auch heute noch gibt es Tage, an denen ich mich selbst daran erinnern muss, meine negative Haltung abzulegen und mich auf Mitgefühl und Dankbarkeit zu besinnen. Eine der schönsten Feststellungen, die ich mache, wenn Frauen damit beginnen, sich mit ihrem Zyklus zu synchronisieren, ist die Tatsache, dass sie mit der emotionalen Selbsttorpedierung Schluss machen und ihr Herz für die Liebe zu sich selbst öffnen.

Im Folgenden findest du einige zusätzliche Tipps, damit du den optimalen Nutzen aus deinem Planer herausholst.

Überprüfe deine Zeit- und Energieanforderungen auf »Red Flags«: Stelle dir jeden Tag die Frage, ob gerade größere Herausforderungen anstehen, die zeitlich nicht mit deinem Zyklus vereinbar sind. Wenn du beispielsweise im Job unter Zeitdruck stehst und übermäßig viel zu tun hast, du aber gerade deine Periode hast und eigentlich mehr Auszeiten bräuchtest, notiere dir diese Diskrepanz. Wenn deine Arbeitsbelastung für die aktuelle Zyklusphase nicht ideal ist, solltest du zum Ausgleich eine Extraportion Selbstfürsorge einplanen, um den Bedürfnissen deines Körpers entgegenzukommen und ihm die nötige Nahrung zu geben, damit du nicht ausbrennst. Natürlich ist mir bewusst, dass sich nicht alles und jeder um uns herum auf unseren Zyklus einstellen kann, so schön das auch wäre. Trotzdem brauchen wir nicht zu verzagen. Wenn solche Diskrepanzen auftreten – und als vielbeschäftigte Unternehmerin, Ehefrau und Mutter geschieht das bei mir häufiger, als mir lieb ist –, ergreife ich sofort die entsprechenden Maßnahmen. Wenn es mir möglich ist, verschiebe ich einzelne Arbeiten in eine andere Phase. Und wenn sich eine Sache aufgrund eines Abgabetermins oder einer anderen Verpflichtung beim besten Willen nicht verschieben lässt, überlege ich mir, wie ich meine Selbstfürsorge an diesem Tag oder in den Tagen davor verbessern kann, um den zusätzlichen Energiebedarf auszugleichen.

Plane Auszeiten ein: Vergiss nicht, dass die Strategie des Right-Timing von dem natürlichen Auf und Ab deiner Hormone und deines Energielevels abhängt. Zeit für Ruhe und Entspannung ist unverzichtbar als Ausgleich für die aktiven Phasen. Plane ausreichend Zeit für dich in deinem Terminkalender ein, so als würdest du ein

Meeting mit einem Kunden vereinbaren. Wenn du solche Zeitfenster blockst, ist es wahrscheinlicher, dass du dich an den Termin hältst und ihm eine ebenso große Bedeutung wie den anderen To-dos auf deiner Tagesliste beimisst.

Gönne dir etwas Spielraum: Denk bitte daran, dass deine Zyklusphasen nicht immer klar abgegrenzt sind. Sie gehen fließend ineinander über, sodass die einzelnen Zyklusphasen nicht jeden Monat auf die gleichen Wochen fallen. Das ist völlig normal! Unser Körper funktioniert nun mal nicht so präzise wie ein Uhrwerk. Stattdessen solltest du in dich hineinhorchen und ein Bewusstsein für deine Phasen und deine Energien entwickeln. Du selbst kennst deinen Körper am besten. Je mehr du dich in einem zyklischen Lebensstil übst, desto mehr kommst du in Einklang mit deinem Körper und lernst, ihm zu vertrauen. Und nach und nach kommt dein ganzes Leben in den Flow.

Weniger tun, mehr sein

Als ich von meiner Indienreise zurückkehrte, hatte sich meine gesamte Wahrnehmung von Erfolg und Glück verändert. Ich hatte mich völlig von der Vorstellung »je mehr, desto besser« gelöst und glaubte auch nicht mehr daran, dass ich glücklicher wäre, wenn ich nur etwas Bestimmtes hätte. Mir war schmerzlich bewusst geworden, wie hirnrissig es gewesen war, es auf Kosten meiner Gesundheit und getrieben von dem ewigen *Mehr, mehr, mehr!* ganz nach oben schaffen zu wollen. Während ich an diesem Buch schrieb, wurde ich zum Beispiel im Freundeskreis und von Kollegen mehrmals eingeladen, bei verschiedenen lokalen Veranstaltungen als Rednerin aufzutreten. Aufgrund unserer kulturellen Konditionierung reden wir uns ein, wir müssten zu allem Ja und Amen sagen – uns Frauen wird von klein auf beigebracht, es immer allen recht zu machen.

Ich wusste allerdings auch, dass ich mir meine Energien aufsparen musste, damit ich im kreativen Flow bleiben und mich auf das Schreiben konzentrieren konnte. Also sagte ich Nein und lieferte auch gleich die Begründung dafür mit. Und weißt du was? Niemand war mir böse. Dafür war ich höllisch stolz auf mich. Das war für mich ein Megaerfolg: Ich war für mich selbst eingestanden und hatte Rücksicht auf meine Bedürfnisse genommen. Diese kleinen Erfolgserlebnisse feiere ich mindestens genauso wie die großen beruflichen Meilensteine.

Wenn du dich aus dem Produktivitäts-Hamsterrad, das sich an der 24-Stunden-Uhr orientiert, verabschiedest und dich für einen Lifestyle entscheidest, der auch deinen weiblichen biologischen Rhythmus mit einbezieht, machst du den Weg frei für glückliche Hormone und gesündere biologische Systeme sowie nachhaltigeren Erfolg und kreativeren Flow im Privatleben und bei der Arbeit. Was ist Arbeit überhaupt? Im Grunde genommen geht es doch meistens darum, etwas aus dem Nichts zu schaffen. Arbeit beginnt mit einer Idee, wie man die Leere füllen kann. Betrachte Arbeit – ob im Privat- oder Berufsleben – als einen Prozess, durch den diese Ideen zum Leben erweckt werden. Wir erstellen Projekte. Wir entwickeln Präsentationen. Wir bringen neue Produkte auf den Markt. Wir Frauen sind von Natur aus darauf programmiert, aus einem leeren Raum heraus etwas zu erschaffen. In der Gebärmutter herrscht eine solche fruchtbare Leere, aus der neues Leben hervorgeht. In der Natur folgen alle Lebewesen dem Kreislauf aus Vorbereitung, Wachstum, Vollendung und Ruhe. Genau dieses Zyklische hat mich schon damals als junges Mädchen im Biologieunterricht so fasziniert. Dein Körper ist darauf ausgerichtet, nach demselben Muster zu erschaffen. Du nimmst an Brainstorming-Sitzungen teil, um die Samen einer neuen Idee zu pflanzen. Du nährst eine Vorstellung, während sie zu sprießen beginnt. Du bringst ein Projekt auf den Weg und lässt es wachsen. Du

Die Cycle Syncing Method®: Täglicher Flow

Datum: ____________ **Zyklusphase:** ____________

Wichtigste To-dos:

1 ____________ 2 ____________ 3 ____________

Tagesplan

Morgens: ____________

Nachmittags: ____________

Abends: ____________

Gibt es zeitliche Hürden und Aufgaben, die nicht im Einklang mit deinem Zyklus sind?* JA/NEIN

*Solltest du *Ja* angekreuzt haben, achte bitte besonders auf die mit einem Sternchen markierten Stellen im nächsten Abschnitt!

Tagesende … Energie-Check:

Energie? ● 0 ● 5 ● 10

Stimmung & Symptome? ____________

Schlaf? < 8 St / 8 St / > 8 St

○ Erinnerung, den morgigen Tagesplan zu erstellen

POWR-Phase: Vorbereitung/Wachstum/Vollendung/Ruhe

Aktueller Schaffens-Zyklus: Vorbereitung/Teamwork/Produktion/Evaluation

Thema des Monats: ______________________

Ernährungsplan:

* Falls du oben *Ja* angekreuzt hast, denke daran, deine Supplemente einzunehmen.

Frühstück

Snacks

Mittagessen

Getränke

Abendessen

Supplemente

Heutiger Schwerpunkt der Selbstfürsorge (wähle mindestens einen!):

* Falls du oben *Ja* angekreuzt hast, wähle noch einen zusätzlichen Selbstfürsorgepunkt aus.

- ◯ Bewegung
- ◯ Home-Spa (Gesichtspflege, Maniküre usw.)
- ◯ Selbstbelohnung
- ◯ Schlaf
- ◯ Soziale Kontakte
- ◯ Sonstiges

Gedanken:

verpackst das fertige Produkt und bewertest seine Leistung, bevor du zum nächsten Schaffenszyklus übergehst.

Auf ganz ähnliche Weise durchlaufen alle Lebewesen Phasen von Aktivität und Ruhe, Ausdehnung und Rückzug. Man denke nur an die Felderwirtschaft. Landwirte wissen, dass sie abwechselnd verschiedene Nutzpflanzen anbauen müssen, damit der Boden sich nach der Ernte ausruhen und regenerieren kann, sonst büßt er seine Fruchtbarkeit ein. Wir Frauen sollten demselben Muster folgen, damit unsere Hormone und biologischen Systeme optimal funktionieren und wir unser Potenzial voll ausschöpfen können. Ich liebe, was Julia Cameron, Bestsellerautorin von *Der Weg des Künstlers,* über die Bedeutung von »Brachzeiten« schreibt. Diese seien für den kreativen Prozess unabdingbar. Überträgt man dagegen das in unserem Kulturkreis vorherrschende Produktivitätsgebot mit seiner Forderung nach kontinuierlicher Ernte und maximalen Erträgen auf die Landwirtschaft, so geht das nur unter Einsatz von toxischem Biohacking in Form von schädlichen Düngemitteln, Pestiziden und gentechnisch verändertem Saatgut. Andauernde Produktivität ist nicht nachhaltig, sie schadet unserer Umwelt und macht uns krank.

Dasselbe gilt für unseren Körper. Wenn du ständig in Aktion bist, gönnst du deinem Gehirn und deinem Körper nicht die Ruhe, die nötig sind, um deine kreativen Ressourcen aufzufüllen. Wir brauchen Ruhetage, um unserem Geist, unserem Körper und unserer Kreativität neue Energie zuzuführen. Statt Tag für Tag immer neue To-dos auf deine ohnehin ellenlange Liste zu setzen und dich auf künstliche Energielieferanten zu verlassen, solltest du dir Zeit nehmen, um dich mit deinem Körper zu verbinden und dich zu erden. Suche nach Inspiration. Unternimm einen Spaziergang in der Natur. Schaue deinem Hund oder deiner Katze beim Herumtollen zu. Tanze ausgelassen zu deinem Lieblingssong. Verwöhne deinen Körper mit ein paar Dehnübungen. Gib deinem Gehirn und deinem Körper Zeit, Möglichkeiten zu erkunden, von denen du bislang keine Vorstellung hattest. Auf diese Weise verpasst du deinen Hormonen und deinen biologischen Systemen einen Frischekick, statt sie auszulaugen, sodass du dich energiegeladener fühlst und zu Höchstleistungen auflaufen kannst.

Die Eizellenmethode

Einmal im Monat wird eine reife Eizelle aus den Eierstöcken freigesetzt, die dann in aller Ruhe im Eileiter auf die Befruchtung wartet. Die Eizelle jagt den Spermien nicht hinterher, das hat sie gar nicht nötig. Die Chemikalien, die sie aussendet, machen sie nämlich so unwiderstehlich, dass die Spermien in einen wilden Rausch verfallen und sie um jeden Preis erreichen wollen. Millionen von Spermien schwimmen stromaufwärts, um die verlockende Eizelle zu finden. Die meisten verirren sich auf dem Weg dorthin, aber ein paar Hundert von ihnen schaffen es bis zu der verheißungsvollen Kugel, und nur ein einziger glücklicher Schwimmer wird von ihr auserwählt und erhält die Ehre, sie zu befruchten. Das ist eine großartige Analogie, aus der wir viel lernen können. Wir müssen nicht immer allem hinterherjagen. Wenn wir uns wie die Eizelle richtig positionieren, können die Dinge viel besser auf uns zukommen. Dasselbe gilt für den kreativen Prozess. Sowohl das Vorantreiben als auch das Empfangen sind entscheidend für ein Gelingen des kreativen Prozesses. Und wenn die Bedingungen für eine Befruchtung nicht optimal sind, wird die Eizelle mit der nächsten Monatsblutung abgestoßen, und ein neuer Zyklus und eine neue Gelegenheit nehmen ihren Anfang. Du musst keinen Ausgleich für deine zyklusorientierte Lebensweise schaffen: Konzentriere dich darauf, mit voller Energie zur Stelle zu sein, vertraue auf das Timing deines Körpers und entscheide dich aktiv dafür, dich gut zu fühlen.

Und was ist mit dem Mondzyklus?

In meiner Social-Media-Bubble findet ein reger Austausch über Neumondrituale statt. Viele Frauen fühlen sich zum Mondkult hingezogen und möchten ihren Zyklus gern mit den Mondphasen synchronisieren. Das ist ein ganz natürlicher Wunsch, wenn man bedenkt, dass das Licht, für das unsere Augen geschaffen wurden – das Mond- und Sonnenlicht – unsere Zirbeldrüse und Hypophyse beeinflusst und so unseren zirkadianen Rhythmus und die Hormonproduktion anregt. Man kann sich gut vorstellen, dass in der Vergangenheit viele Frauen, die in Gemeinschaften lebten, alle zur gleichen Zeit bei Neumond bluteten und dem Rhythmus des Mondzyklus folgten, weil sie alle dem gleichen Licht ausgesetzt waren – morgens mit der Sonne aufwachen, schlafen, wenn die Sonne untergeht, und nachts dem wechselnden Mondlicht ausgesetzt sein. Dies ist der Grund, warum Fruchtbarkeitsfeste bei Vollmond gefeiert wurden; zu dieser Zeit hatten die Frauen höchstwahrscheinlich fast alle ihren Eisprung. Die Menschen von früher beobachteten die Verbindung zwischen den Zyklen der Erde, des Mondes und des weiblichen Körpers und schufen Rituale, die mit ihnen in Einklang standen. In unserer modernen Welt leben wir allerdings in einem lichtverschmutzten Umfeld mit anhaltender Helligkeit. Viele von uns können nachts nicht einmal mehr den Mond sehen. Und all das blaue Licht, das unsere technischen Geräte ausstrahlen, stört unseren zirkadianen Rhythmus zusätzlich. Wir haben uns so weit von den nach dem Mond ausgerichteten Zyklen unserer weiblichen Vorfahren entfernt, dass wir uns nach und nach wieder an die von der Natur vorgesehene Funktionsweise unseres Körpers gewöhnen müssen. Der erste Schritt besteht darin, deinen eigenen Menstruationsrhythmus wiederherzustellen, indem du dich in Einklang mit deinem Zyklus bringst. Anschließend beginnst du, dich ganz bewusst weniger dem blauen Licht auszusetzen, und machst es dir zur Gewohnheit, nachts hinauszugehen und den Mond und die Sterne zu betrachten.

Das kann auch funktionieren, wenn du wie ich in einer großen Stadt lebst. Anfangs stimmte mein Zyklus nur selten mit den Mondphasen überein, aber dann zog ich in eine andere Wohnung, von der aus ich den Mond so gut wie jede Nacht sehen kann. Das hat meinen Zyklus stark beeinflusst. Mittlerweile habe ich häufiger meinen Eisprung bei Vollmond und meine Blutung bei Neumond. Aber keine Sorge, du musst nicht umziehen, um dich mit dem Mond in Einklang zu bringen.

Ich habe immer einen Mondkalender in Sichtweite liegen und bemühe mich darum, bei jeder Gelegenheit Blaulichtfilter zu verwenden, um die zirkadiane Störung möglichst gering zu halten. Die Synchronisierung mit den Mondphasen betrachte ich persönlich als wohltuenden Bonus, der aber definitiv kein Muss für ein optimales Funktionieren der biologischen Systeme ist. Wenn deine Zyklusphasen nicht mit dem Mondzyklus übereinstimmen, solltest du dich dadurch nicht verrückt machen lassen. Nutze alle Vorteile einer zyklussynchronen Lebensweise und versuche erst dann, dich mit den Mondzyklen zu synchronisieren, wenn du das gerne möchtest. Und noch ein Hinweis: Du kannst die Mondrhythmen auch dann dazu nutzen, mit deiner zyklischen Energie in Verbindung zu bleiben, wenn du aus irgendeinem Grund keinen Zyklus hast – wenn du zum Beispiel in der Postmenopause bist, du wegen einer Krebsbehandlung keine Periode mehr hast oder wenn du transgender bist.

Nach der Lektüre dieses Kapitels weißt du nun, dass du von Natur aus darauf programmiert bist, dem Rhythmus deiner Hormone auch bei allen Schaffensprozessen zu folgen. Arbeitest du im Einklang mit diesem Rhythmus, steigerst du nicht nur deine Effizienz und Produktivität, sondern findest zudem einen besseren Zugang zu deiner Kreativität. Vielleicht hast du das sogar schon hin und wieder intuitiv gespürt. Und vielleicht hast du dich auf den Seiten dieses Kapitels wiedererkannt und gedacht: »Ja, genau so ist es! Das beschreibt meine Realität.« Und trotzdem zögerst du vielleicht noch, dich auf diese neue Art der Energie- und Lebensplanung einzulassen. Es mag dir zu riskant erscheinen, als würdest du gegen den Strom schwimmen. Kann man in einer Kultur der ständigen Produktivitätssteigerung wirklich erfolgreich sein, wenn man das eigene Leben an einem zyklischen Muster ausrichtet? Die Antwort lautet: Ja! Entscheidend ist, dass du bereit bist, dich auf eine solche frauenzentrierte Lebensweise einzulassen und damit zu experimentieren, damit du selbst siehst, wie gut es sich anfühlt. Wenn du dem Ganzen eine Chance gibst, wird dein Körper deiner Vorstellungskraft folgen, auf dem Weg in ein Leben, das du lieben wirst.

Der Vier-Wochen-Schnelleinstieg

- Bestimme, in welcher Phase du dich befindest.
- Entscheide, ob du mit dem Bereich Ernährung oder mit dem Training beginnen willst.
- **Woche 1:** Synchronisiere entweder nur deine Ernährung oder dein Workout mit der Phase, in der du dich aktuell befindest.
- **Woche 2:** Synchronisiere sowohl deine Ernährung als auch deinen Trainingsplan mit der Folgephase.
- **Woche 3:** Mache weiter mit der phasenspezifischen Ernährung und dem entsprechenden Workout und überprüfe zusätzlich deinen Terminplan und deine To-dos. Überlege, welche Aktivitäten mit der gegenwärtigen Phase vereinbar sind, und notiere dir diejenigen, die es nicht sind.
- **Woche 4:** Nimm deinen Tagesplaner zur Hand, sieh dir die nächsten vier Phasen an und plane deine Aktivitäten für den gesamten Folgezyklus.

BIOHACKING-TOOLKIT
TEIL 1

In den Flow kommen, wenn die Hormone aus dem Gleichgewicht sind

Wenn Frauen sich um ihre Gesundheit kümmern, werden sie sich selbst die beste Freundin.

– Maya Angelou

Sobald du die Wissenschaft hinter dem Cycle Syncing verstanden hast, wird dir die Synchronisierung mit deinem Zyklus absolut sinnvoll erscheinen. Natürlich möchtest du deinen Hormonhaushalt ins Lot bringen, damit Krämpfe, Blähungen und schwere Blutungen oder ernstere Erkrankungen wie Endometriose oder PCOS endlich der Vergangenheit angehören. Aber das ist nur der Anfang. Sobald dein Hormonhaushalt wieder wie am Schnürchen läuft, wird er zu einer Kraft, die jedes biologische System in deinem Körper stärkt – und die deine Stimmung, deine Kreativität, deine Energie und vieles mehr verbessert. Wenn du dich wohlfühlst, wirkt sich das nicht nur positiv auf deine Produktivität und deine Beziehungen aus, sondern auch auf deine Fähigkeit, eine gute Mutter zu sein. Wenn du dich wohlfühlst, kannst du deine Lebensziele erreichen, ohne dich zu quälen. Wenn du das erste Mal von all diesen Vorteilen hörst, möchtest du wahrscheinlich sofort loslegen und mit der Synchronisierung deines Zyklus beginnen. Aber was, wenn deine Periode nicht jeden Monat pünktlich und zuverlässig einsetzt? Was, wenn sie sehr unregelmäßig ist oder in manchen Monaten sogar ganz ausbleibt? Was, wenn in deinem Hormonhaushalt das reine Chaos herrscht? Wie sollst du dich auf deinen Zyklus einstellen, wenn du nicht einmal sagen kannst, in welcher Phase du dich befindest? Keine Sorge, ich habe da ein paar Tipps. Dieser Abschnitt ist all jenen Frauen gewidmet, die mit hormonellen Problemen zu kämpfen haben, so wie ich, als bei mir PCOS diagnostiziert wurde. Du wirst sehen, dass Nichtstun keine Option ist, wenn du irgendwelche Symptome hast. Dann kommst du nicht umhin, etwas dagegen zu unternehmen, um die Heilung voranzubringen. Das folgende Biohacking-Toolkit erklärt dir, wie dir das gelingen kann. Es wird dir helfen zu verstehen, warum du diese Symptome hast, was die Forschung dazu sagt, wie du sie auf natürliche Weise lindern kannst und wie du dich durch gezieltes Biohacking schnell wieder in Balance bringst, jetzt oder wann immer deine Hormone ins Ungleichgewicht geraten. Wenn du tiefer in ein spezielles Problem eintauchen möchtest, habe ich individuelle Biohacking-Anleitungen für dich, die du dir auch jederzeit auf meiner Seite herunterladen kannst.

Und wenn ich gar keine hormonellen Beschwerden habe?

Wenn du keine nennenswerten hormonellen Beschwerden hast, kannst du dieses Kapitel getrost überfliegen oder direkt zu den Abschnitten weiterblättern, die dich interessieren. Wenn du zum Beispiel die Pille nimmst oder eine Tochter im Teenageralter hast und erwägst, ihr wegen Menstruationsproblemen ein orales Verhütungsmittel verschreiben zu lassen, empfehle ich dir, den Abschnitt über hormonelle Verhütung zu lesen. Wenn du unter PCOS, Myomen, Endometriose, starken, schmerzhaften Perioden, ausbleibenden Perioden oder schwerem PMS leidest, dann lies bitte weiter.

Als Erstes sollst du wissen, dass ich deinen Frust absolut verstehe! Als ich selbst noch mit PCOS-Beschwerden zu kämpfen hatte, war ich ständig auf der Suche nach Behandlungsmethoden gegen meine Akne, nach Diäten, um das zugelegte Gewicht loszuwerden, und nach Arzneien, die meine Menstruation wieder ins Gleichgewicht bringen würden. Ich suchte die eine ärztliche Praxis wegen meiner Haut auf, eine andere, die mir bei meinen Gewichtsproblemen helfen sollte, und dann noch eine dritte, wo man sich um meine ausbleibende Periode kümmern sollte. Vermutlich hast du einen ähnlichen Weg hinter dir und bereits alles versucht, um die Unterleibskrämpfe, Stimmungsschwankungen oder die Akne loszuwerden. Die Schulmedizin hält leider immer noch stur am immer gleichen Heilansatz fest, der sich ganz auf die Symptome konzentriert. Die Patentlösung gegen alle Formen von Regelbeschwerden sind meist rezeptfreie Schmerzmittel, hormonelle Verhütungsmittel, Antidepressiva oder chirurgische Eingriffe zur Behandlung einzelner Symptome. Aber dieser Heilansatz bräuchte dringend ein Update und sollte sich ein Beispiel an der funktionellen Medizin nehmen.

Viele Behandlungsmethoden von individuellen Symptomen haben nicht unerhebliche Nebenwirkungen. Diverse rezeptfreie Schmerzmittel enthalten Koffein, was für uns Frauen nicht gerade ideal ist (die vielen Gründe hierfür kannst du in Kapitel 4 nachlesen), oder sie schädigen die Leber, ein zusätzlicher Störfaktor für den Östrogenstoffwechsel. Andere Medikamente beeinflussen den Hormonhaushalt negativ. Und wenn diese Medikamente auch noch in der Wirkung versagen, sind anhaltende Beschwerden vorprogrammiert. Unter Umständen führt dann an einem chirurgischen Eingriff kein Weg mehr vorbei. Im Grunde stehen uns die folgenden zwei Möglichkeiten offen: 1. abwarten und die Beschwerden in Kauf nehmen oder 2. Behandlungsmethoden wählen, die das eigentliche Problem nicht an der Wurzel packen, sondern lediglich Symptome lindern und dabei auch noch schwerwiegende Nebenwirkungen haben. Es muss einen besseren Weg geben, der unsere biochemische und biologische Natur stärkt. Ich verspreche dir, es gibt eine Lösung. Sie liegt in der Erkenntnis, dass all die scheinbar so unterschiedlichen hormonellen Symptome, die wir Frauen erleben, auf ein und dieselbe Ursache zurückzuführen sind: eine Störung des Hormonhaushalts. Dies ist einer der aufregendsten Befunde aus meiner jahrelangen Forschung. Als ich mein FLO-Protokoll entwickelte, das ich in meinem Buch *WomanCode* ausführlich beschreibe, war ich völlig aus dem Häuschen, als ich herausfand, dass die Mehrheit der hormonellen Beschwerden auf ein Hauptproblem zurückzuführen ist. In der Natur sind die Dinge, wie Einstein und Mandelbrot es erklären, oft elegant und einfach, obwohl sie komplex wirken. Menstruationsbeschwerden mögen komplex erscheinen, aber sie lassen sich in den meisten Fällen auf Störungen des endokrinen Systems zurückführen. Das von mir entwickelte FLO-Programm zielt darauf ab, die zugrunde liegende hormonelle Dysfunktion zu beheben, die als Auslöser für all diese Symptome gelten kann. Wenn du ein diagnostiziertes Menstruationsproblem hast, gibt es drei entscheidende Schritte im FLO-Protokoll, die du befolgen musst, bevor du mit der Zyklussynchronisation beginnst:

1. den Blutzucker stabilisieren,
2. die Nebennieren mit Nährstoffen stärken und
3. die Ausscheidungsorgane unterstützen.

Beachtest du diese drei Punkte in dieser Reihenfolge, trägt das entscheidend zur Wiederherstellung des Hormongleichgewichts bei. Oberste Priorität hat dabei die Stabilisierung deines Blutzuckerspiegels, denn ein instabiler Blutzucker hat verheerende Folgen für deine hormonelle Gesundheit. Dein Gehirn und dein Körper benötigen Glukose, um reibungslos zu funktionieren. Leider nehmen viele von uns nach wie vor zu viel Industriezucker zu sich, der sich störend auf unsere Hormonfunktionen auswirkt. Der Verzehr von Kohlenhydraten, zu denen auch der raffinierte Zucker zählt, löst eine Insulinreaktion im Körper aus, aber zu viel Glukose und zu viel Insulin lassen den Blutzuckerspiegel in die Höhe schnellen, unmittelbar gefolgt von einem starken Absturz. Solche Insulinspitzen stören den Eisprung, hemmen die Progesteronproduktion und können zu einer Östrogendominanz führen. Und die ist, wie wir inzwischen wissen, die Ursache für viele der häufigsten Periodenbeschwerden. Eine gute Versorgung der Nebennieren trägt dazu bei, den Cortisolspiegel auszugleichen – ein weiteres Schlüsselhormon, das im Falle eines Ungleichgewichts den Zyklus massiv durcheinanderbringen kann. Außerdem hilft es, den Körper vor Stress zu schützen. Und die Unterstützung der körpereigenen Ausscheidungssysteme – Haut, Leber, Dickdarm und Lymphsystem – hilft dem Körper dabei, überschüssiges Östrogen auszuscheiden.

Weil wir Frauen über die Funktionsweisen unserer Körper überwiegend im Ungewissen gelassen werden, verstehen wir nicht, wie die einzelnen Symptome zusammenhängen. Die Folge ist, dass wir jedes Problem im Zusammenhang mit der Menstruation isoliert als etwas betrachten, das eine individuelle, gezielte Behandlung erfordert. Das ist aber nicht der Fall. Ich bitte dich, deine periodenbedingten Beschwerden nicht länger als eine zufällige Ansammlung von Symptomen zu betrachten, die einzeln angegangen werden müssen, sondern sie als Zeichen eines systemischen endokrinen Ungleichgewichts zu verstehen. Wenn du deine Beschwerden aus diesem veränderten Blickwinkel betrachtest, wird dir sehr schnell klar werden, wie dein Weg zu hormoneller Gesundheit aussehen muss. Du wirst begreifen, dass allein die Einnahme der Pille deinen Hormonhaushalt niemals ins Lot bringen wird. Du erinnerst dich: Dein endokrines System besteht aus mehreren Drüsen und Organen. Wie soll ein einziges Medikament die Schilddrüse, den Hypothalamus, die Nebennieren, die Eierstöcke und all die anderen beteiligten Organe beeinflussen? Das ist absolut nicht nachvollziehbar. Es gibt nur einen Weg, ein so komplexes System aus sich wechselseitig beeinflussenden Organen und Drüsen zu behandeln, und zwar indem man es in seiner Gesamtheit unterstützt. Im folgenden Abschnitt erfährst du alles über die Aufräumarbeiten, die in deinem Körper für ein gesundes Hormongleichgewicht zu erledigen sind, bevor du mit der Synchronisierung deines Zyklus beginnst.

Schritt 1: Prüfe dein fünftes Vitalzeichen

Ich bin ein großer Fan von Hightech-Trackern zur Selbstoptimierung. Aber auch dein Körper verfügt über zahlreiche Biofeedback-Möglichkeiten, die dir in Echtzeit Auskunft über deine Gesundheit geben können. Du musst sie nur auszuwerten wissen. Deine Periode ist ein hervorragendes Instrument zur hormonellen Selbsteinschätzung. Sie ist vergleichbar mit einer monatlichen Laboruntersuchung, die dir sofort Auskunft über ein hormonelles Ungleichgewicht gibt. Und wie verstehst du das, was deine Periode dir mitzuteilen versucht? Ganz einfach: Sieh genau hin. Und das ist wörtlich gemeint: Bevor du den Tampon oder die Binde doppelt in Toilettenpapier einwickelst und in den Müll beförderst, solltest du sie genau in Augenschein nehmen. Wenn du dich mit deiner Blutung vertraut machst, kann sie dir nämlich wertvolle Hinweise auf deine allgemeine Gesundheit liefern. Wie bereits erwähnt, ist eine geregelte Periode ein so wichtiges Vitalzeichen wie Temperatur und Blutdruck. Aus diesem Grund hat das American College of Obstetricians and Gynecologists sie auch zum fünften Vitalzeichen erklärt. Betrachte deine Blutung also als deinen persönlichen monatlichen Hormon-Check.

Durch meine Arbeit mit Tausenden von Frauen konnte ich insgesamt fünf Perioden-Typen identifizieren, die ich V-Sign-Typen nenne. Sieh dir die folgenden Beschreibungen an, um deinen Typ zu bestimmen, und mache den Schnelltest auf www.FLOliving.com/what-is-your-v-sign, um mehr darüber zu erfahren, was du tun musst, um wieder auf Kurs zu kommen. Egal, welchem Typ du angehörst, kann eine Umstellung deiner Ernährung und die entsprechende Supplementierung Periodenbeschwerden innerhalb von ein oder zwei Zyklen bessern.

V-Sign-Typ Rot: Wenn der Tampon oder die Binde beim Wechseln preiselbeer- oder kirschrot in der Farbe ist und im Blut keine Gerinnsel zu sehen sind, ist das ein Zeichen für einen ausgeglichenen Hormonspiegel. In diesem Zyklus kannst du dich allerbester hormoneller Gesundheit erfreuen!

V-Sign-Typ Violett: Hat dein Menstruationsblut eine intensive violett-blaue Farbe mit Gerinnseln und Klumpen? Dann ist das ein Zeichen dafür, dass dein Östrogenspiegel im Verhältnis zum Progesteron zu hoch ist. Dadurch kann die Gebärmutterschleimhaut dicker sein als gewöhnlich, was zu stärkeren Regelblutungen und schwereren PMS-Symptomen wie heftigeren Krämpfen, deutlicheren Stimmungsschwankungen und Depressionen führen kann. Ein Überschuss an Östrogen kann außerdem häufige Menstruationsprobleme wie Myome, Zysten oder Endometriose auslösen. Bleibt ein hoher Östrogenspiegel unbehandelt, kann das Risiko für bestimmte Erkrankungen steigen, darunter Schilddrüsenfehlfunktionen und Brust- oder Eierstockkrebs.

V-Sign-Typ Braun: Ohne ausreichend Progesteron wird die Gebärmutterschleimhaut nicht vollständig abgebaut, die verbliebenen Reste oxidieren und verfärben sich bräunlich. Erinnert dich dein Periodenblut an Pflaumensaft? Eine bräunliche Färbung an Tag 1 oder in den letzten Tagen der Blutung deutet darauf hin, dass dein Progesteronspiegel zu niedrig ist. Dadurch dauern deine Zyklen sehr wahrscheinlich länger, oder deine Periode bleibt komplett aus. In diesen Fällen können Stimmungsschwankungen, Angstzustände, Depressionen, Konzentrationsschwierigkeiten, Schlafstörungen, Kopfschmerzen oder Migräne und eine geringe Libido auftreten.

Im Falle eines Kinderwunsches solltest du dir bewusst sein, dass ein niedriger Progesteronspiegel das Austragen einer Schwangerschaft im ersten Trimester erschwert. Viele der Frauen, bei denen ich einen niedrigen Progesteronspiegel feststelle, leiden zugleich unter Hitzewallungen und anderen Symptomen, die normalerweise mit der Perimenopause einhergehen, selbst wenn sie erst in ihren Zwanzigern oder frühen Dreißigern sind. Mit der Zeit kann sich die Gebärmutterschleimhaut unverhältnismäßig stark verdicken, in der Fachsprache Endometriumhyperplasie genannt. Ein solches übermäßiges Wachstum der Schleimhaut kann in einigen Fällen zu Gebärmutterkrebs führen.

V-Sign-Typ Rosa: Wenn dein Blut am ersten und letzten Tag der Periode eine blassrosa Farbe hat, ist das ein Zeichen dafür, dass dein Östrogenspiegel zu niedrig ist. Wenn dein Körper nicht genug von diesem Hormon ausschüttet, baut sich die Gebärmutterschleimhaut nicht so auf, wie sie sollte. Kürzere Perioden sind eine häufige Nebenwirkung eines niedrigen Östrogenspiegels. Ein Östrogenmangel kann außerdem den Alterungsprozess beschleunigen und wird mit Osteoporose und Herzproblemen im späteren Leben in Verbindung gebracht. Ein niedriger Östrogenspiegel ist eines der Hauptmerkmale der Perimeno- und Menopause und wird mit dem Verlust der Hautelastizität, Scheidentrockenheit, geringem Sexualtrieb, dünner werdendem Haar, Angstzuständen und Depressionen sowie Schwierigkeiten bei der Empfängnis assoziiert. Bei jüngeren Frauen mit niedrigem Östrogenspiegel können die gleichen Symptome auftreten, auch wenn sie noch Jahre von der Perimenopause entfernt sind.

V-Sign-Typ ausbleibend/unregelmäßig: Ist deine Periode unregelmäßig und nicht vorhersehbar? Und wenn die Blutung einsetzt, ist sie jedes Mal anders in der Farbe, mal violett, mal braun, dann wieder rosa oder rot? Alles das sind Anzeichen dafür, dass irgendetwas nicht in Ordnung ist. Wenn deine Periode monatelang ausbleibt, ist das ein deutliches Signal dafür, dass deine Hormone aus der Balance sind. Bekommst du deine Periode sogar mehr als einmal im Monat? Dauert sie nur ein oder zwei Tage? Hast du zwischen den Perioden Schmierblutungen? Wenn ja, ist deine Periode zu kurz, was durch einen niedrigen Östrogenspiegel oder eine Schilddrüsenfehlfunktion verursacht werden kann. Wenn du einen verkürzten Zyklus hast, solltest du deinen Hormonhaushalt gynäkologisch überprüfen lassen. Umgekehrt ist dein Zyklus zu lang, wenn zwischen den Perioden mehr als 35 Tage liegen. Dies kann ein Anzeichen dafür sein, dass dein Körper nicht genügend FSH und LH produziert, um den Eisprung auszulösen, oder dass der Progesteronspiegel zu niedrig ist, um die Gebärmutter zu veranlassen, deine Schleimhaut abzustoßen. Lange Zyklen können auch auf Probleme mit der Nebenniere oder der Hypophyse zurückzuführen sein. Vereinbare daher unbedingt einen Termin in einer gynäkologischen Praxis, um der Ursache auf den Grund zu gehen. Wenn deine Periode länger als 60 Tage ausbleibt, könnte dies auf eines oder mehrere der oben beschriebenen Probleme zurückzuführen sein. Ein weiterer Grund für das Ausbleiben der Periode kann sein, dass du nicht genug Körperfett für einen gesunden Zyklus hast. Das Ausbleiben der Periode kann ein Anzeichen für Erkrankungen wie PCOS, Amenorrhoe oder Nebennierenhyperplasie sein. Deshalb solltest du dies unbedingt von einem Arzt abklären lassen. Wenn dein Zyklus kürzer oder länger wird oder unvorhersehbar ist, kann dies je nach Alter auch ein Zeichen dafür sein, dass du in die Perimenopause kommst. Wende dich an deine Gynäkologin oder deinen Gynäkologen, um eine Hormonanalyse durchführen zu lassen.

Die Periode: Was ist eigentlich »normal«?

Dauer des Zyklus: Dein Zyklus sollte 28 bis 32 Tage lang sein – alles dazwischen ist in Ordnung, solange er regelmäßig und beständig ist.

Farbe: Dein Blut sollte von Anfang bis Ende die Farbe von tiefrotem Cranberrysaft oder dunklem Kirschsaft haben.

Länge der Blutung: Im Idealfall sollte deine Periode vier bis sieben Tage dauern.

Konsistenz der Blutung: Die Blutung sollte leicht dicklich sein und keine Klümpchen aufweisen. Sie sollte nicht unangenehm stark sein, und du solltest nicht das Gefühl haben, ständig den Tampon wechseln zu müssen.

Körperliche Empfindungen: Deine Gebärmutter sollte sich allenfalls durch ein leichtes Ziehen oder ein Wärmegefühl bemerkbar machen, dir aber keine Schmerzen bereiten, die dich zu Medikamenten oder Wärmflaschen greifen lassen.

Analyse der Ergebnisse

Nachdem du deine persönliche Inspektion abgeschlossen hast, ziehst du Bilanz. Wenn du unter leichtem oder auch schwerem PMS leidest – inklusive Blähungen, Akne und Krämpfen –, alles andere an deiner Periode aber relativ normal zu sein scheint, kannst du getrost mit der Synchronisierung deines Zyklus beginnen; das wird dir helfen, die Beschwerden zu lindern. Falls deine Periode jedoch ausbleibt oder bei dir eine Erkrankung wie PCOS oder Endometriose diagnostiziert wurde, musst du etwas mehr Vorarbeit leisten. Befolge hierzu die folgenden Schritte. Wenn du gerade erst entbunden hast oder stillst und noch im Zweifel bist, ob eine Zyklussynchronisation in dieser besonderen Lebenssituation angeraten ist, findest du in Kapitel 9 nähere Informationen hierzu.

Schritt 2: Eigne dir eine Biohacking-Mentalität an

»Jede Menstruierende hat doch Krämpfe.« – »PMS ist ganz normal.« – »Leiden gehört zur Periode dazu.« Wie du mittlerweile weißt, sind alle diese Menstruationsmythen völliger Quatsch. Der größte Irrtum in Bezug auf den monatlichen Zyklus ist, dass man, wenn man einmal Probleme mit der Periode hat, nicht mehr aus der Nummer rauskommt. Dieser in unserer Gesellschaft so tief verwurzelte Irrglaube trägt in besonderem Maße zu unserer Entmachtung bei und führt dazu, dass wir alles über uns ergehen lassen, wenn es um unsere hormonelle Gesundheit geht. Es lässt unseren Zyklus so rätselhaft, so unberechenbar und unkontrollierbar erscheinen, dass wir den Eindruck bekommen, nichts gegen Periodenbeschwerden tun zu können. Also tun wir nichts. Und weißt du was? Dadurch werden die Beschwerden noch schlimmer, und wir gehen davon aus, dass dieser Mythos tatsächlich seine Berechtigung hat. So haben wir nicht nur das Gefühl, dass wir weiterhin Monat für Monat leiden müssen, wir setzen auch unser biologisches System aufs Spiel, was langfristig zu ernsthaften gesundheitlichen Problemen führen kann. Darüber hinaus entgehen uns all die magischen Vorteile, von denen wir profitieren, wenn unsere Hormone im Gleichgewicht und wir mit unserem Zyklus im Einklang sind. Wir verpassen den Energieschub, die bessere Laune und die Klarheit unseres Verstands, die mit einem fein abgestimmten, zyklusgerechten Lebensstil einhergehen.

Das muss nicht so sein. Es ist nicht nötig, dass du dich für den Rest deines Lebens mit PMS, PCOS, Uterusmyomen, Endometriose oder anderen hormonell bedingten Beschwerden herumschlägst. Nehmen wir zum Beispiel Natalia. Sie hatte seit fünf Jahren mit Endometriose zu kämpfen. Es gab Zeiten, in denen die Schmerzen so stark waren, dass sie nicht einmal mehr laufen konnte. Auf Anraten ihres Arztes versuchte sie es mit der Pille, aber es half nichts.

Als sie die Pille wieder absetzte und anfing, ihren Hormonhaushalt mit Nahrungsmitteln und Supplementen zu unterstützen, und schließlich mit ihrem Zyklus in Einklang kam, machten sich die ersten Veränderungen bemerkbar. Nach sechs Monaten verschwanden ihre Endometrioseschmerzen fast vollständig – nur hin und wieder, wenn sie ihren Eisprung hat, spürt sie ein leichtes Ziehen, was sie auf einer Skala von eins bis zehn bei eins bis zwei einstuft. Sie sagt, dass sie in 95 Prozent der Fälle keine Akne, keine Blähungen und kein PMS mehr erlebt und frisch und voller Energie ist. Und wenn sie doch einmal Symptome verspürt, und sei es auch noch so gering, weiß sie sofort, was die Ursache ist, und kann gegensteuern. Das ist das Schöne an der Cycle Syncing Method®. Wie du gesehen hast, kann man damit Symptome in den Griff bekommen. Aber es liegt an dir, du selbst bist für deine Hormone verantwortlich. Ich selbst musste diese Lektion auf die harte Tour lernen. Als ich meine erste PCOS-Diagnose erhielt, konnte ich nicht glauben, dass die Medizin kein Heilmittel gegen diese Krankheit kennt. Allerdings war das für mich der Anstoß, meinen Körper zu hacken. Jetzt bist du dran.

Schritt 3: Beseitige endokrine Disruptoren

Hormone haben es heutzutage alles andere als leicht. Unsere Umwelt ist mit Chemikalien, Pestiziden, Arzneimitteln und künstlichem Licht belastet, alles Dinge, die es uns schwer machen, unseren Hormonhaushalt in Balance zu halten. Täglich sind wir Hunderten von Chemikalien in der Luft, im Wasser, im Boden, in der Nahrung und in Konsumgütern ausgesetzt, die die Produktion, die Ausschüttung, den Transport, die Verstoffwechselung, die Bindungswirkung oder die Ausscheidung körpereigener Hormone beeinträchtigen. Diese endokrinen Disruptoren ahmen häufig natürlich vorkommende Hormone nach – darunter Östrogen, Schilddrüsenhormone und

Androgene –, was den natürlichen Hormonhaushalt durcheinanderbringen und zu Ungleichgewichten führen kann. Solche Disruptoren können sich an Rezeptoren in den Zellen binden, sodass die natürlichen Hormone nicht mehr dazu in der Lage sind. Dadurch wird die Nachrichtenübermittlung zwischen dem jeweiligen Hormon und seinem Bestimmungsort unterbrochen. Außerdem können Disruptoren die Verwertung und Ausscheidung der Hormone durch die Leber stören. Und sie bringen den Hormonhaushalt durcheinander und stören dadurch unsere biologischen Systeme, was zu körperlichen und psychischen Beschwerden führen kann.

Leider sind diese Eindringlinge inzwischen überall zu finden. Man kommt mit ihnen in Haushaltsreinigern, Haut- und Körperpflegeprodukten, Kosmetika, Arzneimitteln, Kunststoffen und sogar Lebensmitteln in Berührung. Eine unabhängige Forschungsgruppe, Women's Voices for the Earth, hat herausgefunden, dass 20 der gängigsten Haushaltsreinigungsmittel neben anderen Giften auch Toxine wie Toluol und Phthalate, die die Fortpflanzung stören, sowie einen hormonschädigenden synthetischen Moschus enthalten. Die Forschung zeigt, dass viele dieser Gifte bioakkumulativ sind, sich also im Körper anreichern, und das hormonelle Gleichgewicht stören können.

Der Kontakt mit endokrin wirksamen Stoffen wird mit einer ganzen Reihe von Erkrankungen in Verbindung gebracht, darunter Östrogendominanz, eine verfrüht einsetzende Pubertät und Unfruchtbarkeit sowie ein erhöhtes Risiko für Brust- und Schilddrüsenkrebs. Bei der Menge an Umweltgiften, die unser Hormonsystem angreifen, können wir nicht einfach untätig bleiben und trotzdem einen harmonischen Zyklus erwarten. Und wir können uns auch nicht darauf verlassen, dass unsere Regierung das für uns übernimmt. Nach Angaben der Campaign for Safe Cosmetics hat die Europäische Union die Verwendung von mehr als 1300 Chemikalien in Kosmetika verboten. Und wie viele haben die USA verboten? Etwa 30, laut Aussage des Kosmetikhändlers Credo Beauty, der eine Liste von Inhaltsstoffen erstellt hat, die mit Gesundheits- oder Umweltproblemen in Verbindung gebracht werden. Letztlich liegt es also an uns, die Verantwortung für unsere eigene Gesundheit zu übernehmen.

Es ist an der Zeit, dass du potenzielle Störfaktoren in deinem persönlichen Umfeld ausmachst. Kreuze im Folgenden die Aussagen an, die auf dich zutreffen:

1. Nimmst du vor allem Lebensmittel aus herkömmlicher Produktion zu dir, statt zu Bio-Ware zu greifen?
2. Greifst du bei Fleisch zu herkömmlicher Ware, ohne darauf zu achten, dass es antibiotika- und hormonfrei ist? Stammt der Fisch, den du isst, aus Zuchtbetrieben?
3. Trinkst du Wasser aus Plastikflaschen?
4. Benutzt du chemiehaltige Reinigungs- und Waschmittel?
5. Verwendest du herkömmliche Kosmetik und Hautpflegeprodukte aus der Drogerie?
6. Verwendest du Haarpflegeprodukte mit bedenklichen Inhaltsstoffen?
7. Benutzt du herkömmlichen Nagellack?

Wenn du mehrere dieser Punkte angekreuzt hast, könnte es sein, dass du deinen Hormonen damit nichts Gutes tust. Glücklicherweise lässt sich das schnell ändern. Laut einer Studie, die 2014 in der Zeitschrift *Environmental Research* veröffentlicht wurde, reduziert eine Ernährungsumstellung von konventionell erzeugten Lebensmitteln auf Bio-Ware die Ausscheidung von Pestiziden im Urin um fast 90 Prozent – und das in nur sieben Tagen! Dies zeigt, wie schnell sich die Lage zum Besseren wenden kann, wenn du dich gezielt um eine Ernährung bemühst, die deine Hormone unterstützt.

Schritt 4: Bekämpfe deine Symptome mit Lebensmitteln

Unabhängig davon, ob du unter schweren oder leichten Menstruationsbeschwerden leidest, können die Lebensmittel, die du zu dir nimmst, deine Symptome lindern und die Hormone ins Gleichgewicht bringen. Wenn du unter einer der folgenden Beschwerden leidest, kann ich dir versichern, dass du sie über deine Ernährung lindern kannst. Im Folgenden verrate ich dir die besten und schlechtesten Lebensmittel für konkrete Symptome.

Myome

Die Forschung zeigt, dass bei den meisten Frauen im Laufe ihres Lebens Uterusmyome auftreten. Diese gutartigen Wucherungen entwickeln sich in der Gebärmutterwand und können so klein wie eine Erbse sein oder so groß, dass sie die Gebärmutter anschwellen lassen, als wäre man im sechsten oder siebten Monat schwanger. Manche Frauen haben Myome, merken es aber nicht, weil sie völlig symptomlos sind. Andere Frauen dagegen werden von einer ganzen Reihe von Beschwerden geplagt, darunter starke Blutungen, Regelblutungen, die länger als sieben Tage andauern, schmerzhafte Regelblutungen, Schmierblutungen zwischen den Regelblutungen, Schmerzen beim Geschlechtsverkehr, Schmerzen im unteren Rückenbereich, häufiges Wasserlassen und Fortpflanzungsprobleme. Die Medizin hat die Ursachen für die Entstehung von Myomen noch nicht endgültig geklärt, aber Forscher vermuten, dass Hormone eine Rolle spielen. Myome wachsen vor allem dann, wenn der Östrogenspiegel hoch ist. Nach der Menopause, wenn der Östrogenspiegel typischerweise sinkt, hören sie in der Regel auf zu wachsen und schrumpfen sogar. Deshalb ist es wichtig, den Körper bei der Ausscheidung von überschüssigem Östrogen zu unterstützen.

Powerzyklus-Biohack: Baue Leinsamen in deinen Ernährungsplan ein. Sie wirken als natürliche Variante von selektiven Östrogenrezeptormodulatoren (SERMs), Substanzen, die die Wirkung von Östrogen im Körper beeinflussen. SERMs können die Östrogenempfindlichkeit in der Gebärmutter blockieren, und einige Studien haben gezeigt, dass sie für Frauen mit Myomen von Vorteil sind. Diese schmackhaften Samen enthalten außerdem reichlich Ballaststoffe, Omega-3-Fettsäuren und Lignane, die die Aufnahme von überschüssigem Östrogen verhindern und helfen, es aus dem Körper zu spülen. Außerdem solltest du mehr unverarbeitetes, biologisch fermentiertes Soja in Form von Tempeh und Miso zu dir nehmen, da es eine östrogenhemmende Wirkung auf die Gebärmutter hat. Bohnen, vor allem Kidneybohnen, Linsen und Mungobohnen, liefern gesunde Ballaststoffe und Proteine. Aufgrund ihres niedrigen glykämischen Index können Bohnen außerdem Entzündungen reduzieren, die ebenfalls im Verdacht stehen, das Wachstum von Myomen zu begünstigen. Ballaststoffreiche Vollkornprodukte wie Hafer und Vollkornreis sorgen dafür, dass der Körper überschüssiges Östrogen schneller verstoffwechselt und ausscheidet. Auch Birnen und Äpfel, die ein Flavonoid namens Phloretin enthalten, können ein Tumorwachstum hemmen.

No-Go-Lebensmittel bei Myomen: Verzichte auf alle verarbeiteten Sojaprodukte wie Käseersatz, Sojafleisch und andere Fleisch- und Molkereiersatzprodukte. Auch verarbeitetes rotes Fleisch und weiße stärkehaltige Lebensmittel wie Brot oder Nudeln solltest du besser meiden. Am besten verzichtest du auch auf Alkohol und Koffein, die deine Leber belasten und ihre Fähigkeit, überschüssiges Östrogen aus dem Körper zu schwemmen, beeinträchtigen können.

Biohacking-Leitfaden bei Myomen: www.FLOliving.com/fibroids-guide.

Endometriose

Endometriose ist eine schmerzhafte Erkrankung, bei der das Gewebe an der Innenseite der Gebärmutter – das sogenannte Endometrium – außerhalb der Gebärmutter wächst. Dieses Gewebe reagiert empfindlich auf den im Laufe des Zyklus schwankenden Östrogenspiegel sowie auf die Prostaglandine, die entweder zur Kontraktion oder zur Entspannung der Gebärmutter beitragen. Dieses Endometriumgewebe kann an anderen Geweben wie dem Darm und der Blase oder sogar in der Bauchhöhle haften bleiben und schmerzhafte Krämpfe verursachen, die die Verdauung und Ausscheidung beeinträchtigen können. Im Grunde ist die Endometriose eine Kombination aus autoimmunähnlicher Hormonstörung und Symptomen, die durch chemischen Stress und einen Östrogenüberschuss ausgelöst werden.

Powerzyklus-Biohack: Nimm reichlich entzündungshemmende Lebensmittel zu dir, zum Beispiel Blattgemüse, Brokkoli, Lachs, Knochenbrühe, Blaubeeren und Leinsamen. Um Schmerzen zu lindern, solltest du vermehrt zu magnesiumreichen Lebensmitteln wie Mandeln, Avocados, Sonnenblumenkernen, Kürbiskernen, Spinat und schwarzen Bohnen greifen.

No-Go-Lebensmittel bei Endometriose: Verabschiede dich von allen Milchprodukten, Alkohol, Gluten, pestizidbelasteten Lebensmitteln und rotem Fleisch.

Biohacking-Leitfaden bei Endometriose: www.FLOliving.com/endo-guide.

PCOS

Das polyzystische Ovarialsyndrom (kurz PCOS) ist ein hormonelles Leiden, von dem schätzungsweise 10 Millionen Frauen betroffen sind. Ich war eine von ihnen, betrachte mich aber als von diesem Problem geheilt oder zumindest »in Remission«. PCOS geht oft, aber nicht immer, mit Zysten an den Eierstöcken einher. Es gibt verschiedene Arten von PCOS. In der Regel haben Frauen mit dieser Erkrankung einen höheren Androgenspiegel, wie zum Beispiel Testosteron, was zu Hirsutismus (übermäßiger Körperbehaarung), dünner werdendem Haar, Akne und unregelmäßigen Perioden führen kann. Das Krankheitsbild geht außerdem mit einem niedrigeren Progesteronspiegel einher, der ebenfalls zu unregelmäßigen Perioden beiträgt. Und wie mir meine Gynäkologin sagte, als bei mir letztlich die Diagnose PCOS gestellt wurde, besteht für die Betroffenen das Risiko einer Insulinresistenz sowie für schwerwiegende gesundheitliche Probleme wie Diabetes, Herzerkrankungen, Fettleibigkeit, das metabolische Syndrom, Unfruchtbarkeit, Fehlgeburten, Leberentzündungen und Gebärmutterkrebs.

Powerzyklus-Biohack: Baue möglichst viele ballaststoffreiche Lebensmittel wie Bohnen und Linsen, Kohlgemüse, Süßkartoffeln und Mandeln in deinen Speiseplan ein, um gegen die Insulinresistenz anzugehen. Und beachte auch, dass es besser ist, Kreuzblütlergemüse wie Brokkoli, Grünkohl, Rosenkohl, Weißkohl und Kohlrabi vor dem Verzehr zu kochen, da sie Goitrogene enthalten, die die Schilddrüsenfunktion hemmen und so zu PCOS beitragen.

No-Go-Lebensmittel bei PCOS: Verzichte auf Koffein, Zucker, Milchprodukte, rotes Fleisch, künstliche Süßstoffe, Sojaprodukte, Speiseöle (wie Raps-, Sonnenblumen- und Pflanzenöl) und Margarine.

Biohacking-Leitfaden bei PCOS: www.FLOliving.com/pcos-guide.

Krämpfe

Wirst du öfter von Unterleibskrämpfen ausgebremst? Falls ja, bist du damit nicht allein. Ich begegne in meinem Beruf unzähligen Frauen, die mir davon berichten, dass sie mehrere Tage im Monat zusammengerollt auf dem Sofa oder im Bett verbringen und darauf warten, dass der Schmerz endlich nachlässt. Ich war auch eine von ihnen.

Ich litt unter lähmenden Krämpfen, die locker mit Geburtswehen konkurrieren konnten und mich praktisch außer Gefecht setzten. Natürlich wollte ich wissen, warum das so war. Bei meinen Nachforschungen stieß ich auf zwei mögliche Ursachen für Periodenkrämpfe, eine chemische und eine funktionelle. Hormonähnliche Substanzen, die sogenannten Prostaglandine, die mit Schmerzen und Entzündungen im Zusammenhang stehen, regen die Gebärmuttermuskulatur bei Einsetzen der Menstruation zur Kontraktion an. Prostaglandine spielen aber auch eine Rolle bei Symptomen wie Erbrechen, Durchfall und Kopfschmerzen, die mit der Periode einhergehen können. Es gibt drei Arten von Prostaglandinen: PgE1, PgE2 und PgE3. Der Übeltäter, der Gebärmutterkontraktionen und Schmerzen verursacht, ist PgE2. Je mehr PgE2 der Körper bildet, desto stärker sind die Krämpfe. PgE1 und PgE3 wirken von Natur aus krampflösend und entspannen die Gebärmuttermuskulatur, was sie zu natürlichen Schmerzmitteln macht. Auf der funktionellen Seite können Schmerzen eine der folgenden Ursachen haben: Endometriose, Myome, Infektionen, die Nutzung eines Intrauterinpessars (IUP), Eierstockzysten, ein enger Gebärmutterhals oder eine retrovertierte (rückwärtsgeneigte) Gebärmutter.

Powerzyklus-Biohack: Wenn dich Krämpfe plagen, greife bitte nicht gleich automatisch zu Ibuprofen. Versuche es stattdessen mit ein paar Mandeln oder Haselnüssen – sie sind gute Vitamin-E-Lieferanten, die Regelschmerzen nachweislich lindern können. Und iss grünes Blattgemüse wie Mangold wegen des darin enthaltenen Magnesiums. Es reduziert die Prostaglandine, welche die Krämpfe verursachen. Um den Unterleibskrämpfen vorzubeugen, solltest du einige Tage vor und einige Tage nach Beginn der Periode Vitamin E und Magnesium einnehmen. Langfristig solltest du versuchen, PgE1 und PgE3 zu erhöhen. Der Verzehr der richtigen Fette ist ein guter Ansatz. Linolsäure beispielsweise, die in Lebensmitteln wie Lachs, Sardinen, Leinsamen, Kürbiskernen, Sonnenblumenkernen und Sesam enthalten ist, kann dabei helfen, also achte darauf, diese Lebensmittel regelmäßig auf deinen Teller zu bringen.

No-Go-Lebensmittel bei Krämpfen: Milchprodukte und gesättigte tierische Fette erhöhen das PgE2, daher solltest du sie so weit wie möglich einschränken oder am besten ganz darauf verzichten. Meide auch Rapsöl und andere raffinierte Fette mit hohem Omega-6-Anteil, da sie die Produktion des krampfauslösenden PgE2 anregen.

Blähungen

Jetzt verrate ich dir die drei häufigsten Ursachen dafür, dass du an manchen Tagen den Knopf an deiner Jeans nicht mehr zubekommst.

- **Ein gestörtes Mikrobiom:** Wenn dein Darm übermäßig mit schlechten Bakterien besiedelt ist, auch bekannt als Dysbiose, kann dies Entzündungen auslösen. Und ein entzündeter Darm neigt, und das ist wohl keine Überraschung, verstärkt zu Blähungen. Wie wir bereits erfahren haben, setzt sich das Mikrobiom aus Billionen von Mikroben zusammen, die alle eine Rolle bei der Verarbeitung und Ausscheidung von Hormonen aus dem Körper spielen. Insbesondere die Bakterienkolonie, die als Östrobolom bekannt ist, ist maßgeblich an der Verstoffwechselung von Östrogen beteiligt, ein Vorgang, der wiederum unerlässlich für die Aufrechterhaltung eines ausgeglichenen Östrogen- und Progesteronspiegels ist. Wenn das Östrobolom aus dem Lot gerät, kann dies zur Folge haben, dass der Hormonhaushalt in Turbulenzen gerät und du zu viel Flüssigkeit einlagerst.
- **Chronischer Stress:** Es gibt genügend Gründe, schleunigst aus dem Dauerproduktivitätsmodus auszusteigen, aber wenn dir das noch nicht genügt, so wird dich interessieren, dass chronischer Stress als Verursacher von Blähungen im Verdacht steht. Wenn dein Körper übermäßige Mengen des Stresshormons Cortisol

produziert, führt dies dazu, dass dein Körper Natrium einlagert, was wiederum zu Wassereinlagerungen und damit einhergehenden unangenehmen Schwellungen führt.

- **Nährstoffmangel:** Eine unzureichende Magnesiumzufuhr könnte einer der Gründe sein, warum du dich manchmal wie aufgedunsen fühlst. Magnesium hilft, die Muskeln zu entspannen und Verstopfungen zu lindern.
- **Powerzyklus-Biohack:** Unterstütze dein Mikrobiom mit Probiotika und nimm ein Magnesiumpräparat ein, oder versuch es stattdessen mit meinem entblähenden Saft. Diesen trinkst du in der Woche vor der Lutealphase täglich, um Blähungen und andere PMS-Symptome zu verhindern.

Anti-Bloatini

2 Knollen Rote Beete, 2 Möhren, 4 Stangen Staudensellerie, 1 Zitrone

Alle Zutaten waschen, in Stücke schneiden und in einen Entsafter geben. Den Drink sofort servieren.

No-Go-Lebensmittel bei Blähungen: Auf Koffein, salzige Lebensmittel und Milchprodukte solltest du besser verzichten, besonders vor der Periode.

Akne

Neigst du während deiner Periode verstärkt zu Pickeln? Kriegst du auch während der anderen Zyklusphasen kleinere Pusteln im Gesicht? Oder wirst du von einer zystischen Akne geplagt, so wie ich früher? So eine Akne kann zu einer starken Belastung werden und ist ein echter Dämpfer fürs Selbstbewusstsein. Jeden Tag suchen mich Frauen auf und erhoffen sich Hilfe bei Akne oder Hautunreinheiten. In der Regel verschreiben Dermatologen Arzneien gegen Akne, während das Patentrezept von Gynäkologinnen und Gynäkologen die Pille ist. Aber Akne wird durch einen Überschuss an Östrogen ausgelöst, der durch eine unzureichende

Verstoffwechselung dieses Hormons, durch eine gestörte Darmfunktion oder durch einen Mangel an Mikronährstoffen entsteht. Ja, richtig erkannt, das sind dieselben Ursachen wie bei fast allen hormonell bedingten Beschwerden. Aknemittel zur Behandlung gestresster Haut leisten nicht das Geringste gegen die zugrunde liegenden Ursachen und deshalb kommen die lästigen Pickel auch immer wieder zurück. Hinzu kommt, dass zu den Nebenwirkungen mancher dieser Arzneien Depressionen oder Leber- und Darmbeschwerden zählen. Statt also gleich zu pharmazeutischen Mitteln zu greifen, solltest du besser deinen Zyklus und deinen Hormonhaushalt tracken. Akne wird vor allem während des Eisprungs ausgelöst oder wenn der Zyklus von der Eisprung- in die prämenstruelle Phase übergeht. Aknepickel tauchen auch gerne dann auf, wenn der Hormonhaushalt sich altersbedingt in den Vierzigern zu verändern beginnt.

Powerzyklus-Biohack: Setze möglichst viel grünes Blattgemüse auf deinen Speiseplan (mein rettender Helfer bei drohenden Aknepickeln ist Koriander), außerdem Wurzelgemüse, um den Körper optimal mit Vitamin A zu versorgen. Vitamin A ist fettlöslich, deshalb solltest du das Gemüse immer in Kombination mit gesunden Fetten zu dir nehmen, zum Beispiel Olivenöl oder Avocado. Außerdem sollte viel Zink in Form von Vollkorngetreide, Sonnenblumenkernen und verschiedenen Nüssen auf deinem Teller landen. Deinen Ernährungsplan solltest du darüber hinaus mit einem Plus an essenziellen Fettsäuren in Form von Leinsamen ergänzen und supplementiere gern mit Fischöl und Nachtkerzenöl.

No-Go-Lebensmittel bei hormonell bedingter Akne: Milchprodukte, Soja, Erdnüsse, Pflanzenöl (wie Rapsöl, Sonnenblumenöl oder Distelöl), Koffein und Gluten solltest du ganz von deinem Speiseplan streichen.

Schmerzempfindliche Brüste

Sind deine Brüste in den Tagen unmittelbar vor deiner Periode manchmal sehr berührungsempfindlich und bereiten dir Schmerzen? Lautet deine Antwort Ja, gehörst du zu den zahlreichen Frauen, bei denen dieses häufige PMS-Symptom auftritt. Brustempfindlichkeit vor der Menstruation, auch als zyklische Mastalgie bekannt, kann ein Zeichen dafür sein, dass überschüssiges Östrogen durch deinen Körper zirkuliert. Bei einer Östrogendominanz schwellen die Milchgänge an. Wenn sich deine Brüste vor der Periode knotig anfühlen, könnte das auf eine fibrozystische Mastopathie hindeuten. In dem Fall solltest du deine Gynäkologin oder deinen Gynäkologen um Rat bitten.

Powerzyklus-Biohack: Packe deinen Teller voll mit Lebensmitteln, die einen hohen Anteil an Vitamin E haben, zum Beispiel Mandeln, Sonnenblumenkerne, Spinat, Mangold, Grünkohl, Avocado, Mango und Kiwis. Vitamin E ist ein stark wirksames Antioxidans, das die Entzündungen hemmt, welche die Brustempfindlichkeit auslösen. Auch solltest du in Erwägung ziehen, essenzielle Fettsäuren in Form von Nachtkerzenöl zu supplementieren. Dieses wirkt ebenfalls entzündungshemmend.

No-Go-Lebensmittel bei Brustempfindlichkeit: Verzichte auf Koffein in jeder Form, egal ob Kaffee, Schwarztee oder grüner Tee, und streiche bitte auch Milchprodukte komplett von deinem Speiseplan.

Biohacking-Guide bei PMS: www.FLOliving.com/pms-guide.

Schritt 5: Fülle dein Mikronährstoff-Depot auf

Hormonstörer, hormonelle Empfängnisverhütung und Stress wirken sich allesamt negativ auf dein Hormongleichgewicht aus. Zucker, Milchprodukte und Gluten, die ein so fester Bestandteil unserer Ernährung sind, können dein Mikrobiom durcheinanderbringen und deinen Körper daran hindern, ausreichend Nährstoffe aufzunehmen. Der morgendliche Cappuccino, der Chai Latte am Nachmittag und Energydrinks zum Aufputschen gegen Abend, mit deren Unterstützung sich viele von uns durch den Tag retten, schwemmen wichtige Nährstoffe aus dem Körper aus. Nicht zu vergessen das ständige Hungern, das übertriebene Trainieren und der maßlose Stress, die zusätzlich an unseren Reserven zehren. Das alles ergibt in Kombination einen gefährlichen Mix, der das Mikronährstoffdepot leert, mit der Folge eines Hormonungleichgewichts. Und eben weil wir nicht schon von früher Jugend an mit einer grundlegenden Kenntnis unserer eigenen Biochemie ausgestattet wurden und nicht wissen, wie wir ein zyklussynchrones Leben führen sollen, probieren wir es mit der hundertsten Diät, dem neusten heißen Scheiß in Sachen Fitness oder mit Ritualen der Selbstfürsorge, die das Problem allenfalls verschärfen. Es ist ein ewiger Teufelskreis.

Wie die meisten Frauen wusstest auch du sicher bislang nicht, wie du dich während des Zyklus optimal mit Nährstoffen versorgst. Vielleicht isst du nicht die richtigen Lebensmittel, die dich zu jeder Zyklusphase mit den nötigen Mikronährstoffen versorgen, damit dein Hormonhaushalt optimal funktioniert. Oder du bringst zwar nährstoffreiche Lebensmittel auf deinen Teller, dein Körper kann sie aber aufgrund einer gestörten Darmflora nicht in ausreichender Menge verwerten. Was auch immer die Gründe sind, das Ergebnis bleibt das gleiche: ein Mangel an Mikronährstoffen, die dein Hormonhaushalt zum Glücklichsein braucht. Das Risiko von Vitamin-Mangelerscheinungen ist bei Frauen im Vergleich zu Männern deutlich höher. Aber rate mal, wer am meisten gefährdet ist? Ganz genau, Frauen zwischen 20 und 50 sowie Schwangere und stillende Mütter. Mit anderen Worten: Frauen im gebärfähigen Alter. Ihnen fehlt es am häufigsten an den für die hormonelle Gesundheit so wichtigen Mikronährstoffen. Ein Vitaminmangel benachteiligt dich zusätzlich, stört deine Hormonbalance und hindert dich daran, die Gaben deiner weiblichen Natur optimal zu nutzen.

Zusätzlich zu einer nährstoffreichen Ernährung solltest du eine Supplementierung mit einigen Nahrungsergänzungsmitteln in Erwägung ziehen. Wissenschaftliche Studien zeigen, dass die Supplementierung bestimmter Stoffe den Körper darin unterstützt, die Hormone in Balance zu bringen und diese auch zu halten. In einer Studie aus dem Jahr 2017 konnte nachgewiesen werden, dass Menschen, die keine Nahrungsergänzungsmittel zu sich nehmen, ein um 40 Prozent höheres Risiko einer Vitaminmangelerscheinung haben, verglichen mit einem Risiko von lediglich 14 Prozent bei denen, die Vitamine und Mineralstoffe supplementieren. Aber verfalle jetzt bitte nicht dem Irrglauben, Nahrungsergänzungsmittel könnten eine gesunde und ausgewogene zyklische Ernährung ersetzen – natürlich stehen *nährstoffreiche Lebensmittel immer an oberster Stelle!* Und erwarte bitte nicht, dass ein einzelnes Supplement dich von all deinen Beschwerden erlöst oder dich ausreichend mit allen nötigen Mikronährstoffen versorgt. Nach jahrelanger Erfahrung und Forschung kann ich sagen, dass ich die wichtigsten Mikronährstoffe bestimmen konnte, die dein Körper für ein gesundes Hormongleichgewicht benötigt. Sieh diese Nährstoffe als eine Art »Versicherungspolice« gegen den vorhin erwähnten schädlichen Cocktail, der in deinem Hormonhaushalt für Chaos sorgt. Mehr über diese Mikronährstoffe erfährst du im Folgenden. Meine FLO-Living-Produkte findest du auf www.FLOliving.com/supplements.

B-Vitamine

B-Vitamine sind für die hormonelle Gesundheit von entscheidender Bedeutung und spielen darüber hinaus eine wichtige Rolle für Energiehaushalt, Stimmung, Haut und Stressreaktion. Vitamin B6 ist wichtig für die Entwicklung des Gelbkörpers, der gebildet wird, wenn ein Follikel eine Eizelle freisetzt. Der Gelbkörper sondert Progesteron ab und ist ein entscheidender Faktor bei der Empfängnis und der Aufrechterhaltung einer Schwangerschaft. Auch die Haut benötigt B-Vitamine, denn sie helfen den Zellen, sich zu regenerieren und zu erneuern. Vitamin B6 beugt Hautentzündungen und einer Überproduktion von Talg vor, dem Öl, das eine problematische Akne verursachen kann. Vitamin B5, auch bekannt als Pantothensäure, fördert die gesunde Funktion der Nebennieren, die für die Ausschüttung des Stresshormons Cortisol verantwortlich sind. Eine Studie aus dem Jahr 2008 hat gezeigt, dass die Einnahme von Vitamin B5 die Funktion der Nebennieren unterstützt, was wiederum zur Regulierung der Stressreaktion beiträgt. Dies ist einer der Gründe, warum B5 manchmal als »Anti-Stress-Vitamin« bezeichnet wird.

Vitamin-B-Mangel: Ein niedriger B6-Spiegel kann einen niedrigen Progesteronspiegel nach sich ziehen, was PMS-Symptome während der Lutealphase auslösen und das Risiko für Fehlgeburten erhöhen kann. Hormonelle Akne und Nebennierenschwäche werden ebenfalls mit einem Mangel an B-Vitaminen in Verbindung gebracht.

B-Vitamin-Disruptoren: Viele alltägliche Dinge wie Stress, übermäßiger Sport, Alkoholkonsum, Schlafmangel und die Pille führen zu einem Abbau von B6 und in der Folge von Progesteron. Die Forschung hat deutlich gezeigt, dass eine orale Empfängnisverhütung die Gesundheit des Mikrobioms beeinträchtigt, was die ordnungsgemäße Aufnahme von Vitaminen verhindert und zu einer Unterversorgung führen kann.

Magnesium

Magnesium ist ein wahres Wundermittel für die hormonelle Gesundheit. Es ist wichtig für die Hormonbildung und trägt außerdem zur Cortisolregulierung, zur Schilddrüsenfunktion, zu einem stabilen Blutzuckerspiegel und zu einem gesunden Schlaf bei. Als ob das nicht schon genug wäre, hat Magnesium noch dazu eine stark entzündungshemmende Wirkung. Dieser Mikronährstoff ist wichtig für die Gesundheit der Hypophyse und sorgt dafür, dass wir optimale Mengen an Hormonen wie FSH (Follikel-stimulierendes Hormon), LH (luteinisierendes Hormon) und TSH (Thyroidea-stimulierendes Hormon) für eine gesunde endokrine Funktion produzieren. Magnesium fördert die Entspannung, beruhigt das Nervensystem und sorgt für besseren Schlaf. Magnesium trägt auch zur Regulierung der Stressreaktion bei und verhindert eine übermäßige Cortisolproduktion. Wenn deine Stresshormone unter Kontrolle sind, steht einem gesunden Gleichgewicht von Progesteron, Östrogen, Testosteron, FSH und LH nichts mehr im Weg. Magnesium hilft, die Insulinproduktion unter Kontrolle zu halten, was den Heißhunger auf Zucker reduziert. Weniger Heißhunger bedeutet, dass weniger Kekse und Muffins gefuttert werden, was wiederum zu weniger Über- und Unterzuckerung führt. Die Stabilisierung des Blutzuckerspiegels ist für die Heilung von Hormonproblemen wie PCOS ein entscheidender Faktor. Dank seiner Vorteile kann Magnesium zur Heilung von PMS, PCOS, Nebennierenermüdung, Wechseljahrsbeschwerden und allen anderen Gesundheitsproblemen im Zusammenhang mit dem Hormonzyklus beitragen.

Magnesiummangel: Leider ist es wahrscheinlich, dass es dir an diesem wichtigen Mineral mangelt. In all den Jahren, in denen ich nun schon mit Frauen arbeite, um ihren Hormonhaushalt ins Gleichgewicht zu bringen, habe ich keine einzige getroffen, bei der eine Erhöhung des Magnesiumspiegels nicht dringend nötig gewesen wäre. Menschen, die nicht genügend Magnesium zu sich nehmen, haben oft erhöhte Entzündungswerte, die mit Endometriose und den damit verbundenen schmerzhaften Krämpfen, Brustspannen und Akne in Verbindung gebracht werden. Weitere Beschwerden, die man auf einen Magnesiummangel zurückführt, sind ein unregelmäßiger Eisprung, Schilddrüsenprobleme, eine übermäßige Produktion von Cortisol, Diabetes und Schlafstörungen.

Magnesium-Disruptoren: Viele Störfaktoren können den Magnesiumspiegel senken, aber zu den häufigsten gehören chronischer Stress, ein übermäßiger Koffeinkonsum und ein hoher Zuckerkonsum.

Omega-3-Fettsäuren

Es gibt zahlreiche Hinweise darauf, dass Omega-3-Fettsäuren Menstruationsbeschwerden lindern, die Stimmung heben, Stress abbauen, Entzündungen vorbeugen und die Haut verjüngen können. Sie können helfen, Symptome im Zusammenhang mit PCOS, PMS, Gebärmuttermyomen, Brustspannen und Akne zu lindern. Laut einer Studie iranischer Wissenschaftler aus dem Jahr 2001 ist die Supplementierung von Omega-3-Fettsäuren, die vor allem in Form von Fischöl geliefert werden, aber auch in veganen Quellen enthalten sind, zur Linderung von Menstruationsbeschwerden sogar wirksamer als die Einnahme von Ibuprofen. Omega-3 trägt wesentlich zur Verringerung des Stressempfindens bei, und viele Untersuchungen haben gezeigt, dass eine Omega-3-Supplementierung zur Linderung von Depressionen beitragen kann.

Omega-3-Mangel: Niedrige Omega-3-Werte werden mit vielen Symptomen in Verbindung gebracht, die mit einem hormonellen Ungleichgewicht einhergehen, sowie mit Müdigkeit, Schlafstörungen, Aufmerksamkeitsstörungen, trockener Haut und schmerzenden Gelenken. Ein niedriger Omega-3-Fettsäurespiegel wurde außerdem mit einem erhöhten Auftreten von Depressionen und bipolaren Störungen in Zusammenhang gebracht.

Omega-3-Disruptoren: Eine Ernährung mit einem zu hohen Anteil an Omega-6-Fettsäuren, einer Art essenzieller Fettsäure, die entzündungsfördernd wirkt, kann die entzündungshemmende Wirkung von Omega-3 aufheben. Zu den Lebensmitteln mit hohem Omega-6-Gehalt gehören Pflanzenöle (einschließlich Sonnenblumen-, Mais- und Sojaöl), Wurstprodukte oder Snacks wie Pizza, Pommes und Kartoffelchips.

Vitamin D3

Wusstest du, dass das sogenannte »Sonnen-Vitamin« in Wirklichkeit ein Hormon ist? Dieser Mikronährstoff unterstützt die Gesundheit vieler biologischer Systeme, einschließlich des Gehirns, des Immunsystems und des Nervensystems. Vitamin D3 reguliert auch den Insulinspiegel, was zur Stabilisierung des Blutzuckerspiegels beiträgt. Es wird zudem mit der Stimmung, der Dopaminproduktion im Gehirn und dem Serotoninspiegel in Verbindung gebracht. Viele Frauen, die ich im Rahmen meiner Arbeit treffe, sind überrascht, wenn sie erfahren, dass Vitamin D3 auch eng mit der Fruchtbarkeit zusammenhängt. Laut einer 2012 in der Zeitschrift *Human Reproduction* veröffentlichten Studie werden Frauen mit einem hohen Vitamin-D3-Spiegel mit viermal so hoher Wahrscheinlichkeit durch eine künstliche Befruchtung schwanger. Wenn du deinen D3-Spiegel auf ein normales Niveau bringst, kann das deine Fruchtbarkeit also positiv beeinflussen.

Vitamin-D3-Mangel: Laut einer 2008 in *Fertility and Sterility* veröffentlichten Studie weisen 93 Prozent der Frauen, die mit Unfruchtbarkeit zu kämpfen haben, einen zu niedrigen Vitamin-D3-Spiegel auf. Dieselbe Studie brachte niedrige Werte des Mikronährstoffs mit einem erhöhten Risiko für PCOS in Verbindung. Eine niedrige Vitamin-D3-Konzentration führt bekanntermaßen zu einer Östrogendominanz, der Hauptursache für viele hormonelle Störungen. Niedrige Werte wurden darüber hinaus mit einem erhöhten Risiko für Depressionen in Verbindung gebracht.

Vitamin-D3-Disruptoren: Fehlendes Sonnenlicht, eine strenge vegane Ernährung oder der Verzicht auf Milchprodukte können zu einem Mangel an Vitamin D3 beitragen.

Probiotika (Darmbakterien)

Ich bin ein großer Fan von Probiotika. Diese Nahrungsergänzungsmittel enthalten Milliarden von guten Bakterien, die ein gesundes Mikrobiom fördern sollen. Eine bestimmte Ansammlung von Darmbakterien, das sogenannte Östrobolom, produziert ein Enzym, das die Verstoffwechselung von Östrogen unterstützt, was wiederum für die Empfängnis wichtig ist. Der Darm ist auch ein wichtiger Teil des Ausscheidungssystems, entscheidend für den Abtransport von Hormonen aus dem Körper, zum Beispiel von überschüssigem Östrogen.

Mangel an Darmbakterien: Gerät dein Mikrobiom aus dem Gleichgewicht, können so unterschiedliche Erkrankungen und Beschwerden wie eine Östrogendominanz, Gewichtszunahme, Akne, Diabetes, Hirnnebel, Krebs, Akne und Rosacea die Folge sein.

Darmbakterien-Disruptoren: Wenn du Medikamente (einschließlich oraler Kontrazeptiva) einnimmst, viel Milchprodukte isst, nicht auf Gluten verzichtest oder beim Lebensmittelkauf nicht auf eine mögliche Pestizidbelastung achtest, störst du dadurch dieses äußerst wichtige bakterielle Gleichgewicht. Ein Ungleichgewicht im Mikrobiom beeinträchtigt außerdem die Fähigkeit, überschüssiges Östrogen auszuscheiden, was die Fortpflanzungsfähigkeit erheblich stören kann.

Antioxidantien zur Förderung der Leberfunktion

Die Leberfunktion ist für einen gesunden Hormonhaushalt entscheidend. Zu den Antioxidantien, die die Funktion dieses Organs unterstützen, gehören Vitamin C, Selen und Alpha-Liponsäure.

Bei eingeschränkter Leberfunktion: Wenn deine Leber ihre primäre Aufgabe der Entgiftung nicht optimal erfüllt, kann dies bedeuten, dass dein Körper überschüssiges Östrogen nicht ausreichend ausschwemmt, was dich anfällig für eine Östrogendominanz macht.

Disruptoren der Leberfunktion: Der Verzehr großer Mengen raffinierten Zuckers oder übermäßiger Alkoholkonsum können deine Leber belasten.

Schritt 6: Behebe die emotionalen Ursachen deiner Symptome

Wusstest du, dass unsere Emotionen, Gefühle und die Energie, die wir in uns tragen, eine Rolle bei Fortpflanzungsproblemen spielen können? In *Frauenkörper, Frauenweisheit* stellt Dr. Christiane Northrup die These auf, dass Menstruationsstörungen eine emotional-psychologische Komponente haben. Ich habe bei meinen Klientinnen und bei mir selbst festgestellt, dass dies tatsächlich zutrifft. Und obwohl es sehr wichtig ist, die physiologischen Ursachen der Beschwerden zu untersuchen und alle hier aufgeführten Schritte zu unternehmen, ist es mindestens ebenso wichtig, sich den emotionalen Problemen zu widmen, die möglicherweise zu deinen Menstruationsbeschwerden beitragen. Die biologischen und neurochemischen Ursachen hormoneller Störungen kennst du bereits. Du hast begriffen, wie der Versuch, dich in einer 24-Stunden-Welt zurechtzufinden, ohne deinen 28-Tage-Rhythmus zu berücksichtigen, sich zu deinem Nachteil auswirkt. Du hast erfahren, wie endokrine Disruptoren und hormonelle Verhütungsmittel deinen Körper angreifen und deine biologischen Systeme schädigen. Vor allem aber hast du gesehen, wie du durch eine Anpassung deiner Ernährung und deines Lebensstils Menstruationsprobleme in den Griff bekommen und deinen Hormonhaushalt in Balance bringen kannst. Deine Emotionen sind nun das letzte Puzzleteil, das du im Gesamtbild deiner hormonellen Störung berücksichtigen solltest. Emotionen sind mächtig, und sie können nachweislich körperliche Veränderungen hervorrufen. Wenn du nervös bist, werden deine Hände feucht. Hast du Angst, beginnt dein Herz schneller zu schlagen. Wenn dir eine Situation unangenehm ist, meldet sich dein Magen. Die Forschung zeigt, dass Emotionen viele unserer biologischen Systeme beeinflussen können – sie verursachen neurochemische Veränderungen, unterdrücken unser Immunsystem und verstärken unsere Stressreaktion. Da überrascht es nicht, dass Emotionen auch ihren Teil zu Menstruationsproblemen beitragen können.

Ich habe festgestellt, dass für eine langfristige hormonelle Erholung auch die Emotionen angesprochen werden müssen. Nehmen wir zum Beispiel Sheri. Sie suchte mich wegen ihrer ständigen Schmierblutungen auf und bat mich um Hilfe. Wir befassten uns also mit ihrer Ernährung und ihrem Lebensstil, aber die Schmierblutungen traten auch weiterhin auf. Während eines Gesprächs erwähnte sie, dass sie die Schmierblutungen seit dem Tod ihres Vaters zu Jahresbeginn hatte. Ich stellte deshalb die Vermutung an, dass Sheris Gebärmutter ihre unverarbeitete Trauer festhielt, was die Symptome auslöste. Es waren buchstäblich die Tränen ihrer Gebärmutter. Als sie diesen Zusammenhang herstellte, konnte sie ihre Emotionen endlich loslassen und ihre Trauer aufarbeiten, woraufhin die Symptome verschwanden.

Du kannst dir das so vorstellen, dass du ein Herz in der Brust hast, aber auch noch ein zweites auf Höhe deines Beckens; dieses »Herz im Unterleib« hält deine tiefsten Emotionen fest, die dir vielleicht nicht einmal bewusst sind. Diese Gefühle bleiben dort, bis das obere Herz bereit ist, sie zu verarbeiten. Körpersignale wie Schmierblutungen können dich über die Art von Emotionen informieren, die in deinen Fortpflanzungsorganen gespeichert sind. Ich erlebe dies häufig bei Frauen, die glauben, nonstop produktiv sein zu müssen – in einem nicht enden wollenden »Vorwärts«-Modus im Job, in Beziehungen und als Mütter feststecken. Wenn du pausenlos schuftest, es deinem Partner immer recht machen willst, ohne Rücksicht auf deine eigenen Bedürfnisse, und du dein Wohlbefinden für deine Kinder hintanstellst, werden diese unbewältigten Bedürfnisse und Gefühle in deinem Unterleib gespeichert. Wenn du keinen Raum für dich selbst, deine Gefühle und deine Bedürfnisse schaffst, sind Menstruationsbeschwerden der Preis, den du für deine Selbstvernachlässigung bezahlst. Dann sendet dein Zyklus einen Hilferuf in

Form von Krämpfen, Kopfschmerzen, starken Blutungen, Myomen und Brustspannen. Hör auf deinen Zyklus. Er versucht verzweifelt, dir etwas mitzuteilen, das darfst du nicht ignorieren. Er bittet dich, diese Gefühle anzuerkennen. Er fleht dich an, dich mehr um dich selbst zu kümmern.

Die Erfahrung hat mich gelehrt, dass bestimmte hormonelle Zustände Auskunft über emotionale Realitäten geben. Nehmen wir als Beispiel Eierstockzysten, insbesondere solche, die wiederholt auftreten. Sie stehen häufig für einen unerfüllten kreativen Ausdruck. Vielleicht fühlst du dich beruflich in deiner Kreativität eingeschränkt oder hast nicht die Energie, um deine Projekte über die Idee hinaus zur Verwirklichung zu bringen. Diese blockierte Kreativität kann sich in Form von Eierstockzysten äußern. Sie erinnern dich auf schmerzhafte Weise daran, dass du deine kreative Ader anzapfen solltest. Oder sieh dir das Problem Endometriose an. Die emotionale Verbindung bezieht sich auf Frauen, die ihre ganze Energie in die Sorge um andere stecken und dabei keine Rücksicht auf ihre eigenen Bedürfnisse und Wünsche nehmen. Die Gebärmutter spiegelt im Grunde dieses Verhalten wider. Überleg nur, was das Endometrium darstellt. Die vollständig aufgebaute Gebärmutterschleimhaut bildet einen nährenden mütterlichen Kokon für den Embryo. Wenn das Gewebe außerhalb der Gebärmutter wächst, ist das der Versuch deines Körpers, dich zu umarmen und zu bemuttern, wenn du nicht gut für dich selbst sorgst. Solche Symptome dürfen nicht ignoriert werden, denn sie sagen dir, dass du dich selbst nicht länger vernachlässigen darfst.

Ich halte es für unumgänglich, solche Emotionen an die Oberfläche zu bringen. Wir sollten viel mehr über unsere Traumata und die Dinge sprechen, die wir normalerweise nicht offen teilen – unsere individuellen Erfahrungen mit Fehlgeburten, postpartalen Depressionen, Abtreibungen, sexuellem Missbrauch, Vergewaltigungen, Übergriffen und häuslicher Gewalt sowie die kollektive Last von Sexismus und Frauenfeindlichkeit. Wir sollten diese Emotionen loslassen, statt sie stillschweigend in uns hineinzufressen, wo sie schwären und Schaden anrichten. Wir sollten uns bemühen, die emotionalen Wurzeln unserer hormonellen Probleme zu verstehen. Denn ein solches Verständnis kann der Weg zu mehr Mitgefühl für uns selbst und für andere Frauen sowie zu einer individuellen und kollektiven Genesung sein. Das wird uns die Zuversicht geben, uns wieder mehr mit unserem Körper verbunden zu fühlen und seinen natürlichen Rhythmus in den Mittelpunkt zu stellen.

Wenn du mehr über die spezifischen emotionalen Ursachen bestimmter Leiden erfahren möchtest, lade dir den Leitfaden unter www.FLOliving.com/emotions-guide herunter.

Wie du unter speziellen Umständen in den Flow kommst

Vielleicht bleibt deine Periode nach einer Krebsbehandlung aus. Oder du hast als Transgender-Frau keine Blutungen. Möglicherweise ist deine Menopause frühzeitig eingetreten, oder du leidest an einer kongenitalen Nebennierenhyperplasie oder einer anderen Erkrankung, die den Zyklus zum Stillstand bringt. Die Umstellung auf eine zyklische Lebensweise kann dir helfen, dich dennoch mit dem Rhythmus deiner zweiten inneren Uhr verbunden zu fühlen. Wenn du nicht sicher bist, wo du anfangen sollst, hast du folgende zwei Möglichkeiten:

- Betrachte die aktuelle Woche als deine Follikelphase und nimm diese als Startpunkt.
- Finde die Mondphasen für den laufenden Monat heraus und richte deinen Zyklus daran aus: Der Vollmond stellt die Eisprungphase dar, der abnehmende Mond die Lutealphase, der Neumond die Menstruationsphase und der zunehmende Mond die Follikelphase.

Der Gedanke dahinter ist nicht der, dass du deinen Zyklus wiederherstellen sollst. Vielmehr soll es dir dieser wöchentliche Wechsel ermöglichen, verschiedene Selfcare-Praktiken anzuwenden und mit den kreativen und produktiven Rhythmen deiner weiblichen Energie in Verbindung zu bleiben. Teste selbst, welche Aspekte der Selbstfürsorge dich körperlich und emotional am besten aufbauen.

Ich hoffe sehr, du nimmst aus diesem Kapitel die Erkenntnis mit, dass du, unabhängig davon, ob du mit Endometriose, Myomen oder ungelösten emotionalen Problemen zu kämpfen hast, deine Hormone jederzeit positiv beeinflussen kannst. Befolge dazu einfach die hier skizzierten Schritte. Wenn es dir gelingt, diese Praktiken zur Stärkung deines Körpers und deiner Gesundheit umzusetzen, ist das eine solide Grundlage für dein allgemeines Wohlbefinden. In Teil 3 dieses Buches zeige ich dir, wie du das Zyklusprogramm darüber hinaus auch für deine Karriere, deine Beziehungen, dein Muttersein und vieles mehr nutzen kannst.

BIOHACKING-TOOLKIT
TEIL 2

Was du bei hormoneller Verhütung berücksichtigen solltest

Sie sind buchstäblich Ihre Hormone. Und wenn Sie Ihre Hormone verändern – und genau das tun hormonelle Verhütungsmittel ja – verändern Sie die Version Ihrer Person, die Ihr Gehirn erschafft.
– Dr. Sarah Hill

Jener endokrine Disruptor, der durch eine gezielte Manipulation unserer Hormone den größten Schaden anrichtet, ist leider einer, für den wir uns freiwillig entscheiden: Die Rede ist von hormonellen Verhütungsmitteln. Wenn du mein erstes Buch, *WomanCode*, gelesen oder einen meiner Facebook-Live-Chats verfolgt hast, kennst du sehr wahrscheinlich meine Meinung zu hormoneller Empfängnisverhütung. Ich will dir meinen Standpunkt erläutern: Aus feministischer Sicht bin ich der Ansicht, dass jede Frau jederzeit Zugang zu Verhütungsmitteln haben sollte. Vom Gesundheitlichen her sollten menstruationsbedingte Beschwerden allerdings anders behandelt werden. Die Antibabypille ist in meinen Augen nicht das richtige Mittel. Eine meiner Patientinnen, die jahrelang die Pille nahm, um ein hormonelles Ungleichgewicht wieder ins Lot zu bringen, sagte mir, es fühle sich an, als würde sie »ein Heftpflaster auf eine tiefe Fleischwunde kleben, die eigentlich genäht werden müsste.« Damit hat sie den Nagel auf den Kopf getroffen. Hormonelle Verhütungsmittel bringen deinen Hormonhaushalt nicht in Ordnung und beheben auch nicht die Ursachen eines hormonellen Ungleichgewichts. Sie kaschieren lediglich die Symptome, die mit Krankheiten wie Östrogendominanz, PMS, PCOS, Endometriose und Myomen einhergehen.

Gynäkologen verschreiben die Pille routinemäßig, um diese Krankheiten zu behandeln oder die Symptome in den Griff zu bekommen, als handelte es sich um eine Wunderpille gegen alles. Aber so etwas gibt es nicht.

Im Folgenden erkläre ich dir, wie die synthetischen Hormone wirken und wie sie die vier Phasen deines Zyklus außer Kraft setzen. Kombinationen aus Östrogen und Progestin, der synthetischen Entsprechung von Progesteron, greifen in die natürlichen Abläufe des Körpers ein. Sie täuschen das Gehirn so, dass der Hypothalamus der Hypophyse nicht mehr signalisiert, luteinisierendes Hormon (LH) oder follikelstimulierendes Hormon (FSH) auszuschütten, wodurch die Follikel gehindert werden, die in ihnen enthaltenen Eizellen heranreifen zu lassen. Die konstante Zufuhr künstlicher Hormone über die Pille verhindert den natürlichen Östrogenanstieg in der Zyklusmitte, der normalerweise den Eisprung auslöst. Für den unwahrscheinlichen Fall, dass trotzdem eine Eizelle freigesetzt wird, sind die Chancen, dass sie befruchtet wird, gering. Das liegt daran, dass synthetische Gestagene den Schleim des Gebärmutterhalses verdicken und so eine Art Barriere schaffen, die es den Spermien erschwert, zur Eizelle zu schwimmen. Außerdem bewirkt Gestagen im Gegensatz zu natürlichem Progesteron, das die verdickte Gebärmutterschleimhaut in Vorbereitung auf die befruchtete Eizelle aufrechterhält, das Gegenteil: Es verringert das Volumen der Gebärmutterschleimhaut. Wird eine Eizelle befruchtet, ist die Gebärmutterschleimhaut sehr wahrscheinlich zu dünn, um sich darin einzunisten, und sie wird mit Einsetzen der Blutung abgestoßen. Viele Kontrazeptiva imitieren einen natürlichen monatlichen Zyklus. So werden drei Wochen lang Pillen mit synthetischen Hormonen eingenommen und eine Woche lang Placebos. Den Frauen wird das Gefühl vermittelt, sie hätten nach wie vor einen Menstruationszyklus. Während der Placebo-Woche kommt es im Normalfall zu einer Durchbruchblutung. Aber lass dich nicht täuschen: Es handelt sich um keine echte Menstruation! Da es zu keinem Eisprung kommt, hast du auch keinen Menstruationszyklus.

Der sich ergebende Rhythmus ist rein künstlich. Das natürliche Auf und Ab von Östrogen und Progesteron ist gestoppt. Ihre Stelle übernimmt eine gleichbleibende Mischung synthetischer Hormone, die dich in einen phasenlosen, nicht-zyklischen Zustand versetzen. Vielleicht denkst du jetzt: »Hey, das ist doch wunderbar. So kann ich produktiver sein und kriege viel mehr gebacken.« Immer schön langsam, meine Liebe. So läuft das leider nicht. Dein Östrogenspiegel wird unterdrückt, und die Dosis Progesteron, die du abbekommst, stimuliert dein Gehirn nicht ausreichend, um die Lutealphase vollständig nachzuahmen. Du hast also keineswegs die Power, um deine Projekte zum Abschluss zu bringen, sondern fühlst dich eher ein wenig platt. Im Grunde bist du in die hormonelle Wüste verbannt, ohne Zugang zu den Vorteilen der vier Phasen. Damit kannst du auch nicht auf deine innere kreative Matrix zugreifen, die dir hilft, Ideen und Projekte in die Tat umzusetzen. Und mit der Zeit sorgt der zunehmende Mangel an Mikronährstoffen, den die Pille verursacht, für eine ganze Reihe von Problemen. Er führt dich geradewegs hinein in den Nebennieren-Burnout, ist Auslöser für chronischen Stress und systemische Entzündungen und erhöht dein Risiko für Autoimmunerkrankungen. Dein Körper bezahlt teuer dafür. Jeden Tag begegne ich Frauen, die mit den verheerenden Folgen zu kämpfen haben.

Meiner Meinung nach ist die hormonelle Empfängnisverhütung mit enormen Opportunitätskosten verbunden. Sie trennt dich von deiner inneren weiblichen Kraftquelle und versetzt die HPO-Achse (Hypothalamus-Hypophysen-Ovar-Achse) in einen Ruhemodus. Synthetische Verhütungsmittel haben außerdem eine Reihe unangenehmer Nebenwirkungen (wie das Schrumpfen von Klitoris und Eierstöcken), verringern die Fähigkeit des Körpers, Mikronährstoffe aufzunehmen, bringen die Partnerwahl auf genetischer Ebene durcheinander und berauben dich der Möglichkeit, die Vorzüge eines zyklussynchronen Lebens zu genießen.

Meine Praxis ist voll von Frauen, die unter der Einnahme der Pille oder einer anderen Form der hormonellen Verhütung leiden. »Ich fühle mich nicht, als wäre ich noch ich selbst«, »Ich bin ein emotionales Wrack«, »Ich bin andauernd müde« und »Ich bin ständig deprimiert« sind Beschwerden, die ich häufig zu hören bekomme. Aber das ist nur ein Bruchteil der vielen Nebenwirkungen, mit denen Frauen konfrontiert sind, die mit der Pille, Hormonpflastern, einem Vaginalring oder einer Spirale verhüten. Sieh dir nur einmal den Beipackzettel zum Verhütungsmittel deiner Wahl an. Darin wirst du eine lange Liste möglicher Nebenwirkungen finden. Leider werden wir immer noch nicht ausreichend über die Gesundheitsrisiken aufgeklärt, die mit der Manipulation unseres Hormonhaushalts durch synthetische Verhütungsmittel verbunden sind.

Und obwohl sich insbesondere bei der Pille seit ihrer Zulassung im Jahr 1960 vieles verändert hat, sind die möglichen Nebenwirkungen überwiegend gleich geblieben. Blähungen, Kopfschmerzen und Gewichtszunahme sind dir wahrscheinlich bekannt, aber wusstest du auch, dass die Pille Depressionen verursachen, den Sexualtrieb langfristig lahmlegen und deine Fruchtbarkeit auch nach dem Absetzen negativ beeinflussen kann?

Hat deine Gynäkologin oder dein Gynäkologe dich ausgiebig über all diese Risiken aufgeklärt, bevor er oder sie dir ein Rezept für ein hormonelles Verhütungsmittel ausgestellt hat? Ich schätze nicht. Falls du überlegst, deiner Tochter wegen ihrer Menstruationsbeschwerden die Pille verschreiben zu lassen, solltest du dich genau mit den Nebenwirkungen vertraut machen und dir darüber im Klaren sein, dass auch eine phasenspezifische Ernährung und die richtige Art von Bewegung für unbeschwertere Blutungen sorgen können. So ersparst du dir die negativen Effekte einer hormonellen Verhütung. Und beachte bitte auch, dass viele dieser Nebenwirkungen und Beschwerden zwar wie Einzelsymptome aussehen, aber oft Anzeichen für größere, systemische Probleme sind.

Wie sich die Pille auf die biologischen Systeme auswirkt

Immer mehr Studien belegen, dass hormonelle Verhütungsmittel sich auf vielfältige Weise negativ auf die verschiedenen biologischen Systeme des weiblichen Körpers auswirken.

Biologisches System 1: das Gehirn. Eine Untersuchung aus dem Jahr 2014 zeigt, dass die Einnahme der Pille mit Veränderungen der Gehirnstruktur, seiner Neurochemie, seiner Funktion und der Stimmungsregulation einhergeht. Strukturelle Veränderungen, die in Gehirnregionen auftreten, die mit den Emotionen in Verbindung stehen, nehmen zu, je länger man die Pille einnimmt, manche davon sind möglicherweise nicht reversibel. Die unscheinbaren kleinen Pillen können außerdem das komplexe Gleichgewicht der Wohlfühl-Botenstoffe Serotonin, Dopamin und GABA durcheinanderbringen, was zu Stimmungsschwankungen, Angstzuständen oder Depressionen führen kann. Eine Studie der Universität Kopenhagen legt nahe, dass hormonelle Verhütungsmittel eine Rolle bei der Entstehung von Depressionen spielen könnten. Die Forschenden fanden heraus, dass Frauen, die mit einer Antibabypille verhüteten, die sowohl Östrogen als auch Progesteron enthielt, im Vergleich zu Frauen, die keine hormonellen Verhütungsmittel einnahmen, mit einer um 23 Prozent höheren Wahrscheinlichkeit später Antidepressiva einnahmen. Noch beunruhigender ist die Tatsache, dass Frauen, die eine Pille nur mit Gestagen einnehmen, mit einer 34 Prozent höheren Wahrscheinlichkeit ein Antidepressivum verschrieben bekommen. Angesichts dessen, dass Millionen von Frauen an irgendeinem Punkt ihres Lebens hormonelle Verhütungsmittel einnehmen und diese mit der immer früher einsetzenden Menarche auch immer früher verschrieben werden, ist es unumgänglich, dass mehr Forschung betrieben wird, um die Auswirkungen synthetischer Empfängnisverhütungsmittel auf das Gehirn zu untersuchen.

Biologisches System 2: das Immunsystem. Synthetische Hormone haben tiefgreifende Auswirkungen auf das Immunsystem. Eine 2017 durchgeführte systematische Übersichtsarbeit, bei der 352 Studien untersucht wurden, ergab, dass die Einnahme von oralen Kontrazeptiva, die Östrogen und Progesteron enthalten, mit einem höheren Risiko für Autoimmunerkrankungen, einschließlich multipler Sklerose, systemischem Lupus und interstitieller Zystitis, verbunden ist. Reine Progesteron-Verhütungsmittel werden mit Progesteron-Dermatitis in Verbindung gebracht und stehen laut einer großen Kohortenstudie in Entwicklungsländern mit einer Zunahme von Ekzemen, Kontaktdermatitis, Alopezie, Akne und damit verbundenen Hauterkrankungen in Zusammenhang.

Biologisches System 3: der Stoffwechsel. Gehörst du auch zu den Frauen, die allein schon beim Gedanken an die Pille zunehmen? Ich bin in meiner beruflichen Praxis Tausenden von Frauen begegnet, die durch die Einnahme der Pille deutlich an Gewicht zugelegt haben. Die Gründe dafür sind nach wie vor unklar. In zahlreichen Studien konnte nicht eindeutig nachgewiesen werden, dass hormonelle Verhütungsmittel zu einer signifikanten Gewichtszunahme führen; das darin enthaltene Östrogen kann jedoch dafür sorgen, dass du dich nach dem Essen weniger satt fühlst. Laut Dr. Mary Pritchard erhöht die geringe Dosis Östrogen in synthetischen Verhütungsmitteln den Ghrelinspiegel, ein Hormon, das den Appetit anregt. Diese Veränderung kann dazu führen, dass man beim Essen schneller über die Stränge schlägt, und das macht sich natürlich beim Gewicht bemerkbar. Östrogen führt darüber hinaus zu einer verstärkten Wassereinlagerung, was sich ebenfalls auf der Waage abzeichnet. Die Einnahme der Pille kann zudem den persönlichen Fitnesszielen im Weg stehen. Eine 2009 im *FASEB Journal* veröffentlichte Studie belegt, dass Frauen, die die Pille einnehmen, 60 Prozent weniger Muskelmasse aufbauen als Frauen, die keine oralen Verhütungsmittel einnehmen. Bei einem zehnwöchigen Krafttrainingsprogramm nahm etwa die Hälfte der Teilnehmerinnen die Pille, die andere Hälfte nicht. Am Ende hatten die Frauen auf Pille deutlich weniger Muskelmasse aufgebaut, niedrigere Werte bei den Hormonen, die am Muskelaufbau beteiligt sind, und einen viel höheren Cortisolspiegel, jenes Stresshormon, das bekanntermaßen Muskelgewebe abbaut. Die Pille ist also definitiv nicht die optimale Partnerin fürs Training.

Biologisches System 4: das Mikrobiom. Für dein Mikrobiom gibt es nichts Schädlicheres als die Pille. Sie wirkt im Darm wie ein Antibiotikum und stört das empfindliche Bakteriengleichgewicht. Blähungen, Verstopfung, Übelkeit, Reizdarmsyndrom, Akne, Ekzeme, Kopfschmerzen – alle diese häufigen Nebenwirkungen der Antibabypille können Anzeichen einer Darmdysbiose sein. Es besteht der Verdacht, dass synthetische Hormone die Funktionsweise der Hormonrezeptoren im gesamten Verdauungstrakt beeinträchtigen. Die Wissenschaft erkennt allmählich den Zusammenhang zwischen hormonellen Verhütungsmitteln und der Darmgesundheit. Eine Studie aus dem Jahr 2013 ergab, dass Frauen, die mehr als fünf Jahre lang oral verhüten, ein dreimal höheres Risiko haben, an Morbus Crohn zu erkranken.

Biologisches System 5: die Stressreaktion. Die Einnahme der Pille kann im Körper chronischen Stress imitieren, den Cortisolspiegel erhöhen und die HPA-Achse verändern, wie eine 2017 in *Scientific Reports* veröffentlichte Studie zeigte. Das heißt im Klartext: Die Pille kann deinen Stresspegel ordentlich in die Höhe treiben.

Alternativen

Sieht man sich die vielen schlimmen Folgen für das endokrine System an, fragt man sich schon: Ist es das wert? Denkst du, von Männern würde erwartet, dass sie all das in Kauf nehmen? Sicher nicht. Obwohl Untersuchungen zeigen, dass über 50 Prozent der Männer aufgeschlossen gegenüber der Einnahme eines hormonellen Präparats wären und ihre Partnerinnen bereit sind, ihnen die Verantwortung für die Verhütung zu überlassen, gibt es immer noch kein leicht zugängliches Produkt auf dem Markt. Eine Studie aus dem Jahr 2016 zeigte, dass eine hormonelle Verhütungsspritze für Männer eine Schwangerschaft wirksam verhindern könnte. Die Studie wurde jedoch abgebrochen, da kaum männliche Teilnehmer bereit waren, die Nebenwirkungen zu tragen – unter anderem Stimmungsschwankungen, Depressionen, Akne und eine verminderte Fruchtbarkeit nach der Testphase. Die Untersuchungsleiter stellten fest, dass die Risiken die Vorteile überwiegen, und brachen die Studie ab. Dabei handelt es sich mehr oder weniger um die gleichen Nebenwirkungen, wie sie auch bei Frauen auftreten, wenn sie hormonell verhüten – Beschwerden, die von Ärztinnen und Ärzten häufig abgetan oder heruntergespielt werden, ein hervorragendes Beispiel für geschlechtsspezifische Vorurteile also.

Warum wird von uns Frauen erwartet, dass wir die Auswirkungen der hormonellen Verhütung ertragen, und warum sind wir bereit, uns diesen Risiken auszusetzen, zumal wir nur an maximal sieben Tagen im Monat schwanger werden können? Ja, du hast richtig gelesen. Du bist nur an sieben Tagen im Monat fruchtbar, im Höchstfall. Das liegt daran, dass die Spermien im Körper bis zu fünf Tage überleben und die Eizelle zwei Tage lang befruchtungsfähig bleibt. Es ist tatsächlich viel schwieriger, schwanger zu werden, als man uns glauben lässt. Du brauchst also nicht jeden Tag Angst zu haben und zu glauben, du müsstest täglich hormonell verhüten. Die üblen Folgen der Pille wurden viel zu lange unter den Teppich gekehrt. Es ist höchste Zeit, dass wir unter Berücksichtigung der gesundheitlichen Aspekte entscheiden und nicht auf der Grundlage von Angst.

Versteh mich bitte nicht falsch – Geburtenkontrolle ist sicher nichts Schlechtes, die Pille hat sogar eine wichtige Rolle für die Emanzipation gespielt. Als sie 1960 auf den Markt kam, galt das als große Befreiung. Endlich war es uns Frauen möglich, selbst über unseren Körper zu bestimmen und ein völlig neues Maß der sexuellen Freiheit zu genießen. Dieses Ereignis war ein wichtiger Schritt für die Frauenbewegung. Ich bin also durchaus dankbar und voll und ganz der Meinung, dass Frauen Zugang zu Verhütungsmitteln haben müssen. Uns steht das Recht zu, unsere eigenen Entscheidungen zu treffen, wenn es um unseren Körper geht. Nachdem ich allerdings so vielen Frauen dabei geholfen habe, ihr hormonelles Gleichgewicht mithilfe von Nahrungsergänzungsmitteln und einer Ernährungsumstellung wiederherzustellen, halte ich es für meine Pflicht, dich darüber zu informieren, dass es auch andere Möglichkeiten zur Regulierung deiner Periode und zur Verhinderung einer ungewollten Schwangerschaft gibt. Methoden, die dich nicht dazu zwingen, deinen Zyklus stillzulegen.

Millennials gehen hier mit gutem Beispiel voran. Eine im Jahr 2018 von *Cosmopolitan* und Power to Decide, einer landesweiten Kampagne zur Verhinderung ungeplanter Schwangerschaften, durchgeführte Umfrage unter mehr als 2000 jungen Frauen ergab, dass mehr als 70 Prozent in den letzten drei Jahren die Pille abgesetzt oder zumindest darüber nachgedacht hatten. Ich komme jeden Tag mit jungen Frauen ins Gespräch, die Yoga machen, frisch gepresste Säfte trinken, adaptogene Lattes schlürfen und ausschließlich Bio-Produkte zu sich nehmen und sich fragen, wie synthetische Hormone mit ihren Wertvorstellungen und ihrem Lebensstil vereinbar sein sollen.

Frauen *jeden* Alters müssen endlich begreifen, dass sie mit der hormonellen Empfängnisverhütung den Zugang zu den kraftvollen zyklischen Prozessen in ihrem Körper verlieren. Deshalb sollte in unserer Gesellschaft ein Umdenken stattfinden. Wir sollten viel umfassender über diese Medikamente informiert werden, mehr über natürliche Alternativen erfahren und dann selbst die Entscheidung treffen dürfen, was wir für richtig halten. Wann immer ich einer Patientin alle diese Informationen unterbreite und sie frage, ob sie sich für die Einnahme dieses Medikaments zur Behandlung ihres hormonellen Ungleichgewichts entschieden hätte, wenn sie all das zu dem Zeitpunkt gewusst hätte, kommt als Antwort immer ein klares Nein. Ich habe beruflich mit sehr vielen Frauen zu tun, die die Pille absetzen, sobald sie verstanden haben, was für einen schlechten Kompromiss sie mit der hormonellen Verhütung eingehen. In diesem Zusammenhang erkläre ich meinen Patientinnen auch, wie wichtig es ist, die Pille korrekt und sicher abzusetzen. Weitere Details dazu, wie du die Pille ohne große Nebenwirkungen absetzt, findest du etwas weiter hinten in diesem Kapitel.

Sobald eine Frau die Entscheidung trifft, auf eine hormonelle Verhütung zu verzichten, kommt in der Regel als Nächstes die Frage: »Wie kann ich alternativ verhüten?« Dir stehen mehrere Optionen zur Auswahl.

Nichthormonelle Verhütungsmittel

- **Kondome:** Bei sachgemäßer und konsequenter Anwendung verhindern Kondome eine Schwangerschaft zu etwa 98 Prozent – das entspricht in etwa der Erfolgsquote der Pille, die bei korrekter Anwendung bei 99 Prozent liegt. Darüber hinaus haben Kondome den Vorteil, dass sie zusätzlich sexuell übertragbare Krankheiten (STDs) wie das humane Papillomavirus (HPV) sowie bakterielle und virale Infektionen verhindern.
- **Diaphragma:** Ein Diaphragma, auch bekannt als Pessar, ist eine kleine, flexible Tasse, die in die Vagina eingeführt wird. Sie verhindert eine Schwangerschaft, indem sie den Gebärmutterhals abdeckt, sodass die Spermien nicht zur Eizelle gelangen können. Bei sorgfältiger Anwendung haben Diaphragmen eine Schutzwirkung von 94 Prozent. Ein Universaldiaphragma, das so gut wie jeder Frau passt, ist das Caya. Es ist rezeptfrei erhältlich, eine Anpassung ist nicht erforderlich.
- **Verhütungs- oder Portiokappe:** Ähnlich wie ein Diaphragma, aber kleiner, ist die Verhütungskappe. Die wie ein Fingerhut ge-

formte Schale bedeckt den Gebärmutterhals, um ein Eindringen der Spermien zu verhindern. Portiokappen wie FemCap haben eine Wirksamkeit von 71 bis 86 Prozent und schützen am besten, wenn sie in Kombination mit Spermiziden verwendet werden.

- **Kupferspirale:** Diese winzige Vorrichtung wird in die Gebärmutter eingeführt und verhindert eine Schwangerschaft zu mehr als 99 Prozent für bis zu zwölf Jahre. Mit der Kupferspirale bleibt dein Zyklus inklusive Eisprung erhalten, sie verursacht jedoch eine Entzündungsreaktion in der Gebärmutter, die verhindert, dass Spermien die Eizelle erreichen und befruchten können. Kommt es trotz allem zu einer Befruchtung, unterbindet sie außerdem die Einnistung. Ein Hinweis: Diese Form der Verhütung kann den Kupfergehalt im Organismus erhöhen und Krämpfe verschlimmern.
- **Intrauterinball (IUBTM):** Diese Kupferperlenkette gilt als IUP der nächsten Generation und wird in die Gebärmutter eingeführt, um Schwangerschaften bis zu fünf Jahre lang zu verhindern. Wie die Kupferspirale stoppt sie nicht den Eisprung, sondern die Befruchtung der Eizelle und ist zu über 99 Prozent wirksam. Ihr größter Vorteil ist, dass durch ihre einzigartige Form das Verletzungsrisiko für die Gebärmutter deutlich geringer ist.
- **Verhütungsschwamm:** Dieser kleine, weiche Schwamm enthält Spermizide und wird vor dem Geschlechtsverkehr in die Vagina eingeführt, sodass er den Gebärmutterhals abdeckt. Bei korrekter Anwendung verhindert er Schwangerschaften zu 91 Prozent. Du kannst ihn während deiner fruchtbaren Tage zusammen mit einem Kondom als zusätzlichem Schutz verwenden.
- **Natürliche Familienplanung (NFP):** Wenn du Woche für Woche mitverfolgst, an welchem Punkt deines Zyklus du dich befindest, kannst du den Eisprung und damit dein »fertiles Fenster« bestimmen. Dafür stehen dir drei Möglichkeiten zur Auswahl. Du kannst deine Basaltemperatur mit einem Zykluscom-

puter wie Daysy oder Lady-Comp tracken, die Veränderungen deines Zervixschleims beobachten (er sollte wie ungekochtes Eiweiß aussehen) oder deinen Zyklus mithilfe eines Kalenders oder der MyFLO-App aufzeichnen. Verzichte zur Verhinderung einer Schwangerschaft während deiner fruchtbaren Tage vollständig auf Sex oder verwende ein Kondom in Kombination mit einem Spermizid. Einzeln sind diese Methoden etwa 76 bis 88 Prozent wirksam, werden aber alle drei zusammen angewendet, erhöht sich die Schutzwirkung.

- **Samen der Wilden Möhre (auch bekannt als Queen Anne's Lace):** Dieses alte pflanzliche Heilmittel wird seit Jahrhunderten von Frauen verwendet, um die Einnistung einer befruchteten Eizelle in die Gebärmutterwand zu verhindern. Du kannst die Samen verwenden, wenn dir beim Sex während deiner fruchtbaren Tage das Kondom reißt – solche Dinge passieren! Allerdings solltest du dich vorab umfassend informieren. Tipps zu Anwendung und Dosierung und Studien zur Wirksamkeit findest du zum Beispiel auf der Website der berühmten Kräuterkundlerin Robin Rose Bennet.

Kann ich meinen Zyklus synchronisieren, wenn ich die Pille nehme?

Die knappe Antwort lautet Nein … und Ja. Wenn du die Pille einnimmst, läuft die Zyklussynchronisation ein wenig anders ab. Da die Pille und andere hormonelle Verhütungsmittel deinen Hormonhaushalt lahmlegen, hast du auch keinen Zyklus mehr. Keine Follikelphase mehr. Keinen Eisprung. Die niedrigen Dosen Östrogen und Progesteron versetzen dich in einen Zustand ohne Zyklus und ohne Phasen. Damit büßt du sämtliche Vorteile ein, die das Auf und Ab der Hormone mit sich bringt. Die Blutung, die du während der

Placebo-Woche bekommst, ist außerdem keine echte Periode. Aber auch wenn du nicht die natürlichen Hormonschwankungen erlebst, heißt das nicht, dass du auf mein Zyklusprogramm verzichten musst. Selbst wenn dir sämtliche Gaben deines natürlichen Zyklus entgehen, kannst du davon profitieren, wenn du nährstoffreiche Lebensmittel zu dir nimmst, dich ausreichend bewegst und dein Leben nach dem Prinzip des Right-Timing planst.

Folgendermaßen gehst du vor:

- Trage in einem Kalender den letzten Tag deiner Periode ein.
- Den darauffolgenden Tag betrachtest du als den ersten Tag deiner Follikelphase. Befolge nun sieben Tage lang die entsprechenden Empfehlungen.
- Mit dem nächsten Tag beginnt deine Ovulationsphase. Befolge jetzt vier Tage lang die dazugehörigen Anweisungen.
- Am nächsten Tag beginnt deine Lutealphase. Befolge die Richtlinien dafür zwölf Tage lang.
- Mit dem nächsten Tag startest du in die Menstruationsphase und hältst dich fünf Tage lang an die entsprechenden Empfehlungen.
- Anschließend beginnst du erneut mit der Follikelphase.

Du darfst ruhig ein wenig experimentieren, schau einfach, wie du dich fühlst. Allerdings solltest du nicht erwarten, die gleiche Kreativität, Energie, Produktivität oder Intuition zu spüren, die mit den einzelnen Phasen einhergehen, wenn du nicht die Pille nimmst. Meine Hoffnung ist, dass du trotzdem Zugang zu allen körperlichen und neurochemischen Vorzügen finden mögest, die mit einem ausgewogenen Hormonhaushalt und optimal funktionierenden biologischen Systemen einhergehen, sodass du dich letzten Endes entschließt, die Pille abzusetzen. Falls du dies tust, dann bitte in Absprache mit deiner Ärztin oder deinem Arzt. Mein Programm soll dir helfen, den Übergang möglichst reibungslos zu gestalten.

Hormonelle Verhütungsmittel möglichst nebenwirkungsfrei absetzen

Überleg dir bitte, warum du mit der Einnahme der Pille begonnen hast. War es nur, um eine Schwangerschaft zu verhindern? Ging es darum, einen unregelmäßigen Zyklus zu regulieren? Ging es um die »Behandlung« von Symptomen, die sich aus einem hormonellen Ungleichgewicht ergeben – wie schweres PMS, starke Unterleibskrämpfe, Migräne? Mittlerweile weißt du, dass die Pille gegen die Ursachen von hormonellen Beschwerden im Grunde nichts bewirken kann. Du solltest dir also darüber im Klaren sein, dass nach dem Absetzen die ganzen unangenehmen Symptome wieder auftreten werden, und zwar leider oft recht heftig. Das Post-Pill-Syndrom ist unbestreitbar real und kann in deinem Körper kurzfristig Chaos stiften. Wenn der Übergang nicht sachgemäß gehandhabt wird, können auch langfristig Probleme auftreten. Ich sage es nur ungern, aber selbst wenn du vor der Einnahme der Pille keinerlei Beschwerden hattest, kann das Absetzen zu hormonellen Turbulenzen führen und Symptome hervorrufen.

Um dies zu verhindern, befolgst du am besten die im Biohacking-Toolkit beschriebenen Schritte: Beseitige endokrine Disruptoren, setze zur Bekämpfung deiner Symptome auf die empfohlenen Lebensmittel, fülle deine Mikronährstoffdepots und beobachte deine Symptome. Halte dich zwei Monate lang an die Empfehlungen, während du weiter die Pille einnimmst. Das verbessert die Chancen, dass die Umstellung möglichst symptomfrei verläuft. Ein abruptes Absetzen von hormonellen Kontrazeptiva ist nie der richtige Weg, und ich empfehle dir dringend, deine Gynäkologin oder deinen Gynäkologen über deine Pläne zu informieren, damit du während der Umstellung ärztlich begleitet wirst. So verläuft die Umstellung wesentlich sanfter. Wenn du allmählich merkst, wie es sich anfühlt, einen ausgeglichenen Hormonhaushalt zu haben, der dir Zugang zu all seinen Vorteilen ermöglicht, entscheidest du dich vielleicht dafür, diesen Weg fortzusetzen. Es liegt ganz an dir.

Nehmen wir als Beispiel Shawna. Sie verhütete ursprünglich mit einem Vaginalring, unter anderem, um ihre starke Akne in den Griff zu bekommen. Diese war immer zum falschen Zeitpunkt aufgeblüht und hatte bei ihr für große Unsicherheit im Job und beim Dating gesorgt. Dank der hormonellen Verhütung verschwand ihre Akne spurlos. Doch als sie beschloss, den Vaginalring abzusetzen, seien die Pickel in ihrem Gesicht geradezu »explodiert«. Deshalb entschied sie, doch weiterzumachen. Als sie ein weiteres Mal die Entscheidung traf, auf hormonelle Verhütung zu verzichten, war ihre Sorge groß, dass die Akne zurückkehren könnte.

Dieses Mal allerdings begann sie einige Monate vor dem entscheidenden Tag mit dem Powerzyklus-Programm, und tatsächlich: Nachdem sie den Vaginalring abgesetzt hatte, blieb ihre Haut völlig rein. Sie konnte es selbst kaum glauben. Jetzt sagt sie, sie wünschte, sie hätte mit diesem Programm schon sieben Jahre früher begonnen, anstatt das Problem mit synthetischen Hormonen zu behandeln.

Weitere Tipps und Unterstützung bei der synthetischen Empfängnisverhütung erhältst du auf meiner Seite unter www.FLOliving.com/birth-control-rehab.

Mit vier Schritten in den Flow

Um mit deinem Powerzyklus in Einklang zu kommen, habe ich im Folgenden noch einmal die vier wichtigsten Schritte zusammengefasst:

1. Tracke deine Periode.
2. Wenn du hormonelle Beschwerden hast, sieh dir das Biohacking-Toolkit an und folge den darin beschriebenen Anweisungen.
3. Wenn du mit der Synchronisierung deines Zyklus beginnst, fange zunächst ganz einfach an und plane erst nach und nach immer

mehr phasenspezifische Lebensmittel und Aktivitäten in deinen Alltag ein:
- Woche 1: Wähle einige in dieser Phase empfohlene Gemüsesorten aus.
- Woche 2: Ergänze deinen Speiseplan um weitere phasenspezifische Lebensmittel.
- Woche 3: Halte dich an die für die jeweilige Phase empfohlenen Garmethoden.
- Woche 4: Ergänze deinen Trainingsplan um einige phasenspezifische Bewegungseinheiten.

4. Baue in den folgenden Wochen auf deinen bisherigen Fortschritten auf, indem du weitere Elemente des Programms übernimmst.

TEIL 3

DEIN LEBEN IM FLOW

Überlegt nicht, wie Frauen sich der Welt anpassen können – überlegt, wie die Welt sich den Frauen anpassen kann.

– Gloria Steinem

KAPITEL 7

Nachhaltiger Erfolg im Beruf

Ich bin überzeugt, wenn man Frauen in eine Gleichung mit einbezieht, wird die Gleichung besser.

– Shelley Zalis

Nachdem du nun gelernt hast, den zyklusgerechten Lebensstil im Privatleben umzusetzen, soll es jetzt darum gehen, wie du das Prinzip am Arbeitsplatz anwendest. Wie lässt sich unsere zweite innere Uhr in unsere Unternehmenskultur, die seit Jahrhunderten auf Basis der zirkadianen Uhr funktioniert, integrieren? Horche zunächst in dich hinein. Wie ist es dir bisher ergangen, ohne Berücksichtigung dieses zweiten inneren Rhythmus? Du hast alles getan, um dich in diese von der 24-Stunden-Uhr bestimmte Kultur einzufügen. Aber ist dir schon mal aufgefallen, dass du dich auch bei der Arbeit von Woche zu Woche anders fühlst? An manchen Tagen kannst du es kaum erwarten, an Networking-Veranstaltungen teilzunehmen und Präsentationen zu halten, während du dich zu anderen Zeiten lieber in dein Büro verkriechst und dich mit Organisatorischem wie Spesenabrechnungen beschäftigst.

Vermutlich arbeitest du wie der Großteil der Frauen in einem Umfeld, das keine Rücksicht auf deinen infradianen Rhythmus nimmt. Du kannst deine Projekte nicht so organisieren, dass sie deinen natürlichen Energieschwankungen entsprechen. Du tust jederzeit, was von dir verlangt wird. Denn so, wie unsere Kultur uns weismachen will, Menstruationsbeschwerden gehörten dazu, sind wir aufgrund unserer Konditionierung der Überzeugung, wir müssten auch in allen anderen Bereichen leiden, insbesondere im Beruflichen. Also ziehen wir hübsch brav den Kopf ein, krempeln die Ärmel hoch und machen uns an die Arbeit – im festen Glauben an das immerwährende Produktivitätsprinzip und daran, dass der einzige Weg zum Erfolg in mehr Leistung und der Bereitschaft liegt, möglichst viele Überstunden zu schieben und dafür unser Privatleben und unser Wohlbefinden zu opfern, nur um des Jobs willen.

Ganz gleich, ob du Berufsanfängerin und noch nicht sicher bist, was du aus deinem Leben machen sollst, oder ob du gerade dabei bist, die nächste Stufe der Karriereleiter zu erklimmen, wie ich ein eigenes Unternehmen leitest oder dich mit der wilden Achterbahnfahrt eines Lebens als Freiberuflerin herumschlägst – so oder so ist die Wahrscheinlichkeit groß, dass du vom Gefühl her immer am Limit bist. Vielleicht übernimmst du bereitwillig jedes zusätzliche Projekt in der Hoffnung auf eine Beförderung. Vielleicht gehst du neben deinem regulären Job noch einer Nebenbeschäftigung nach, um dein Portfolio zu erweitern und so einen besseren Job zu ergattern. Vielleicht opferst du deine Abende und Wochenenden für ein Herzensprojekt, das dein großer Durchbruch sein könnte. Aber wenn du durch die zusätzliche Belastung dein Wohlbefinden aufs Spiel setzt, wirst du auf lange Sicht nicht in der Lage sein, Spitzenleistungen zu vollbringen. Wenn du dich nicht jedem deiner Projekte mit gleichbleibender Energie widmen kannst, unterlaufen dir möglicherweise Fehler, oder du lieferst Resultate ab, die nicht hundertprozentig zufriedenstellend sind. Schlimmer noch: Du schwächst dein Immunsystem, setzt dadurch deine Gesundheit aufs Spiel und musst dir am Ende vielleicht eine Auszeit vom Job nehmen. Ich bin selbst vielen Frauen begegnet, die von der Hektik und dem Produktivitätsanspruch im Beruf derart frustriert waren, dass sie schließlich an ihrem Arbeitgeber zu zweifeln begannen und sich einen neuen Job suchten oder den Beruf komplett wechselten, nur um in der neuen Position in das gleiche gnadenlose Tempo zu verfallen.

Die Wahrheit ist, dass die hormonellen Veränderungen während eines Monats eine große Rolle für unsere Kommunikationsfähigkeit, Kreativität, Energielevel und Produktivität spielen. Alles, was du im Job anpackst, ohne Rücksicht auf deine aktuelle Zyklusphase zu nehmen, erhöht den Stress, verpasst deiner Energie einen Dämpfer und bremst deine Fortschritte, sodass du dich schneller überlastet und nicht ganz ausgefüllt fühlst. Aber was, wenn ich dir erzähle, dass das nicht so sein muss? In diesem Kapitel erkläre ich dir, wie du die Vorteile deines Zyklus im Beruflichen nutzt, um Arbeitsprozesse zu optimieren, deine Kreativität zu entfalten und dich voller Energie deiner Karriere zu widmen.

Meiner Patientin Allie ist es folgendermaßen ergangen. Die Unternehmerin war beruflich viel auf Reisen. Und ganz gleich, ob sie zu Hause oder unterwegs war, folgte sie derselben Routine: Sie startete ihren Tag mit einem intensiven Training, trank einen Smoothie und gönnte sich anschließend eine große Tasse Kaffee. Dann arbeitete sie bis spätabends und nahm anschließend an Geschäftsessen und Networking-Events teil. Zu Hause versuchte sie immer, noch ein wenig Zeit mit ihrem Freund zu verbringen. Und das alles zwischen Geschäftsreisen im In- und Ausland. Nichts in ihrem Leben hatte einen festen Rhythmus; für sie hieß es einfach immer weitermachen, ganz gleich, in welcher Zeitzone oder Zyklusphase sie sich gerade befand. Natürlich blieb es nicht aus, dass sich ihre Menstruationsbeschwerden verschlimmerten. Deshalb war sie auf der Suche nach einem Weg, wie sie sich wieder wohlfühlen und trotzdem ihre Träume verwirklichen konnte. Ihr war aber auch klar, dass sie weder bei ihrer Gesundheit noch bei ihren Projekten Abstriche machen konnte.

Als sie begann, sich mit ihrer zyklischen Energie in Einklang zu bringen, änderte sich alles. »Mittlerweile achte ich darauf, dass ich mich nicht gleich am frühen Morgen mit intensivem Training verausgabe, ohne ausreichend Schlaf bekommen zu haben, und dann den ganzen Tag durchpowere«, sagt sie. »Dadurch, dass ich mir selbst nicht mehr so viel abverlange, bin ich im Job viel produktiver. Ich bin so dankbar, dass ich jetzt erkenne, was mein Körper braucht und was mir guttut.«

So stellst du die berufliche Uhr neu

Du hast das Gefühl, meine Forderung, auf unseren infradianen Rhythmus Rücksicht zu nehmen, sei ungewöhnlich? Dann vergiss bitte nicht, dass unser Status quo die exklusive Orientierung am männlichen Hormonmuster und der 24-Stunden-Uhr ist. Tatsächlich ist die Unternehmenskultur in unserer westlich geprägten Welt einzig darauf ausgerichtet, Leistungen auf Grundlage des männlichen Biorhythmus zu optimieren. Sieh dir hierzu den typischen Arbeitstag an, wie er im Folgenden beschrieben ist.

Ein typischer Arbeitstag im 24-Stunden-Takt

Morgens: Testosteron- und Cortisolspiegel sind auf ihrem Höhepunkt, weshalb Männer bei der Erledigung von Aufgaben jetzt am effizientesten sind – sowohl bei Besprechungen als auch beim Umsetzen von Projekten.

Später Nachmittag: Der Testosteronspiegel fällt allmählich ab, sodass Männer empfindlicher auf ihr körpereigenes Östrogen reagieren. Dies weckt bei ihnen den Wunsch nach Geselligkeit und danach, Kontakte zu knüpfen, beispielsweise durch den Besuch einer Bar zur Happy Hour mit Kunden oder Kollegen.

Abends: Der Testosteronspiegel ist an seinem Tiefpunkt angelangt. Jetzt hängen Männer am liebsten zu Hause vor der Glotze und kommen allmählich zur Ruhe.

Ich verlange keine radikalen Schritte, sondern schlage lediglich vor, dass wir beide Realitäten anerkennen und ihnen Raum geben sollten. Nur so können wir alle, Männer wie Frauen, gleiche Chancen auf Erfolg haben. Historisch gesehen musste sich das weibliche Geschlecht an patriarchale Strukturen anpassen und die eigene biochemische Natur verleugnen. Wie können wir die vielen Frauen vergessen, die in den 1960er- und 70er-Jahren hart arbeiteten, um sich einen Platz unter den Männern zu sichern? Diese Verleugnung unserer Weiblichkeit zeigt sich nicht nur in den Modetrends der 1980er-Jahre – sicher kennst du Fotos von Frauen in sogenannten »Power-Suits« –, sondern auch in unserer eigenen verschobenen Überzeugung, dass unsere Biologie eine Last darstellt, die wir um des Erfolges willen überwinden müssen. Diese Frauen haben alles getan, um sich Zugang zu einem Berufsumfeld zu verschaffen, in dem es nicht fair zugeht. Ihrem Opfer haben wir es zu verdanken, dass wir heute weit größere Visionen verfolgen können. Tatsache ist, dass unsere Unternehmenskultur nur einen biologischen Rhythmus kennt. Aber auch unser weiblicher Rhythmus verdient es, endlich berücksichtigt zu werden.

Die Frage ist, ob es uns in irgendeiner Form zurückwerfen würde, würden wir im Einklang mit unserem infradianen Rhythmus arbeiten? Ich bin der Ansicht, dass dies ein wichtiger nächster Schritt in der Entwicklung einer neuen Unternehmensmentalität ist, die uns endlich als festen Bestandteil betrachtet. Immer wieder fühlen Frauen sich gezwungen, ihren Job hinzuwerfen, weil unsere Bedürfnisse, die zwar anders, aber gleichberechtigt sind, nicht berücksichtigt werden – man denke nur an Themen wie Mutterschutz, humanere Arbeitszeiten und Wellnessangebote. Die fehlende Rücksichtnahme auf unseren Zyklus fordert ihren Tribut. Tatsächlich scheiden mehr und mehr Frauen ganz aus dem Berufsleben aus. Seit 1999, als die Erwerbstätigkeit von Frauen mit 77 Prozent ihren Höhepunkt erreichte, ist sie unter Frauen im gebärfähigen Alter, etwa zwischen 25 und 54 Jahren, auf weniger als 74 Prozent gesunken, wie aus einem Artikel in der *New York Times* aus dem Jahr 2017 hervorgeht. Nach Angaben des Bureau of Labor Statistics aus dem Jahr 2016 entscheidet sich etwa jede fünfte Frau aus nicht wirtschaftlichen Gründen für eine Teilzeitbeschäftigung – wegen Aspekten wie Kinderbetreuung, familiären Verpflichtungen und Gesundheitsproblemen – im Vergleich zu etwa jedem zehnten Mann. Darüber hinaus verzichten Frauen immer häufiger auf Festanstellungen in großen Firmen und streben stattdessen die Selbständigkeit an. Inzwischen gründen Frauen häufiger neue Unternehmen als Männer. In einem Bericht von SCORE aus dem Jahr 2018, der sich auf Daten von mehr als 20000 Kleinunternehmen stützt, gaben 47 Prozent der Frauen an, im vergangenen Jahr ein neues Unternehmen gegründet zu haben, verglichen mit 44 Prozent der Männer. Der Wunsch nach mehr Flexibilität im Beruflichen wie im Privaten gehörte zu den häufigsten Gründen für die Entscheidung, ein Unternehmen zu gründen. »Für mich als Mutter von zwei kleinen Kindern war es von größter Bedeutung, einen Ausgleich zu schaffen und selbst über meine Zeit bestimmen zu können«, sagte eine der Studienteilnehmerinnen.

Aber eine Kündigung oder die Gründung eines eigenen Unternehmens sind nicht die einzigen Optionen. Je mehr Raum wir Frauen für uns beanspruchen, statt uns den kulturellen Normen unterzuordnen, je mehr wir Politik machen und unsere biorhythmischen Unterschiede zur Normalität erklären, desto besser vorstellbar wird eine neue Arbeitswelt, die nicht nur unsere biologische Realität akzeptiert, sondern auch ein nachhaltigeres und menschlicheres Arbeitsumfeld schafft. Dies wird umso wichtiger, als wir auf eine Zukunft zusteuern, in der der Einsatz von KI und das immerwährende Vorwärtsstreben uns vor noch größere Hürden stellen werden. Wir haben versucht, das Geschlechtergefälle durch Richtlinien zu sexueller Belästigung, Einstellungsgesetze und mehr zu beseitigen, und doch liegt noch ein weiter Weg vor uns. Allerdings dürfen wir nicht passiv darauf warten, dass die Unternehmenschefs oder die Verantwortlichen in der Regierung für uns tätig werden. Wir selbst müssen die Veränderung sein, die wir sehen wollen. Wenn du dir dieses Paradigma auf die Fahnen schreibst, wirkt sich das nicht nur auf deine eigene Effektivität im Beruf aus, sondern auch auf die deines Teams und deines Unternehmens. Das wiederum setzt Impulse: Zum einen, damit du deine Ziele erreichst, und zum anderen, damit die Kultur sich endlich ändert.

Lass deinen Zyklus für dich arbeiten

Wie kannst du deine zyklische Natur nun nutzen, um im Beruflichen in den Flow zu kommen und in Sachen Produktivität und Power das Beste aus dir herauszuholen? Behalte erstens bitte immer im Hinterkopf, dass du nicht jede Woche derselbe Mensch bist. Folglich kannst du auch nicht erwarten, dass du immer gleich gut funktionierst. Zweitens: Löse dich von der anerzogenen Vorstellung, unsere Hormone hätten einen negativen Einfluss auf unsere beruflichen Leistungen. Obwohl unsere Hormone durchaus Einfluss darauf haben, wie wir denken, fühlen und mit anderen interagieren, und sie sich auch auf unsere Interessen auswirken und darauf, was uns anspornt, sind wir Frauen jederzeit ebenso leistungsfähig wie Männer. Ja, wir sind unserer Biochemie ausgeliefert, genau wie die Männer auch, aber unser Zyklus verdammt uns nicht dazu, dass wir durch unsere Periode und damit einhergehende Beschwerden jeden Monat quasi eine Woche verlieren. Dieser Umstand bedeutet lediglich, dass wir auf diese Veränderungen achten und unsere Projekte so planen müssen, dass sie auf die hormonellen Schwankungen abgestimmt sind. So können wir unsere Hormone für uns arbeiten lassen, für mehr Power, Kreativität und Produktivität, unabhängig von irgendeinem Terminplan. Arbeite intelligenter und nicht härter, indem du auf Grundlage der Zyklusphasen planst und deine jeweiligen Interessen berücksichtigst. Über die folgenden berufsbezogenen Stärken verfügst du in den vier Phasen. Nutze sie weise und du bist zu jedem Zeitpunkt dein eigener Boss.

Phase 1: Vorbereitung
Follikelphase: 7–10 Tage
Zyklische Stärken: Kreativität und Planung

Wenn der Östrogenspiegel während der Follikelphase ansteigt, steigt auch die Arbeitsgedächtnisleistung des Gehirns – die Fähigkeit, komplexe Verarbeitungsaufgaben zu bewältigen, so eine in *Frontiers in Science* veröffentlichte Studie. Aus diesem Grund solltest du geistig anspruchsvolle Aufgaben in dieser Woche einplanen, da die Wirkung des Östrogens auf dein Gehirn deine Fähigkeit verbessert, Probleme zu lösen, Strategien zu entwickeln und zu planen. Der Hormonhaushalt regt in dieser Phase außerdem die Kreativität an, sodass dies der ideale Zeitpunkt ist, um deine Energie auf neue Projekte, die Gründung eines neuen Unternehmens oder die Betreuung neuer Kunden zu verwenden. Plane Brainstorming-Sitzungen mit den Kollegen ein, um den Schub in deiner kognitiven Kreativität perfekt zu nutzen.

Phase 2: Wachstum
Eisprungphase: 3–4 Tage
Zyklische Stärken: Kommunikation und Zusammenarbeit

Laut einer im *Journal of Comparative Neurology* publizierten Studie stärkt der Östrogenanstieg während der Ovulationsphase die synaptischen Verbindungen, was die geistige Schärfe, Kreativität und Kommunikationsfähigkeit steigern kann. Der Kontakt zu anderen steht im Mittelpunkt dieser Phase. Dies ist die perfekte Zeit, um wichtige Gespräche mit deinem Team, deinem Chef oder deinen Kunden zu führen. Wenn es dir gelingt, wichtige Gespräche in die Ovulationsphase zu legen, kannst du dank verbesserter Kommunikationsfähigkeiten deine Gedanken und Meinungen klarer äußern und bist empfänglicher für die Ansichten anderer. Wenn du planst, um eine Beförderung oder eine Gehaltserhöhung zu bitten oder eine große Präsentation zu halten, so tue dies am besten während deiner Ovulationsphase. Nutze deine kommunikativen Fähigkeiten, um an Marketing- und Werbeplänen zu arbeiten, die Blogbeiträge für deine Social-Media-Seiten für den kompletten kommenden Monat zu schreiben oder ein Video von dir selbst zu veröffentlichen, in dem du einen Vortrag hältst. Während der Ovulationsphase ist deine körperliche Leistungsbereitschaft auf ihrem Höhepunkt. Auf emotionaler Ebene gibst du dich kontaktfreudig, optimistisch und sprühst vor Energie. Nutze diese Power, indem du in dieser Phase gemeinsame Mittagessen, Kundenbesprechungen oder Networking-Events einplanst.

Phase 3: Vollendung
Lutealphase: 10–14 Tage
Zyklische Stärken: Vollendung, Hege und Pflege

Während der Corpus luteum (Gelbkörper) im Eierstock heranreift und anschließend wieder absorbiert wird, beginnt deine Energie sich zu konzentrieren und nach innen zu richten. Du wirst feststellen, dass du den Wunsch verspürst, möglichst viel zu erledigen, weshalb die Lutealphase ein idealer Zeitpunkt ist, um sich um noch offene Aufgaben zu kümmern. Das besondere Verhältnis von Östrogen zu Progesteron in dieser Phase lässt dich Dinge wahrnehmen, die du vorher nicht registriert hast. Infolgedessen beginnt dein Gehirn, detailorientierte Aufgaben zu priorisieren, die du vielleicht den ganzen Monat über ignoriert hast, wie z. B. das Verfassen des Quartalsberichts, das Abschließen von Verträgen oder das Bearbeiten von Marketinginhalten. Außerdem hast du jetzt den natürlichen Wunsch, noch nicht erledigte Projekte zum Abschluss zu bringen. Versuche während der Lutealphase auf sozialer Ebene etwas zurückzufahren und auf Networking und externe Meetings zu verzichten, damit du dich nicht unnötig überanstrengst und dir stattdessen Zeit bleibt, das zu tun, was dir in dieser Phase am meisten Freude bereitet – nämlich deine Arbeit zu erledigen.

Phase 4: Ruhe
Menstruationsphase: 3–7 Tage
Zyklische Stärken: Bewertung, Analyse und Intuition

Die Analyse und Bewertung deiner Arbeit hat für dich jetzt Vorrang. Während der Menstruation ist die Kommunikation zwischen der rechten und der linken Gehirnhälfte stärker ausgeprägt als zu jedem anderen Zeitpunkt. Diese Verbindung ermöglicht es dir, deine beruflichen Erfolge oder Fortschritte bei einem Projekt vernünftig einzuschätzen und bei Bedarf Kurskorrekturen vorzunehmen, die dich in die gewünschte Richtung bringen. Überlege dir, was du im vorangegangenen Monat geleistet hast. Bist du energiegeladen und glücklich, wenn du an deine Arbeit denkst, oder fühlst du dich überfordert und zu wenig geschätzt? Arbeitest du an Projekten, die dich begeistern, oder fühlst du dich uninspiriert? Geht es für dich karrieremäßig in die richtige Richtung, und wenn nicht, welche Schritte könntest du unternehmen, um dich deinen Zielen näher zu bringen? Nutze diese Phase, um deine beruflichen Ziele zu überdenken. Willst du immer noch das Gleiche wie im Vormonat oder im Vorjahr, oder hast du vielleicht den Wunsch, einen anderen Weg einzuschlagen? Aufgrund der Art und Weise, wie die beiden Gehirnhälften während der Periode interagieren, ist es wahrscheinlich, dass du in dieser Phase klare, intuitive Signale aus dem Bauch empfängst. Horche in dich hinein und achte auf diese subtilen Botschaften. Wollen sie dir vielleicht mitteilen, dass ein Projektvorschlag ein sicherer Flop ist? Signalisiert deine innere

Stimme dir, dass einer von zwei potenziellen Bewerbern der richtige Kandidat für die offene Stelle ist? Brüllt alles in dir, dass dein Job dich keinen Schritt weiterbringt und es an der Zeit ist, dich nach neuen beruflichen Herausforderungen umzusehen? Stelle deine Antennen auf Empfang! Verwende einen Planer speziell für Frauen, um regelmäßig aufzuschreiben, was dein Bauchgefühl dir sagt. Möglicherweise stellst du nach einigen Monaten fest, dass deine Intuition in dieser Phase bestimmte Gedanken, mit denen du dich schon länger trägst, bestärkt – ganz egal, ob es sich um einen Jobwechsel, einen Karrierewechsel, den Schritt in die Selbstständigkeit oder um die Feststellung handelt, dass du deinen Traumposten bereits gefunden hast. Viele Frauen fühlen sich während ihrer Periode unruhig oder unzufrieden. Werden diese Gefühle durch den niedrigen Hormonspiegel dieser Phase verursacht, oder sagt dir dein Bauchgefühl, dass du in deinem Leben etwas ändern solltest? Wenn du deinen Hormonhaushalt mithilfe der phasenbezogenen Praktiken in diesem Buch optimierst, wirst du besser in der Lage sein, klar zu benennen, was du brauchst, statt dich verunsichert zu fühlen. Manchmal hat man mehr Ruhe nötig; in anderen Fällen wünscht man sich eine größere Veränderung. Je früher du lernst, genau auf deine Bedürfnisse zu hören, desto eher wirst du das für dich beste Leben führen. Und wenn du auf deine Instinkte vertraust, wirst du in den kommenden Phasen die nötigen Maßnahmen ergreifen können, um auf deine Vision hinzuarbeiten.

Für Katja, Leiterin eines wachsenden Unternehmens, ist die Planung von Geschäftsterminen und Projekten in Einklang mit ihrem Zyklus der Garant dafür, dass sie sich stets mit Energie und Begeisterung in ihre Arbeit stürzt. »Ich nutze die Cycle Syncing Method®, um mein Unternehmen bestmöglich zu leiten. Das Programm hilft mir, mich nicht unterkriegen zu lassen«, sagt sie. »Durch die Organisation meiner Aufgaben nach Priorität und Zyklusphase fällt es mir leichter, den Laden am Laufen zu halten.« Die Planung im Einklang mit ihrem Zyklus halte sie ihrer eigenen Aussage nach in einem kreativen Flow. So setzt sie ein Projekt nach dem anderen um und baut ihre Geschäfte bewusst und zielgerichtet aus, statt nur auf Probleme zu reagieren.

Die Cycle Syncing Method®: Work-Flow

FOLLIKEL-PHASE Dauer: 7–10 Tage Kreativität	EISPRUNG-PHASE Dauer: 3–4 Tage Kommunikation	LUTEALPHASE Dauer: 10–14 Tage Administratives	MENSTRUA-TIONSPHASE Dauer: 3–7 Tage Intuition
Neue Projekte beginnen	Wichtige Gespräche führen	Administrative Tätigkeiten	Auswertung des Vormonats
Brainstormings mit Kollegen	Antrag auf Beförderung oder Gehaltserhöhung	Schreibtisch/Unterlagen/Büro aufräumen	Durchsicht des Monatsplans auf wiederkehrende Muster
Lösen anspruchsvoller geistiger Aufgaben	Jobinterviews	Zeit für konzentriertes Arbeiten	Hör in dich hinein: Wie stehst du zu deinen aktuellen Projekten?
Problemlösungen	Blogbeiträge und Marketingtexte vorbereiten	Durchsicht von Dokumenten, Verträgen und Finanzberichten	Überlege, ob du beruflich auf dem richtigen Weg bist
Kundenakquise	Posts in den sozialen Medien veröffentlichen	Einreichen von Spesenabrechnungen	Analyse von Projektdaten und Berichten
Recherche zu neuen Ideen	Teilnahme an Networking-Events	Materialbestellungen	Karriereziele neu bewerten
Planung des kommenden Monats	Geschäftsverhandlungen	Abschluss von Projekten	Aufs Bauchgefühl hören
Entscheidungsfindungen	Reden und Präsentationen halten	Teammitglieder beim Erreichen ihrer Deadlines unterstützen	Häufige Pausen einlegen
Große Träume zulassen	Mit Kunden und Kollegen ausgehen	Dateiablage	Plane möglichst einen Tag nur für dich ein

Die Arbeitstage auf Basis der verschiedenen Zyklusphasen zu planen, klingt natürlich großartig, aber was ist, wenn du aufgrund einer Projekt-Deadline eine Aufgabe zu erledigen hast, die nicht mit deiner aktuellen Phase vereinbar ist? Erstens solltest du nicht vergessen, dass du zu jedem Zeitpunkt deines Zyklus alles tun kannst, denn du bist immer kreativ, kommunikativ, kollaborativ und mehr, nur dass deine Energien einem natürlichen Auf und Ab unterliegen. Die Arbeit im Einklang mit deinen zyklischen Stärken verleiht dir generell mehr Power, sodass dir mehr Zeit bleibt, um dich auf die Dinge zu konzentrieren, die du gerne tust, und du trotzdem noch die Kraft hast, um Projekte unter Zeitdruck zu bewältigen. Es ist also durchaus in Ordnung, wenn du Aufgaben in Angriff nimmst, die nicht mit deinem Zyklus synchron sind. Sie kosten dich lediglich etwas mehr Energie. Um diesen Energieverlust auszugleichen, solltest du an solchen Tagen die Selfcare-Tipps aus Kapitel 6 beherzigen.

Solltest du am Arbeitsplatz von deinem Hormonprogramm erzählen?

Sicher fragst du dich, wie du ein solch umfangreiches Zyklusprogramm am Arbeitsplatz umsetzen sollst. Ist es nötig, dass du mit all deinen Kolleginnen zyklisch in Einklang kommst, um überhaupt etwas erledigt zu bekommen? Bedeutet das, dass du deinen Kollegenkreis jederzeit darüber informieren musst, an welchem Punkt deines Zyklus du dich befindest? Sollst du an deiner Bürotür vielleicht sogar eine Tabelle anbringen, auf der steht: »Ich bin gerade in Phase XY. Meine Stärken in dieser Woche sind …« Natürlich *nicht!* Das Aktivieren deiner zweiten inneren Uhr im Job ist in der Regel ein stiller, innerer Prozess. Männer erzählen ihren Kollegen bestimmt nicht morgens beim Eintreffen im Büro, dass ihr Testosteronspiegel gerade seinen Höhepunkt erreicht hat und es deshalb der beste Zeitpunkt für ein Meeting ist, stimmt's? Um dir eine grobe Vorstellung davon zu vermitteln, wie du deinen infradianen Rhythmus beruflich nutzt, will ich dir einen knappen Einblick geben, wie es in den Büros von FLO Living läuft. In der Regel lege ich strategische Planungstreffen in meine Follikelphase. In dieser Zeit lasse ich mich am ehesten auf neue Ideen ein. Begeistert stelle ich dann fünf neue Projekte vor und nehme mir mehr vor, als in einem Monat zu schaffen ist. Meine Marketingleiterin befindet sich zur selben Zeit vielleicht in ihrer Menstruationsphase – einer Zeit der sachlichen Bewertung und Kurskorrektur. Sie wird mir ganz diplomatisch vermitteln, dass das letzte Mal, als wir fünf neue Projekte gleichzeitig in Angriff genommen haben, nicht viel dabei herausgekommen ist. Gemeinsam einigen wir uns dann auf ein oder zwei neue Initiativen. Unsere Betriebsleiterin befindet sich mit etwas Glück in der Lutealphase, der ideale Zeitpunkt für detailorientierte Aufgaben. Voller Enthusiasmus erstellt sie eine Liste der erforderlichen Maßnahmen, um die neuen Projekte auf die Erfolgsspur zu bringen. Und unsere Social-Media-Managerin befindet sich im Idealfall in der Ovulationsphase und ist gerade die Meisterin der Kommunikation. Sie legt uns ihre Vision dar, wie wir unserer wunderbaren Social-Media-Community das neue Projekt näherbringen. Da wir uns alle in unterschiedlichen Zyklusphasen befinden, bringt jede von uns unterschiedliche und wertvolle Aspekte in das Meeting ein. Du siehst also, es ist letztlich besser, wenn unsere Zyklen nicht synchronisiert sind. Auf diese Weise können wir ein Projekt aus verschiedenen Blickwinkeln beleuchten. Wenn wir uns alle gleichzeitig in der Follikelphase befänden, würden wir uns ohne nachzudenken auf alle fünf Projektideen gleichzeitig stürzen und wären schnell überfordert, weil wir keinen Gedanken an die einzelnen Details der Umsetzung verschwenden würden. Ich plane Treffen mit Leuten, wenn es zu meiner aktuellen Zyklusphase passt, und sie tun dasselbe; wir alle profitieren davon, wenn wir uns nicht in derselben Phase befinden, und kommen effizienter voran – ein wirklich einzigartiges Modell der Zusammenarbeit.

Der große Vorteil ist, dass du dir keine Gedanken zu machen brauchst, an welchem Punkt ihres Zyklus deine Kolleginnen sind, und du musst niemanden darüber informieren, in welcher Phase du dich befindest. Nimm einfach Rücksicht auf deinen eigenen Zyklus und bringe das Beste aus deinen Phasen in Meetings, Brainstorming-Sitzungen und die täglichen Arbeitsprozesse ein. Wenn jede von euch ihr Bewusstsein für ihre biologischen Rhythmen schärft, wird der Nutzen für alle umso größer sein.

Nimm auch Rücksicht auf Geschäfts- und Projektzyklen

Wenn du »Solopreneurin«, Geschäftsinhaberin oder eine hochrangige Führungskraft bist, wirst du feststellen, dass auch Unternehmen und Projekte gewissen Zyklen unterliegen. Wie alle Dinge in der Natur folgen sie der Schöpfungsmatrix, bestehend aus Vorbereitung, Wachstum, Vollendung und Ruhe.

Viele Unternehmen erleben Phasen der schnellen Expansion und schrumpfen dann rasch wieder. Möglicherweise erlebst auch du in deinem Job Phasen mit hohem Umsatz, gefolgt von Durststrecken. Bei deinen Projekten durchläufst du womöglich Phasen, in denen du neue Produkte entwickelst und auf den Markt bringst, und solche, in denen du die Leistung bewertest und dich auf die Akquise neuer Kunden konzentrierst. Die Arbeit im Einklang mit den Zyklusphasen trägt dazu bei, dass deine Projekte und dein Unternehmen auf Linie bleiben und gut vorankommen. Die meisten erfolgreichen Firmen vermeiden es, zu viele Ideen gleichzeitig in Angriff zu nehmen. Stattdessen konzentrieren sie sich einen Monat oder ein Quartal lang auf eine Initiative und gehen dann zur nächsten über. Der direkte Weg ins Scheitern besteht darin, dass wir mehrere Aufgaben gleichzeitig anpacken, unsere Ressourcen überstrapazieren und in der Folge an unseren Zielen scheitern. Wenn du dich an deinem Zyklus orientierst, kannst du auf geschäftlicher Ebene genauso wie im Privaten viele Erkenntnisse gewinnen, indem du den Projekten Raum und Zeit gibst, um sich weiterzuentwickeln und die üblichen Wachstumszyklen zu durchlaufen.

Definiere dein Erfolgskonzept neu

Obwohl zahlreiche wissenschaftliche Erkenntnisse für das Konzept des Right-Timing sprechen, fällt es dir unter Umständen schwer, dich von der internalisierten Norm zu lösen, und diese besagt nun mal, dass wir unermüdlich an unseren Karrierezielen arbeiten müssen. Selbst nach den vielen Jahren, in denen ich nun schon im Einklang mit meinem Zyklus lebe und meine weibliche Energie nutze, verfalle ich immer wieder in die männliche Denkweise der ewigen Produktivität. Als wir bei FLO Living beispielsweise an der Einführung der MyFLO-App arbeiteten, verlangte ich mir selbst viel zu viel ab. Ich freute mich so irrsinnig darauf, diese Idee zu verwirklichen, weil die Leserschaft von *WomanCode* bereits seit Jahren danach fragte und die App Frauen auf der ganzen Welt darin unterstützen sollte, die Cycle Syncing Method® im Alltag umzusetzen. Ich war so darauf fixiert, mich mit meinem Team auf den Startschuss vorzubereiten und meine To-do-Liste abzuarbeiten, dass ich zu viele Stunden zwischen den Mahlzeiten verstreichen ließ und die Auswirkungen der Blutzuckerschwankungen zu spüren bekam. Natürlich war mein Stressreaktionssystem restlos überfordert. Am Ende bekam ich eine schlimme Erkältung, die mich zwang, noch einmal von vorn anzufangen. Ich bin sehr dankbar, dass mein Körper mir über ein solches Feedback mitteilt, wenn ich mir mit meinem Verhalten selbst nichts Gutes tue.

Nach diesem Erlebnis konzentrierte ich mich wieder voll und ganz darauf, Ernährung und Workout wieder an meinen Zyklus anzupassen und meinen Planer zu nutzen – die drei wichtigsten Tools, die ich verwende, um schnell wieder in die Spur zu kommen. Dank dieser Biohacking-Tricks erholte ich mich zum Glück rasch wieder und war fokussiert und voller Energie. Wir änderten zum Teil unsere Herangehensweise. Ich delegierte mehr Aufgaben an mein Team. Um sicherzustellen, dass so etwas nicht noch einmal vorkam, machte ich mir in meinem Terminplaner Notizen, die mich daran erinnern sollten, rechtzeitig etwas zu essen, damit ich nicht noch einmal in diese Hunger-Blutzuckertief-Burnout-Schleife verfiel. Außerdem priorisierte ich meine Selbstfürsorgepraktiken neu. Denn Selfcare ist so ziemlich das Wichtigste in stressreichen Zeiten. Mittlerweile werte ich es als Erfolg, wenn ein Projekt für mich und mein Team von Anfang bis zum Ende eine positive und bereichernde Erfahrung darstellt.

Natürlich wirst du zwangsläufig immer wieder in die alten Muster zurückverfallen. Sei in diesem Fall nicht zu streng mit dir selbst. Höre auf deinen Körper, nutze meine Biohacking-Tipps und arbeite im Einklang mit deinem Zyklus, damit er für *dich* arbeitet. Dein Körper gibt die beste Struktur auf deinem Weg zum Erfolg vor, im Beruflichen, aber auch in allen anderen Lebensbereichen. Trotzdem darfst du nie vergessen, dass Erfolg nicht zwangsläufig darin besteht, ein Etappenziel nach dem anderen zu erreichen, in Windeseile die Karriereleiter zu erklimmen oder das Privatleben für den Job zu opfern. Alles, wodurch du deine Gesundheit, deine Beziehungen oder dein Glück aufs Spiel setzt, ist kein echter Erfolg. So wie keinerlei Anlass besteht, dass du aufgrund eines hormonellen Ungleichgewichts Menstruationsbeschwerden duldest, solltest du nicht leiden oder deine Gesundheit riskieren müssen, um beruflich voranzukommen. Mach dir ein eigenes Bild von dem, was Erfolg im Beruf für dich bedeutet. Was ist für dich der nachhaltigste Weg? Was würde dich am glücklichsten machen? Wenn du eine klare Vorstellung davon hast, wie beruflicher Erfolg für dich aussieht, kannst du deine Vision in die Tat umsetzen. Du hast es in der Hand!

In sechs Schritten zur zyklischen Planung am Arbeitsplatz

Nachdem du nun die Grundlagen kennst und eine grobe Vorstellung davon hast, wie du die zyklische Planung im männlich geprägten Arbeitsumfeld umsetzen kannst, hältst du dich am besten an die folgenden sechs Schritte, um im Fluss zu bleiben und deine Kreativität und Power zu maximieren.

1. Halte zum Monatsende Rückschau. Nimm dir Zeit, um dir einen Überblick über die bevorstehenden Arbeitsanforderungen zu verschaffen.
2. Plane deine Projekte entsprechend deiner Zyklusphasen, sofern es dein Zeitplan zulässt.
3. Trage nicht verhandelbare Termine in deinen Terminplaner ein, ganz gleich, in welche Zyklusphase sie fallen.
4. Streiche nun einige nicht so dringende Aufgaben aus dieser Zyklusphase und plane zum Ausgleich einen zusätzlichen Slot für die Selbstfürsorge ein.
5. Plane alle deine Teambesprechungen und konzentriere dich im Gespräch auf einen Standpunkt, der mit den mit deiner jeweiligen Zyklusphase verbundenen Stärken vereinbar ist.
6. Ermutige deinen Kollegenkreis, sich dies als Team bewusst zu machen.

Führe wie eine Frau

Wir Frauen haben von Natur aus unseren eigenen Führungsstil, und wir alle können gemeinsam eine Veränderung im Arbeitsleben herbeiführen, indem wir im Einklang mit unserem infradianen Rhythmus leben und arbeiten. Und das sage nicht nur ich, auch eine ganze Reihe neuerer Forschungen bestätigt dies. Immer mehr Studien belegen, was für große Vorteile es bringt, wenn wir unsere weibliche Energie am Arbeitsplatz nutzen. Tatsächlich ist der Einsatz deiner natürlichen Stärken deine absolute Geheimwaffe, um mit weniger Aufwand mehr zu erreichen. Als Frau hat man im Job nämlich nicht nur Nachteile; du musst deine Stärken nur zu nutzen wissen, dann kannst du davon massiv profitieren.

Im Jahr 2014 fühlte die Unternehmensberatung Zenger Folkman rund 16000 Führungskräften auf den Zahn, von denen ein Drittel Frauen waren. Man wollte ihre Führungsqualitäten beurteilen. Bezüglich der allgemeinen Führungsqualitäten übertrafen die Frauen mit 54,5 Prozent die Männer (die bei 51,8 Prozent lagen). Bei der Bewertung von 16 verschiedenen Führungskompetenzen – darunter Entschlusskraft, Integrität und Aufrichtigkeit, die Bereitschaft, sich weiterzuentwickeln, andere zu inspirieren und zu motivieren und zusammenzuarbeiten sowie die Kommunikationskompetenz – schnitten die Frauen bei zwölf davon besser ab als die Männer.

In ihrem faszinierenden Buch *The Athena Doctrine* versuchen die Bestsellerautoren und Forscher John Gerzema und Michael D'Antonio herauszufinden, ob in unserer Gesellschaft mittlerweile mehr Wert auf weibliche Wesenszüge und Charakteristika gelegt wird. Die beiden Autoren befragten hierzu 64000 Menschen in 13 Ländern und die Ergebnisse werden dich verblüffen. So stimmten 66 Prozent der Befragten der Aussage zu, dass die Welt ein besserer Ort wäre, wenn Männer mehr wie Frauen denken würden. Wenn es um Führung geht, werden typisch weibliche Eigenschaften wie Kooperationsbereitschaft und das Teilen der Anerkennung für erbrachte Leistungen höher geschätzt als männliche Kompetenzen wie Aggression und Kontrolle. Andere Fähigkeiten, die allgemein als weiblich gelten – wie Intuition, Empathie, Flexibilität und teamorientiertes Denken –, wurden bei Führungskräften als wünschenswert genannt. Und eine Mehrheit der Umfrageteilnehmer nannte traditionell weibliche Eigenschaften, darunter Kreativität, Flexibilität, Gemeinschaftssinn, Anpassungsfähigkeit, Großzügigkeit, Freigiebigkeit, Kollegialität und Fürsorglichkeit, als wesentlich für Erfolg. Insgesamt stellten die Autoren fest, dass Länder mit einem stärker ausgeprägten weiblichen Denken und Verhalten auch ein höheres Pro-Kopf-Einkommen und eine insgesamt höhere Lebensqualität haben. Der *World Happiness Report* von 2018, der 156 Länder anhand von sechs Faktoren bewertete, bestätigt diese Ergebnisse. Zu den sechs Faktoren, die zur Beurteilung des Glücks herangezogen wurden, gehören traditionell weibliche Merkmale wie soziale Unterstützung und Großzügigkeit sowie das Pro-Kopf-Einkommen, eine gesunde Lebenserwartung, die (Entscheidungs-)Freiheit sowie die Abwesenheit von Korruption. Die fünf glücklichsten Länder sind dem Bericht nach Finnland, Norwegen, Dänemark, Island und die Schweiz.

Glaubst du immer noch, männlichen Mustern folgen zu müssen, um beruflich erfolgreich zu sein? Dann verrate ich dir etwas, das ich instinktiv schon lange geahnt habe: Teams schneiden besser ab, wenn auch Frauen darunter sind. Wissenschaftler erbrachten 2010 den Beweis für diese These, als sie 699 Teilnehmende Intelligenztests unterzogen und sie dann in Teams von zwei bis fünf Personen aufteilten. Jedes Team sollte eine Reihe von Aufgaben bewältigen, darunter Brainstormings, Problemlösungen und Entscheidungsfindungen – typische Aufgaben des Arbeitsalltags. Die Forschenden verpassten jedem Team basierend auf seiner Leistung einen kollektiven Intelligenzwert. Überraschenderweise erzielten die Teams mit den höchsten individuellen IQ-Werten nicht automatisch die besten kollektiven IQ-Werte. Stattdessen waren es die Teams mit den meisten Frauen, die gemeinsam die besten IQ-Werte erreichten. Wie aufregend ist doch die Vorstellung, welche zusätzlichen Vorteile sich ergeben würden, wenn mehr Frauen ihr zyklisches Bewusstsein, ihre Art, Projekte zu managen, und ihre Selbstfürsorgepraktiken mit in ihr Arbeitsumfeld einbringen würden.

Wer regiert die Welt? Frauen!

Wenn wir Frauen beispielhaft vorangehen und den Wandel vorleben, hin zu einer nachhaltigeren Arbeitswelt, die uns stärkt und mit Energie versorgt, statt uns auszulaugen, können wir unsere Kollegen vielleicht dazu inspirieren, eine ähnliche Arbeitsweise anzunehmen. Wir Frauen sind mächtige Influencerinnen und ich meine damit nicht nur die sozialen Medien. Hier in den Vereinigten Staaten sind wir die wichtigste Konsumgröße des Landes, wir bestimmen über den Großteil der Kaufentscheidungen. Statistiken bestätigen dies. Wir haben die Kontrolle über mehr als 50 Prozent des gesamten Privatvermögens im Land, unsere Kaufkraft beläuft sich auf unglaubliche fünf bis 15 Billionen US-Dollar pro Jahr. Die Rückkehr zu einer Arbeits- und Lebensweise, die im Einklang mit den natürlichen Rhythmen unserer Biochemie stehen, könnte so tiefgreifenden Einfluss haben, dass es die Arbeitswelt revolutioniert. Die Einführung eines solchen nachhaltigen Leistungsmodells wäre eine Sensation. Denn das Arbeiten sowohl mit dem 24-Stunden- als auch mit dem 28-Tage-Rhythmus könnte letztlich sowohl die Kreativität als auch die Produktivität steigern, ähnlich wie die Einführung des Campus-Bürokonzepts durch Google verschiedene Unternehmen dazu veranlasste, die Themen Bürodesign, Arbeitskultur und Unternehmensgemeinschaft neu zu bewerten. Die Synchronisierung mit unserer infradianen Uhr könnte sogar eine noch größere Diskussion darüber anstoßen, wie wir Menschen auf diesem Planeten insgesamt nachhaltiger leben könnten. Bringe deine Hormone wieder ins Gleichgewicht, überfordere dich nicht, erreiche mehr, steigere dein persönliches Glück … und rette den Planeten. Einen Versuch ist es auf jeden Fall wert.

Die Zukunft ist weiblich

Wir Frauen sind in vielerlei Hinsicht Vorreiterinnen für einen Wandel in der Arbeitswelt und kämpfen für ein Ende von sexueller Belästigung und Gender Biases. Viele Unternehmen schenken unseren Forderungen bereits Gehör und engagieren sich für Geschlechtergleichstellung, ergreifen Maßnahmen zum Ausgleich des Lohngefälles, führen Richtlinien für Fälle von sexueller Belästigung am Arbeitsplatz ein und investieren jährlich acht Milliarden US-Dollar für Wellnessprogramme für Mitarbeitende. Diese Investition könnte sich bezahlt machen. Laut einer Analyse von *Health Affairs* aus dem Jahr 2010 sinken für jeden Dollar, den Unternehmen für Wellnessmaßnahmen ausgeben, die Kosten für Fehlzeiten um 2,73 US-Dollar und die medizinischen Kosten um fast 3,27 US-Dollar. Diese Veränderungen sind vielversprechend, aber es gibt noch einen weiteren Punkt, der wichtig wäre: die Anerkennung unseres weiblichen infradianen Rhythmus. In einem Arbeitsumfeld, in dem wir uns sicher fühlen können und es uns freisteht, so zu arbeiten, wie wir das möchten, könnten wir schließlich unsere Stärken viel besser einbringen.

In einigen Ländern wird unsere hormonelle Gesundheit bereits berücksichtigt. Wusstest du zum Beispiel, dass Frauen in Ländern wie Indien, Südkorea und Japan einen Tag »Menstruationsurlaub« nehmen dürfen, wenn sie schmerzhafte Monatsblutungen haben? Und dass Frauen im Vereinigten Königreich ein ganzes Jahr bezahlter Mutterschaftsurlaub zusteht? In den USA haben wir nach dem Family and Medical Leave Act nur zwölf Wochen Mutterschaftsurlaub, allerdings *unbezahlt*. In Deutschland besteht während der Mutterschutzfrist (14–18 Wochen) Anspruch auf Entgeltfortzahlung und Mutterschaftsgeld, anschließend kann Elterngeld beantragt werden. Eine wachsende Zahl großer US-Firmen bietet jedoch zusätzliche Anreize, um weibliche Mitarbeitende zu gewinnen und zu halten, insbesondere auf der Führungsebene. Google stellt Mentoring-Gruppen wie Google Women in Engineering und Women@ Google zur Verfügung, gewährt frischgebackenen Müttern fünf Monate bezahlten Mutterschaftsurlaub, flexible Arbeitszeiten und die Möglichkeit, von zu Hause aus zu arbeiten. Das globale Beratungsunternehmen Deloitte bietet Schulungen zur Führungskräfteentwicklung speziell für Frauen, Mentorinnenprogramme und flexible Zeitplanung. Beim Gesundheitsunternehmen Johnson & Johnson zielt eine Initiative für Frauen in Führungspositionen darauf ab, weibliche Mitarbeiter innerhalb des Unternehmens zu fördern, und stellt weitere Anreize in Form von Sozialleistungen in Aussicht.

Die amerikanische Unternehmenswelt beginnt sich also der Tatsache bewusst zu werden, dass die Bedürfnisse von Frauen am Arbeitsplatz nicht länger ignoriert werden dürfen. Die Unternehmen, die mich eingeladen haben, vor ihren Mitarbeitenden darüber zu sprechen, wie wir Erfolg und Produktivität aus weiblicher Perspektive neu denken könnten, tragen dazu bei, dass wir unseren Wettbewerbsvorteil in Zukunft besser nutzen können. Die Teams könnten die Cycle Syncing Method® ganz einfach selbst umsetzen. Das verursacht keine Kosten und erfordert auch keine Änderungen der Unternehmensrichtlinien. Ich war begeistert, als ich 2018 als erste Frau auf der SXSW-Konferenz über weibliches Biohacking sprechen durfte. Bis ich vor einem vollbesetzten Saal die Bühne betrat, hatte kein einziger Moderator jemals das Thema angesprochen. Dass die Orientierung an unserem 28-Tage-Rhythmus für uns Frauen die beste Stellschraube ist, um mit unserem Körper im Einklang und im Beruf erfolgreich zu sein, war für das Publikum also absolutes Neuland. Mein wegweisender Vortrag machte deutlich, dass Unternehmen unsere zweite innere Uhr anerkennen müssen und wir Frauen Produktivität und Erfolg am Arbeitsplatz völlig neu denken sollten.

Wenn du selbst Führungskraft in einem Unternehmen, Leiterin eines mittelständischen Betriebs oder Unternehmenseignerin bist, überlege, wie sich das alles bei dir am Arbeitsplatz umsetzen lässt. Überlege dir, was du deinen Mitarbeiterinnen bieten kannst und was du selbst ihnen vorlebst. Wenn du dir alles abverlangst, werden auch deine weiblichen Angestellten sich nicht schonen, und die Wahrscheinlichkeit von hormonellen Problemen, Gesundheitsbeschwerden, geistiger Erschöpfung und Burnout steigt. Letztendlich werden diese Mitarbeiterinnen unzufriedener und eher bereit sein, ein Unternehmen zu verlassen. Wenn man bedenkt, dass Frauen jeden Arbeitsplatz intelligenter, effektiver und profitabler machen, solltest du dir vor Augen führen, wie wichtig es ist, dass deine hormonelle Realität respektiert wird. Wie wir wissen, ist Bioindividualismus die Zukunft in der Medizin: Biohacking am Arbeitsplatz wird das Wachstum von Einzelpersonen und Unternehmen also ein Stück weit vorantreiben. Für uns Frauen bietet Biohacking am Arbeitsplatz die Möglichkeit, Produktivität und Erfolg nach unseren eigenen Vorstellungen zu definieren. Wir müssen das Arbeitsumfeld so gestalten, dass es unsere Bedürfnisse rund um unsere Gesundheit, Schwangerschaft und Mutterschaft berücksichtigt. Wir bei FLO Living arbeiten effizient, weil unsere Mitarbeiterinnen rundum zufrieden sind. Ein positives Arbeitsumfeld fördert den Erfolg – eine Win-win-Situation für alle.

Du siehst also, es kann dir beim Erreichen deiner Karriereziele helfen, wenn du deine weibliche Seite glänzen lässt. Folge den natürlichen Rhythmen deines Zyklus und plane deine Tage im Einklang mit deiner inneren biologischen Uhr. So verschaffst du dir einen unbestreitbaren Wettbewerbsvorteil. Indem du dich an die hormonellen Veränderungen anpasst, die sich im Laufe deines Zyklus auf dein Denken, auf deine Art, Entscheidungen zu treffen, und auf deine Kreativität auswirken, wirst du bei allem, was du tust, jederzeit das Beste aus dir herausholen.

Konzentriere dich darauf, alles zum richtigen Zeitpunkt anzugehen, anstatt alles auf einmal erledigen zu wollen. Dadurch wirst du effizienter, kommst leichter in den Flow und steigerst deine Power. Entscheidend ist, dass du dich vom konstanten Produktivitätsdruck löst und deine kreativen Leistungen stattdessen durch gezieltes Biohacking steigerst, mithilfe der Ernährung, ausreichender Bewegung und dem Konzept des Right-Timing. Auf diese Weise wirst du insgesamt mehr von den Arbeiten erledigen können, die dir wichtig sind, und das auch noch viel effizienter. Und wenn du ein Projekt erfolgreich zum Abschluss bringst und dir etwas Zeit nimmst, um über die Erfahrung nachzudenken und daraus zu lernen, ist das so, als würdest du dein System einmal komplett herunterfahren und neu starten. Am Ende wirst du das Gefühl haben, weniger zu tun, bist voller Energie und sofort bereit, das nächste große Projekt in Angriff zu nehmen. Und auch bei dieser neuen Aufgabe wirst du mehr schaffen und dich gleichzeitig großartig fühlen. Daraus ergibt sich eine Dynamik, die dir hilft, mehr von deinen Reserven für andere Bereiche deines Lebens aufzusparen.

KAPITEL 8

So kriegst du mehr von dem, was du dir in Sachen Sex und Beziehung wünschst

Wenn du geschätzt werden willst, musst du zuerst dich selbst schätzen und dann jemand anderem zeigen, wie er dich schätzen kann.

– Regena Thomashauer

Seien wir ehrlich. Wir Frauen – egal ob heterosexuell, homosexuell, bisexuell oder sonst was auf dem sexuellen Spektrum – bekommen im Bett nicht immer ganz das, was wir uns erhoffen. Klar kannst du deinen besten Freundinnen – und dir selbst – einreden, bei dir sei alles im grünen Bereich, aber wenn du ganz ehrlich bist, ist noch Luft nach oben, stimmt's? Nur keine Sorge, da bist du nicht die Einzige. In einer Umfrage aus dem Jahr 2015, durchgeführt von der Nonprofit-Organisation Healthy Women, gaben 60 Prozent der befragten Frauen zu, dass ihr Sexleben nicht so gut sei, wie es ihrer Meinung nach sein könnte. Das liegt daran, dass wir nicht annähernd genug Sex haben und das, was wir kriegen, oft nicht in vollen Zügen genießen können. Eine 2017 in *Archives of Sexual Behavior* veröffentlichte Studie ergab, dass die Menschen in den USA weniger Sex haben als noch zehn Jahre vorher. Als die Forschenden sich das Alter der Befragten ansahen, stellten sie fest, dass Millennials und Mitglieder der Gen Z (auch iGen genannt) im Vergleich zu anderen

Generationen am wenigsten Sex haben. Sogar die in den 1930er-Jahren Geborenen – ja, genau, deine Urgroßeltern – hatten mehr Sex als die jungen Erwachsenen von heute. Viele von den Frauen, die mich wegen eines Hormonungleichgewichts aufsuchen, berichten von mangelnder Libido und unbefriedigendem Sex.

Mariel ist so ein Beispiel. Sie hatte gerade erst ihr zweites Kind zur Welt gebracht, und durch die Umstellungen, die mit erheblichem Schlafmangel und einigen Spannungen in der Beziehung einhergingen, sowie durch ihre Hormonschwankungen infolge der Geburt war ihr Sexualtrieb im Keller. Sie erinnerte sich gut, wie es vor der Geburt der Kinder gewesen war, und wollte ihrer Beziehung wieder neues Leben einhauchen. Als sie sich auf der Suche nach Hilfe für ihre Menstruationsbeschwerden an mich wandte, ahnte sie nicht, wie sehr sich die Wiederherstellung des hormonellen Gleichgewichts auf ihren Sexualtrieb auswirken würde. Außerdem erfuhr sie im Gespräch mit mir, dass sich ihre Libido auch während ihres Zyklus laufend verändert. Heute genießt sie selbstbewusst und regelmäßig die tollsten Orgasmen und zeigt ein lebhaftes Interesse an sexuellen Erfahrungen mit sich selbst und ihrem Partner. Wenn du dein Sexualleben und deine Beziehung wie Mariel unter Berücksichtigung deines monatlichen Zyklus betrachtest, kann es dir durch gezieltes Biohacking gelingen, deinen Sexualtrieb zu steigern, den Sex zu einer befriedigenderen Erfahrung zu machen, bessere Orgasmen zu erleben und deine Beziehung zu stärken. Denke aber bitte daran, dass zu einer Partnerschaft immer zwei gehören. Es ist nicht nur wichtig, zu wissen, in welcher Phase deines Zyklus du dich befindest, sondern auch, an welchem Punkt seines zirkadianen Hormonmusters dein Partner steht. In diesem Kapitel erwartet dich ein Sechs-Schritte-Plan, der dir zu einem erfüllteren Sexualleben verhelfen soll. Deine Hormone geben dabei die Richtung vor.

Nenn mich bei meinem Namen

Wenn du dich beim Thema Sex und Beziehungen an den kulturellen Normen orientierst, bezeichnest du die weiblichen Geschlechtsorgane sehr wahrscheinlich auch mit Verniedlichungen wie »Mumu« oder »Muschi« oder nennst sie einfach »da unten«. Solange wir aber nicht einmal dazu in der Lage sind, unsere eigene Physiologie korrekt und sachlich zu benennen, werden wir auch nicht die Sicherheit gewinnen, unserem Partner unsere Wünsche klipp und klar mitzuteilen. Es ist wichtig, dass du weißt, wie du über deinen Körper sprechen sollst, und deshalb werde ich diese wunderbaren Körperteile bei ihren Namen nennen – Vagina, Schamlippen, Klitoris und Co. Nur wenn wir für unseren Körper und unsere hormonelle Realität eine klare Sprache finden und lernen, ohne Scheu und Scham darüber zu sprechen, wird es uns gelingen, sie so einzusetzen, dass wir in Sachen Lust das bekommen, was wir verdienen.

Schritt 1: Nutze die vier Phasen der Erregung

Was auch immer du über Bienen und Blumen gelernt hast, wird der ehrfurchtgebietenden Realität nicht annähernd gerecht, das verspreche ich dir. Wenn der Großteil dessen, was du über sexuelle Erregung weißt, aus Pornos oder romantischen Filmen stammt, dann erwartest du sehr wahrscheinlich, dass du innerhalb kürzester Zeit zum Höhepunkt kommst, von null auf hundert sozusagen. Aber so funktioniert der weibliche Körper nicht. Die sexuelle Erregung und das Erreichen des Orgasmus ist ein schrittweiser Prozess, der bei uns Frauen vier Phasen durchläuft: Erregung, Plateau, Höhepunkt und Rückbildungsphase. Das Verständnis für die Mechanismen deiner sexuellen Reaktion ist der erste Schritt, um den Erregungsprozess mit Biohacking zu beeinflussen – für bessere Orgasmen und insgesamt erfüllteren Sex.

Phase 1: Erregung

Es ist allgemein bekannt, dass Männer eine Erektion bekommen, wenn es zur Sache geht. Aber wusstest du, dass es bei der weiblichen Anatomie ganz ähnlich abläuft und es bei Erregung zu einer Schwellung kommt, im Fachjargon auch Tumeszenz genannt? Die Erregungsphase kann in dem Moment beginnen, in dem du den Wunsch nach Sex verspürst, oder innerhalb weniger Sekunden bei erotischer Stimulation. Bei manchen Frauen oder in bestimmten Zyklusphasen kann es länger dauern, bis die Erregung einsetzt. (Wie sich die einzelnen Zyklusphasen auf den Erregungsprozess auswirken, erfährst du etwas weiter hinten in diesem Kapitel). Im Anfangsstadium der Erregung beginnt dein Herz schneller zu schlagen, deine Atmung beschleunigt sich und dein Blutdruck steigt. Das limbische System des Gehirns – das emotionale Zentrum – setzt nun eine Kettenreaktion in Gang, die zur Freisetzung einer Flut von Neurochemikalien führt. Dadurch steigt das Interesse an Sex noch weiter an, die Freisetzung von Stickstoffmonoxid erhöht die Durchblutung der Genitalien, wodurch die äußeren und inneren Schamlippen anschwellen und noch empfindlicher auf lustvolle Stimulationen reagieren. Die Klitoris – Sitz von rund 8000 Nervenenden, die ausschließlich dazu bestimmt sind, dir Lust zu bereiten – schwillt ebenfalls an, sodass diese Nervenenden ihre Aufgabe auf größtmöglicher Oberfläche erfüllen können. Die Befeuchtung der Vagina wird angeregt, und das Gewebe des Vaginalkanals dehnt sich aus, wodurch er sich weitet und in die Länge streckt. Der erhöhte Blutfluss kann auch dazu führen, dass die Brüste anschwellen und die Brustwarzen hart werden.

Phase 2: Plateau

Mit anhaltender Stimulation steigen Herzfrequenz, Atmung und Blutdruck weiter an. Der verbesserte Blutfluss kann dafür sorgen, dass sich dein Gesicht, deine Brust oder dein Unterleib röten. Wie von Zauberhand intensiviert sich durch die stärkere Durchblutung auch die Farbe deiner Schamlippen hin zu einem dunkleren Rot. In Vorbereitung auf die verstärkte Stimulation verengt sich der Scheideneingang, während sich der Bereich unweit des Gebärmutterhalses ausdehnt, was die Lustempfindung verstärkt. Die Aktivität in den Lustzentren des Gehirns nimmt zu, während die mit Angst verbundenen Regionen eine Pause einlegen. Die Neurotransmitter Dopamin und Epinephrin werden ausgeschüttet. Die Klitoris wird extrem sensibel für Berührungen und zieht sich unter die Klitorisvorhaut zurück. Wenn du dich dem Höhepunkt näherst, sendet dein Kleinhirn Signale an deine Muskeln, die sich anspannen. Bald ist es so weit … *aber immer schön langsam!* Leider haben es viele von uns allzu eilig, zum Höhepunkt zu kommen, sodass ihnen die enormen hormonellen und gesundheitlichen Vorteile der orgasmischen Plateauphase entgehen. Wenn du dir den Weg zum Höhepunkt auf einer Skala von eins bis zehn vorstellst, wobei der Orgasmus die Zehn ist, läge das Plateau irgendwo zwischen vier und acht. Wenn du dieser Phase mehr Zeit gönnst, werden mehr Oxytocin und Stickstoffmonoxid produziert, der Cortisolspiegel sinkt. Beides wirkt sich positiv auf deine Periode, deine Fruchtbarkeit, die Regelmäßigkeit des Eisprungs und deine Immunfunktion aus. Das freigesetzte Oxytocin sorgt außerdem dafür, dass du dich deinem Partner stärker verbunden fühlst. Zusammen mit dem Stickstoffmonoxid kann es sogar für intensivere Orgasmen sorgen. Auch wenn du versucht sein magst, möglichst schnell zum Höhepunkt zu kommen, tust du dir und deinem Körper damit keinen Gefallen. Besser ist es, du versuchst, diese Phase möglichst lange hinauszuzögern, indem du dich kurz vor dem Höhepunkt bremst. Idealerweise hältst du so mindestens zwanzig

Minuten durch, am besten zweimal pro Woche, um in den Genuss sämtlicher Vorteile zu kommen.

Phase 3: Höhepunkt

Der Höhepunkt ist die flüchtigste der vier Phasen und dauert nur wenige Sekunden an, wenn die rund 8000 Nervenenden der Klitoris – das sind übrigens doppelt so viele wie im Penis – genug haben und eine Pause brauchen. Die Produktion von Oxytocin, Serotonin und DHEA (Dehydroepiandrosteron) im Gehirn schießt in die Höhe, wodurch die Ausschüttung des Stresshormons Cortisol gebremst wird und Wogen der Lust über dich hereinbrechen. Deine Muskeln verkrampfen sich, deine Scheidenwände ziehen sich rhythmisch zusammen. Oft drückt man den Rücken durch, krümmt die Zehen oder ballt unwillkürlich die Hände zu Fäusten. Bei einigen Frauen kann es zu einer Art weiblicher Ejakulation kommen, bei der Scheidenflüssigkeit abgesondert wird. (Und entgegen einem weit verbreiteten Mythos handelt es sich bei dieser Flüssigkeit nicht um Urin.)

Phase 4: Rückbildungsphase

Während du dich nach dem Höhepunkt im Glanz des Oxytocin- und Stickstoffoxidrausches sonnst, kehrt dein Körper allmählich wieder zur Normalität zurück. Dein Herzschlag, die Durchblutung und die Atmung verlangsamen sich, deine Geschlechtsorgane nehmen wieder ihre übliche Größe und Farbe an und deine Muskulatur entspannt sich. Lediglich der Gebärmutterhals bleibt noch bis zu einer halben Stunde geöffnet, was für Paare, die sich ein Kind wünschen, sehr von Vorteil ist. So haben die Spermien ausreichend Zeit, in die Gebärmutter zu gelangen. Männer können während der Rückbildungsphase eine Zeit lang keinen weiteren Höhepunkt erleben. Wir Frauen dagegen dürfen uns glücklich schätzen, wir brauchen nämlich nicht viel mehr als eine kurze Ruhephase, damit sich die Nervenenden der Klitoris beruhigen und sich für einen weiteren wilden Ritt durch diese vier Phasen bereitmachen können. Tatsächlich können viele Frauen mehrere klitorale Orgasmen in Folge erleben. (Obwohl es auch andere Arten von Höhepunkten gibt, kommt die große Mehrheit der Frauen am zuverlässigsten durch klitorale Stimulation zum Höhepunkt). Alles, was du tun musst, um herauszufinden, was bei dir in Sachen Lust geht, ist, diese vier Phasen zu durchlaufen und jede einzelne zu genießen.

Schritt 2: Synchronisiere deine Orgasmen mit deinem Zyklus

Im zweiten Schritt bringst du deine Orgasmen mit den vier Phasen deines Zyklus in Einklang. Genauso wie die monatlichen Hormonschwankungen deinen Energielevel, deine Stimmungen, deine kognitiven Fähigkeiten, deine Kreativität, dein Immunsystem und andere biologische Systeme beeinflussen, wirken sie sich auf dein Interesse an Sex, auf die Intensität deiner Orgasmen und darauf aus, wie du die vier Phasen der Erregung erlebst. Deine Bedürfnisse, Gefühle, Energiereserven und Wünsche schwanken von Woche zu Woche mit dem Auf und Ab deiner Hormone. Wenn du an manchen Tagen nicht einen Funken Lust in dir hast, ein längeres Vorspiel benötigst, um in Stimmung zu kommen, oder es länger dauert, bis du den Höhepunkt erreichst, liegt das nicht daran, dass mit dir etwas nicht in Ordnung wäre. Kein Grund, sich den Kopf zu zerbrechen – das liegt allein an einer ganz normal funktionierenden Biochemie. Je besser du über die Funktionsweisen deines Körpers Bescheid weißt, desto mehr erübrigt sich die Frage, ob mit deinem Sexualtrieb vielleicht etwas nicht stimmt. Und wenn dir dieses Wissen in Fleisch und Blut übergegangen ist, wirst du merken, dass Selbstvorwürfe und Schuldgefühle völlig fehl am Platz sind und du all die Liebe bekommen kannst, die du verdienst, wann immer du es willst. Du wirst außerdem begreifen, dass auch die Bedürfnisse deines Partners oder deiner Partnerin im Laufe eines Tages oder eines Monats schwanken können, sodass du dich auch besser auf seine oder ihre Wünsche einstellen kannst. Im folgenden Abschnitt beschreibe ich gesunde Sexualtriebmuster während des gesamten Zyklus und gebe dir Tipps an die Hand, wie du deinen Körper, deine Beziehung und deine sexuelle Lust in jeder der vier Phasen unterstützen kannst. Sex wird für dich zu einer völlig neuen Erfahrung werden. Wenn du das Folgende gelesen hast und feststellst, dass deine Libido unter einem hormonellen Ungleichgewicht leidet, lies dir den Abschnitt Biohacking-Toolkit (siehe ab Seite 250) noch einmal durch. Dort erfährst du, was du tun kannst, um deine Libido zu reaktivieren.

PHASE 1: Vorbereitung
Follikelphase: 7–10 Tage
Zyklischer Schwerpunkt: Neuheit

Körper: Zu Beginn der Follikelphase sind deine Sexualhormone – Östrogen, Progesteron und Testosteron – auf einem niedrigen Stand. Aufgabe des Östrogens ist es unter anderem, die Vagina feucht zu halten, deshalb kann es sein, dass sie in dieser Zeit etwas trockener ist. Diese Trockenheit ist ganz natürlich und bedeutet nicht, dass etwas aus dem Lot wäre. Tatsächlich ist die Follikelphase eine von zwei Phasen, in denen du eine solche Trockenheit merken wirst. Um während dieser Zeit trotzdem erfüllende Orgasmen zu erleben, solltest du wenn möglich ein Gleitmittel verwenden und deinen Sexualpartner einweihen.

Beziehung: Wie du in Kapitel 3 bereits gesehen hast, verändert sich die Gehirnchemie während des Zyklus. So bist du während der Follikelphase empfänglicher für neue Erfahrungen und voller Energie, also werde kreativ und probiere mit deinem Partner oder deiner

Partnerin etwas Neues aus. Neue Erfahrungen schweißen zusammen, schaffen bleibende Erinnerungen und helfen euch, eine engere Bindung aufzubauen. Nehmt gemeinsam an einem Kochkurs teil, besucht ein Museum, testet neue Routen auf euren Spaziergängen oder verbringt ein Wochenende in einer Stadt, die ihr beide noch nicht kennt. In einer Langzeitbeziehung ist es sehr wichtig, immer wieder für frischen Kick zu sorgen, indem man aus der Routine ausbricht. Die Follikelphase bietet hierfür die ideale Gelegenheit und soll dich daran erinnern, dich jeden Monat an Neues heranzuwagen. Ein weiterer Vorteil ist, dass alles, was die Produktion von Oxytocin und Stickstoffmonoxid im Gehirn ankurbelt, wie eine Joggingrunde zu zweit oder das gemeinsame Beschreiten von Neuland, ganz gleich in welcher Form, dazu führt, dass man sich dem anderen noch näher fühlt. Es ist ein Bindungsmechanismus, der dir wieder in Erinnerung ruft, warum du diese Person liebst, und der für euch ein Ansporn für Intimität und Sex ist.

Sex: Jetzt ist der perfekte Zeitpunkt, um neue Wege zu beschreiten und verschiedene Möglichkeiten der gegenseitigen Befriedigung auszuprobieren – experimentiert mit neuen Stellungen, wagt euch an tantrische Massagetechniken heran oder lasst euch zur Abwechslung auf Rollenspiele ein. Versuche möglichst lange in der Plateauphase zu bleiben, damit du mit einem restlos befriedigenden Höhepunkt belohnt wirst. Die während des Orgasmusplateaus und des Höhepunkts freigesetzten Stoffe Stickstoffmonoxid und Oxytocin stärken eure emotionale Bindung zusätzlich.

Phase 2: Wachstum
Eisprungphase: 3–4 Tage
Zyklischer Schwerpunkt: Empfängnis

Körper: Durch den Anstieg des Östrogen- und Testosteronspiegels läuft dein Sexualtrieb auf Hochtouren. Aufgrund dieser hormonellen

Veränderungen produziert dein Körper bis zu 20-mal mehr Zervixschleim, wodurch deine Vagina feuchter ist als sonst. Du bist in einer der feuchten Phasen deines Zyklus, dadurch ist dein Körper bestens darauf vorbereitet, Spermien für die Befruchtung aufzunehmen. Aber auch sonst stehen die Zeichen auf Empfang: Du erlangst mehr Aufmerksamkeit von möglichen Partnern und empfindest beim Sex maximale Lust. Erinnerst du dich noch an die Eizellenmethode aus Kapitel 6? Stell dir vor, du wärst das Ei, das in der Gebärmutter auf seine Befruchtung wartet. Die Eizelle jagt den Spermien nicht hinterher; stattdessen sendet sie ein Signal aus, um auf sich aufmerksam zu machen, und wartet dann seelenruhig darauf, sie zu empfangen. Du solltest dir ein Beispiel an der Eizelle nehmen, und du wirst sehen, dass du genau das bekommst, was du dir wünschst und wie du es dir wünschst.

Beziehung: Jetzt ist die Zeit reif, um mit deinem Partner oder deiner Partnerin Kontakte zu knüpfen und zu pflegen. Seht zu, dass ihr unter Leute kommt. Wenn ihr immer nur aufeinanderhockt, kann das auf die Dauer zu Gefühlen der Isolation und Langeweile führen. Nutzt diese Phase, um gemeinsam mit anderen Paaren essen zu gehen, bei euch zu Hause eine Dinnerparty zu veranstalten oder an anderen gesellschaftlichen Events teilzunehmen. Du wirst dich gesprächiger und voller Tatendrang fühlen. Ein guter Zeitpunkt, um mit deinem Partner oder deiner Partnerin über eure persönlichen und gemeinsamen Ziele, Träume und Fantasien zu sprechen. Mein Mann und ich nutzen diese Phase gerne, um zu besprechen, was wir uns für unsere gemeinsame Zukunft wünschen, und um zu überlegen, wo wir uns in fünf, zehn oder 20 Jahren sehen. Diese Gespräche bringen uns einander näher und stärken unsere Bindung. Wenn du Single bist, ist dies auch ein idealer Zeitpunkt für erste Verabredungen. Deine große Kommunikationsbereitschaft macht dich anziehend und dein steigender Östrogenspiegel lässt dich während deiner fruchtbaren Tage natürlich noch attraktiver erscheinen. Eine Studie aus dem Jahr 2013, veröffentlicht in der Zeitschrift *Hormones and*

Behavior, ergab, dass sowohl Männer als auch Frauen die Gesichtszüge und Stimmen von Frauen während der Eisprungphase am attraktivsten finden.

Sex: Einer der besten Aspekte an der Ovulationsphase ist, dass du während dieser Zeit von Natur aus orgasmusfreudiger bist. Und da dein Körper in dieser Phase darauf gepolt ist, mehr Aufmerksamkeit auf sich zu ziehen, solltest du dich am besten ganz auf das Empfangen konzentrieren. Nutze deine orgasmischen Superkräfte, und ermutige deinen Partner, dich ausgiebig zu verwöhnen, so wie du es am liebsten magst. Und komm bloß nicht auf die Idee, ein schlechtes Gewissen dabei zu haben! Wir Frauen sind so sehr daran gewöhnt, uns immer nur um andere zu kümmern und unsere Bedürfnisse hintanzustellen, dass es dir vielleicht nicht so einfach gelingt, dich beim Sex ganz auf dein eigenes Vergnügen zu konzentrieren. Natürlich kannst du dich hinterher immer noch revanchieren, aber sieh bitte zu, dass deine Bedürfnisse zuerst befriedigt werden, bevor du dich dem Geben widmest. Und da du während der Ovulationsphase ohnehin kommunikativer bist, zögere bitte nicht, deine Wünsche klar zu äußern: »Mehr nach links, langsamer, schneller, nicht aufhören« und so weiter, gib ruhig deutliche Anweisungen. Wenn du Schwierigkeiten damit hast, ganz im Mittelpunkt der Aufmerksamkeit zu stehen, betrachte es als gute Gelegenheit, dir bewusst zu machen, warum es dir so schwerfällt, und arbeite diese Problematik bei deinen sexuellen Begegnungen auf. Dieser Prozess kann dir helfen, dich auch in anderen Lebenslagen wohler zu fühlen, wenn du den Nehmerpart übernimmst.

Phase 3: Vollendung
Lutealphase: 10–14 Tage
Zyklischer Schwerpunkt: Klarheit

Körper: Die Lutealphase setzt sich tatsächlich aus zwei Teilen zusammen. In der ersten Hälfte der Lutealphase sind Östrogen-, Progesteron- und Testosteronspiegel noch hoch, sodass du keine Probleme mit Scheidentrockenheit hast – und eher in der Stimmung bist, sexuell aktiv zu werden. In der zweiten Hälfte der Lutealphase nimmt die Konzentration dieser Hormone allmählich ab, gleichzeitig verringert sich die Gleitfähigkeit deiner Vagina – wodurch auch dein Interesse an Sex schwindet.

Beziehung: Die erste Hälfte der Lutealphase kann sich ein wenig so anfühlen, als ginge die Eisprungphase in die Verlängerung, also genieße es. Der hohe Östrogenspiegel wirkt in dieser Zeit wie ein soziales Schmiermittel und bringt dich dazu, über Probleme eher hinwegzusehen. Sobald sich aber das Östrogen in der zweiten Hälfte der Lutealphase aus deiner Gehirnchemie zurückzieht, wirst du klarer sehen und das Bedürfnis haben, all das anzusprechen, was dich an eurer Beziehung stört. Wenn es also etwas gibt, das nicht ganz so optimal läuft, wird es in dieser Phase ans Licht kommen. Jetzt kannst du die Wahrheit nicht mehr so einfach ignorieren wie in der ersten Hälfte deines Zyklus, wenn du von Östrogen durchflutet und in allem nachsichtiger bist. Unsere kulturelle Konditionierung will uns natürlich glauben lassen, dass wir uns in dieser Phase selbst nicht über den Weg trauen sollten, weil wir vollkommen »hormongesteuert« sind. Aber lass dir nichts einreden. In Wirklichkeit hat dein Zyklus diese Phase aus guten Gründen eingebaut, nämlich damit du zur Abwechslung einmal deine Bedürfnisse in den Vordergrund stellen und dich mit Problemen befassen kannst, die dir auf der Seele lasten. Diese Phase ist so etwas wie ein monatlicher Check: Stellt die emotionale Gesundheit eurer Partnerschaft auf den Prüfstand und nutzt die Gelegenheit, euch in die gewünschte Richtung zu bewegen und eure Beziehung zu vertiefen. Das ist nichts, was du vermeiden oder fürchten solltest. Wenn du hormonell ausgeglichen bist, kannst du dem anderen deine Einsichten auf liebevolle und konstruktive Weise näherbringen. Ist dein Hormonhaushalt jedoch aus dem Lot, fällt es dir vielleicht schwerer, zwischen PMS-bedingter Reizbarkeit und

Unzufriedenheit mit dem Partner oder der Beziehung zu unterscheiden. Beobachte diese Gefühle noch einige Zyklen lang, während du daran arbeitest, deine Hormone wieder in Balance zu bringen. In jedem Fall sind deine Gefühle ein deutliches Signal deines Körpers, das dir helfen soll, die Beziehung zu führen, die du verdienst. Wenn sich diese Gefühle nicht ändern, nachdem deine Hormone wieder ausgeglichen sind, solltest du dir überlegen, wie viel dir dein Partner wirklich bedeutet. Der optimale Zeitpunkt für eine Trennung ist die zweite Hälfte der Lutealphase oder die Menstruationsphase. Die Lutealphase ist auch die perfekte Zeit, um sich auf häusliche Pflichten zu konzentrieren. Es klingt vielleicht nicht besonders antörnend, aber um den restlichen Monat das Beste aus deiner Beziehung herauszuholen, musst du dich irgendwann auch um die alltäglichen Pflichten kümmern – Haushalt, Großputz und Organisatorisches. Wenn ihr dies gemeinsam tut, bietet sich euch dadurch eine weitere Gelegenheit, euch näherzukommen.

Sex: In der ersten Hälfte der Lutealphase ist dein Sexualtrieb noch relativ stark, dafür lässt er in der zweiten Hälfte nach. Während dieser Zeit bietet sich langsamer Sex an. Teste aus, ob du mit einem längeren Vorspiel und Gleitmittel besser auf Touren kommst.

Beziehungen beenden mit dem Zyklus

Du kannst deinen Zyklus nutzen, um Entscheidungen zu treffen und Maßnahmen in Bezug auf deine Beziehung zu ergreifen. Ich empfehle dir, möglichst viele Zyklen mit deinem Partner oder deiner Partnerin zu durchlaufen, bevor du dich endgültig bindest. Dich selbst in Beziehung zu seiner oder ihrer Energie zu spüren, während du alle vier Phasen durchläufst, ist eine ausgezeichnete Möglichkeit, die emotionale Intimität mit ihm oder ihr zu vertiefen und sicherzustellen, dass ihr in jeder Phase gut miteinander auskommt.

Ich erinnere mich, dass ich den Wert des zyklischen Bewusstseins in Bezug auf die Partnerschaft zum ersten Mal in einer meiner eigenen Beziehungen erkannte. Monat für Monat fühlte ich mich nur in der ersten Zyklushälfte wohl, genauer gesagt in der Follikel- und Ovulationsphase. Und wie auf Knopfdruck spürte ich in der Luteal- und Menstruationsphase hinsichtlich meiner Beziehung eine nagende Unzufriedenheit. In der zweiten Zyklushälfte sah ich ganz klar, wo die Probleme lagen und warum ich die Beziehung beenden wollte. Aber sobald der Eisprung einsetzte, war ich doch wieder bereit, über diese Probleme hinwegzusehen. Ich musste einige Zyklen durchlaufen, ehe ich begriff, dass sich die Wahrheit während meiner Luteal- und Menstruationsphase ganz deutlich zeigte, eine wertvolle Information, auf die ich entsprechend reagieren musste. Also legte ich die Trennung in meine Lutealphase, weil in dieser Zeit meine Entschlossenheit am ausgeprägtesten war, das machte es um vieles einfacher.

Vertraue darauf, dass dein Körper dir während der vielen Zyklen, die du mit deinem Partner durchlebst, eine Rückmeldung über deine Beziehung geben wird. Und wenn du dich gezwungen siehst, die Beziehung zu beenden, dann nutze deinen hormonellen Vorteil und lege diesen Schritt in die richtige Phase.

Phase 4: Ruhe
Menstruationsphase: 3–7 Tage
Zyklischer Schwerpunkt: Regeneration

Körper: Wenn die Hormonspiegel sinken, kann es passieren, dass deine Lust aufs Liebesspiel nachlässt und du vielleicht sogar auf Abstand zu deinem Partner gehst. In diesem Fall spielt aber noch etwas anderes hinein. Kurz vor der Monatsblutung nimmt das Volumen deiner Gebärmutter leicht zu. Dadurch lastet sie schwerer auf dem Beckenboden, was einen angenehmen Druck auf den gesamten Genitalbereich ausüben kann. Auch wenn deine Hormone dein Verlangen nach Sex nicht gerade anfeuern, kann der Druck deiner Gebärmutter die Nervenenden im Bereich des G-Punkts, an den inneren Schamlippen und den Klitorisschenkeln (den paarigen Schwellkörpern, die zu beiden Seiten der Klitoris liegen) stimulieren und dich dennoch in Stimmung bringen. Viele Menschen gehen davon aus, dass Menstruationsblut wie ein Gleitmittel wirkt, aber das ist nicht der Fall. Je mehr Reibung man ausübt und je mehr Luft ans Blut gelangt, desto trockener wird es. Es ist ähnlich wie mit Blut auf der Haut: Es verkrustet schnell. Entgegen der weit verbreiteten Meinung handelt es sich also keineswegs um eine feuchte Phase, sondern um eine trockene, in der du für maximalen Genuss Gleitmittel benötigst.

Beziehung: Während deiner Menstruation möchtest du vielleicht etwas Zeit für dich haben, was sehr hilfreich sein kann, um neue Kraft zu tanken und wieder zu dir selbst zu finden. Gönne dir ein wenig Zeit für Selbstfürsorgerituale und tue Dinge, die dir guttun. Und genieße auch einfach ein wenig Zeit nur für dich – lies ein gutes Buch, sieh dir einen Film an, schreibe in dein Tagebuch oder telefoniere mit einer Freundin. So eine Auszeit ganz für einen allein ist immer eine Wohltat und kann dabei helfen, den eigenen Partner wieder mehr wertzuschätzen, unabhängig davon, ob ihr in dieser Phase Sex habt oder nicht.

Sex: In vielen Köpfen gilt Sex während der Periode nach wie vor als tabu. Nicht wenige Frauen denken, sie sollten Sex besser vermeiden und ihre Partner auf Abstand halten, weil wir dazu erzogen wurden, unser Menstruationsblut als etwas Unangenehmes wahrzunehmen. Vielleicht hattest du auch schon mit Menschen zu tun, die sich von deiner Blutung abgeschreckt fühlten, einfach weil sie nicht richtig informiert waren. Die Natur hat es so eingerichtet, dass du den ganzen Monat über Lust empfinden kannst. Wenn deine Hormonspiegel auf ihrem Tiefpunkt sind, übernimmt deine Gebärmutter die Aufgabe, dich von innen heraus zu stimulieren und dein Interesse an Sex zu wecken. Es liegt an dir, ob du Sex während der Periode eine Chance gibst und es auf einen Versuch ankommen lässt. Manche Frauen empfinden es als äußerst wohltuend, wenn sich die Bänder und Faszien, die die Gebärmutter halten, beim Orgasmus entspannen. Stelle dir das Ganze wie eine Art Massage von innen vor, die für Entspannung sorgt und Krämpfe lindern kann. Die Stimulation der Klitoris setzt eine Flut von Stickstoffmonoxid und Oxytocin frei, während gleichzeitig Cortisol abgebaut wird, was gegen alle möglichen Menstruationsbeschwerden hilft. Sowohl auf körperlicher als auch auf hormoneller Ebene kann Sex während der Blutung durchaus von Vorteil sein, *wenn du es nur zulässt.* Manche Frauen ziehen es vor, während der Menstruation eine Sexpause einzulegen, weil ihre Libido von Natur aus gedämpft ist. Wenn du dir Gedanken wegen deiner Laken machst, gibt es spezielle Periodendecken und andere großartige Produkte, um für Abhilfe zu sorgen. Wie auch immer du dich fühlst – ob du es willst oder nicht –, es ist alles gut, solange du dich an das hältst, was dein Körper und deine Hormone dir sagen, statt an irgendwelche kulturellen Tabus.

FOLLIKEL-PHASE Neuheit Dauer: 7–10 Tage	**EISPRUNG-PHASE Empfängnis Dauer: 3–4 Tage**	**LUTEALPHASE Klarheit Dauer: 10–14 Tage**	**MENSTRUA-TIONSPHASE Erholung Dauer: 3–7 Tage**
Unternehmt eine Reise an einen unbekannten Ort.	Genießt ein gemeinsames Abendessen mit Freunden.	Nehmt euch ein gemeinsames häusliches Projekt vor.	Gönne dir reichlich Zeit für Selfcare-Rituale.
Seht euch eine Vorführung an oder besucht ein Museum.	Geht auf eine Party.	Setze deine Beziehung auf den Prüfstand.	Lies ein Buch.
Probiert neue Sexstellungen aus.	Sprich mit deinem Partner/deiner Partnerin über deine sexuellen Fantasien.	Kocht gemeinsam und gönnt euch eine »Date Night« daheim.	Schau deinen Lieblingsfilm.

FOLLIKEL-PHASE Neuheit Dauer: 7–10 Tage	EISPRUNG-PHASE Empfängnis Dauer: 3–4 Tage	LUTEALPHASE Klarheit Dauer: 10–14 Tage	MENSTRUA-TIONSPHASE Erholung Dauer: 3–7 Tage
Geht raus und unternehmt gemeinsam etwas Körperliches.	Sprecht über eure gemeinsamen Ziele als Paar.	Erkundige dich bei deinem Partner/deiner Partnerin, was du zur Verbesserung eurer Beziehung beitragen kannst.	Bitte deinen Partner/deine Partnerin um eine Fußmassage.
Konzentriert euch aufs Vorspiel und benutzt ein Gleitmittel.	Lass dich auf ein erstes Date ein.	Gönnt euch in der ersten Hälfte dieser Phase öfter mal einen Quickie.	Gönne dir Zeit nur für dich allein.
Schenke der orgasmischen Plateauphase besondere Aufmerksamkeit.	Genieße multiple Orgasmen.	Konzentriert euch in der zweiten Hälfte dieser Phase auf ein längeres Vorspiel.	Benutzt in dieser Phase immer ein Gleitmittel.

Solospiel ist Pflicht

Kein Partner? Kein Problem! Und selbst wenn du liiert sein solltest, ist es aus zwei Gründen wichtig, dass du dich gelegentlich selbst befriedigst: 1. hilft es, deine Hormone im Gleichgewicht zu halten, und 2. schärft es deine Selbstwahrnehmung im Hinblick auf deine körperlichen Reaktionen. So bist du beim Sex besser in der Lage, deinem Partner mitzuteilen, wobei du die größte Lust empfindest, damit deine Bedürfnisse zuverlässiger erfüllt werden. Selbstbefriedigung fühlt sich großartig an, kann PMS-Symptome wie Krämpfe und Launenhaftigkeit lindern und wird mit einem verbesserten Körpergefühl und besseren sexuellen Funktionen in Verbindung gebracht. Behalte einfach die zyklischen Muster deines Körpers im Blick. Deine Bedürfnisse und Wünsche hängen ganz davon ab, was bei deinen Hormonen gerade abgeht. Wenn du über deren Status quo Bescheid weißt, kannst du zur richtigen Zeit auf die richtigen Mittel in deinem Arsenal zurückgreifen. Apropos Hilfsmittel: Wenn du die Vorteile des Alleinseins optimal nutzen möchtest, lass den Vibrator während deiner feuchten Phasen besser weg. Denn solche Sexspielzeuge sind wie eine Expressfahrt zum Höhepunkt, dadurch verpasst du die vielen Vorteile der Orgasmus-Plateauphase.

Follikelphase: Benutze ein Gleitmittel, probiere etwas Neues aus und experimentiere, wenn du möchtest, mit Spielzeug, um zu sehen, welche neuen Stimulationen du damit erreichst.

Eisprungphase: Verzichte auf den Vibrator und gib stattdessen der manuellen Stimulation den Vorzug; versuche möglichst lange in der Plateauphase zu bleiben.

Lutealphase: Lasse in der ersten Hälfte dieser Phase den Vibrator weg und benutze stattdessen deine Hand. Für die zweite Hälfte dieser Phase eignen sich Gleitmittel und ein Vibrator. Stimme dich in beiden Hälften dieser Phase auf dich selbst ein – zünde eine Kerze an, nimm ein Bad und verwöhne alle deine Sinne.

Menstruationsphase: Falls du überhaupt Lust verspürst, verwende ein Gleitgel und benutze einen Vibrator. Ein Orgasmus kann ein großartiges Mittel gegen Periodenkrämpfe sein.

Schritt 3: Nähre deine Libido und deinen Orgasmus

Wusstest du, dass bestimmte Lebensmittel und Nahrungsergänzungsmittel dein Sexleben auf Trab bringen können? Im Folgenden verrate ich dir einige der besten Mittel für besseren Sex. Viele davon sind in den FLO Balance Supplements (www.FLOliving.com/supplements) enthalten.

B-Vitamine (die in Lebensmitteln wie Nüssen, Samen, Fleisch, Geflügel, Fisch, Eiern und dunklem Blattgemüse enthalten sind) helfen, Stress abzubauen. Und der ist bekanntlich einer der größten Lustkiller. Gerade in stressigen Zeiten verhindern B-Vitamine, dass Dopamin und Serotonin abgebaut werden, und sorgen dafür, dass diese stimmungsaufhellenden Neurochemikalien in ausreichender Menge vorhanden sind, sodass du dich energiegeladen und frisch fühlst. Und wenn du dich vom Stress nicht unterkriegen lässt, bist du viel eher bereit für Sex.

Zink (enthalten in Lebensmitteln wie Fleisch, Schalentieren, Hülsenfrüchten und Samen) fördert einen gesunden Testosteronspiegel, indem es ein Enzym namens Aromatase blockiert, das dieses wichtige Hormon in Östrogen umwandelt. Wenn dein Körper nicht über genügend Zink verfügt, kann Aromatase zu viel Testosteron in Östrogen umwandeln, wodurch der Testosteronspiegel sinkt. Was dann passiert, weißt du – dein Sexualtrieb rauscht in den Keller. In jahrzehntelangen Studien wurde festgestellt, dass die Zufuhr von Zink zu einem Anstieg des Testosteronspiegels bei Männern führt. Eine Studie aus dem Jahr 2000, die im *Journal of Exercise Physiology Online* veröffentlicht wurde, ergab beispielsweise, dass Männer, die täglich 30 Milligramm Zink zu sich nehmen, einen Anstieg ihres Testosteronspiegels verzeichnen. Leider haben die Forschenden keine Frauen in diese Studie mit einbezogen.

Magnesium (das in Lebensmitteln wie Mandeln, Avocados, dunklem Blattgemüse und Wassermelonen enthalten ist) verringert die Menge an Testosteron, die sich an das Protein SHBG (Sexualhormonbindendes Globulin) bindet, sodass mehr von dem Hormon im Blutkreislauf verbleiben kann. Ein höherer Gehalt an bioaktivem, freiem Testosteron führt zu größerem sexuellen Verlangen. Laut einer 2017 in *PLOS ONE* veröffentlichten Studie verringert Magnesium außerdem Symptome wie Ängste und Depressionen, was ebenfalls zu einem besseren Sexualleben beiträgt.

Omega-3-Fettsäuren (enthalten in Lebensmitteln wie Lachs, Walnüssen, Sardinen und Leinsamen) spielen eine Rolle für den Erhalt eines hormonellen Gleichgewichts und tragen zur Ausschüttung der Neurotransmitter Dopamin, Serotonin, GABA und Glutamat bei. Ausgeglichene Hormone und gut funktionierende Neurotransmitter verbessern Gesundheit und Stimmung in vielerlei Hinsicht und sorgen dafür, dass du auch im Schlafzimmer eher grünes Licht gibst. Eine Studie aus dem Jahr 2014 weist auch auf einen Zusammenhang zwischen dem Verzehr von Omega-3-Fettsäuren und Stickstoffmonoxid hin, einem körpereigenen Gas, das die Durchblutung fördert. Und wenn mehr Blut zu den weiblichen Geschlechtsteilen gelangt, schwellen diese während der sexuellen Erregungsphase an, was zu intensiveren, längeren Orgasmen führt.

Probiotika (die in fermentierten Lebensmitteln wie Sauerkraut, Tempeh und Kombucha enthalten sind) wirken sich zwar nicht direkt auf die Sexualhormone oder die Fortpflanzungsorgane aus, aber sie haben einen Einfluss auf die allgemeine Darmgesundheit, die sich wiederum auf die Stimmung und die psychische Gesundheit auswirkt. Du weißt ja bereits, wie sehr sich deine Stimmung auf deinen Sexualtrieb auswirkt. Eine 2017 in den *Annals of General Psychiatry* veröffentlichte Studie brachte psychische Störungen wie Depressionen mit einem Ungleichgewicht von Darmbakterien in Verbindung. Andere Forschungsergebnisse, darunter eine 2005 in *Medical Hypotheses* publizierte Studie, legen nahe, dass Probiotika das Potenzial haben, das Gleichgewicht des Mikrobioms wiederherzustellen.

Pheromone

Pheromone sind Duftmoleküle, die wir Menschen absondern und die stark aphrodisierend oder abstoßend wirken können. Vielleicht bist du dir nicht bewusst, dass der Duft einer Person dich an- oder abtörnt; du weißt einfach intuitiv, dass du dich von diesem Menschen, der dich gerade an der Bar angesprochen hat, magisch angezogen fühlst (oder eben nicht). Ein 2013 in der Zeitschrift *Facts, Views & Vision in ObGyn* veröffentlichter Bericht über Pheromone und ihre Wirkung auf die weibliche Sexualität legt nahe, dass die Moleküle eine positive Rolle für unsere Launen und unsere sexuelle Reaktion sowie für die Partnerwahl spielen – ein weiterer Beweis dafür, dass unsere Biologie nicht selten über unser Verhalten bestimmt. Das geht sogar so weit, dass du die Pheromone deines männlichen Partners nutzen kannst, um deinen Sexualtrieb während der Lutealphase zu steigern, wenn dein Interesse am Liebesspiel nachlässt. Ich mache es folgendermaßen: In der Lutealphase bereite ich für meinen Mann Gerichte mit Sellerie zu, weil dieser vollgepackt ist mit männlichen Steroiden namens Androstenon und Androstenol. Diese lösen bei ihm eine verstärkte Ausschüttung seiner berauschenden Pheromone aus. Je mehr von diesen verführerischen Molekülen er absondert, desto attraktiver wird er für mich. Und umso wahrscheinlicher ist es, dass ich in Stimmung komme. Eine Win-win-Situation für alle Beteiligten.

Adaptogene – darunter Maca-Pulver, Ashwagandha, Reishi-Pulver und Tulsi (Indisches Basilikum) – sind natürliche Substanzen, die den Sexualtrieb unterstützen können, wenn wir unter Stress stehen oder in der Perimenopause sind oder gerade ein Kind geboren haben. Weitere Informationen zu Adaptogenen findest du im Abschnitt mit den Download-Links.

Rezept für den ultimativen Scharfmacher-Salat

Das folgende Rezept ist vollgepackt mit den gerade erwähnten Mikronährstoffen, die die Libido beider Geschlechter steigern. Guten Appetit!

Super-Sex-Drive-Salat

6 Scheiben Wassermelone	2 Stängel Staudensellerie
1 Bund grüner Spargel	1 Prise Meersalz
¼ Tasse Kürbiskerne	2 EL Zitronensaft
¼ Tasse Walnusskerne	2 EL Olivenöl

Den Spargel an den Enden schälen, in 2 cm lange Stücke schneiden und leicht dämpfen, damit er noch knackig ist. Die Wassermelone in Stücke so groß wie die Spargelstücke schneiden und beides vermengen. Die Kürbis- und Walnusskerne in einem Blitzhacker zerkleinern und zum Gemüse geben. Mit der Mandoline etwas Sellerie hauchdünn hobeln und über den Salat geben. Alles mit dem Zitronensaft, dem Meersalz und dem Olivenöl abschmecken.

Schritt 4: Beziehe deinen Partner in deinen Zyklus ein

Wäre es nicht toll, wenn dein Partner ganz von allein deine geheimsten Wünsche und sexuellen Bedürfnisse kennen würde und dir immer genau das geben könnte, was du gerade brauchst? Es ist großartig, wenn wir uns nicht mit weniger zufriedengeben müssen, und es ist möglich – wenn du dich mit deinen zyklischen Bedürfnissen vertraut machst. Dein Partner wird kein Problem damit haben, dir jederzeit das zu geben, was du dir wünschst, vorausgesetzt, du klärst ihn über deine aktuelle Zyklusphase auf – und darüber, was das für deine körperlichen, sexuellen und zwischenmenschlichen Bedürfnisse bedeutet.

Unabhängig davon, wie viele Jahre ihr beide schon zusammen seid, solltest du nie davon ausgehen, dass dein Partner weiß, in welcher Phase deines Zyklus du dich befindest. Es liegt an dir, den anderen einzuweihen, wenn du dich zum Beispiel in einer trockenen Phase befindest. Ganz gleich, ob es sich um eine heterosexuelle oder um eine gleichgeschlechtliche Beziehung handelt, könntest du sagen: »Lass uns das Gleitmittel diese Woche direkt ans Bett stellen, damit wir es im Ernstfall parat haben.« Und wenn dein Partner oder deine Partnerin nach dem Gleitmittel greift, ermunterst du ihn oder sie mit einem Lächeln. Es hat noch einen weiteren Vorteil, wenn du deinem Partner beim Liebesspiel genaue Anweisungen geben kannst und so voll auf deine Kosten kommst. Wenn er nämlich das Gefühl hat, dir genau das geben zu können, was du brauchst, und er dir sichtliches Vergnügen bereitet, stärkt das sein Selbstbewusstsein, und es entsteht eine wunderbare Dynamik, die nicht nur die emotionale Nähe festigt, sondern auch für befriedigenderen Sex sorgt.

Ich begegne in meiner Praxis vielen Frauen, die kaum mehr Interesse an Sex haben oder sich emotional nicht mit ihren Partnern verbunden fühlen. Zu vieles bleibt unausgesprochen, keiner der Partner weiß, was der andere in körperlicher Hinsicht bräuchte. »Manchmal wünsche ich mir, mein Partner würde es langsamer angehen, wenn er mich leckt.« – »Hin und wieder bräuchte ich ein längeres Vorspiel.« – »Ich würde nur zu gerne ein paar neue Stellungen ausprobieren, bei denen meine Klitoris stärker stimuliert wird.« Dies sind nur einige der Dinge, die ich von Frauen zu hören bekomme. Sie fühlen sich unbefriedigt, und ich wette, ihre Partner sind mindestens genauso frustriert. Kein Partner der Welt kann erraten, was dich gerade antörnt.

Er könnte denken, dass du, weil du letzte Woche begeistert auf etwas reagiert hast, das Gleiche diese Woche wieder möchtest. Und natürlich ist für ihn unbegreiflich, warum ein und dieselbe Sache nicht Woche für Woche den gleichen Orgasmus auslöst.

Ich bin seit vielen Jahren mit meinem Mann zusammen, und ich achte immer noch darauf, dass er weiß, in welcher Phase ich mich befinde und welche Art von Vorspiel ich gerade brauche. Er weiß diese Informationen zu schätzen, weil sie ihn auf eine erfolgreiche intime Begegnung mit mir vorbereiten. Wenn ich mich bei ihm wohlfühle, fühlt er sich auch wohl. Diese Praxis, ihn in meine hormonellen und physiologischen Gegebenheiten einzuweihen, nutzen wir auch über unser Sexualleben hinaus. Als ich schwanger war und der Entbindungstermin näher rückte, bereitete ich für ihn ein vierseitiges Dokument über die vier Phasen der Wehen vor. Darin stand alles, was er darüber wissen musste und was er tun konnte, um mein Wohlbefinden in jeder dieser Phasen zu maximieren. Ja, ich habe meine Wehen per Biohacking vorbereitet – aber mein Mann wusste genau, worauf er sich einließ, als er die Frau heiratete, die als junges Mädchen den Perioden-Club gegründet hatte. Und als es dann so weit war und die ersten Wehen einsetzten, musste ich ihm nicht lange erklären, was da mit mir passierte, und er fühlte sich kein bisschen ratlos oder hilflos. Es war nicht nötig, dass ich auch nur ein Wort sagte – abgesehen davon, dass ich das gar nicht gekonnt hätte. Einen Satz wie »Okay, Schatz, jetzt musst du Gegendruck genau über meiner Hüfte ausüben, um den Schmerz zu lindern« hätte ich nie im Leben herausgebracht. Für dein alltägliches Sexualleben ist vielleicht nicht gerade ein vierseitiges Dokument nötig, aber wenn du verstehst, was sich in deinem Körper gerade abspielt, und du für deine Bedürfnisse eintreten kannst, kommen die Dinge viel leichter in den Flow, besonders im Schlafzimmer.

Wenn es dich überfordert, deine Phasen im Auge zu behalten und deinen Partner darüber auf dem Laufenden zu halten, könnt ihr euch das mit einer der Funktionen der MyFLO-App vereinfachen. Diese benachrichtigt deinen Partner, sobald du in eine neue Phase deines Zyklus kommst, und informiert ihn darüber, was hormonell und körperlich bei dir los ist. Die App ist nur eine weitere Möglichkeit, deinen Partner auf dem Laufenden zu halten, um eure Beziehung zu verbessern. Das kann ein großer Vorteil sein, wenn du wie so viele andere Frauen Schwierigkeiten hast, deinem Partner mitzuteilen, was du im Bett gerade brauchst. Manchmal möchtest du einfach nur hemmungslosen, heißen Sex erleben, bei dem du und dein Partner perfekt synchronisiert seid und alles, was ihr tut, ins Schwarze zu treffen scheint. Wenn du deinen Partner vorab in dein zyklisches Bewusstsein einbeziehst, besteht der große Vorteil für dich darin, dass du keine großen Worte mehr verlieren musst, sobald es zur Sache geht. Dein Partner weiß dann genau, was zu tun ist, und du kannst dich einfach fallen lassen und den Ritt in vollen Zügen genießen. Wie du siehst, ist Biohacking tatsächlich auch der beste Weg zu einer besseren, erfüllenderen Beziehung!

Es braucht immer zwei

Vieles von dem, was ich dir hier erzähle, dreht sich darum, was du tun kannst, um dein Sexleben und deine Beziehung zu verbessern. Aber natürlich hängt eine offene, kommunikative, befriedigende Beziehung mit sensationellem Sex nicht allein von dir ab. Genauso wie du die Verantwortung dafür übernehmen solltest, deinen Hormonhaushalt zu optimieren und mehr über deinen Körper und seine Vorlieben zu lernen, damit ihr alle diese Vorteile als Paar genießen könnt, sollte dein Partner oder deine Partnerin das eigene Wohlbefinden im Auge behalten und sich informieren. Denn auch seine oder ihre Gesundheit und sein oder ihr Zyklusbewusstsein wirken sich auf die Qualität eurer Beziehung aus. Du brauchst einen Partner, der sich dieses Wissen zu eigen macht und bereit ist, diese neuartige Idee aktiv umzusetzen – jemand, der dich dazu ermutigt, im Einklang mit deinem Zyklus zu leben. Da Wellness und Selfcare mehr und mehr zum Mainstream werden, wird es zum Glück immer einfacher, jemanden zu finden, der bereit ist, ein neues Beziehungsmodell zu erkunden und anzunehmen. Wenn du deinen Partner fürs Leben noch nicht gefunden hast, wähle mit Bedacht! Stelle dir vor, du gehst mit jemandem aus, der von Anfang an mit einem Bewusstsein für den weiblichen Zyklus an die Beziehung herangeht. Dieses Bewusstsein wird die so unerlässlichen Gespräche auf dem Weg zu einer gefestigten Partnerschaft bereichern. Wenn ihr beide gesund und hormonell ausgeglichen seid, ist es viel einfacher, dein Gefühls- und Sexualleben zu optimieren.

Schritt 5: Stimme dich auf die Zyklen einer langfristigen Beziehung ein

Okay, Sex ist nicht das Einzige, was zählt: Sich zu verlieben, ist eine der glücklichsten Erfahrungen, die es im Universum gibt. Wenn du deinen Seelenverwandten triffst, glaubst du, der Rausch der Anziehung und der Lust würde für immer anhalten. Doch die wahre Liebe durchläuft Veränderungen, ähnlich wie alle Lebewesen in der Natur. C. G. Jung, der einflussreiche Schweizer Psychiater und Psychoanalytiker, schrieb ausführlich über etwas, das er die »hochzeitliche Vereinigung« der Gegensätze nannte, ein Versuch, das Weibliche und das Männliche auszubalancieren. Seiner Ansicht nach ist der Drang zu heiraten, lediglich eine äußere Manifestation unseres Wunsches nach innerer Ganzheit. Die Psychoanalytikerin Marion Woodman, die zahlreiche Bücher zur Erforschung des weiblichen Bewusstseins verfasst hat, schrieb in *The Maiden King*, dass beide Geschlechter Elemente des anderen einbeziehen müssten, um ganz zu sein. Dieser ursprüngliche Drang zum Einssein treibt uns an, einen Lebenspartner für eine langfristige Beziehung zu suchen. Doch eine Beziehung gegen Krisen abzuhärten, kann harte Arbeit sein. Denn sie muss im Lauf ihres gesamten Lebenszyklus an vier kritischen Wendepunkten neu erfunden werden. So wie es von erheblichem Vorteil ist, zu wissen, wie du mit den vier Phasen deines Zyklus arbeitest, hilft es zu wissen, dass auch eine Beziehung von Natur aus vier Entwicklungsstadien durchläuft. Wenn du darüber schon im Voraus Bescheid weißt, kannst du diesen Prozess viel bewusster auf dich zukommen lassen und deinem Partner mit mehr Verständnis begegnen. Und wer weiß, vielleicht gehört ihr zu den glücklichen Paaren, die fünfzig Jahre später noch zusammen sind. Wenn du dich allerdings völlig unvorbereitet in diese Veränderungen stürzt, ohne die zugrunde liegenden biologischen und neurochemischen Prozesse dahinter zu verstehen, könnte deine Beziehung an jedem dieser Wendepunkte ins Kippeln geraten.

Phase 1: Romantisches Werben

In der Verführungsphase dreht sich alles um Neuheit und Leidenschaft – in gewisser Weise ist sie mit der Follikel- und Ovulationsphase deines Zyklus vergleichbar. In den ersten glücklichen Tagen einer Beziehung kannst du nicht aufhören, an diesen besonderen Menschen zu denken, und ihr könnt die Finger nicht voneinander lassen. Die Verliebtheit ist so überwältigend, dass du nicht genug vom anderen bekommst und am liebsten jede freie Minute mit ihm oder ihr verbringen möchtest. Du fühlst dich wie im Rausch, völlig außer Kontrolle. Und in gewisser Weise bist du das auch. Im Taumel der romantischen Gefühle schiebt deine Biochemie nämlich Überstunden, um dich um jeden Preis zur Paarung zu bewegen. Helen Fisher, Wissenschaftlerin und Autorin von *Warum wir lieben: Die Chemie der Leidenschaft*, hat eine Untersuchung an frisch verliebten Studierenden durchgeführt. Sie überprüfte deren Gehirne und stellte fest, dass das Zeigen von Bildern des oder der Liebsten bestimmte Gehirnregionen und neurochemische Schaltkreise aktivierte. Insbesondere machte sie die Beobachtung, dass das Belohnungssystem des Gehirns – das für den Antrieb und die Motivation, positive Erlebnisse anzustreben, verantwortlich ist – ebenso aufleuchtet wie Bereiche, die Dopamin ausschütten. Dopamin wiederum kurbelt die Produktion einer Vielzahl weiterer Hormone und chemischer Botenstoffe an, darunter Testosteron und Noradrenalin. Wie du dich vielleicht erinnerst, steigt dein Testosteronspiegel während der Eisprungphase an, was deinen Sexualtrieb verstärkt und dich dazu antreibt, auf Partnersuche zu gehen. Noradrenalin wirkt wie ein Stimulans, das deinen Energielevel erhöht und deine Aufmerksamkeit schärft. Das Ergebnis? Du fühlst dich lebendiger, denkst zwanghaft an deine neue Liebe und erlebst euphorische Glücksgefühle. Diese Hormone kommunizieren mit deinem Körper, darunter auch mit deinen Genitalien und deiner Haut, sodass eine einfache Berührung durch den Geliebten das Belohnungssystem und die Dopaminausschüttung ankurbeln kann. Dadurch entsteht ein starker Rückkopplungseffekt, der dich dazu bringt, dich noch unsterblicher zu verlieben. Sei dir darüber im Klaren, dass manche Menschen regelrecht vernarrt sind in den Rausch des Verliebtseins, sodass es ihnen schwerfällt, über diese Phase einer Beziehung hinauszukommen. Die ersten Schwierigkeiten können auftreten, sobald die intensiven Gefühle abklingen. Manche Menschen suchen sich dann einen neuen Partner, um den Liebesrausch erneut zu erleben.

Phase 2: Häusliches Glück

Die Phase des häuslichen Glücks ähnelt der ersten Hälfte der Lutealphase. Mit dem Fortschreiten deiner Beziehung lässt der erste Adrenalinkick nach und geht in eine entspanntere Bindungsphase über. Das Belohnungssystem und der Chemiecocktail, die dich dazu gebracht haben, dich zu verlieben, schalten einen Gang herunter und pendeln sich auf einem Niveau ein, das sich langfristig durchhalten lässt. Dies kann ein entscheidender Moment in einer Beziehung sein, denn manche Menschen fühlen sich ohne den Rausch dieser chemischen Stoffe wie auf Entzug oder glauben, nicht mehr verliebt zu sein. Wenn du diese Phase unbeschadet überstehst, übernehmen die biologischen Bindungsstoffe Oxytocin und Vasopressin. Forscher vermuten, dass Oxytocin ein so starker Bindungsstoff ist, dass er die Treue fördert. In einer deutschen Studie aus dem Jahr 2012, die im *Journal of Neuroscience* veröffentlicht wurde, wollten Forschende prüfen, ob Männer, die eine Dosis des »Liebeshormons« Oxytocin per Nasenspray verabreicht bekommen, dazu verleitet werden können, bei einer Begegnung mit einer attraktiven Frau im Flirt zu weit zu gehen. Sie fanden heraus, dass Männer, die in einer festen monogamen Beziehung leben, sich eher von der Frau fernhalten als alleinstehende Männer oder Männer, die ein Placebo erhalten haben. In dieser Phase einer Beziehung oder Ehe spülst du das Geschirr, wechselst Windeln und renovierst das Badezimmer, um nur einige wenige Dinge auf deiner scheinbar endlosen To-do-Liste zu nennen. Das ist alles nicht gerade sexy. Einer der größten Schwachpunkte dieser Phase ist, dass Paare sich durch den Stress, den sie aufgrund gemeinsamer Kinder und wegen ihrer Jobs erleben, voneinander ablenken lassen und sich nicht mehr darum bemühen, dem Partner zu zeigen, wie wichtig er einem ist. Aber wie lässt sich die Flamme der Leidenschaft am Brennen halten?

Die Antwort liegt in der Synchronisation mit deiner infradianen Uhr. Dies kann zu einer magischen Erfahrung werden. Indem du das Beste aus jeder Phase deines Zyklus herausholst, sorgst du für frischen Wind im Bett und damit auch für eine tiefere Bindung zum Partner. Du wirst zwar nicht gerade den Reiz einer neuen Liebe erleben, aber du wirst trotzdem Neues darüber lernen, wie dein Körper und der deines Partners funktioniert. Ich erinnere mich noch gut an die Zeit nach der Geburt unserer Tochter, als mein Mann und ich gerade wieder anfingen, uns körperlich näherzukommen. Weil ich mich in der Lutealphase befand, musste ich ihn daran erinnern, dass ich ein längeres Vorspiel brauchte. Ich konnte nun mal nicht wie er von einer Sekunde zur nächsten auf Touren kommen. Außerdem musste ich ihm klar zu verstehen geben, dass wir es langsam angehen sollten. Ich ließ ihn zehn Minuten lang meine Schultern massieren, was mir half, mich zu entspannen und mich körperlich auf die intime Begegnung vorzubereiten. Mein Mann verstand, dass ein etwas längeres Vorspiel mir half, mich aus meiner Mutterrolle zu lösen.

In dieser Phase eine lebendige sexuelle Beziehung zu pflegen, ist für den Erfolg einer Partnerschaft von entscheidender Bedeutung. Sexuelle Aktivitäten und Orgasmen bewirken die Ausschüttung des »Kuschelhormons« Oxytocin, das Gefühle von Intimität, Bindung, Vertrauen und Zuneigung stärkt. Sex kann dich und deinen Partner dank der Nachwirkung der Nähe in einen Glücksrausch versetzen. Im Jahr 2017 berichtete die Zeitschrift *Psychological Science,* dass frisch verheiratete Paare bis zu 48 Stunden nach einer sexuellen Begegnung ein Gefühl der Zufriedenheit verspürten. Die Ehepartner, bei denen der Sex am intensivsten nachwirkte, berichteten noch vier bis sechs Monate später von großen Glücksgefühlen.

Phase 3: Übergang in der Lebensmitte

Der Übergang in der Lebensmitte ist vergleichbar mit der zweiten Hälfte der Lutealphase und bringt viel Klarheit in eine Beziehung. In der Perimenopause verschieben sich deine Werte und Interessen. Jung bezeichnet diesen Übergang ab einem Alter von etwa 40 Jahren als die Zeit, in der man sich mehr für die Beziehung zur eigenen Seele interessiert. Es besteht die Möglichkeit, dass du und dein Partner eines Tages aufwacht und ganz unterschiedliche Erwartungen an das Leben habt. Auf biologischer Ebene passieren mehrere Dinge, die dich ins Grübeln bringen können. Fühlst du dich erfüllt oder steuert ihr auf eine Trennung zu? Wenn du in einer Heterobeziehung lebst, solltest du dir darüber im Klaren sein, dass dein Partner möglicherweise seine eigene Version der »Manopause« durchlebt oder Erektionsprobleme hat. Wenn der Testosteronspiegel sinkt, kann der männliche Sexualtrieb einen Dämpfer erhalten. Das kann zu Reibereien und einer sexuellen Entfremdung führen. Wenn du in einer gleichgeschlechtlichen Beziehung lebst, macht deine Partnerin vielleicht ihre eigene hormonelle Krise durch. Sofern du dich in deinen fortpflanzungsfähigen Jahren nicht ausreichend um deinen Hormonhaushalt gekümmert hast, kann es sein, dass du jetzt Schwierigkeiten bekommst, weil sich das Ungleichgewicht negativ auf die Scheidenfeuchtigkeit und das körperliche Verlangen auswirkt und es dir schwerfällt, zum Orgasmus zu kommen.

Es ist nicht nötig, dass du dich von dieser Situation überrumpeln lässt. Wenn du die Mechanismen deiner Biologie verstehst und dich auf diese Veränderungen entsprechend einstellst, könnt du und dein Partner oder deine Partnerin euch auf diese neue Phase eurer Beziehung vorbereiten. Dein Zyklus bietet dir hierfür das perfekte Übungsfeld – die Lutealphase. Der Hormonspiegel in dieser Zeit ähnelt dem, den du in der zweiten Hälfte der Perimenopause erleben wirst. Ich stelle sicher, dass mein Mann immer weiß, wann ich mich in der Lutealphase befinde, denn die ist wie ein zehntägiger Probelauf für das, was kommt. Auf diese Weise können wir unser Verständnis füreinander vertiefen. Während dieser Zeit braucht ihr viel Geduld und Mitgefühl füreinander, und du musst aktiv werden, um den Sex zu einer möglichst angenehmen Erfahrung werden zu lassen. Verwendet zum Beispiel ein Gleitmittel, verlängert das Vorspiel, versucht euch an tantrischen Praktiken und konzentriert euch mehr auf die emotionale Verbindung und wohltuende körperliche Empfindungen. Du kannst auch versuchen, durch Biohacking in der Lebensmitte eine starke Libido aufrechtzuerhalten, indem du zum Beispiel die doppelte Dosis B-Vitamine, Omega-3-Fettsäuren, Magnesium und Zink zu dir nimmst oder natürliche Testosteron-Booster oder CBD-Öl ausprobierst. Wissen ist die beste Stellschraube, um diese Phase des Übergangs mühelos zu bewältigen.

Phase 4: Die goldenen Jahre

Die Jahre, da Karriere und Kindererziehung deinen ständigen Einsatz forderten, sind vorbei. Jetzt gehört die Zeit wieder ganz dir allein. Vielleicht gehst du auf Reisen, erfreust dich deiner Enkelkinder oder erkundest neue Hobbys. Dies kann eine wunderbare Zeit sein. Allerdings könnten sich in dieser Phase gesundheitliche Probleme häufen, und manchmal erfordert es eine hohe Resilienz, um die Veränderungen emotional zu bewältigen, die das Altern mit sich bringt. Da du dich nun aber wieder an einer einzigen Uhr orientierst, bietet sich dir die Gelegenheit, die Vorteile aller Phasen deines zyklischen Lebens zugunsten deiner Beziehung zu nutzen. Du kannst sämtliche Lektionen, die du dank deines zyklischen Bewusstseins gelernt hast, in die Tat umsetzen. Du nimmst also das ganze gewonnene Wissen mit in die goldenen Jahre. Die hormonellen Veränderungen in dieser Phase verringern deinen Drang, dich um andere zu kümmern, und geben dir den Freiraum, deine eigenen Bedürfnisse und Interessen in den Vordergrund zu rücken. In dieser Übergangsphase hast du die Möglichkeit, neue Dinge zu entdecken, die dich Tag für Tag mit Freude erfüllen. Wenn ihr euch wie in der Follikelphase deiner zyklischen Jahre auf gemeinsame körperliche Aktivitäten konzentriert, ist das eine hervorragende Möglichkeit, um für eine Oxytocin-Ausschüttung zu sorgen, eure emotionale Bindung zu stärken und körperlich fit und gesund zu bleiben. All dies ist notwendig, damit ihr diese Lebensphase in vollen Zügen genießen könnt.

Wenn du dich auf diese Phase vorbereitest, gelingt es dir ohne größere Schwierigkeiten, von der zyklischen infradianen Uhr zurück zu einem täglichen zirkadianen Rhythmus zu wechseln. Und wenn du deinen Partner mit ins Boot holst und er sich der hormonellen Veränderungen bewusst ist, könnt ihr diese Hand in Hand bewältigen und euch auch in den goldenen Jahren eurer Liebe erfreuen.

Befriedigender Sex in allen Lebensphasen

Deine sexuellen Bedürfnisse und Wünsche schwanken im Laufe deines Lebens. Zu den Faktoren, die deine sexuelle Erregbarkeit negativ beeinflussen können, gehören folgende:

- hormonelle Empfängnisverhütung
- Schwangerschaft
- Wochenbett (Postpartum)
- Perimenopause
- Menopause

Wenn du mit deinem Zyklus in Einklang bist, kannst du diese Übergänge mit viel mehr Feingespür für die hormonellen und körperlichen Vorgänge bewältigen und verstehst dadurch auch deine Bedürfnisse viel besser. Mit mehr Geduld, Mitgefühl und dem Wissen um deine Biologie und Neurochemie wird es dir gelingen, auch in späteren Lebensphasen ein erfülltes Sexualleben zu haben. Du hast bereits Routine darin, bei Bedarf auf ein Gleitmittel zurückzugreifen, um das zu bitten, wonach du dich gerade sehnst, und es deinem Partner mitzuteilen, wenn dein Körper ein längeres Vorspiel braucht. Ohne dieses Bewusstsein könntest du auf den Gedanken kommen, dass bei dir oder in eurer Beziehung etwas nicht stimmt. Mit einem zyklischen Lebensstil kannst du solchen Fehleinschätzungen vorbeugen, sodass du dich mit dir selbst und mit deinem Partner rundum wohlfühlst und ein befriedigendes Sexualleben führst.

Schritt 6: Erkenne, wie hormonelle Verhütungsmittel deinen Sexualtrieb hemmen

Wie ich bereits im Abschnitt Biohacking-Toolkit erklärt habe, kann die Pille schuld daran sein, dass du dich in den falschen Partner verliebst. Darüber hinaus kann sie deinen Sexualtrieb trüben, deine Klitoris schrumpfen lassen und es dir erschweren, den Höhepunkt zu erreichen. Eine deutsche Studie aus dem Jahr 2010, die im *Journal of Sexual Medicine* veröffentlicht wurde, ergab, dass die Antibabypille bei einigen Frauen den Sexualtrieb aufgrund von Veränderungen in einem Molekül namens Sexualhormon-bindendes Globulin (SHBG) hemmt (mehr dazu weiter unten). Wenn du die Pille nimmst, befindest du dich im Grunde phasentechnisch im Niemandsland. Du nimmst eine niedrig dosierte Kombination aus Östrogen und Progesteron ein, die deinem Körper vorgaukelt, es sei zu einer Befruchtung gekommen, sodass du keinen Eisprung mehr hast. Das bedeutet wiederum, dass der Testosteronschub in der Zyklusmitte ausbleibt, welcher in der Eisprungphase das Interesse an Sex weckt. Dadurch, dass dieser Teil deines Zyklus übersprungen wird, bleibt dein Sexualtrieb unterdrückt. Schlimmer noch, du wirst feststellen, dass du an Scheidentrockenheit leidest und Schwierigkeiten hast, zum Höhepunkt zu kommen. Das bildest du dir nicht nur ein. Immerhin nimmst du ein Medikament ein, das deine Hormone beeinflusst und sich negativ auf deinen Sexualtrieb auswirkt. Im Laufe der Jahre haben mich viele Frauen wegen Problemen mit ihrer Libido in meiner Praxis aufgesucht. In der Regel nehmen die Betroffenen hormonelle Verhütungsmittel ein. Im Folgenden will ich dir erklären, wie diese Medikamente deine sexuellen Funktionen beeinträchtigen.

Deine Leber produziert ein Molekül namens Sexualhormon-bindendes Globulin (SHBG), das am Transport von Östrogen, Testosteron und Dihydrotestosteron beteiligt ist. Hohe SHBG-Werte werden mit niedrigeren Testosteronwerten in Verbindung gebracht. In einer Studie des *Journal of Sexual Medicine* aus dem Jahr 2006, an der 124 Frauen vor der Menopause mit Beschwerden im Bereich der sexuellen Gesundheit teilnahmen, stellten die Forschenden fest, dass diejenigen, die hormonell verhüteten, einen viermal höheren SHBG-Spiegel aufwiesen als Frauen, die nie hormonell verhütet hatten. Auch nach dem Absetzen der hormonellen Verhütungsmittel blieb der SHBG-Wert erhöht. Die Forschungsergebnisse deuten darauf hin, dass ein dauerhaft erhöhter SHBG-Spiegel langfristige Folgen für die sexuelle, metabolische und psychische Gesundheit haben könnte. In einer anderen Studie, die 2010 in derselben Zeitschrift veröffentlicht wurde, berichteten Frauen, die hormonell verhüteten, über einen verminderten Sexualtrieb und eine geringere Erregbarkeit im Vergleich zu Frauen, die nicht hormonell oder überhaupt nicht verhüteten.

Was du empfindest, ist real. Die Antibabypille senkt den Testosteronspiegel und dämpft das sexuelle Verlangen. Bei einigen Frauen, die hormonell verhüten, kehren die Testosteronproduktion und die Libido möglicherweise nie wieder auf das frühere Niveau zurück, auch nicht nach dem Absetzen der Pille, so eine Studie aus dem Jahr 2006, veröffentlicht in *The Journal of Sexual Medicine.* Wenn du die Pille nimmst, kann es sein, dass dein Sexualleben aufgrund der Auswirkungen der künstlichen Hormone auf die Stimmung, die Testosteronproduktion, den Östrogenspiegel und das SHBG weniger befriedigend ist. All dies kann zu einem Verlust des Interesses, zu Scheidentrockenheit und Orgasmusschwierigkeiten führen – der perfekte Weg also, um dein Sexualleben auf Eis zu legen.

Guter Sex, beste Gesundheit

Vielleicht fragst du dich, warum du dir Gedanken darüber machen solltest, wie du deinen Sexualtrieb steigern und erfüllenderen Sex haben kannst? Ein befriedigendes Sexualleben gibt dir nicht nur ein großartiges Gefühl, sondern wirkt sich auch positiv auf deinen Hormonhaushalt aus und hat noch eine Reihe weiterer Vorteile. Ein bahnbrechender Bericht aus dem Jahr 2007, der von Sexualforschern verfasst und von Planned Parenthood veröffentlicht wurde, hob als einer der ersten die vielen gesundheitlichen Pluspunkte eines glücklichen Sexuallebens hervor. Seitdem kamen Forschende immer wieder zu der Feststellung, dass regelmäßiger orgasmischer Sex – egal ob mit oder ohne Partner – die reproduktive Gesundheit, die biologischen Systeme und das allgemeine Wohlbefinden auf vielfältige Weise fördert.

Wie Orgasmen die Hormone ins Gleichgewicht bringen

Sex ist gut für die reproduktive Gesundheit. Jahrzehntelange Forschungen belegen diese These. Eine Reihe von Studien hat gezeigt, dass Frauen, die mindestens einmal pro Woche mit einem Partner sexuell aktiv sind, regelmäßigere Zyklen haben als Frauen, die sexuell abstinent leben. Die erste von diesen Studien, die 1979 in der Zeitschrift *Psychoneuroendocrinology* veröffentlicht wurde, belegte bereits, dass Frauen, die mindestens einmal pro Woche Sex haben, Zyklen von durchschnittlich 29 Tagen mit drei Blutungstagen aufweisen. Frauen, die seltener Sex haben, neigen stattdessen zu Zyklen, die entweder kürzer als 26 Tage oder länger als 33 Tage sind.

Je mehr Sex mit Orgasmus du hast, desto besser ist es um deine Fruchtbarkeit bestellt. Das liegt nicht allein daran, dass die Spermien mehr Chancen haben, eine Eizelle zu befruchten. Regelmäßige, am besten wöchentliche Orgasmen haben einen positiven Einfluss auf die Basaltemperatur, welche sich auf die Fruchtbarkeit auswirkt. Die Basaltemperatur ist die Körpertemperatur, die du morgens nach dem Aufwachen misst. An deinen fruchtbarsten Tagen steigt der Wert leicht an, ein Zeichen dafür, dass du einen Eisprung hast. Die Messung der Basaltemperatur ist eine Methode, die ich Frauen empfehle, um ihr fruchtbares Zeitfenster zu bestimmen. Miss dazu einfach jeden Morgen deine Temperatur, bevor du aufstehst, und warte ab, bis dieser Wert ansteigt. Du kannst ein normales Thermometer und eine Tabelle in Papierform oder eine App verwenden. In einer Studie aus dem Jahr 1985, die in der Zeitschrift *Physiology & Behavior* veröffentlicht wurde, wiesen Frauen, die wöchentlich Sex hatten, am häufigsten Temperaturwerte auf, die auf einen Eisprung hindeuteten. Sie kamen im Laufe der 14 Wochen andauernden Messserie zu 90 Prozent in einen Temperaturbereich, wo eine Schwangerschaft möglich wurde. Frauen, die nur sporadisch Sex hatten, erreichten diesen Wert in 55 Prozent der Fälle, während abstinente Frauen nur in 44 Prozent der Fälle in den fruchtbaren Bereich kamen.

Befriedigender Sex kann darüber hinaus dazu beitragen, zwei der häufigsten PMS-Beschwerden zu lindern – Kopfschmerzen und Krämpfe. Wenn du das nächste Mal von einem dieser Leiden geplagt werden solltest, verzichte auf die Einnahme von Ibuprofen und gönne dir stattdessen eine schnelle Nummer. Viele Studien haben ergeben, dass sexuelle Erregung, genitale Stimulation und Orgasmen sowohl die Endorphin- als auch die Kortikosteroidwerte erhöhen, die eine schmerzlindernde Wirkung haben. In einer 2013 in *Cephalalgia* veröffentlichten Studie wurden 800 Migränepatientinnen und 200 Patientinnen mit Clusterkopfschmerzen befragt. Von denjenigen, die während ihrer Kopfschmerzen sexuell aktiv waren, berichteten 60 Prozent von einer Verbesserung der Migränebeschwerden, und 37 Prozent gaben an, dass die Intensität bei Clusterkopfschmerzen nachließ. Und glaube ja nicht, dass du die Einzige bist, die Sex hat oder sich selbst befriedigt, um die Krämpfe zu lindern. In ihrem Buch *Women's Sexualities* berichtet die Psychologin Carol Rinkleib Ellison, dass neun Prozent von etwa 1900 Frauen angaben, in den letzten drei Monaten masturbiert zu haben, um Menstruationsbeschwerden zu lindern.

Einiges deutet darauf hin, dass die heilende Wirkung von Sex über die gewöhnlichen Unterleibskrämpfe hinausgehen könnte. Eine 2002 in der Zeitschrift *Gynecologic and Obstetric Investigation* veröffentlichte Studie legt nahe, dass ein reges Sexualleben das Risiko für Endometriose verringern könnte. Die unter der Leitung eines Forschers der Southern Connecticut State University durchgeführte Untersuchung ergab, dass Frauen, die während der Menstruation sexuell aktiv waren und einen Orgasmus erlebten, seltener an Endometriose erkrankten. Und wenn man bedenkt, mit wie vielen Frauen ich in Kontakt komme, die unter dieser schmerzhaften Erkrankung leiden, würde ich mich über weitere Untersuchungen in diese Richtung sehr freuen.

Sexuelle Aktivität fördert auch einen gesunden Östrogenspiegel, der das Vaginalgewebe geschmeidig hält und vor Herzerkrankungen und Osteoporose schützt. Und nicht zuletzt spiegelt sich das innere Strahlen auch in der äußeren Erscheinung wider, wenn der Hormonhaushalt in Balance ist. Frauen, die dreimal pro Woche Sex haben, sehen zehn Jahre jünger aus als Frauen, die nur zweimal pro Woche sexuell aktiv sind, so der Psychologe David Weeks in seinem Buch *Secrets of the Superyoung*.

Der große gesundheitliche Nutzen von Orgasmen für die fünf wichtigsten biologischen Systeme

Stellt sich die Frage, ob regelmäßige Orgasmen auch unser Risiko für Krebs und andere schwere Erkrankungen senken könnten? Einige Studien legen nahe, dass Sex das Brustkrebsrisiko bei Frauen senken könnte. In einer 1989 erschienenen Ausgabe des *Journal of Clinical Epidemiology* wurde die sexuelle Aktivität von 51 kinderlosen französischen Frauen, bei denen innerhalb der letzten drei Monate Brustkrebs diagnostiziert worden war, mit der von 95 gesunden Frauen verglichen. Die Forschenden stellten ein höheres Brustkrebsrisiko bei den Frauen fest, die weniger als einmal im Monat Sex hatten.

Sex bringt das Blut in Wallung und lässt das Herz schneller schlagen, was einen positiven Effekt auf das Organ haben kann. Eine Studie aus dem Jahr 2010 ergab, dass Männer, die mindestens zweimal pro Woche sexuell aktiv sind, ein um 50 Prozent geringeres Risiko für Herz-Kreislauf-Erkrankungen haben. Leider gibt es keine vergleichbare Studie, die das Sexualverhalten von Frauen in Bezug auf ihr Risiko für Herzkrankheiten untersucht hätte. In einer 2016 in der Zeitschrift *Heart* veröffentlichten Untersuchung wurde jedoch festgestellt, dass Frauen, bei denen in den letzten vier Jahren eine koronare Herzkrankheit diagnostiziert worden war, seltener sexuell aktiv waren als Frauen ohne KHK.

Dank der Abwehr von Krankheiten, der verbesserten hormonellen Gesundheit und der Stärkung der biologischen Systeme könnte befriedigender Sex das Geheimnis für ein langes Leben sein. In einer Studie der Duke University, in der 252 Frauen und Männer über einen Zeitraum von 25 Jahren beobachtet wurden, untersuchten die Forschenden, welche Faktoren Auskunft über die Langlebigkeit geben. Bei den Frauen waren die drei wichtigsten Faktoren, die mit einer höheren Lebenserwartung in Verbindung gebracht wurden, eine gute allgemeine Gesundheit, körperliches Wohlbefinden und erfüllende sexuelle Aktivitäten (unabhängig von deren Häufigkeit). Dies ist ein weiterer Grund, warum du deine zyklische Natur im Hinblick auf dein Sexualleben berücksichtigen solltest. Wenn du mit deinem Zyklus im Einklang bist, wird der Sex für dich zu einer genussvolleren Erfahrung, wofür du vielleicht noch dazu mit einem längeren Leben belohnt wirst.

Orgasmen und deine biologischen Systeme

Biologisches System 1: das Gehirn. Ein Orgasmus ist fürs Gehirn so etwas wie ein An- und Ausschaltknopf. Was bedeutet das? Der Orgasmus aktiviert eine Flut von stimmungsaufhellenden Neurochemikalien – Oxytocin (das Bindungshormon, das mit Leidenschaft, Intuition und sozialen Fähigkeiten in Verbindung gebracht wird) sowie Serotonin und Dopamin, die uns lustvoll stöhnen lassen. Die Untersuchung eines Teams von Wissenschaftlern der Universität Groningen aus dem Jahr 2005 zeigt jedoch auch, dass viele Regionen des Gehirns während des weiblichen Orgasmus abgeschaltet werden. Insbesondere in der Amygdala, dem Hippocampus und dem präfrontalen Cortex – Bereiche, die für Furcht, Angst, Emotionen, Gedächtnis und Wachsamkeit zuständig sind – wird es schlagartig zappenduster. In diesen kurzen Sekunden des Abschaltens kannst du endlich einmal alles vergessen, von nervigen To-do-Listen bis hin zu den alltäglichen Sorgen, und einfach nur den Augenblick genießen. Regelmäßiger Sex könnte dich außerdem schlauer machen. Eine 2010 in *PLOS ONE* veröffentlichte Studie ergab, dass regelmäßiger Sex die Neurogenese im Hippocampus fördert, einem Gehirnareal, das mit Lernen und Gedächtnis in Verbindung gebracht wird. Zahlreiche Studien, darunter auch eine 2011 in der Zeitschrift *Nature* veröffentlichte, kamen zu dem Schluss, dass die Neurogenese, also die Bildung neuer Neuronen, die kognitiven Fähigkeiten verbessert. Der Orgasmus regt zudem die Ausschüttung des Hormons DHEA an, das die Gehirnfunktion verbessert, sich ausgleichend auf das Immunsystem auswirkt, den Erhalt und die Reparatur von Gewebe unterstützt und für ein gesundes Hautbild sorgt. Wenn du dich an deinem Zyklus und deiner sich laufend ändernden Neurochemie orientierst, hilft dir das, regelmäßiger zum Orgasmus zu kommen und von diesen positiven Effekten zu profitieren.

Biologisches System 2: das Immunsystem. Wer braucht schon Vitamin C in Pillen- oder Pulverform, wenn Sex die Abwehrzellen um bis zu 30 Prozent besser stärkt? Häufiger Sex kann helfen, Erkältungs- und Grippeerreger abzuwehren. Eine Studie von *Psychological Reports* aus dem Jahr 2004, bei der man 112 Studentinnen untersuchte, ergab, dass diejenigen, die ein- oder zweimal pro Woche Geschlechtsverkehr hatten, einen höheren Immunglobulin-A-Spiegel (IgA) aufwiesen als diejenigen, die abstinent lebten oder weniger als einmal pro Woche Sex hatten. In zwei Studien aus dem Jahr 2015 wurde ein faszinierender Zusammenhang zwischen sexueller Aktivität, dem Immunsystem und der Wahrscheinlichkeit einer Empfängnis hergestellt. Die Forschenden untersuchten 30 Frauen, von denen die Hälfte sexuell aktiv war und die andere Hälfte auf Sex verzichtete. Bei den Frauen, die regelmäßig Sex hatten, zeigten sich Veränderungen in der Aktivität des Immunsystems, die die Empfängnis begünstigten, während bei den Frauen, die enthaltsam lebten, keine derartigen Veränderungen festgestellt wurden. Die beiden Studien fanden außerdem heraus, dass bei sexuell aktiven Frauen bestimmte Arten von Immunzellen, die sogenannten Typ-1-T-Helferzellen und IgA-Antikörper, die fremde Eindringlinge bekämpfen, während der Follikelphase des Zyklus in größerer Zahl vorhanden sind – sie helfen bei der Abwehr von Infektionen durch virale und bakterielle Eindringlinge. In der Lutealphase hingegen stiegen die Werte der T-Helferzellen vom Typ 2 und der IgG-Antikörper, die dem Körper helfen, das Sperma und den Fötus zu akzeptieren, statt sie als Invasoren zu identifizieren. Bei den Frauen, die sexuell nicht aktiv waren, fand diese Verschiebung des Immunsystems nicht statt.

Sexuelle Aktivität sorgt im Übrigen für eine Lymphmassage, die für ein gesundes Immunsystem wichtig ist und den natürlichen Entgiftungsprozess des Körpers fördert. Die Lymphmassage verbessert die Verdauung und die Stimmung und hilft sogar bei der Krebsprävention.

Biologisches System 3: der Stoffwechsel. Wenn du abnehmen möchtest, solltest du für mehr Aktion im Schlafzimmer sorgen. Wir alle wissen, dass Sex Kalorien verbrennt – okay, zugegeben, bei Frauen sind es nur etwa 69 Kalorien, aber immerhin. Wusstest du aber, dass Sex auch mit einem gesunden BMI in Verbindung gebracht wird? Eine 2004 im *Journal of Sex & Marital Therapy* veröffentlichte Studie zeigte, dass häufige sexuelle Aktivitäten – ob mit dem Partner oder allein – sowohl bei Frauen als auch bei Männern mit einem geringeren Taillen- und Hüftumfang verbunden sind. Vergiss bitte nicht, dass sich dein Stoffwechsel von der ersten zur zweiten Zyklushälfte verändert, sodass der Sex je nach Phase mehr oder weniger Kalorien verbrennt.

Biologisches System 4: das Mikrobiom. Sex hat zwar keine unmittelbaren Auswirkungen auf dein Mikrobiom, aber deine Darmgesundheit kann dein Verlangen nach Sex beeinflussen. Ein unausgewogenes Mikrobiom wird mit Stimmungsstörungen, Schlafproblemen und zahlreichen Gesundheitsbeschwerden in Verbindung gebracht, wie Untersuchungen in einer 2015 erschienenen Ausgabe von *Clinical Psychopharmacology and Neuroscience* zeigen. All diese Probleme können den Sexualtrieb beeinträchtigen. Ein ausgewogenes Mikrobiom hingegen trägt zu einer gesunden Hormon- und Neurotransmitterproduktion während des gesamten Zyklus bei. Dies sorgt für bessere Stimmung, die den Sexualtrieb mit größerer Wahrscheinlichkeit ankurbelt.

Biologisches System 5: die Stressreaktion. Es überrascht wohl kaum, dass Sex Stress abbaut. Du kannst es selbst spüren, wenn du einen dieser atemberaubenden Orgasmen erlebst. Die Wissenschaft schreibt diesen Effekt dem Anstieg von Oxytocin zu. Noch faszinierender ist, dass ein erhöhter Spiegel dieses Wohlfühl-Neurotransmitters die Reaktion eines Menschen auf Stress verändern kann, wie eine 2002 in *Sexual and Relationship Therapy* veröffentlichte Studie zeigt. In ihrem Buch *Women's Sexualities* aus dem Jahr 2000 befragte die Psychologin Ellison 2632 Frauen im Alter zwischen 23 und 90 Jahren und fand heraus, dass 39 Prozent derjenigen, die masturbierten, dies taten, um sich zu entspannen.

Der Stressabbau ist so deutlich, dass er sogar gesunden Schlaf fördern kann. Die Vorstellung, dass es nur Männer sind, die kurz nach dem Sex einschlafen, ist fest in unseren Köpfen verankert, aber auch wir Frauen erleben nach dem Geschlechtsverkehr eine tiefe Entspannung und schlafen besser ein. Der Cocktail aus Neurohormonen, der während der sexuellen Aktivität freigesetzt wird, sorgt für Entspannung und hilft beim Einschlafen. Eine erhöhte Östrogenproduktion wird außerdem mit tieferen REM-Zyklen in Verbindung gebracht. Wenn du Probleme mit dem Einschlafen hast, schmiege dich herausfordernd an deinen Partner oder gönn dir eine Runde Solo-Sex, damit du besser einschlafen kannst. In Ellisons Untersuchung gaben 32 Prozent der Frauen an, in den letzten drei Monaten masturbiert zu haben, um besser einschlafen zu können. Du kannst deine Orgasmen also als Biohack nutzen, um Schlaf und Entspannung während deines gesamten Zyklus zu fördern.

Wenn du die Schritte in diesem Kapitel befolgst, wirst du ein neues positives Verhältnis zu deinen schwankenden sexuellen Bedürfnissen und Wünschen entwickeln und ersparst dir dadurch viel Frust und Verwirrung. Indem du deine Biologie verstehen lernst, deinen Zyklus und die Phasen deiner Beziehung berücksichtigst, deine Sexualhormone nährst und deinen Partner mit ins Boot holst, werden dein Sexualtrieb und deine sexuellen Reaktionen für dich vorhersehbarer, sodass du den Spaß für dich besser planen und maximieren kannst. Wenn du lernst, mit dem sexuellen Zyklus deines Körpers zu arbeiten, kannst du dadurch nicht nur dein Sexleben aufpeppen und bessere Orgasmen erleben, sondern auch deine Biochemie und deine kreative Ader auf eine neue Art und Weise anregen, sodass sich dies auch auf andere Bereiche deines Lebens auswirkt.

KAPITEL 9

Muttersein leicht gemacht

Ich möchte, dass sie in mir die Mutter sehen, die sie über alles liebt, die in sie investiert, die aber auch in sich selbst investiert. Es geht auch darum, sie als junge Frauen wissen zu lassen, dass es in Ordnung ist, sich selbst auf der Prioritätenliste ein wenig weiter oben zu platzieren.

– Michelle Obama

Mal Hand aufs Herz: Es gibt doch nichts, das du nicht für dein Kind tun würdest, stimmt's? Du würdest in aller Herrgottsfrüh aufstehen, nur um zwei Dutzend glutenfreie Törtchen für den Kuchenverkauf der Grundschule zu backen. Würdest deiner Tochter nach einem langen, stressreichen Arbeitstag bei einer kniffligen Mathe-Hausaufgabe helfen, obwohl du nur noch die Füße hochlegen willst. Würdest deinen Nachwuchs im schlimmsten Feierabendverkehr zum Volleyballturnier kutschieren. Natürlich würdest du all das auf dich nehmen, keine Frage! Und wenn du es aus irgendeinem Grund nicht könntest, würden dich höllische Gewissensbisse plagen, weil du der Ansicht bist, du hättest dich für dein Kind schon etwas mehr ins Zeug legen müssen. Wir alle wären gerne Vorzeigemütter, die ihren Kindern nur das Beste bieten. Aber dieses Bild von der Übermutter erhöht den Druck, perfekt zu sein. Nahezu jede Botschaft, die wir in den Medien, auf Mama-Blogs oder in den sozialen Medien empfangen, besagt, dass wir für unsere Kinder alle Hebel in Bewegung setzen, dabei makellos aussehen und jede Minute davon in vollen Zügen genießen sollen. Das führt dazu, dass wir uns ständig unter Druck gesetzt fühlen und uns mit anderen Müttern vergleichen. Egal, wie viel wir für unsere Kinder tun, wir werden immer Bilder von anderen Müttern finden, die scheinbar mehr Einsatz zeigen – sie backen die tollsten Geburtstagstorten, kleiden ihre Kinder wie niedliche Mini-Fashionistas, packen bilderbuchmäßige Brotboxen für die Schule. Wenn wir diese Bilder auf Instagram sehen, möchten wir uns sofort mehr ins Zeug legen, aber wenn wir versuchen, das alles ausschließlich nach der 24-Stunden-Uhr zu erledigen, fühlen wir uns schnell erschöpft und ausgelaugt.

Auch wenn wir biologisch gesehen fürs Muttersein geschaffen sind, müssen wir uns immer wieder vor Augen führen, dass die Vorstellung von der perfekten Mutter ein Mythos ist. Wie sollen wir es schaffen, sexy Ehefrau, erfolgreiche Unternehmerin, achtsam Meditierende, Vollwertköchin, Fitnessgöttin und liebende Mutter zu sein, und das zu jeder Tages- und Nachtzeit? Das ist ganz schön viel verlangt. Der Versuch, das alles Woche für Woche gestemmt zu kriegen, führt geradewegs in den Burnout. Und wenn du dich zu Elternabenden, Fußballtrainings und Schulaufführungen schleppst und dich dabei allein auf deinen morgendlichen Karamell-Latte verlässt, der dich wachrüttelt, und auf dein abendliches Glas Chardonnay, der dich wieder runterbringt, tust du dir und deiner Familie keinen Gefallen. Denn wenn du gestresst, krank oder übermüdet bist, hast du keine Chance, dir als Mutter eine Medaille zu verdienen. Es ist sogar wahrscheinlicher, dass einem in so einer Situation leichter mal die Hand ausrutscht, man die Kinder zu spät von der Klavierstunde abholt oder emotional abwesend ist, obwohl man sich eigentlich die Zeit für sie nehmen möchte. Als Mutter bist du das Herz und die Seele der Familie. Deine Stimmungen, deine Energie und deine Worte beeinflussen deine Kinder auf lange Sicht. Aus diesem Grund musst du dich von der Vorstellung befreien, du müsstest deine Gesundheit und dein Wohlbefinden opfern und alles für deine Kinder tun. Stattdessen solltest du es so halten, wie es die Stewardessen vor Flugantritt immer predigen: »Setzen Sie zuerst Ihre eigene Sauerstoffmaske auf.« Zyklusorientierte Selbstfürsorge ist vergleichbar mit dem Aufsetzen der Sauerstoffmaske. Sie macht deinen Tag zwar auch nicht länger, aber sie schafft die Grundlage für gute Gesundheit und optimale Energielevel. Und die brauchst du, um als Mutter dein Bestes zu geben, ohne komplett auszubrennen. Es nimmt außerdem den Druck, den die nicht enden wollenden To-do-Listen dir machen, und hilft dir, Prioritäten zu setzen, zu delegieren und Grenzen zu ziehen, damit du die Dinge mit weniger Stress erledigt bekommst. Die Berücksichtigung deiner zweiten inneren Uhr gibt dir einen zuverlässigen Fahrplan fürs Muttersein vor. Indem du die einzigartigen Vorteile jeder Zyklusphase nutzt, kannst du deinen Kindern das geben, was sie brauchen, und zwar wenn du am besten dazu fähig bist – ganz ohne Schuldgefühle!

Fürs Muttersein geschaffen

Es ist nicht nur die Gesellschaft, die uns Mütter dazu antreibt, für unsere Kinder alles auf uns zu nehmen. Denn tatsächlich ist unser Gehirn sogar darauf programmiert. Wusstest du, dass die Mutterschaft den einschneidendsten neurobiologischen Wandel im Leben einer Frau hervorruft? Die strukturellen und neurochemischen Veränderungen, die die mütterliche Fürsorge und Bindung fördern und festigen, sind noch tiefgreifender als die, die in der Pubertät stattfinden. Wir alle haben ihn erlebt, den unangenehmen Übergang zur Pubertät, wenn die Hormone außer Rand und Band sind und unsere Haut, unser Körper und unsere Gefühle sich entsprechend verhalten. Wir begegnen Heranwachsenden in dieser Zeit mit Mitgefühl und Verständnis, denn wir wissen, dass sich ihre gesamte Denkweise und Weltanschauung ändert und sie sich erst an ihre neue Hormonrealität gewöhnen müssen. Aber der Übergang zum Muttersein? Der ist uns nach wie vor ein Rätsel. In einem TED-Vortrag aus dem Jahr 2018 sagte Alexandra Sacks, Psychiaterin und Expertin für Reproduktionspsychologie: »Es gibt reihenweise Lehrbücher über den Entwicklungsprozess der Adoleszenz, aber wir haben noch nicht einmal ein eigenes Wort für den Übergang zum Muttersein. Das muss sich dringend ändern.« Matreszenz ist der Begriff, den sie uns ans Herz legt, und er verdient genauso viel Aufmerksamkeit wie die Pubertät.

Schließlich erleben wir in dieser Zeit die tiefgreifendsten neurobiologischen Veränderungen unseres Erwachsenenlebens – mehr noch als in den Wechseljahren, denen weit mehr Aufmerksamkeit geschenkt wird. Ja, es gibt viele Bücher, Websites und Selbsthilfegruppen, die in schillernden Details darüber berichten, was mit unserem Körper während der Schwangerschaft, der Geburt und der Zeit danach passiert, aber in der Regel gehen sie nicht auf die bewusstseinsverändernden, neurochemischen Aspekte dieses Übergangs zur Mutterschaft ein (Angela Garbes' *Like a Mother* bildet da eine willkommene Ausnahme). Aufgrund dieses Informationsdefizits sind wir schlecht auf die dynamischen Veränderungen vorbereitet, fragen uns, warum wir uns nicht mehr wie wir selbst fühlen, und nehmen allzu oft an, dass mit uns etwas nicht stimmt. Die Journalistin Chelsea Conaboy hat im *Globe Magazine* wortgewandt die radikalen Veränderungen beschrieben, die sie auf ihrer eigenen Reise als frischgebackene Mutter erlebt hat: »Ich hatte die Befürchtung, dass sich etwas tief in mir verändert hat – meine Veranlagung, meine Art, die Welt zu sehen, ich selbst. In Wahrheit hat sich etwas sehr Grundlegendes verändert: mein Gehirn.«

Mehr und mehr wissenschaftliche Studien beschäftigen sich mit den Veränderungen im Gehirn von Müttern, und es wird immer deutlicher, dass die Mutterschaft unser Gehirn neu konfiguriert. Zu diesem Ergebnis kamen Forschende in einer 2016 in *Hormones and Behavior* veröffentlichten Studie, in der die Gehirne frischgebackener Mütter im ersten, dritten und vierten Monat nach der Geburt untersucht wurden. Mehrere Hirnregionen, die an wichtigen Aspekten der Kinderpflege beteiligt sind – mütterliche Motivation und Belohnungsverarbeitung, sensorische Verarbeitung, Empathie und Emotionsregulierung –, nahmen im Verlauf der Studie an Größe zu. Einige dieser Veränderungen im Gehirn könnten die Angst und die übermäßige Wachsamkeit beeinflussen, die viele frischgebackene Mütter in den ersten Wochen nach der Geburt erleben, so eine Studie aus dem Jahr 2013, publiziert im *Infant Mental Health Journal.* In dieser Untersuchung wiesen die Forschenden darauf hin, dass diese tiefe Besorgnis in der Regel nach einigen Monaten abklingt.

Ein Teil der Neuverdrahtungen bleibt jedoch noch lange nach der frühen postpartalen Phase bestehen. In einer 2016 in *Nature Neuroscience* veröffentlichten Studie untersuchten Forschende mittels Magnetresonanztomografie die Gehirne von Frauen, die hofften, schwanger zu werden. Nach der Entbindung führte man weitere bildgebende Untersuchungen des Gehirns durch und verglich diese Bilder mit denen von Frauen, die nicht schwanger geworden waren. Die Gehirne der Wöchnerinnen wiesen drastische Veränderungen im Volumen der grauen Substanz auf, die mit einem erhöhten Maß an mütterlicher Bindung korrelierten. Diese Unterschiede blieben auch zwei Jahre später bei einer weiteren Nachuntersuchung erkennbar. Die Diskrepanzen waren so deutlich, dass die Forschenden allein anhand der Bilder bestimmen konnten, welche Frauen entbunden hatten und welche nicht.

Auch mächtige Neurochemikalien spielen eine Rolle, die uns darauf programmieren, eine Bindung zum Baby aufzubauen und unsere geballte Aufmerksamkeit auf es zu richten. Eine 2014 in *Scientific Reports* veröffentlichte Studie bestätigte, dass Oxytocin, derselbe Stoff, der beim Orgasmus ausgeschüttet wird, auch während des Stillens freigesetzt wird und eine starke emotionale Bindung fördert. Die Forschung hat gezeigt, dass bei einigen Frauen allein das Weinen ihres Babys den Let-down-Reflex auslöst, der den Milchfluss in Gang setzt. Und eine bahnbrechende Untersuchung in einer 2017 erschienenen Ausgabe der *Proceedings of the National Academy of Sciences* stellte fest, dass Dopamin, ein weiterer stimmungsaufhellender Botenstoff im Gehirn, am Mutter-Kind-Bindungsprozess beteiligt ist. All diese Prozesse, die sich in unserem Gehirn abspielen, dienen einem evolutionären Zweck und bereiten dich optimal auf die monumentale Aufgabe vor, einen winzigen Menschen am Leben zu halten. Aber wenn unser Gehirn darauf programmiert ist, übermäßig aufmerksam zu sein, kann es leicht passieren, dass wir es mit unserer Fürsorge übertreiben.

Das Streben nach Perfektion

Sind wir dazu verdammt, uns von dem ständigen Gedanken quälen zu lassen, wir wären als Mütter nicht gut genug? Sind wir dazu verdammt, uns für den Rest unseres Lebens abzumühen, um unseren Kindern bessere Mütter zu sein? Auf jeden kleinen Fortschritt, den wir in Sachen Mutterschaft machen, folgt unmittelbar der Wunsch, noch besser zu werden. Es ist ein endloses Streben nach Perfektion, ein Leben im anhaltenden Leidensmodus. In ihrem Buch *Die Gaben der Unvollkommenheit* schreibt Brené Brown, es sei entscheidend, dass man den Unterschied zwischen gesundem Streben und Perfektionismus verstehe, denn Perfektionismus behindere den Erfolg und führe nicht selten zu Depressionen, Angstzuständen, Suchterkrankungen und Lebenslähmung.

Ich verstehe den innigen Wunsch, die perfekte Mutter, Ehefrau, Freundin und Karrierefrau zu sein. Ich selbst bin mit einer wahren Meisterin der Produktivität als Vorbild groß geworden. Meine Mutter hatte einen Vollzeitjob und war gleichzeitig eine engagierte Mutter. Vielleicht hat ihr Migrationshintergrund sie dazu veranlasst, ständig in Bewegung zu bleiben. Sie war wirklich unermüdlich – sie bereitete dreimal am Tag warme Mahlzeiten zu, brachte uns zur Schule und zu Freizeitaktivitäten und hielt das Haus picobello in Ordnung. Heute ist es schwer vorstellbar, aber ich hatte nie in einem Restaurant gegessen, bis ich von zu Hause auszog. Wenn meine Mutter nicht auf der Arbeit war, wuselte sie in der Küche herum, wusch die Wäsche, ging mit mir im Outlet Kleidung kaufen oder beschäftigte sich mit einem Projekt im Haus. Sie war die unternehmungslustigste Person, die ich kannte, und noch dazu äußerst kreativ, wenn es darum ging, ein paar Dollar zu sparen. Sie war so produktiv, dass ich sie nie länger sitzen sah als die Zeit, die sie brauchte, um am Nachmittag eine Tasse Tee zu trinken. Ich würde sagen, ein Paradebeispiel für ein Leben im ständigen Produktivitätsmodus! Aber sie war hochmotiviert, all das in Kauf zu nehmen, weil sie den tiefen Wunsch verspürte, ihren Kindern dabei zu helfen, ihr ganzes Potenzial zu entfalten.

Wie alle Mütter dieser Generation und alle Großmütter und Urgroßmütter, die vor ihr lebten, schlug sie sich in einer Gesellschaft durch, die noch stärker von der männerzentrierten Kultur geprägt war als die heutige. Betty Friedans 1963 erschienenes Buch *Der Weiblichkeitswahn oder die Selbstbefreiung der Frau* enthüllte die Misere der unterdrückten amerikanischen Hausfrau und Mutter auf bahnbrechende Weise und untersuchte die zugrunde liegenden kulturellen Normen, die Frauen dazu zwangen, sich an das Idealbild ihrer häuslichen Rolle anzupassen. Das Buch beschrieb die weit verbreitete Unzufriedenheit unter Frauen, die ein zombiehaftes, unerfülltes Leben führten, ohne eine Möglichkeit, ihr volles Potenzial zu entfalten. Als immer mehr Frauen den Arbeitsmarkt eroberten, fanden sie sich allerdings in einer neuen Zwickmühle: Jetzt waren sie nicht nur zu Hause gezwungen, alles zu erledigen, sondern auch noch im Job, was ihr Gefühl verstärkte, nie genug Zeit zu haben und leiden zu müssen. Mit einer bezahlten Vollzeitstelle tagsüber, der weitgehend unsichtbaren Arbeit zu Hause und der mentalen Überlastung durch die Aufgabe, beide Jobs unter einen Hut zu kriegen, stehen die meisten Mütter auch heute unter großer Anspannung. Ihnen bleibt nie genug Zeit, und sie haben keine Möglichkeit, sich ihre Energien einzuteilen, geschweige denn durch Selbstfürsorge für einen angemessenen Ausgleich zu sorgen. Was aber noch schlimmer ist: Alle diese Frauen plagt das schlechte Gewissen, weil sie nicht die perfekten, glücklichen und in sich ruhenden Mütter sind, die sie gerne wären. Wir Frauen von heute tragen diese Wunden generationenübergreifend mit uns herum. Wir suchen immer noch nach einem Weg, alle diese Rollen unter einen Hut zu bringen. Aber es gibt eine Lösung. Wir sind dabei, die Wunden zu heilen, die unsere weiblichen Vorfahren erlitten haben. Uns bietet sich die einmalige Chance, unsere Geschichte zu ändern und einen neuen Weg für uns und unsere Töchter zu beschreiten. Wenn ich an all die Frauen denke, die vor uns da waren und die sich ohne jede Unterstützung mit hormonellen Beschwerden, einer männerdominierten Gesellschaft und dem damit einhergehenden Perfektionskult herumschlagen mussten, bin ich völlig überwältigt. Wie unendlich erschöpft sie sich gefühlt haben müssen. Ich bin so dankbar über das Wissen, das ich über unsere Biochemie gewonnen habe, weil wir es nutzen können, um uns als Mütter durch gezieltes Biohacking etwas Gutes zu tun. Eine der wichtigsten Lektionen, die wir lernen können, wenn wir auf unsere innere Biologie hören, ist, dass wir nicht alles gleichzeitig erledigen müssen. Das längst überholte Konzept von wegen, wir müssten alles tun, um alles zu haben, hat zu der Auffassung geführt, wir müssten nach Perfektion streben. Wichtig ist, dass du begreifst, dass die Zyklussynchronisation keine Methode ist, die dir hilft, dich besser zu organisieren, damit du endlich all die Dinge schaffst, die du glaubst, schaffen zu müssen. Die zyklusorientierte Lebensweise soll dir vielmehr helfen, mit deiner inneren Weisheit in Einklang zu kommen und Entscheidungen nicht nur mit dem Kopf, sondern mit deinem eigentlichen Zentrum zu treffen – deinem Bauch, deinem

Herzen, deinen Hormonen. Deine Biologie wird dich leiten, das zu tun, was du gerne tust, und zwar ohne dich zu verausgaben, und die Aufgaben umzuorganisieren, die du nicht tun möchtest, nicht tun kannst oder bei denen du Hilfe brauchst. Ich würde mir wünschen, dass wir alle gemeinsam die Vorstellung vom Muttersein weiterentwickeln, sodass wir mehr Unterstützung in allen Bereichen erhalten und unser Leben nicht mehr von Selbstaufopferung und Burnout geprägt ist. Wenn wir unsere Mütter und all die anderen Frauen, die vor uns da waren, wirklich ehren wollen, gibt es keinen besseren Weg, als eine neue Realität zu schaffen, in der wir rundum Frau sein und gleichberechtigt und im Einklang mit unserer Biologie leben können.

Lass dich in deinem Muttersein von deiner zyklischen Natur leiten

Ich habe die Einstellung meiner Mutter geerbt, immer aktiv sein zu müssen, und verfalle deshalb schnell in diesen Modus. Ich bin von einem großen Hunger nach Leben erfüllt, möchte beruflich erfolgreich sein und eine starke Beziehung führen. Ich möchte eine großartige Mutter sein, die immer ganz bei ihrem Kind ist. Ich möchte gesunde Mahlzeiten kochen und mein Zuhause so gestalten, dass es aussieht wie aus einer Wohnzeitschrift. Und ich möchte ein aufregendes Sozialleben haben. Ich will das alles aus ganzem Herzen. Aber wenn ich alle diese Wünsche so aufzähle, wird mir selbst klar, wie verrückt das klingt. Denn wie soll ich das alles unter einen Hut bringen, ohne dass mir auf halber Strecke die Puste ausgeht?

Die zyklusorientierte Lebensweise lässt mich die Kunst des Unterscheidens üben. Ich tue mehr von dem, was mir als Mutter wichtig ist – nur zu bestimmten Zeiten im Monat. Wenn du dir von deinem Zyklus den Takt vorgeben lässt, um deine Ziele als Mutter zu erreichen, verhinderst du, dass du permanent in die Perfektionismusfalle tappst. Jede Phase deines Zyklus bringt einzigartige Talente und Fähigkeiten in dir zum Vorschein, auf die du bei der Planung von Aktivitäten mit deinen Kindern, bei der Gestaltung deines Erziehungsstils und bei der Bewältigung häuslicher Pflichten zurückgreifen kannst. Die Nutzung der natürlichen Stärken, die mein Zyklus mit sich bringt, macht mich zu einer glücklicheren, effektiveren und erfüllteren Mutter. Wenn ich Aktivitäten und Aufgaben nach Phasen gliedere, erscheint mir meine ewig lange Liste von To-dos gleich viel besser schaffbar. Indem ich mich auf das konzentriere, wozu ich von Natur aus gerade am besten geeignet bin, gelingt es mir, den Großteil der Punkte auf meiner To-do-Liste regelmäßig abzuarbeiten. Die Synchronisierung mit meinem Zyklus gibt mir das Gefühl, dass ich mehr leisten kann, ohne dass ich mich überfordert fühle.

Wenn du dein Muttersein auf deinen Zyklus abstimmst, geht es nicht nur darum, deine Produktivität im häuslichen Bereich zu erhöhen. Es geht auch darum, dass du über die Energie und den Fokus verfügst, um dich im Umgang mit deinen Kindern emotional präsent zu zeigen, egal, was ihr gerade tut. Und es gibt noch einen weiteren, dringenderen Grund, warum das Right-Timing für Mütter so wichtig ist. Als meine Tochter zur Welt kam, wurde mir schnell klar, dass sie nicht ewig ein kleines Mädchen bleiben würde. Nicht lange, und sie würde ins Teeniealter kommen, und irgendwann würde sie auf die Uni gehen. Als ich erkannte, wie besonders die Zeit der Kindheit ist, wuchs mein Entschluss, das Beste daraus zu machen. Wenn ich unorganisiert wäre oder nicht genug Energie hätte, um die gemeinsame Zeit mit ihr zu genießen, würde ich die magische Zeit der Kindheit versäumen. Die Erkenntnis, dass mein Zyklus mir eine natürliche Struktur bietet, ist wie ein Geschenk, das mir mehr Zeit mit meiner Tochter beschert. Und welche Mutter wünscht sich nicht mehr Zeit mit ihren Kindern?

Auch meine Patientin Jessie, Mitte 30 und Apothekerin, hat meine Methode erfolgreich umgesetzt. Sie stellte fest, dass die Synchronisierung mit ihrem Zyklus bei ihr so viel mehr bewirkt hat, als nur Periodenbeschwerden zu lindern. »Vorher fühlte ich mich ständig unter Druck gesetzt und merkte nicht, dass ich mir nach mehreren Schwangerschaften ein hormonelles Loch geschaufelt hatte. Die Cycle Syncing Method® hat mir geholfen, das Maximum aus dem herauszuholen, was ich mir, meiner Familie und meinen Freunden geben kann«, sagt sie. »Sie hat mir auch geholfen, die Anforderungen des Alltags zu bewältigen – mit drei Kindern, einem Ehemann, einem Unternehmen, meiner Rolle als Geschäftsfrau und als Freundin. Die Methode hat mir außerdem das Selbstvertrauen gegeben, klügere Entscheidungen zu treffen. Ich habe jetzt einen Freundeskreis, der mich ausschließlich nährt. Es gibt keinen Raum für Negativität. In meinem Leben ist kein Platz mehr dafür. Und das ist ein wesentlicher Aspekt – mein neuer Lebensstil ermöglicht es mir, mit allem klarzukommen, Nein zu sagen und mich von den Dingen zu lösen, die mich bisher zurückgehalten haben.«

Die Mutter der Schöpfung

Jede Frau besitzt allein aufgrund ihrer Weiblichkeit und ihrer inneren Rhythmik die Gabe, etwas aus dem Nichts zu erschaffen, Leben aus der fruchtbaren Leere hervorzubringen. Unabhängig davon, ob du Kinder hast oder nicht, kannst du die mütterlichen Qualitäten auch auf dein kreatives Schaffen übertragen. Du kannst lernen, geduldig, mitfühlend und fürsorglich mit dir selbst umzugehen, so wie du es mit einem Kind tun würdest. Die vier Phasen deines Zyklus bieten dir einen Leitfaden für den kreativen Zyklus. Durch Nutzung deiner zyklischen Natur kannst du deine Energiereserven so aufbauen, dass du deine kreativen Ideen und Projekte immer wieder zum Erfolg führen kannst.

Schutz und Verbesserung deiner Fruchtbarkeit

Wenn du noch kein Kind hast oder gerade versuchst, schwanger zu werden, schützt und bewahrt die Synchronisation mit deinem Zyklus deine Fruchtbarkeit auf lange Sicht. Diese Methode bietet so viele gesundheitliche und hormonelle Vorteile, dass sie dein reproduktives Ökosystem und deine Chancen auf eine Empfängnis erheblich verbessert. Je früher du beginnst, im Einklang mit deiner zyklischen Natur zu leben, desto einfacher wird es für dich sein, sobald du bereit bist für eine Schwangerschaft. Und je bewusster du dir deiner Lebensphase und deiner Matreszenz bist, desto reibungsloser wird der Übergang zum Muttersein verlaufen. Ein zyklischer Lebensstil kann auch dazu beitragen, den Progesteronspiegel zu erhöhen, falls du eine der zehn bis 15 Prozent aller Schwangerschaften erlebst, die mit einer Fehlgeburt enden. Mit ausgeglichenen Hormonen und Nahrungsmitteln, die deinen Organismus nähren, wirst du dich körperlich schneller erholen. Auf der emotionalen Seite gibt dir deine zyklusorientierte Lebensweise verschiedene Möglichkeiten, deiner Trauer und deinem Verlust über mehrere Zyklen hinweg Ausdruck zu verleihen, während dein Körper und dein Geist wieder heilen.

Elternsein im Einklang mit den vier Phasen

Phase 1: Vorbereitung
Follikelphase: 7–10 Tage
Zyklischer Fokus: Neugierde

Aktivität: In der Follikelphase bist du energiegeladen und bereit, aus der Routine auszubrechen und mit deinen Kindern neue Erfahrungen zu sammeln – besucht ein Museum, unternehmt einen Ausflug aufs Land oder geht Äpfel pflücken.

Elternschaft: Die hormonellen Veränderungen in der Follikelphase führen dazu, dass du dir mehr Gedanken machst und neugieriger bist, der ideale Zeitpunkt, um sich verstärkt Fragen zu stellen, wenn es um die Erziehung geht. In dieser Phase empfiehlt es sich, Routinen zu durchbrechen, mit den Kindern neue Wege zu gehen, mit ihnen gemeinsam Strategien zu entwickeln und spielerisch Lösungen zu finden, wenn du auf Widerstand stößt. Neulich zum Beispiel habe ich meiner dreijährigen Tochter gesagt, dass es Zeit sei, sich die Zähne zu putzen. Ich holte ihre Zahnbürste heraus und wollte es für sie übernehmen, als sie die Arme vor der Brust verschränkte und mir ein energisches »Nein!« entgegenschleuderte. Statt mich aber wie üblich einfach über ihren Kopf hinwegzusetzen, hielt ich inne und fragte sie, warum sie nicht Zähne putzen wolle. Ich hakte so beharrlich nach, bis sie mir erklärte, dass das Problem nicht das Zähneputzen sei; sie wolle nur nicht, dass *ich* ihr die Zähne putze. Das war einer dieser Aha-Momente, die ich mit ihr immer wieder erlebe. Mittlerweile sind wir dazu übergegangen, dass sie ihre Zähne selbst putzt. Sie fühlt sich dabei wie ein großes Mädchen. Hätte ich mich stur an die tägliche Routine gehalten, ohne mich nach dem Grund für ihre Weigerung zu erkundigen, hätte ich diesen neuen Meilenstein verpasst, und wir wären beide frustriert gewesen. Stattdessen war es ein Gewinn für uns beide.

Haushalt: In der Follikelphase geht es um Neues und einen frischen Blick auf die Dinge. Beginne mit der Planung häuslicher Projekte, überlege dir, was diesen Monat erledigt werden muss, und beziehe deinen Partner in die Planung mit ein. Gibt es etwas, das du schon lange in Angriff nehmen wolltest, zum Beispiel ein Zimmer streichen oder ein Bücherregal bauen? Lege ihm deine Pläne für die Umsetzung dar.

Phase 2: Wachstum
Eisprungphase: 3–4 Tage
Zyklischer Schwerpunkt: Nähren und Spielen

Aktivität: Die beste Zeit für soziale Kontakte ist die Eisprungphase. Einige Möglichkeiten, diese Phase optimal zu nutzen, sind ein Familiengrillfest mit allen großen und kleinen Verwandten, Play Dates, ein Besuch bei Freunden oder Familienangehörigen oder ein Ausflug mit anderen Müttern oder Vätern und ihren Kindern. In meiner letzten Eisprungphase habe ich für meine Tochter und ihre Freunde ein Treffen mit einer Organisation veranstaltet, die Kindern mithilfe von Erzählungen das Schachspiel näherbringt.

Elternschaft: In dieser Phase weckt der steigende Östrogenspiegel den Wunsch, sich mehr um die Kinder zu kümmern und ihnen besonders viel Liebe und Zuneigung entgegenzubringen. Du könntest beispielsweise nur mit dem Kind essen gehen, um Zeit zu zweit zu verbringen, du könntest den Kindern bei einem Projekt helfen oder spontan Muffins mit ihnen backen. Die Eisprungphase ist die Zeit, in der deine verbalen Fähigkeiten am stärksten ausgeprägt sind, also nutze sie, um viel mit deinen Kindern zu reden. Erkundige dich nach ihren Gefühlen und frage sie, wie es ihnen geht und ob es etwas gibt, worüber sie sprechen möchten. Außerdem fällt es dir in dieser Zeit leichter, spielerisch mit deiner Mutterrolle umzugehen, du könntest also Konflikte auf eine körperlichere, liebevollere und nicht ganz so ernste Weise lösen. Mein neuestes Spiel mit meiner Tochter ist »Mama Jaguar und Baby Jaguar«. Wenn sie auf dem Sofa sitzt und sich wegen irgendetwas störrisch verhält, springe ich auf allen vieren zu ihr aufs Polster und fange an zu schnurren, zu knurren und mich scherzhaft an ihre Wange zu schmiegen. Dann fängt sie an zu lachen, wir kuscheln, und im Nu ist alles vergessen, worüber sie sich geärgert hat.

Haushalt: In dieser Phase glänzt du mit deinen kommunikativen und sozialen Kompetenzen. Plane also eine Elternsprechstunde an der Schule ein, unterstütze dein Kind bei einer Bewerbung an der Uni oder veranstalte ein Familientreffen, bei dem jeder ansprechen kann, was ihm auf dem Herzen liegt.

Phase 3: Vollendung
Lutealphase: 10–14 Tage
Zyklischer Schwerpunkt: Zusammenarbeit

Aktivität: In der Lutealphase bist du ein Ass darin, Punkte von deiner To-do-Liste abzuarbeiten. Nutze diese Zeit, um deine Kinder in den Haushalt einzubeziehen. Bitte sie, dir beim Zusammenlegen der Wäsche, beim Gemüseschnibbeln oder beim Aufräumen ihres Zimmers zu helfen. So trainierst du ihre Fähigkeiten, während du deine Liste noch schneller abhaken kannst.

Elternschaft: In dieser Phase betrachte ich meine Aufgabenliste auch aus meiner Elternrolle heraus und erledige die Punkte darauf. Eine gute Gelegenheit, die Kinder mit einzubeziehen. Dabei lernen sie etwas über das Einhalten von bestimmten Reihenfolgen, über das Konzept der verzögerten Belohnung, über den Aufbau von Fähigkeiten, das Durchhalten und darüber, Dinge zum Abschluss zu bringen. Jetzt ist auch die beste Zeit, um deine Kinder üben zu lassen, wie man Probleme selbstständig löst. Meiner Tochter sage ich zum Beispiel, dass sie sich vor dem Essen die Hände waschen soll. Wenn sie sich nicht daran hält, stelle ich ihr gezielt und auf liebevolle Weise Fragen. Zum Beispiel: »Möchtest du dir die Hände allein waschen oder soll Mami sie dir waschen?« Normalerweise überlegt sie kurz und dann macht sie es selbstständig. Das Erstaunliche daran ist, dass sie instinktiv bereits spürt und erkennt, in welcher Phase ich mich befinde und wenn ich in eine neue übergehe. Während meiner Lutealphase wird sie schon fast von allein aktiv und erzählt mir stolz: »Mama, ich habe mir die Hände gewaschen, bevor du mich darum gebeten hast!«

Haushalt: In dieser Phase wirst du den starken Drang verspüren, für Ordnung zu sorgen. Höre auf deine innere Stimme, indem du dich organisierst und Projekte mithilfe deiner Kinder zum Abschluss bringst, sofern es sich anbietet. Gehe einmal pro Vierteljahr während der Lutealphase durch die Schränke deiner Kinder und räume Kleidung weg, die saisonal bedingt gerade nicht benötigt wird. Ich mache einmal im Monat einen Großputz und bitte meinen Mann, alle Möbel von den Wänden wegzurücken, damit auch die Stellen geputzt werden, die sonst nicht zu erreichen sind. In dieser Phase erledige ich auch Organisatorisches für die Schule, fülle Formulare aus oder bestelle Schulmaterial nach. Außerdem sehe ich die Vorratsschränke durch und besorge alles, was wir brauchen. Wenn du gerade mitten in einem Projekt steckst – wie tapezieren, streichen oder Familienfotos rahmen, um sie aufzuhängen –, dann ist jetzt der richtige Zeitpunkt, um sich noch einmal richtig reinzuhängen und das Projekt zu Ende zu bringen. Du – und auch der Rest der Familie – wirst dich so viel besser fühlen, wenn du es geschafft hast.

Phase 4: Ruhe
Menstruationsphase: 3–7 Tage
Zyklischer Schwerpunkt: Rückzug (Individuation)

Aktivität: Um als Mutter rundum glücklich zu sein, brauchst du hin und wieder etwas Zeit für dich. Hierfür gibt es keine bessere Phase als die Menstruation. Überlass es deinem Partner, die Kinder ins Bett zu bringen, und nimm währenddessen ein entspanntes Bad, lies ein Buch oder schau dir eine interessante Sendung im Fernsehen an. Es ist auch gut, wenn du deinen Kindern etwas Zeit für sich selbst gönnst. Das ermuntert sie dazu, ihre Fantasie zu benutzen und sich selbst zu beschäftigen. Fürs Alleinsein muss man nicht zwangsläufig räumlich voneinander getrennt sein. Meine Tochter und ich können zum Beispiel wunderbar zusammen auf dem Sofa sitzen und beide in einem Buch lesen. Wir sind einander nahe, während jede von uns ihr eigenes Ding macht. Ich halte das für eine gute Übung für die bevorstehenden Jahre der Pubertät, wenn sie vermehrt den Drang verspürt, etwas auf eigene Faust zu unternehmen. Das zeigt uns, dass wir auch dann noch zusammen sein können, wenn wir getrennten Interessen nachgehen. Außerdem kann selbst die kleinste Pause dazu führen, dass man die eigenen Kinder wie verrückt vermisst, sodass man gestärkt in die Follikelphase wechseln kann.

Elternschaft: In dieser Phase stütze ich mich gerne auf meinen Partner und lasse ihn mehr machen, damit ich mich regenerieren kann. Wie das klappen soll, wenn man alleinerziehend ist? Versuche einfach, dir einen Tag Auszeit zu gönnen, an dem du einen Babysitter engagierst, wenn du es dir leisten kannst, deine Eltern zu Besuch kommen lässt oder deine Kinder für eine Nacht zu deiner besten Freundin gibst. Dann hast du die Möglichkeit, ein Nickerchen zu machen, alleine essen oder ins Kino zu gehen, dir eine Massage zu gönnen oder was auch immer dir hilft, deine Reserven wieder aufzustocken.

Haushalt: Dein Hormonhaushalt in dieser Zeit eignet sich besonders für die Analyse und Bewertung. Aber im Gegensatz zur Ovulationsphase, in der du Fragen stellst und dich auf Gespräche einlässt, um Themen zu erkunden, geht es in der Menstruationsphase darum, auf deine innere Weisheit, deine Intuition, den Bauch zu hören. Hast du das eigenartige Gefühl, dass mit deinem Kind in der Schule etwas nicht stimmt? Ist irgendetwas in Bezug auf deine Selbstfürsorge, deine Beziehung, deine Finanzen oder deine Freunde aus dem Blick geraten? In der Menstruationsphase verhilft dir deine geschärfte Intuition zu den nötigen Einsichten, um Probleme zu erkennen, die dringend angegangen werden müssen. Du bist so was wie die Familienchefin, deshalb ist es wichtig, dass du alles bewertest, was zu einem glücklichen, gesunden häuslichen Umfeld gehört. Dies ist außerdem der ideale Zeitpunkt, um sich all jenes bewusst zu machen, was im vergangenen Monat gut gelaufen ist.

Die Cycle Syncing Method®: Mama-Flow

FOLLIKEL-PHASE Neugierde Dauer: 7–10 Tage	EISPRUNG-PHASE Nähren und Spielen Dauer: 3–4 Tage	LUTEALPHASE Zusammen-arbeit Dauer: 10–14 Tage	MENSTRUA-TIONSPHASE Rückzug (Indivi-duation) Dauer: 3–7 Tage
Plane die Familientermine für den kommenden Monat.	Nehmt an Familienevents teil.	Lass die Kinder im Haushalt mithelfen.	Genieße Zeit für dich.
Besucht gemeinsam als Familie einen neuen Ort.	Organisiere Play Dates.	Unterstütze deine Kinder bei Problemlösungen.	Gönne deinen Kindern Zeit für sich.
Stelle Fragen, um etwas über die Bedürfnisse deiner Kinder herauszufinden.	Übe dich im spielerischen Umgang mit deinen Kindern.	Ermuntere deine Kinder, Aufgaben zu Ende zu bringen.	Bitte deinen Partner oder eine Freundin um Hilfe.
Probiert als Familie eine neue Aktivität aus.	Werdet körperlich aktiv und veranstaltet eine Tanzparty.	Erledige schulbezogene Organisationsaufgaben.	Widme dich deinen Selfcare-Routinen.
xx	Pflegt soziale Kontakte.	Gehe ein Projekt im Haus an.	Fühle dich in deine Kinder hinein und überlege, ob es ihnen gutgeht.
Teste neue Rezepte.	Beruft ein Familientreffen ein.	Organisiere die Kleiderschränke der Kinder.	Bewerte die Familienprioritäten neu.

Behalte deine Lebensphase im Blick

Deine zyklische Natur geht über deinen 28-Tage-Rhythmus hinaus und bezieht sich auch auf die übergreifende Saisonalität deiner Weiblichkeit im Laufe deines Lebens. Betrachte den

28-Tage-Zyklus als deine persönliche biologische Schöpfungsmatrix, die deine Energie während deines gesamten Lebens beeinflusst. Von der Kindheit bis ins junge Erwachsenenalter, von der Mutterschaft bis in die »goldenen Jahre« – jede dieser Lebensphasen ist mit hormonellen Veränderungen verbunden, die sich auf den Rhythmus deiner Energiereserven, deiner Vitalität und deiner Kreativität auswirken. Diese Veränderungen wirken sich auch auf die Neurotransmitter aus und formen das weibliche Gehirn immer wieder neu, wie eine 2015 in *Frontiers in Neuroscience* veröffentlichte Studie zeigt. Einer der größten Vorteile einer zyklusorientierten Lebensweise ist, dass sie Stress reduziert, indem sie dir erlaubt, dich auf die Dinge zu konzentrieren, die dir am wichtigsten sind. Wenn du dir vor Augen hältst, in welcher Lebensphase du dich aktuell befindest, kannst du dich auf das konzentrieren, was dir gerade am bedeutsamsten erscheint. Das Bewusstsein für deinen Zyklus gibt dir einen Leitfaden für die Jahreszeiten deines Lebens an die Hand und fördert dein Verständnis dafür, dass es eine Zeit gibt, in der du dich beruflich ins Zeug legen musst, und eine Zeit, in der du mehr Ausgleich suchen darfst, eine Zeit, in der du dauerhafte Freundschaften schließt, und eine Zeit, in der du dich mit deinem Baby ins häusliche Nest zurückziehst.

Die Notwendigkeit, den eigenen Lebensabschnitt zu würdigen, wird während der Schwangerschaft am deutlichsten, wenn man mit der neuen Identität als Mutter ringt. Wenn du die saisonal bedingte Realität deines Lebens ignorierst, können sich Stress und Schuldgefühle verstärken, und du setzt gleichzeitig deine Gesundheit aufs Spiel. Zu keinem anderen Zeitpunkt in deinem Leben ist die Wahrscheinlichkeit größer, dass du die Bedürfnisse anderer an erste Stelle setzt, als in dem Moment, wo du Mutter wirst. Vielleicht fühlst du dich schuldig, weil du nicht genug für deine Kinder tust, bist auf der anderen Seite aber auch besorgt, dass du im Leben nicht genug erreichen könntest, nicht gut genug als Freundin bist und deinem Partner nicht genug Aufmerksamkeit schenken kannst. Das sind die wesentlichen Herausforderungen des Mutterseins.

Die Abstimmung auf deine aktuelle Lebensphase erfolgt nach dem Konzept des Right-Timing und dient vor allem auch der Steuerung deiner Energien. Denn das Right-Timing bezieht sich nicht nur darauf, wie du deine Tage planst, sondern auch darauf, worauf du deine Energie im Laufe deines Lebens verwendest. Wenn du auf deinen hormonellen Rhythmus vertraust und dich bei der Verschiebung deiner Prioritäten von ihm leiten lässt, wirkt das sehr erdend und gibt dir Sicherheit. Deine hormonelle Uhr gestattet es dir, Nein zu sagen zu den zusätzlichen Arbeitsprojekten oder zum gemeinsamen Mädelsabend. Du kannst andere Wege finden, um dich mit Freundinnen zu treffen. Aber mache dir keine Vorwürfe, weil du nicht in allen Lebenslagen »perfekt« bist. Wenn dir wieder einmal alles zu viel wird, gehe in dich und überlege: »Wo stehe ich in meinem Zyklus? Wie sieht mein aktueller Lebensabschnitt aus?« Wie Ram Dass, ein spiritueller Lehrer, 1971 in seinem bahnbrechenden Buch *Be Here Now* schrieb: »Sei jetzt hier.« Also achte deine Biologie und lass dich von ihr leiten.

Die Übergänge von einer Lebensphase in die nächste können herausfordernd sein, weil sie tiefgreifende Veränderungen der eigenen Identität mit sich bringen. Und keine Veränderung ist größer und wird kulturell weniger beachtet als der Wandel von der sexuell aktiven und sorglosen jungen Frau zur verantwortungsvollen, überforderten Mutter. Diese Transformation kann dein Fundament erschüttern, vor allem dann, wenn du hormonell nicht gut gerüstet bist. Die gute Nachricht ist, dass es nie zu spät ist, um dich mit deinem natürlichen Rhythmus in Einklang zu bringen.

Wenn du dir die Veränderungen, die mit jeder Lebensphase einhergehen, bewusst machst und dich gezielt darauf vorbereitest, indem du dich gut um deinen Hormonhaushalt kümmerst, lassen sich diese Übergänge leichter bewältigen. Die Frauen in deiner eigenen Familie können dir sicher einen Einblick in das geben, was noch auf dich zukommt. Jean Liedloff, die mehr als zwei Jahre im südamerikanischen Dschungel bei einem generationenübergreifenden Stamm lebte, schrieb in ihrem Buch *Auf der Suche nach dem verlorenen Glück*, dass jedes Mitglied dieser Kultur von den Älteren lerne und gleichzeitig die Jüngeren anleite. Liedloff zufolge sorge dies für einen reibungsloseren Übergang von einem Lebensabschnitt in den nächsten. Wenn man in einem generationenübergreifenden Haushalt mit Mutter und Großmutter aufwächst, hat man eher eine Vorstellung davon, wie die verschiedenen Lebensphasen aussehen. Im Jahr 1950 lebten laut einer Auswertung von Volkszählungsdaten durch das Pew Research Center etwa 21 Prozent der Amerikaner mit zwei oder mehr erwachsenen Generationen in einem gemeinsamen Haushalt. Diese Zahl sank bis 1980 auf 12 Prozent. Die meisten von euch, die dieses Buch lesen, sind also wahrscheinlich nicht mit mehreren Generationen von Frauen unter einem Dach aufgewachsen, die ihr euch als Vorbilder nehmen könntet. Die Zahl der Mehrgenerationenhaushalte ist jedoch inzwischen wieder angestiegen und erreichte 2016 einen Rekordwert von 64 Millionen Menschen, betrifft also jeden fünften US-Bürger. Mitglied der »Sandwich-Generation« zu sein, die mit ihren Eltern und ihren Kindern zusammenlebt, bringt definitiv ihre ganz eigenen Herausforderungen mit sich, aber es hilft dir – und deiner Tochter, falls du eine hast – zu erkennen, dass es im Leben einer Frau neben dem monatlichen Zyklus noch einen weiteren Aspekt des Right-Timing gibt. Diese Erkenntnis ist besonders hilfreich, wenn du Mutter wirst und mehrere innere Rhythmen zu beachten hast. Wenn du dieses Wissen nicht von einer älteren Generation erworben hast und unsicher bist, was auf dich zukommt, kann es sein, dass du dich vor den Veränderungen fürchtest. Diese Ängste gehen auf den gleichen Mangel an Vorbereitung zurück, den wir in der Pubertät erleben. Dann fühlen wir uns von den körperlichen Veränderungen überrumpelt oder bewerten sie negativ. Deshalb wollen wir uns im Folgenden etwas näher mit unserer Biologie beschäftigen. Dieses Wissen soll dir das nötige Selbstvertrauen geben, um die Veränderungen erfolgreich zu meistern.

Die acht hormonellen Lebensübergänge

Kindheit (Geburt bis etwa 12 Jahre)

Körper: In der Kindheit entwickeln sich der Körper, das Gehirn und der Hormonhaushalt eines Mädchens rasant. Die Hirnanhangdrüse (Hypophyse) schüttet ein Wachstumshormon aus, das Kinder größer werden lässt. Die Schilddrüsenhormone sorgen dafür, dass sich die Zellen – vor allem die des Gehirns – richtig entwickeln und funktionieren. Die Nebennieren treten um die Hälfte der Kindheit herum mit etwa sechs bis acht Jahren in Aktion – ein Übergang, der als Adrenarche bezeichnet wird. Jetzt beginnen sie, DHEA (Dehydroepiandrosteron) auszuschütten, das für die Entwicklung des Gehirns von entscheidender Bedeutung ist, wie in einer in der Zeitschrift *Human Nature* veröffentlichten Studie von 2011 berichtet wurde. Während der Kindheit funktionieren Mädchen nach der 24-Stunden- Uhr, genau wie Jungen auch.

Zyklussynchronisation in der Kindheit? Da junge Mädchen nach der biologischen 24-Stunden-Uhr funktionieren, ist eine Synchronisierung ihres Zyklus in dieser Phase nicht erforderlich. Eine schlechte Ernährung und die Belastung durch Umwelthormone in der Kindheit können jedoch zu Beschwerden führen, sobald die Pubertät einsetzt. Ich empfehle dir daher, die Ernährung deiner Tochter zu überprüfen und die Belastung durch Umwelthormone so früh wie möglich auszuschließen, um den Grundstein für gesunde Hormone zu legen.

Lebensstil: In dieser Phase ist alles neu und aufregend. Zunächst dreht sich im Leben alles um Mama und Papa, aber das ändert sich in der mittleren Kindheit, wenn Mädchen zur Schule gehen und emotionale, intellektuelle und soziale Fähigkeiten entwickeln und der Prozess der Selbstständigkeit beginnt.

Pubertät (etwa 12 bis 21 Jahre)

Körper: Die erste Periode (auch Menarche genannt) signalisiert einem Mädchen den wundersamen Beginn eines Lebens als zyklisches Wesen. Jetzt kommt zur bestehenden 24-Stunden-Uhr noch ein weiterer, monatlicher Rhythmus hinzu. In den USA beginnen 90 Prozent der Mädchen im Alter von 13,75 Jahren zu menstruieren, wobei laut einer im Jahr 2003 in der Zeitschrift *Pediatrics* erschienenen Studie das Durchschnittsalter für die Menarche bei 12,4 Jahren liegt. Weniger als zehn Prozent der Mädchen haben ihre erste Periode vor ihrem elften Geburtstag. Mehrere Faktoren können einen früheren Beginn der Pubertät und der Menarche beeinflussen. Studien in den Fachzeitschriften *Pediatrics* und *Pediatrics Research* zeigen, dass ein höherer Body-Mass-Index mit der Entwicklung der Brüste und dem früheren Sprießen von Schamhaaren zusammenhängen kann. Weitere Faktoren, die mit einem früheren Eintritt in die Menarche in Verbindung gebracht werden, sind der Kontakt mit hormonell wirksamen Stoffen, ein Nikotinmissbrauch der Mutter während der Schwangerschaft, das Aufwachsen mit einem oder mehreren Rauchern im Haushalt und ein schlechter sozioökonomischer Status. Auf der anderen Seite wurden Essstörungen, ein hohes Maß an körperlicher Aktivität und Unterernährung mit einer verzögerten Menarche in Zusammenhang gebracht, wie eine 2010 in der Zeitschrift *Reproductive Biology and Endocrinology* veröffentlichte Studie zeigt.

Wenn ein Mädchen zu menstruieren beginnt, ist es nicht ungewöhnlich, dass der Zyklus zunächst sehr unregelmäßig verläuft. Die durchschnittliche Zykluslänge bei Jugendlichen beträgt 32,2 Tage, aber Intervalle von 21 bis 45 Tagen gelten laut dem American College of Obstetricians and Gynecologists als normal. Es dauert eine gewisse Zeit, bis die Hypothalamus-Hypophysen-Ovulations-Achse eine ausreichende Hormonkonzentration aufgebaut hat, damit ein Mädchen einen Eisprung und eine regelmäßige Periode haben kann. Innerhalb von drei Jahren nach der Menarche stellt sich bei 60 bis 80 Prozent der Mädchen die Zykluslänge auf 21 bis 34 Tage ein, was in etwa dem Muster erwachsener Frauen entspricht, so eine 2003 in *Human Reproductive Update* veröffentlichte Studie. Das American College of Obstetricians and Gynecologists empfiehlt, dass Mädchen im Teenageralter ihren Zyklus mit Unterstützung ihrer Gynäkologin oder ihres Gynäkologen überwachen. In der

Anfangsphase kann dies wichtige Informationen über Gesundheitsprobleme liefern, die frühzeitig diagnostiziert werden sollten. Wenn in dieser Phase Beschwerden im Zusammenhang mit der Periode auftreten, solltest du es vermeiden, die sich entwickelnden hormonellen und zyklischen Prozesse deiner Tochter durch hormonelle Verhütungsmittel zu unterdrücken. Das Biohacking-Toolkit hilft ihr dabei, gut auf ihre Hormone zu achten. Das erspart ihr jahrelanges Leid, Zeit und Kosten bei dem Versuch, ihren Zyklus wieder in den Griff zu bekommen.

Zyklussynchronisation während der Pubertät? Wir glauben leider immer noch, alle Beschwerden, die mit dem Menstruationszyklus in Zusammenhang stehen, müssten medikamentös behandelt werden – nämlich mit der Antibabypille. Dieses Allroundmittel unterdrückt die Beschwerden allerdings nur und zögert eine richtige Behandlung unnötig hinaus. Wir sollten Mädchen und junge Frauen besser darüber aufklären, wie sie ihre Ernährung und ihren Lebensstil ändern können, um hormonelle Beschwerden zu heilen, statt sich wie schon die Generationen von Frauen davor mit der Pille abspeisen zu lassen.

Lebensstil: Die Pubertät ist eine aufregende Zeit der Neugier, des Lernens, voll neuer Abenteuer und geprägt vom Ausloten der eigenen Identität. In dieser Phase neigen Mädchen dazu, ihre Aufmerksamkeit von der Familie auf Freunde zu verlagern, die eine viel wichtigere und einflussreichere Rolle übernehmen. Oft werden in dieser Zeit Freundschaften fürs Leben geschlossen.

Erwachsene Menstruationsjahre (21 bis 35 Jahre)

Körper: In dieser Lebensphase tritt die Menstruation durchschnittlich alle 21 bis 34 Tage ein und dauert etwa zwei bis sieben Tage. Jetzt ist der richtige Zeitpunkt, um Maßnahmen zu ergreifen, wenn Beschwerden wie Krämpfe, PMS oder Akne, die in der Pubertät zum ersten Mal aufgetreten sind, nicht angegangen wurden oder sich nicht von selbst zurückbilden oder wenn sich neue Symptome zeigen. Maßnahmen solltest du jetzt nicht nur ergreifen, um Symptome zu lindern, sondern auch, um deine Fruchtbarkeit zu erhalten und dich darauf vorzubereiten, dass du deine hormonellen Vorteile in jedem Bereich deines Lebens nutzen kannst.

Zyklussynchronisation im Erwachsenenalter? Als Erwachsene hast du jederzeit die Möglichkeit, das Potenzial deiner weiblichen Biochemie zu nutzen, indem du in Einklang mit deinem Zyklus kommst.

Lebensstil: Dies ist ein aufregender Lebensabschnitt, in dem du wahrscheinlich von zu Hause ausziehst, deine Karriere vorantreibst und dich in eine Reihe von leidenschaftlichen Affären stürzt. Möglicherweise ist dein Alkohol- und Koffeinkonsum etwas höher, was sich auf deinen Hormonhaushalt auswirkt. Achte daher genau darauf, was es bei dir bewirkt, und schränke dich für eine optimale hormonelle Gesundheit bei beidem ein oder verzichte ganz darauf.

Schwangerschaft (Alter variiert)

Körper: Der weibliche Körper ist beeindruckend in seiner Fähigkeit, winzige Menschen hervorzubringen. Nach der Einnistung einer befruchteten Eizelle kommt es zu radikalen Veränderungen in der Hormonproduktion des Körpers. Ungefähr acht Tage nach dem Eisprung kurbelt dein innerer biologischer Chef die Produktion von menschlichem Choriongonadotropin (hCG) an, das deine Eierstöcke anweist, die monatliche Freisetzung einer reifen Eizelle zu stoppen. Die Hauptaufgabe von hCG besteht darin, den Corpus luteum zu erhalten, damit die Freisetzung von Östrogen und Progesteron gesteigert werden kann, um eine Schwangerschaft zu unterstützen. In der Anfangszeit produziert der Körper hCG in rasantem Tempo, ein Prozess, der nach etwa acht bis zehn Wochen seinen Höhepunkt erreicht, bevor die Produktion in den letzten beiden Trimestern nachlässt und sich dann einpendelt. Nachdem die hCG-Produktion ihren Höhepunkt erreicht hat, übernimmt die Plazenta die Produktion von Östrogen und Progesteron. Östrogen hilft bei der Regulierung anderer wichtiger Hormone, unterstützt die Entwicklung und Ernährung des Fötus, erhöht die Durchblutung der Gebärmutter und trägt zur Vorbereitung der Milchgänge bei. Leider ist es auch für die Übelkeit verantwortlich, die viele Frauen im ersten Trimester erleben. Höhere Progesteronspiegel unterdrücken die mütterliche Immunantwort, sodass der Körper den Fötus nicht als »fremden Eindringling« wahrnimmt und abstößt. Ein höherer Progesteronspiegel erhält auch die Plazenta und die Gebärmutterschleimhaut, hilft der Gebärmutter, sich auszudehnen, um den heranwachsenden Fötus aufzunehmen, und hebt die Stimmung. Dieses wichtige Hormon spielt außerdem eine Rolle bei der Verhinderung von Fehlgeburten, indem es vorzeitige Uteruskontraktionen unterbindet. Eine Studie aus dem Jahr 2017, veröffentlicht in *Fertility & Sterility*, ergab, dass zwei Drittel der Frauen, die vor der Schwangerschaft ein Progesteronpräparat einnahmen, erfolgreich ein Kind zur Welt brachten, obwohl sie zuvor mehrere Fehlgeburten erlitten hatten. Wenn du so erschöpft bist, dass du dich kaum wach halten kannst, ist vermutlich dieses zentrale Hormon dafür verantwortlich, denn es wirkt wie eine Schlaftablette. Der veränderte Hormonspiegel kann auch dafür sorgen, dass sich deine Brüste vergrößern, die Warzenhöfe dunkler verfärben und die Brüste insgesamt empfindlicher werden. Flüssigkeitsansammlungen und Schwellungen treten im Verlauf der Schwangerschaft häufig auf, ebenso wie eine Vielzahl anderer Veränderungen.

Ein weniger bekanntes, aber dafür umso magischeres kurz- und langfristiges Geschenk der Schwangerschaft besteht darin, dass sich fötale Herz- und Gehirnzellen dauerhaft im Herzen und Gehirn der Mutter ansiedeln. Die fetalen Herzzellen tragen dazu bei, das mütterliche Herz zu heilen, nachdem es in der Schwangerschaft auf die doppelte Größe angewachsen ist, und sie stärken zweifellos das emotionale Band zwischen Mutter und Kind. Die fötalen Gehirnzellen sorgen für eine psychische Verbindung zum Kind, sodass du es intuitiv verstehst, bevor es überhaupt Worte bilden kann und auch später, wenn es trotz zunehmenden Alters nicht mit dir kommuniziert – das ist wahrlich Biologie in ihrer poetischsten Form.

Am Entstehungsprozess eines Kindes ist noch eine Reihe von weiteren Hormonen beteiligt. Die Schilddrüsenproduktion erhöht sich, um den Stoffwechsel und die Regulierung der Steroidhormone zu unterstützen. Das Humane Plazentalaktogen (HPL) verursacht Veränderungen in den Brüsten, um das Stillen zu unterstützen, und spielt eine Rolle im Stoffwechsel des Körpers, um den Fötus ausreichend zu ernähren. Während der Wehen stimuliert Oxytocin die Kontraktionen der Gebärmutter, die das Neugeborene herausbefördern. Dein Körper weiß intuitiv, was zu tun ist, aber die Dinge können durcheinandergeraten, wenn du bestehende hormonelle Ungleichgewichte nicht rechtzeitig behoben hast. Du kannst – und solltest – dich während der Schwangerschaft einfach nur großartig fühlen, aber normalerweise bedarf es einer gewissen Vorbereitung. Wenn dein Hormonhaushalt sehr empfindlich ist und bei dir wie bei mir PCOS diagnostiziert wurde, ist es umso wichtiger, dass du dich für die Schwangerschaft wappnest, da du möglicherweise anfälliger für hormonelle Veränderungen nach der Geburt bist.

Plazenta-Power

Viel zu lange hat unsere Kultur den weiblichen Körper, seine zyklische Natur und den Geburtsprozess abwertend behandelt. Nehmen wir zum Beispiel die Plazenta. Dieses lebenserhaltende Organ, das den Fötus während der Schwangerschaft ernährt, galt lange Zeit als medizinischer Sondermüll. Ist das zu fassen? Viele Krankenhäuser entsorgen das Gewebe nach der Geburt. Diese Praxis finde ich höchst irritierend, weil dieses wunderbare Organ so erstaunlich großes Potenzial birgt. Zukunftsorientierte Tech-Innovatoren und andere wichtige Einflussgrößen, darunter der Selbsthilfe-Guru Tony Robbins, erkennen endlich die immense Kraft, die in der Plazenta steckt. Robbins schwärmte 2018 in einem Facebook-Beitrag, er habe die transformativen Vorteile der Plazenta-Stammzelltherapie erleben dürfen, und sagte: »Stammzellen haben meine Schulter gerettet, nachdem ich mit entsetzlichen Schmerzen aufgrund einer spinalen Stenose und eines kürzlich hinzugekommenen Rotatorenmanschettenrisses zu kämpfen hatte. Die Stammzellenbehandlung ist eine medizinische Innovation der nächsten Stufe. Sie kann die Abnutzung, der wir unsere Körper aussetzen, umkehren und verhindern, dass sich Krankheiten und Verletzungen verschlimmern. Dieser technologische Fortschritt wird lebensverändernde Folgen für die Menschheit haben – er hat das Potenzial, *Millionen* von Leben zu verändern und zu rettenǃ« Robbins hat sich mit Dr. Peter Diamandis, Mitbegründer von Human Longevity Inc. und laut *Fortune*-Magazin eine der weltweit 50 wichtigsten Führungskräfte, zusammengetan, um Verbrauchern eine Plazenta-Stammzelltherapie anzubieten. So wie Pharmaunternehmen Verbraucher für ihre Gesundheitsdaten bezahlen, sollten Frauen für Plazentaspenden entschädigt werden. Außerdem sollten Frauen mehr Mittel erhalten, um die Forschung in diesem Bereich voranzutreiben. Bleibt nur zu hoffen, dass dies lediglich der erste Schritt hin zu einem größeren Umdenken ist und der weibliche Körper endlich als die ultimative, lebensspendende Kraft betrachtet wird, die er ist.

Zyklussynchronisation während der Schwangerschaft? In diesem Fall ist die Antwort ein entschiedenes Nein! Ich empfehle jedoch, dass du deinen Körper mindestens drei Monate, besser noch ein ganzes Jahr vor dem Versuch, schwanger zu werden, mit phasenspezifischen Anpassungen deiner Ernährung und deines Lebensstils auf die Schwangerschaft vorbereitest. Indem du hormonell bedingte Symptome behebst, bevor der Test ein positives Ergebnis anzeigt, erhöhst du deine Chancen auf eine gesunde und glückliche Schwangerschaft.

Lebensstil: Während der Schwangerschaftsphase befindest du dich quasi 40 Wochen lang in einer verlängerten Lutealphase, weshalb du einen starken Nestbautrieb verspürst. Und in dir nistet sich ja buchstäblich ein kleines Menschlein ein, deshalb liegt es nahe, dass du dein Zuhause auf den neuen Bewohner vorbereiten willst. Alles, was du tust, richtet sich auf den zukünftigen Mitbewohner aus. Du wirst mit Begeisterung Dinge erledigen – die erste Babyparty planen, das Kinderzimmer einrichten und den Kleiderschrank mit Babykleidung füllen.

Nach der Geburt (Alter variiert)

Körper: Nachdem dein Baby seinen großen Auftritt auf der Weltbühne hingelegt hat, verändert sich dein Hormonspiegel dramatisch, und du erlebst einen raschen Rückgang des Östrogenspiegels, so eine Studie in *Behavioral Brain Research.* Prolaktin regt deine Brüste an, Muttermilch zu produzieren. Jedes Mal, wenn du stillst, schüttet dein Gehirn das Bindungshormon Oxytocin aus, das die Beziehung zu deinem Baby festigt. Wenn du nicht stillst, wird die erste Periode etwa sechs bis acht Wochen nach der Entbindung eintreten. Wenn du jedoch stillst, kann es einige Zeit dauern, bis dein Menstruationszyklus zurückkehrt.

Bei den Frauen, mit denen ich beruflich zu tun habe, dauert es durchschnittlich sechs Monate, bis sich der Zyklus wieder einstellt. Meiner blieb ganze neun Monate lang aus. 2015 erschien eine Überblicksarbeit in *CNS Spectrums* über die Rolle von Fortpflanzungshormonen bei postpartalen Depressionen und Angstzuständen. Die Ergebnisse legten nahe, dass einige Frauen, die als »hormonempfindlich« gelten können, möglicherweise einem höheren Risiko ausgesetzt sind, daran zu erkranken. Im Zuge meiner Arbeit mit Tausenden von Frauen habe ich festgestellt, dass die Art und Weise, wie wir uns in den zehn Jahren vor der Geburt ernähren, Sport treiben und unser Leben organisieren, uns entweder vor postpartalen Stimmungsschwankungen schützt oder uns anfälliger dafür macht. Auch die Art und Weise, wie wir unseren Körper nach der Geburt ernähren, kann einen Unterschied machen.

Zyklussynchronisation nach der Geburt? Auch direkt nach der Niederkunft ist eine Zyklussynchronisation nicht zu empfehlen! Betrachte die ersten drei Monate nach der Geburt als eine verlängerte Menstruationsphase. Konzentriere dich bei deiner Ernährung auf warme, gekochte Lebensmittel, und achte darauf, dass du gesunde Fette, reichlich Eiweiß und nährstoffreiche Kost zu dir nimmst. Es empfehlen sich Knochenbrühe, Leberpastete, rotes Fleisch, warme

Haferflocken, Avocados, gekochte Eier und Kokosöl. Jetzt ist nicht der richtige Zeitpunkt für Salate, Smoothies oder Gemüsesticks – und vor allem nicht für Kaltes! Denk gar nicht erst daran, die überschüssigen Babypfunde durch leichte Kost verlieren zu wollen. Das wird nicht funktionieren. Natürlich könnte man meinen, diese herzhaften Lebensmittel würden dazu führen, dass man mehr auf die Waage bringt, aber mir persönlich hat diese Ernährungsweise geholfen, schnell knapp 20 Kilo abzunehmen, ohne mich mächtig anzustrengen. Meine Ernährungsweise nach der Geburt hat mir außerdem dabei geholfen, Stimmungsschwankungen vorzubeugen, wie sie bei einer Hormonempfindlichkeit auftreten können. Sobald deine Periode sich wieder einstellt und seit der Geburt mindestens sechs Monate vergangen sind, kannst du mit der Synchronisierung deines Zyklus beginnen.

Lebensstil: In dieser Phase kann es sich so anfühlen, als würde sich dein Leben ausschließlich um dieses winzige Bündel drehen, das nichts als schreit, futtert und kackt. Bitte lass dich nicht unter Druck setzen und versuche nicht in allem, von der Arbeit über die Beziehung bis hin zu deinen Freundschaften, perfekt sein zu wollen. Stattdessen solltest du dir reichlich Zeit gönnen, dich an das Muttersein zu gewöhnen.

Perimenopause Phase 1 (ungefähr 35 bis 45 Jahre)

Körper: Der Ablöseprozess von der zweiten inneren Uhr beginnt bereits mit Mitte 30. Dein Körper produziert immer noch genügend Hormone für gute Energielevel, einen gesunden Sexualtrieb, einen frischen Hautton und straffe Muskeln, aber in deinen Eierstöcken sind bereits die ersten subtilen Veränderungen im Gange. Der Vorrat an Eizellen in den Eierstöcken geht zur Neige. Und mit der schwindenden Eizellenreserve schütten die Zellen der Eierstöcke auch geringere Mengen zweier Schlüsselhormone – dem Inhibin B und dem Anti-Müller-Hormon – aus, was laut einer Studie, veröffentlicht in einer Ausgabe des *Journal of the American Medical Association (JAMA)* aus dem Jahr 2017, zu einem gelegentlichen Anstieg des FSH-Spiegels während der Follikelphase des Zyklus führen kann. Da heutzutage so viele Frauen über 35 noch Kinder bekommen, hat die Art und Weise, wie wir auf unsere Hormone achten, offensichtlich einen großen Einfluss auf unsere Fruchtbarkeit in dieser Zeit. Es kann sein, dass dein Zyklus jeden Monat wie ein Uhrwerk läuft oder beginnt, in der Dauer zu variieren. In den späteren Jahren dieser Phase kann es vorkommen, dass die Periode zwischendurch vollständig ausbleibt.

Zyklussynchronisation in Phase 1 der Perimenopause? Die Antwort ist ganz klar Ja! Wenn du dich bereits in der perimenopausalen Phase deines Lebens befindest und gerade erst das Konzept eines zyklussynchronen Lebensstils kennenlernst, solltest du sofort damit beginnen! Wenn du entsprechend deinem Zyklus isst, Sport treibst und mit deiner Energie haushaltest, erlebst du in dieser Phase möglicherweise keine Symptome. Wenn du deine zyklische Natur allerdings bislang vernachlässigt oder ignoriert hast, wird dein Körper dich das spüren lassen. Möglicherweise leidest du unter Fruchtbarkeitsproblemen, Scheidentrockenheit, faltiger oder trockener Haut und trockenem Haar. Auf diese Weise signalisiert dein Körper dir, dass es gewisse Unstimmigkeiten gibt, die angegangen werden müssen. Erwarte nicht, dass sich deine Haut- und Haarprobleme im Kosmetikstudio oder Haarsalon lösen lassen. Das eigentliche Problem ist ein sehr viel tiefgreifenderes. Wichtig ist, dass du so schnell wie möglich mit dem Biohacking loslegst, um zu einem besseren Hormongleichgewicht zu finden, bevor du in die zweite Phase der Perimenopause übergehst, sonst wirst du dich mit unnötig schwerwiegenden Symptomen konfrontiert sehen. Indem du jetzt mit phasenspezifischen Lebensmitteln und Nahrungsergänzungsmitteln entgegensteuerst, kannst du viele der Folgen vorzeitiger hormoneller Alterung abwehren und die Wahrscheinlichkeit verringern, dass in der Spätphase der Perimenopause Symptome auftreten. Du kannst diesen Prozess sogar verlangsamen und die Wechseljahre hinauszögern. Eine Studie aus dem Jahr 2018, erschienen im *Journal of Epidemiology and Community Health*, kam zu dem Schluss, dass eine Ernährung mit viel Fisch und Hülsenfrüchten den Beginn der Menopause um mehr als drei Jahre verzögern kann, wohingegen der Verzehr von weißem Reis und Nudeln zu einem vorzeitigen Ende deiner reproduktiven Phase führt. Eine hohe Zufuhr von Vitamin B6 und Zink steht demnach auch mit einem späteren Eintritt in die Wechseljahre in Verbindung.

Lebensstil: Inzwischen bist du in Sachen Mutterschaft, Karriere und Beziehung auf dem richtigen Weg. Wenn dein Hormonhaushalt optimiert ist und du auf deine zyklische Natur Rücksicht nimmst, läuft in deinem Leben alles mit weit weniger Aufwand, und du bist energiegeladener denn je. Dies kann auch eine Zeit sein, in der du eine Reise zurück zu dir selbst antrittst. Die Psychologin Marion Woodman hat ausführlich darüber geschrieben, wie Frauen in der Lebensmitte sich von äußeren Dingen abwenden und nicht länger nach Bestätigung von außen suchen, sondern sich stattdessen nach innen wenden. Nimm diesen Übergang an und lerne dich selbst wieder besser kennen.

Perimenopause Phase 2 (45 bis 55 Jahre)

Körper: Während die infradiane Uhr in deinem Leben eine immer geringere Rolle spielt, verändert sich dein Hormonhaushalt noch deutlicher. Mit der Zeit produziert dein Körper immer größere Mengen FSH, und irgendwann hast du schließlich keinen 28-Tage-Zyklus mehr. Wenn du die zweite Phase der Perimenopause erreichst, ist dein Vorrat an Eizellen stark geschrumpft, was eine Schwangerschaft weniger wahrscheinlich, aber nicht unmöglich macht. Der FSH-Spiegel steigt, wodurch die Follikel schneller heranreifen und die Follikelphase verkürzt wird. Der luteale Progesteronspiegel sinkt, die Östrogenproduktion kann stabil bleiben oder unregelmäßig werden, der Testosteronspiegel fällt ab. Alle diese Veränderungen können zu unregelmäßigeren Zyklen führen. Schließlich steigt der FSH-Spiegel so weit an, dass kein Eisprung mehr stattfindet. Es kann vorkommen, dass du zwei oder mehr Zyklen überspringst und mehr als 60 Tage deine Periode nicht bekommst. Sie kann sich auch in der Dauer verlängern oder verkürzen oder im Fluss schwerer oder leichter sein. Dieser Übergang kann relativ reibungslos verlaufen, da die sich ändernden Hormonspiegel im Verhältnis zueinander ausgeglichen bleiben, wenn du dich mit deinem Zyklus in Einklang gebracht hast. Bei Frauen, die keine phasenspezifische Lebensweise verfolgen, können die Hormonspiegel allerdings stark schwanken und zu einer Vielzahl von Beschwerden führen, darunter:

- Hitzewallungen und Nachtschweiß
- Schlafstörungen
- steigendes Risiko für Myome und Endometriose
- PMS
- Gewichtszunahme
- Schwellungen und Empfindlichkeit der Brüste
- Fruchtbarkeitsprobleme
- Vergesslichkeit
- Stimmungsschwankungen
- Konzentrationsstörungen
- Kopfschmerzen
- Verlust der Libido
- Scheidentrockenheit
- Harninkontinenz
- verminderte sexuelle Erregbarkeit
- Energiemangel
- Ermüdung
- reduzierte Motivation
- Veränderungen der Haare und Schambehaarung

- Erhöhte Anfälligkeit für Harn- und Vaginalinfektionen
- erhöhtes Osteoporoserisiko

Zyklussynchronisation in Phase 2 der Perimenopause? Du kannst in dieser Phase problemlos Aspekte der Cycle Syncing Method® anwenden, solltest aber darauf vorbereitet sein, dass sich das Timing verschiebt. Abhängig von den hormonellen Vorgängen in deinem Körper befindest du dich möglicherweise längere Zeit in bestimmten Phasen. Bitte gib dem Drang, dies durch Medikamente zu beheben, nicht nach. Betrachte mögliche perimenopausale Symptome als Gelegenheit, um in dich zu gehen und zu überlegen, ob du deine Selbstfürsorge vielleicht verstärken solltest.

Lebensstil: Wenn du Kinder hast, werden die alltäglichen Anforderungen des Mutterseins jetzt allmählich nachlassen, der Nachwuchs wird unabhängiger. Betrachte dies als eine Zeit, in der du dich wieder verstärkt auf die Beziehung zu deinem Partner und auf deine Karriere konzentrieren kannst. Möglicherweise solltest du auch deine Lebensziele überdenken.

Postmenopause (über 55 Jahre)

Körper: Zwölf Monate nach deiner letzten Periode gehörst du zu den geschätzten zwei Millionen Frauen pro Jahr, die nach Angaben der North American Menopause Society hierzulande die Schwelle zur Postmenopause überschreiten. Wie die meisten Frauen wirst du diesen Übergang mit ungefähr 51 Jahren vollziehen, dem Durchschnittsalter für das natürliche Einsetzen der Menopause in den USA. Wie du jedoch bereits gesehen hast, kannst du mithilfe deiner Ernährung und deines Lebensstils diesen Übergang entweder verzögern oder beschleunigen. Und wie du auch erfahren hast, hat die BioCycle-Studie herausgefunden, dass das Risiko für Krebs, Herzerkrankungen, Diabetes und Demenz in der Postmenopause umso mehr steigt, je länger PMS unbehandelt bleibt. Es ist also nicht zu bestreiten, dass deine Entscheidungen während deines Erwachsenenlebens und auf deinem Weg in die Perimenopause einen großen Einfluss auf deine Gesundheit und dein Wohlbefinden nach der Menopause haben werden. In dieser Phase hat sich das FSH auf seinen neuen, erhöhten Wert eingependelt und Östrogen-, Progesteron- und Testosteronspiegel werden von jetzt an langfristig niedrig bleiben. Wenn deine Hormone aufhören, in einem rhythmischen monatlichen Muster zu steigen und zu fallen, weicht deine zyklische Natur wieder der 24-Stunden-Uhr, die schon in deiner Kindheit über dich bestimmt hat. Aber nur weil deine zweite innere Uhr keine Rolle mehr spielt, heißt das nicht, dass deine weiblichen Organe nutzlos geworden sind. Tatsächlich ist ein weiterer Grund, warum du in deine hormonelle Gesundheit investieren solltest, solange dein zweiter innerer Rhythmus noch aktiv ist, der, dass es die Wahrscheinlichkeit erhöhen könnte, dass dir deine Gebärmutter nach der Menopause erhalten bleibt. Wusstest du, dass sich etwa ein Drittel aller Frauen bis zum Alter von 60 Jahren einer Hysterektomie unterziehen?

Oder dass Untersuchungen nachgewiesen haben, dass diese Operationen fast alle unnötig sind? Als du noch jünger warst, wollte dein Gynäkologe oder deine Gynäkologin dir unbedingt die Pille verschreiben, um dein Hormonsystem außer Kraft zu setzen. Jetzt, da du älter bist, will man dir einreden, du bräuchtest keine Gebärmutter mehr. Das treibt meiner Meinung nach ein Denken auf die Spitze, das uns nahelegt, wir müssten natürliche biologische Prozesse medikamentös behandeln und unterdrücken. Das Problem ist nur: Eine solche OP zieht langfristig Probleme für dein sexuelles und körperliches Wohlbefinden nach sich. Neuere Forschungsergebnisse aus dem Jahr 2019 legen nahe, dass die Gebärmutter eine noch ungeahnte Rolle für das Gedächtnis spielt und eine Hysterektomie mit Gedächtnisdefiziten in Verbindung steht. In dieser Lebensphase vernetzen sich deine Hormone und Gehirnschaltkreise, sofern du sie unterstützt, auf eine Weise, die dich auf ein neues Leben vorbereitet. Ich finde, Christiane Northrup bringt es wunderbar auf den Punkt, wenn sie sagt, dass Frauen in den Wechseljahren sich an einem Scheideweg des Lebens befänden, hin- und hergerissen zwischen ihrem alten Leben und einem neuen, von dem sie gerade erst zu träumen beginnen. Etwas in ihnen dränge sie dazu, Aspekte ihrer selbst zu erforschen, die in den Jahren, in denen sie sich ausschließlich um andere und deren Bedürfnisse gekümmert haben, unterschwellig immer schon da waren.

Zyklussynchronisation in der Postmenopause? Dein Körper ist zum 24-Stunden-Rhythmus zurückgekehrt, sodass du nicht mehr aus Gesundheitsgründen oder zu hormonellen Biohacking-Zwecken zyklisch zu leben brauchst. Wenn du allerdings Freude daran hast, kannst du den zyklischen Lebensstil jederzeit beibehalten. Manche Frauen bleiben gerne mit einer zyklischen Lebensweise in Verbindung, indem sie sich mit den Mondphasen in Einklang bringen. Das Hauptaugenmerk liegt hier jedoch auf der Aufnahme von nährstoffreichen Lebensmitteln, Proteinen und essentiellen Fettsäuren, da der Körper nicht mehr so viele Hormone produziert. Du kannst weiterhin die gesunden Lebensmittel zu dir nehmen, die in der Lebensmitteltabelle in Kapitel 4 (siehe Seite ((xx))) aufgeführt sind, brauchst dich aber nicht an die Phasen zu halten. Wichtig ist vor allem, dass du auf eine Weise trainierst, die deinen Körper stärkt, ohne das Verletzungsrisiko zu erhöhen. Und du kannst dein Leben in einem angenehmeren Tempo planen, auch wenn du dich nur noch nach einer Uhr richtest. Es besteht absolut kein Grund, über das Ende deines zyklischen Lebens zu trauern, wenn du deine infradiane Uhr gut genutzt hast, solange sie noch aktiv war.

Ich habe das Gefühl, dass Frauen in diesem Stadium vor allem dann ein unterbewusstes Gefühl des Verlustes empfinden, wenn sie keinem zyklischen Lebensstil gefolgt sind, solange sie die Chance dazu hatten. Und wenn du bislang zyklusorientiert gelebt hast, bist du tatsächlich daran gewöhnt, von einer Phase in die nächste und von einem Lebensabschnitt in den nächsten zu wechseln, sodass du dieses neue Kapitel sicher mit offenen Armen annehmen wirst.

Lebensstil: Betrachte diese Phase deines Lebens als Gelegenheit, dich auf persönliche Interessen zu konzentrieren, statt dich immer nur um andere zu kümmern. Laut einer Studie in der Fachzeitschrift *Menopause* berichten mehr als die Hälfte der amerikanischen Frauen nach der Menopause von mehr Glück und Erfüllung als in ihren Zwanzigern, Dreißigern oder Vierzigern. Stelle dir die Wechseljahre als eine Phase vor, in der du die Weisheit und sämtliche Vorteile deines Zyklus gleichzeitig nutzen kannst.

Weitere Gedanken zum Muttersein

Immer wenn ich mich überfordert fühle oder von Schuldgefühlen geplagt werde, weil ich meine Freundinnen schon eine Weile nicht gesehen habe, weil ich denke, ich sollte mehr Zeit zu zweit mit meinem Mann verbringen oder weil ich am Wochenende geschäftliche E-Mails beantworte, rufe ich mir in Erinnerung, dass ich mich in der Mutterschaftsphase meines Lebens und hormonell gesehen gleichzeitig in der frühen perimenopausalen Phase befinde. Das hilft mir, die Dinge wieder ins rechte Licht zu rücken. Damit erteile ich mir erneut die Erlaubnis, die Phase, in der ich mich befinde, anzunehmen und mich nicht über Gebühr unter Druck zu setzen, weil ich denke, mehr tun zu müssen. Es gibt bestimmte Phasen im Leben, in denen wir stundenlang mit Freunden abhängen, romantische Wochenenden mit unserem Liebsten verbringen oder einen Großteil unserer Freizeit darauf verwenden können, an unserer Karriere zu feilen. Das haut allerdings alles nicht hin, wenn du gerade mitten in der Erziehung deiner Kinder steckst. Deine innere Lebensuhr sagt dir, dass im Hinblick auf den Nachwuchs alles völlig neu priorisiert werden muss. Die Forschung bestätigt, dass deine innere Uhr damit völlig richtigliegt.

Die Zeitschrift *Child* befragte fast 1000 Mütter und Väter, um herauszufinden, wie sich die Elternschaft auf ihre Freundschaften ausgewirkt habe. Die Ergebnisse zeigen, dass Frauen nach der Geburt eines Kindes dazu neigen, sich von ihrem Freundeskreis zu entfernen. Ungefähr 45 Prozent gaben an, dass sie seit der Geburt weniger Freunde hätten und weniger Zeit mit ihnen verbrächten, nämlich nur fünf Stunden pro Woche im Vergleich zu 14 Stunden pro Woche vor dem Baby. Auch die Art und Weise, wie wir mit unseren Freundinnen und Freunden in Kontakt treten, ändert sich. Anstelle von Mittagessen, Cocktail-Abenden oder Einkaufsbummeln gehen wir über zu Online-Chats, E-Mail-Wechseln oder altmodischen Telefonaten – und das ist nicht annähernd so erfüllend.

Auch in der Beziehung zu deinem Partner kann dein Muttersein einen tiefgreifenden Wandel verursachen. Aber mal ehrlich, überrascht das irgendwen? Dieses winzige Bündel fordert jede Sekunde deiner Aufmerksamkeit, verhindert, dass du genug Schlaf bekommst, und hat deine To-do-Liste gerade um 137 weitere Punkte ergänzt. Da ist es schwer, Zeit für sich selbst zu finden, geschweige denn für den Partner. Jahrzehntelange Forschung weist darauf hin, dass das Eheglück nach dem Übergang zum Elternsein abnimmt. Eine in *Current Opinion in Psychology* veröffentlichte Studie aus dem Jahr 2017 kam zu dem Schluss, dass sich die Geburt eines ersten Kindes negativ auf die elterliche Beziehung auswirkt, unabhängig davon, ob es sich um ein andersgeschlechtliches Paar oder um ein gleichgeschlechtliches Paar handelt. Und das ist nicht nur der übliche Einbruch nach dem ersten jungen Eheglück. In einer Studie aus dem Jahr 2008, veröffentlicht im *Journal of Family Psychology*, haben Forschende die Ehezufriedenheit von Müttern und Frauen ohne Kinder über einen Zeitraum von 39 Monaten gemessen. Alle Frauen berichteten von einem Rückgang der Zufriedenheit, aber die mit Kindern bemerkten einen viel deutlicheren Rückgang – mehr als doppelt so stark wie bei den kinderlosen verheirateten Frauen. Wenn du die Strategien in Kapitel 8 beherzigst, kannst du dieser Tendenz entgegenwirken.

Wenn es um den Wiedereinstieg in den Beruf nach der Geburt geht, kann es vorkommen, dass du dich hin- und hergerissen fühlst. Wir alle wollen 100 Prozent für unsere Karriere geben, aber genauso wollen wir 100 Prozent für unsere Kinder tun. Und natürlich muss man kein Mathegenie sein, um zu wissen, dass diese Rechnung nicht aufgeht. Da wir jedoch in einer Kultur der ständigen Produktivität leben, sind wir darauf konditioniert, zu glauben, dass wir jederzeit erreichbar sein, zusätzliche Projekte übernehmen und lange im Büro bleiben müssen, um vollen Einsatz zu zeigen. Kommt dann noch ein Kind ins Spiel – oder ein zweites oder drittes –, bleibt einfach nicht genügend Zeit und Kraft für alles. Der biochemische Drang, sich um den Nachwuchs zu kümmern, ist stark, aber leider nimmt unsere Arbeitskultur keinerlei Rücksicht auf die Bedürfnisse von uns Müttern. Das geht so weit, dass Frauen oft das Gefühl haben, sie müssten eine Entscheidung zugunsten des einen oder des anderen treffen, eine Wahl, die für niemanden leicht ist.

Tatsächlich kehren immer mehr Frauen dem Arbeitsmarkt den Rücken und übernehmen wieder die Rolle der Vollzeitmutter. Laut einem Artikel in der *New York Times* aus dem Jahr 2014 erreichte der Anteil der Frauen im Alter von 25 bis 54 Jahren an der Erwerbsbevölkerung 1990 mit 74 Prozent seinen Höhepunkt, ist seitdem aber wieder auf 69 Prozent gesunken. Einer Analyse des Pew Research Center zufolge stieg der Anteil der Mütter, die nicht außer Haus arbeiten, von 23 Prozent im Jahr 1999 auf 29 Prozent im Jahr 2012 – was 10,4 Millionen Müttern entspricht, die zu Hause bleiben. Die *Harvard Business Review* analysierte eine Umfrage aus dem Jahr 2004, bei der 2443 hochqualifizierte Frauen befragt wurden – Frauen mit einem Berufsabschluss, einem Hochschulabschluss oder einem Bachelor-Abschluss mit Auszeichnung. Man stellte fest, dass 37 Prozent beschlossen hatten, aus dem Berufsleben auszusteigen. Bei den Müttern lag die Zahl bei 43 Prozent. Wie du vielleicht bereits richtig vermutest, stehen familiäre Verpflichtungen ganz oben auf der Liste der Gründe, warum Frauen aus dem Berufsleben ausscheiden. Laut einer gemeinsamen Umfrage von *New York Times*, *CBS News* und der *Kaiser Family Foundation* aus dem Jahr 2014 unter nicht Erwerbstätigen im Alter zwischen 25 und 54 Jahren gaben 61 Prozent der befragten Frauen familiäre Pflichten als Grund dafür an, dass sie nicht arbeiteten. Es ist nicht zu bestreiten, dass es auf Unternehmensseite einfach nicht genügend Flexibilität und Unterstützung für berufstätige Mütter gibt. Viele Frauen, die ihre Arbeit aufgeben, um nur noch Hausfrau und Mutter zu sein, sprechen von Gefühlen des Versagens. Warum können diese Frauen nicht »alles haben«, wie es uns immer erzählt wird? Sicherlich hilft dir die Synchronisierung mit deinem Zyklus dabei, organisierter zu sein und über den Monat verteilt mehr zu schaffen als gewöhnlich, außerdem nimmt es dir den Druck, alles sofort zu erledigen. Allerdings würde ich persönlich mir wünschen, dass Unternehmen Frauen in der Lebensphase des Mutterseins mehr unterstützen, indem sie sich offener für flexiblere und familienfreundlichere Arbeitszeiten zeigen. Eine Neudefinition von Erfolg in der Mutterschaft – die es uns ermöglicht, unsere Karriereziele zu erreichen und gleichzeitig für unsere Kinder da zu sein und Zeit für Selbstfürsorge zu haben – ist Teil des Biohacking, das in dieser Lebensphase erforderlich ist. Damit wir endlich aufhören können, immer noch mehr zu leisten, und uns stattdessen dafür entscheiden, mehr von dem zu tun, was wirklich wichtig ist.

Fortsetzung des Zyklus: Wenn deine Tochter das erste Mal menstruiert

Wenn du Mutter einer Tochter bist, ist das Beste, was du für sie tun kannst, ihr einen zyklusorientierten Lebensstil näherzubringen. Wenn du sie im Einklang mit deiner zyklischen Natur erziehst und sie sieht, dass du im Rhythmus deiner hormonellen Phasen lebst, prägt sich dieses Muster auch bei ihr ein, sodass sie es für ihr eigenes Leben übernehmen wird, sobald der Zeitpunkt dafür gekommen ist. Sie wird sich an deiner Art, dich zu ernähren, zu trainieren und mit deiner Energie zu haushalten, ein Beispiel nehmen, und mit zunehmender Reife wird ihr dieser Lebensstil in Fleisch und Blut übergehen. Du merkst es vielleicht selber nicht, aber deine Tochter registriert durchaus, wie du dein Leben anpackst. Ich sehe es bei meiner eigenen Tochter, und die ist erst vier! Eines Abends, ich war gerade am Ende meiner Lutealphase, erzählte ich ihr, dass ich den ganzen Tag im Büro gesessen hätte und deshalb dringend Bewegung bräuchte. Allerdings wollte ich es nicht übertreiben. Sie überlegte einen Moment und sagte dann: »Wie wäre es mit Mattentraining? Das wäre gut.« Das war einer dieser Momente, wo ich vor Stolz fast platzte, und ich antwortete: »Du hast vollkommen recht. Das ist im Moment das perfekte Training für mich.« Also absolvierte ich mein 30-minütiges Pilates-Training auf der Matte und sie machte beim zweiminütigen Aufwärmtraining mit.

Ein zyklischer Lebensstil ist bei uns zu Hause die Grundlage unseres Zusammenlebens. Wie bereits erwähnt, registriert meine Tochter durchaus, dass sich die Dinge im Laufe eines Monats ändern, sie beobachtet instinktiv die Veränderungen in jeder Phase. Wenn sie in die Pubertät kommt, wird sie diesen zyklischen Lebensstil ganz automatisch für sich übernehmen. Was für ein Segen! Ich bin dankbar, dass sie sich nicht erst intellektuell mit dieser Lebensweise auseinandersetzen muss, sondern sie ganz selbstverständlich umsetzen wird.

Leider ist dieses Szenario noch nicht für alle Normalität. Eine Patientin hat mir von Gesprächen erzählt, die einige befreundete Mütter mit den Kinderärztinnen und -ärzten ihrer Töchter geführt haben. Die Ärzte hatten wohl vorgeschlagen, sie sollten ihren Töchtern, die im Übrigen noch nicht menstruierten, das Medikament Prozac verabreichen, damit die Mütter sich nicht mit dem »hormongesteuerten« Verhalten der Mädchen herumschlagen müssten, sobald sie in die Pubertät kämen. Es kam auch der Tipp, mit der Einnahme der Pille gleich mit der ersten Periode zu beginnen. Meiner Meinung nach müssen wir gründlich überdenken, ob junge Mädchen wirklich medikamentös behandelt werden sollten, unabhängig davon, ob sie Beschwerden haben oder nicht. Meine Patientin sagte mir auch, diese Mütter würden selbst die Pille zur Behandlung ihrer Menstruationsbeschwerden sowie Antidepressiva einnehmen, um ihre Stimmungsschwankungen in den Griff zu bekommen. Sehr wahrscheinlich glauben sie deshalb, dass eine frühzeitige medikamentöse Behandlung ihren Töchtern ersparen würde, was sie selbst durchgemacht hatten. Tatsache ist, dass wir alle in Bezug auf unsere hormonelle Gesundheitsfürsorge in jeder Lebensphase sehr viel Besseres verdient haben. Je nachdem, wie alt du warst, als du deine Tochter zur Welt gebracht hast, kann es sein, dass du selbst noch menstruierst, wenn deine Tochter in die Pubertät kommt. Beide Szenarien haben ihre Vorteile. Wenn ihr beide im Einklang mit eurem Zyklus lebt, kannst du ihr dabei ein starkes Vorbild sein. Sie wird ihre Identität finden, genau wie du in der Lebensmitte dich selbst und deine Werte vielleicht ganz neu entdeckst. Es sind gewaltige Veränderungen für euch beide. Du kannst deiner Tochter helfen, diese turbulenten Zeiten gut zu überstehen, aber behalte bitte im Hinterkopf, dass ihr Gehirn massive Veränderungen durchmacht. Halte dich also mit allzu emotionalen Reaktionen ihr gegenüber möglichst zurück. Das Buch *Mothering and Daughtering* von Sil und Eliza Reynolds bietet in dieser Situation eine großartige Hilfestellung. Lebe ihr die Selbstfürsorgepraktiken vor, die ihr dabei helfen, alle Übergänge im Laufe ihres Lebens zu meistern. Du kannst sie auch in deine eigene Suche während einer Übergangsphase einbeziehen. Wenn du Spaß an Wellness-Retreats und Workshops hast, nimm deine Tochter doch einfach mit. Lass sie Selfcare-Praktiken wie Tanz, Yoga, Meditation, Journaling oder Kunsttherapie erkunden, damit sie sich auf die Entwicklung ihrer Beziehung zu sich selbst und ihres Innenlebens einstimmen kann und frühzeitig lernt, ihre Biologie als Quelle innerer Weisheit wahrzunehmen.

Wenn dein Zyklus bereits zum Erliegen gekommen ist, sobald deine Tochter in die zyklische Lebensphase eintritt, spielst du eher eine unterstützende Rolle. Nimm sie mit in die Küche und erkläre ihr, wie die zyklische Ernährungsweise funktioniert. Eine Möglichkeit wäre, dass du dich mit den Mondphasen synchronisierst, um mit den Rhythmen der Natur in Verbindung zu bleiben. So zeigst du deiner Tochter, wie wichtig es ist, eine Verbindung zur Welt um uns herum aufzubauen und gut auf sie zu achten, genauso wie wir auf unseren Körper achten.

Ermutige deine Tochter ruhig, die MyFLO-App zu verwenden, und lass dich von ihr auf dem Laufenden halten, in welcher Phase sie sich befindet. So weißt du immer, welche Nahrungsmittel sie gerade benötigt, und kannst sie darin unterstützen, sich auf die einzelnen Phasen einzustellen sowie Schulisches und Selbstfürsorge entsprechend zu planen.

Wenn du in den Zyklus deiner Tochter eingeweiht bist, hilft dir das als Mutter auch dabei, es nicht persönlich zu nehmen, wenn sie sich dir gegenüber aggressiv oder launisch verhält. Sieh dir einfach an, an welchem Punkt ihres Zyklus sie sich befindet, und unterstütze sie bestmöglich. Vergiss nicht: Du stehst ihr beim Übergang von einem nichtzyklischen zu einem zyklischen Lebensabschnitt zur Seite. Sei bitte geduldig. Sei liebevoll. Unterstützend. Die lebensbejahenden Ratschläge, die du ihr in dieser Zeit erteilst, werden den Grundstein dafür legen, dass sie sich zu einer hormonell gesunden jungen Frau entwickelt, die dazu in der Lage ist, ihre Werte, Bedürfnisse und Verantwortlichkeiten zu erkennen, auszubalancieren und das an oberste Stelle zu setzen, was ihr dauerhaft mehr Glück und Erfüllung bringt. Überleg doch bitte, wie wunderbar es gewesen wäre, wenn *dir* diese Weisheit geschenkt worden wäre, als du selbst auf dem Weg zum zyklischen Wesen warst. Dann hättest du es dir ersparen können, ständig nach Perfektion zu streben, du hättest deine hormonelle Gesundheit frühzeitig wiederhergestellt und deinen infradianen Rhythmus in vollen Zügen genießen und nutzen können. Deine Tochter aber wird es dir danken … eines Tages.

KAPITEL 10

Dynamisch, weise und frei

Eine Frau im Einklang mit ihrem Geist ist wie ein fließender Fluss. Sie geht, wohin sie will, ohne sich zu verstellen, und kommt an ihrem Ziel an, bereit, sie selbst und nur sie selbst zu sein …

– Maya Angelou

Erinnerst du dich noch an deine Kindheit? Du bist auf der Schaukel durch die Luft gesegelt, die Straße entlanggehopst oder mit wehenden Haaren auf dem Fahrrad dahingerast, den Wind im Gesicht. Du hast kaum einen Gedanken an deinen Körper verschwendet, hast ihn nur dazu benutzt, das zu tun, worauf du Lust hattest. Dann, eines Tages, hat deine Mama sich mit dir hingesetzt und dir was vom »Fluch der Periode« erzählt, oder du musstest dich durch deprimierende Sexualkundestunden quälen wie ich damals, und mit einem Schlag war alles anders. Dir wurde offenbart, was die Welt über dein Geschlecht denkt, dass dein Körper eine Last ist und du dazu bestimmt bist, darunter zu leiden. Diese Erkenntnis hat dir das Herz gebrochen. Sie hat dich gezwungen, einen ganz neuen Blick auf deinen Körper zu entwickeln, dabei hatte er dir bis dahin so gute Dienste erwiesen. Diesen Schock musstest du erst einmal verwinden. Plötzlich lebtest du in der ständigen Erwartung, dass dein Körper dich verraten würde, also hast du dich von ihm abgewandt. Du hast gelernt, deiner Biologie und deinem zyklischen Rhythmus zu misstrauen, hast versucht, beides gewaltsam zu unterdrücken, die Natur zu überlisten. Dein Körper hat darauf mit Symptomen reagiert, um dich auf ein grundsätzliches Problem aufmerksam zu machen, das du übersehen hattest. Du hast versucht zuzuhören, aber die Ärzte meinten, dass man nichts tun könne, ermutigten dich stattdessen, die Beschwerden medikamentös zu behandeln. Das zugrunde liegende hormonelle Ungleichgewicht blieb derweil bestehen, wodurch du in einen Teufelskreis geraten bist: Die Prophezeiung hat sich selbst erfüllt. Wie du in diesem Buch gesehen hast, könnte der Gedanke, unser Körper sei eine Last, nicht weiter von der wissenschaftlich bestätigten biologischen Realität entfernt sein. Tatsächlich führt der einzig wahre Weg zur Heilung über deine weibliche Natur, über deinen Körper und über die Rückbesinnung auf deine infradiane Rhythmik. Ich hoffe, dass du dich beim Lesen bestätigt fühlst, dass eine innere Stimme dir versichert: »Ja, genau das ist es, was ich fühle. Mein Instinkt sagt mir das schon länger, aber ich habe nicht verstanden, wie das alles zusammenhängt. Wir hätten das alles schon viel früher lernen sollen. Es macht absolut Sinn, sich an den eigenen Flow anzupassen.« Deine innere Stimme und deine Intuition haben dich zur Wahrheit gerufen. Die Cycle Syncing Method® weist dir den Weg zurück zu deinem Körper, den du als Kind so geliebt hast, dem Körper, der dir das Gefühl gegeben hat, du könntest alles schaffen. Es ist an der Zeit, dass wir mit der Heilung beginnen.

Wie konnte es nur so weit kommen?

In Workshops erzähle ich gerne die Geschichte, wie wir Frauen an den Punkt gekommen sind, an dem wir heute stehen. Vor dem Zeitalter der Vernunft, als Descartes, Newton und Galileo begannen, das »Wie« der Dinge zu erforschen, lebten wir Menschen in einer Ära der Spiritualität. Zu dieser Zeit war alles, was wir taten, mit einem Gefühl für das Heilige und Göttliche verbunden, alle lebten ihr Leben nach der natürlichen Ordnung, die sie in der Welt um sich herum beobachteten und von der sie glaubten, dass sie das Beste für die Seele und für die geistige Gesundheit sei. Diese spirituelle Epoche mündete schließlich im Zeitalter der Vernunft, der notwendige nächste Schritt, um die Mechanismen hinter den Dingen, die unser Dasein beherrscht hatten, zu verstehen und ihre Geheimnisse zu entschlüsseln. Dieses neue Zeitalter tat alles, um die Welt und alles in ihr zu messen und zu beschreiben, und verhalf der linearen Zeitrechnung und insbesondere der 24-Stunden-Uhr zu großer Macht. Nur das, was sich nach diesem neuen Denkmodell erklären ließ, war von Wert, wohingegen alles, was sich nicht wissenschaftlich belegen ließ, darunter viele Phänomene aus dem natürlichen und emotionalen Bereich, als unwichtig angesehen wurde. Jeder Mensch, der sich auch weiterhin auf das Natürliche konzentrierte, galt als unreflektiert oder dumm. Menschen, genauer gesagt Männer, die dem neuen linearen Wissen und der dazugehörigen Denkweise anhingen, übernahmen wichtige Machtpositionen, während es Frauen untersagt wurde, ihr Wissen an andere Frauen weiterzugeben und sich gegenseitig zu unterstützen. Das lineare Denken schürte schließlich die Vorstellung von der kontinuierlichen Produktivitätssteigerung. Wenn man nämlich durchschaute, wie die Dinge funktionierten, konnte man die natürliche Ordnung überlisten und so viel produzieren, wie man wollte, so schnell, wie man wollte, wann man wollte. Die Mächtigen erkannten, dass sie die Welt nach ihren Vorstellungen und zu ihrem Vorteil umgestalten konnten.

Natürlich verloren damit die Weisheit und die zyklische Energie der Frauen zusehends an Wert. Das Hebammenwesen, von Frauen ausgeübte medizinische Praktiken und die weiblichen gesundheitlichen Belange blieben auf der Strecke und wurden ins Reich der Mysterien verbannt, da sie sich an Naturgesetzen orientierten und sich dem Verstand entzogen. Das Zeitalter der Vernunft brachte der Menschheit zwar die Schönheit der Wissenschaft, klammerte dabei aber die weibliche Biologie aus und verunglimpfte sie, weil sie sich nicht nach dem modernen linearen Schema erklären ließ. Frauen wurden als krank betrachtet und erhielten Diagnosen wie Hysterie – abgeleitet vom griechischen Wort *hysterika*, was »Gebärmutter« bedeutet – als angebliche Ursache für ihren Wahnsinn. Und noch heute, Hunderte von Jahren später, wird jede individuelle Reaktion einer Frau auf ihre Hormone auf Grundlage dieser Falscheinschätzung erklärt. Dieses Buch soll nun das Ende dieser langen, leidvollen Reise markieren, indem es den wissenschaftlichen Diskurs um ein fehlendes Puzzleteil ergänzt, das mit dem Zeitalter der Vernunft verloren ging: Wir Frauen verfügen über eine zweite biologische Uhr und sie ist ebenso wichtig für uns wie die 24-Stunden-Uhr. Die 28-Tage-Rhythmik kann gemessen werden, sie ist vorhersehbar, und sie verdient den gleichen Respekt und die gleiche Aufmerksamkeit wie die 24-Stunden-Uhr.

Darüber hinaus ist die infradiane Uhr die perfekte Verkörperung jener göttlichen Energie, die einst unser gesamtes Leben beherrschte. Die 28-Tage-Rhythmik spiegelt das der gesamten Schöpfung innewohnende zyklische Zeitschema wider. Frauen spüren das ganz instinktiv. Das Wort *Ritual* beispielsweise leitet sich von dem Sanskrit-Wort für »Menstruation«, *rtu*, ab. Die ältesten Rituale standen mit dem weiblichen Zyklus in Verbindung und waren an Mond- und Jahreszeitenzyklen gekoppelt. Dann aber hat man uns mit einem kulturellen Narrativ belegt, das uns bis heute dazu zwingt, unsere zyklische Realität zu verleugnen und als minderwertig zu betrachten. Diese leidvolle Historie begegnet uns in jeder Darstellung des Weiblichen, in jedem Gesetz, das uns regiert, in jeder Geschichte, die über uns erzählt wird. Das reicht aus, um jede Frau in den Wahnsinn zu treiben, und lässt uns hilflos zurück, ohne feste Bodenhaftung und ohne eine Verbindung nicht nur zu uns selbst, sondern auch zum Göttlichen in uns. Dieser spirituelle Hunger, uns mit uns selbst zu verbinden und das Zyklische wieder in unser Leben zu integrieren, erklärt, warum wir Frauen die wichtigste Klientel für Produkte und

Programme für persönliches Wachstum, Selbsthilfe, spirituelle Entwicklung und Wellness bilden. Von frühester Kindheit an werden wir mit unbefriedigenden Häppchen gefüttert – einer Kombination aus Falschinformationen und lückenhaftem Wissen über unsere Biologie. Uns plagt deshalb ein ständiger Hunger, der uns unermüdlich nach etwas außerhalb von uns selbst suchen lässt, das diesen Hunger stillen soll. Seit Jahrhunderten ist da diese Sehnsucht nach etwas, das sich uns entzieht. Die Folge ist, dass wir Ersatz in äußerlichen Dingen suchen – wir wünschen uns das schönste Haus, die coolste Garderobe, die beste Figur, das hübscheste Gesicht. Wir versuchen es mit Workshops, Exerzitien und Retreats – in dem Bemühen, uns mit etwas verbunden zu fühlen, das größer ist als wir selbst. Tatsächlich gibt es aber nur eine Sache, die wir brauchen, um unsere Power wiederzufinden, wieder auf festem Boden zu stehen und uns mit unserer Seele zu vereinen – nämlich das fehlende Wissen über unsere zyklische Natur und die Freiheit, unserer Intuition durch einen zyklischen Lebensstil zu folgen.

So gewinnst du deine Souveränität zurück

Mein eigener Weg führte zunächst über die Wissenschaft. Sie half mir, mich sicher genug zu fühlen, um dieses große Experiment in meinem Leben zu wagen. Ich wollte ein festes Fundament in Form einer Bestätigung durch die Wissenschaft haben, um wieder in meinen eigenen Rhythmus zurückzufinden. Gegen den Strom anzuschwimmen, kann beängstigend sein – solange man nicht ahnt, dass dieser Strom bereits in einem ist.

Überall um mich herum entdecke ich Verbindungen zwischen unserer weiblichen Biologie und der Natur. Als ich zum Beispiel das erste Mal der Mandelbrotmenge begegnete und begriff, dass die fraktale Geometrie die natürliche biologische Welt, an die ich in der

Mittelschule mein Herz verloren hatte, perfekt beschreibt, war ich zutiefst beeindruckt. Man muss kein kleiner Einstein sein, um die Schönheit von Fraktalen zu erkennen. Als ich die Äste eines Baumes, die Struktur der Bronchien oder den Aufbau der Niere studierte, war ich baff, denn alles organische Leben schien auf denselben selbstreplizierenden Mustern zu beruhen. Ich bin zwar keine Mathematikerin oder Physikerin, aber ich bin trotzdem überzeugt, dass derselbe fraktale Effekt auch über unsere Hormonmuster bestimmt, die jedes System in unserem Körper beeinflussen. Und gleichzeitig ist ein Quanteneffekt erkennbar. Zusammen mit den anderen Vätern der Quantenphysik – Schrödinger, Bohr und de Broglie – hat Einstein uns über die Newton'sche Physik hinausgeführt, über die traditionelle Wissenschaft, die in unserem Universum nichts weiter als eine Ansammlung von physikalischer Materie sah. Die Quantenphysik hat uns gezeigt, dass nichts auf dieser Welt aus festem Stoff besteht, sondern alles Energie ist. In der Quantenmechanik gibt es einen wundersamen Effekt, bei dem Teilchen in zwei Zuständen gleichzeitig zu sein scheinen. Unsere weibliche Biochemie ermöglicht uns in ähnlicher Weise Zugang zu zwei verschiedenen Zeitmustern – dem 24-Stunden- und dem 28-Tage-Rhythmus. Diese Kombination aus Fraktal- und Quanteneffekt, wie sie nur im weiblichen Körper zu finden ist, ist sicherlich das Herzstück der mächtigsten Naturgewalt, die es gibt.

Ich war immer schon fasziniert davon, wie Frauen gelebt haben, bevor die euklidische Geometrie den Fokus auf die von Männern geschaffene Umwelt lenkte, in der alles linear war und die Newton'sche Physik alles endlich machte. Die Wissenschaftler von damals gingen davon aus, dass alles in der Natur chaotisch und unvorhersehbar sei und nicht mathematisch beschrieben werden könne. Wie sehr sie sich doch geirrt haben. Benoît Mandelbrot, Forscher bei IBM, fand dies in den 1970er-Jahren heraus. Er erkannte, dass Komplexität nicht gleichbedeutend mit Chaos ist. Die Natur ist genial, elegant und effizient, genau wie du. Ich kann mir nur ein ungefähres Bild davon machen, wie dieses voreuklidische Leben ausgesehen haben muss – ein Dasein im Einklang mit der Natur, mit zyklischen Ritualen und einem Gefühl von Freiheit. Ich wollte einen Weg finden, dieses Leben, wie ich es mir ausmalte, in unsere moderne Welt zu übertragen, um als empowerte und verkörperte Frau leben zu können. Das zyklische Muster weckte in mir eine Vision, wie mir das gelingen könnte – wie es *jeder* Frau gelingen könnte, ganz gleich wo sie lebt –, ohne dazu als Einsiedlerin in die Natur fliehen oder auf die modernen Technologien verzichten zu müssen. Die Vergangenheit und die Art und Weise, wie wir vor Jahrhunderten gelebt haben könnten, wird sich uns nie ganz erschließen, aber wenn wir uns selbst durch die Linse der heutigen Wissenschaft betrachten – wenn wir sehen, wie unsere Biologie die Gezeiten, die Muster des Mondes, die Drehung eines Rades widerspiegelt –, müssen wir nicht länger von der Vergangenheit träumen. Wir können sein, wie wir sind, umfangen von den Kräften der Natur, die das Leben in uns und um uns herum antreiben. Die Macht dieses biologischen Prozesses zu ignorieren, wäre genauso einschränkend, wie es die lineare Welt war, bevor wir es der Natur erlaubten, sich zu offenbaren. Wir müssen uns gegen die Denkweise wehren, die man uns in Bezug auf unsere angeblichen hormonellen Defizite eingeimpft hat, und stattdessen annehmen, was wir sind – Fraktale des Kosmos, Quantenwesen, fleischgewordener Sternenstaub –, und eine neue Version der Realität ins Rampenlicht rücken, die uns und der gesamten Menschheit gerecht wird.

Auch wenn diese neue Art zu leben eine tiefe Verbindung mit deiner Biologie erfordert, bedeutet das nicht, dass deine Hormone von nun an über dein Leben bestimmen. Indem du die gleichzeitige Existenz deiner beiden inneren Uhren anerkennst und dich mit deinem zyklischen Rhythmus in Einklang bringst, gehst du über die reduktive materialistische Wissenschaft (die Vorstellung, dass das Gehirn das Bewusstsein erschafft) und den biologischen

Determinismus (der Glaube daran, dass du keinen freien Willen hast) hinaus. Du bist deinen Hormonen nicht hilflos ausgeliefert. Mit dem richtigen Bewusstsein kannst du dich auf sie einstellen und sie nach deinem Willen zu deinem Vorteil nutzen. Wenn du nur eine Ansammlung biochemischer Stoffe wärst, hättest du keine Möglichkeit, deinen Hormonhaushalt zu beeinflussen – aber wie du in diesem Buch gesehen hast, besitzt du die Macht, deine Hormone durch gezielte Maßnahmen zu heilen und dein Wohlbefinden zu verbessern.

Wir haben hier die einzigartige Gelegenheit, Wissenschaft und Spiritualität zusammenzuführen und unser Bewusstsein sowie unsere Selbstwahrnehmung zu schärfen. Viele spirituelle Lehren suggerieren uns, dass wir den Körper überwinden müssen, um uns mit etwas Größerem als uns selbst zu verbinden. Ich persönlich habe jedoch die Erfahrung gemacht, dass wir Frauen *durch die Hinwendung zu unserem Körper* zu dieser größeren Einsicht und tieferen Bewusstheit gelangen. Ich bin nicht die erste Frau, die versucht, anderen Frauen den Weg zu ihnen selbst, zu ihrer weiblichen Natur, zu ihrer Verbindung mit dem Göttlichen aufzuzeigen. Die jungianische Analytikerin Clarissa Pinkola Estés schrieb 1992 eines der wichtigsten Bücher zum weiblichen Empowerment, *Die Wolfsfrau*. Marion Woodman und viele andere sind ebenfalls Verfechterinnen der Vorstellung, dass die Rückbesinnung auf unsere innere Weisheit der Schlüssel zur Erfüllung ist. Ich hatte das große Privileg, im Rahmen einer Ausstellung im Guggenheim Museum die Arbeiten der Schwedin Hilma af Klint zu sehen. Sie war eine Frau, die in der Suffragettenbewegung der frühen 1900er-Jahre nach Anerkennung suchte, inmitten einer Gesellschaft, die Frauen an den Rand drängte. Ihre Werke sind eine wunderbare Verquickung der Wissenschaft des Lebens und der Geometrie des Göttlichen. Sie wollte mit ihrer Kunst zeigen, dass wir alle gleich sind. Diese Bilder zu sehen, war wie eine Umarmung von einer guten Freundin aus der Vergangenheit, es fühlte sich an, als sei überhaupt keine Zeit verstrichen, seit sie diese Werke geschaffen hatte.

In den bald 20 Jahren, in denen ich Frauen dabei helfe, ihre Hormone ins Gleichgewicht zu bringen und die Kraft ihrer weiblichen Energie zu nutzen, habe ich gelernt, dass wir erst durch die Heilung unseres Körpers ganz werden. Wenn du dich mit dieser größeren schöpferischen Kraft der Natur verbindest, indem du in deinen eigenen Körper hineingehst, wird die Einstimmung auf deinen Zyklus zu einer täglichen körperlichen Übung, die dich davor bewahrt, dich in äußeren Dingen zu verlieren, die dir keine Erfüllung bringen. Du wirst dir deiner selbst immer bewusster werden und erkennen, dass das, wonach du suchst, bereits in dir ist. Nichts fehlt, nichts ist falsch. Du bist perfekt in deiner sich ständig verändernden Natur, genau richtig, so wie du bist.

Diese positive Einstellung macht es uns möglich, unsere Souveränität zurückzuerobern und unsere wahre Natur als mächtigen Akteur des Wandels zu erkennen. Unsere Fähigkeit, diese Energie zu verstärken, indem wir tief mit unserem biologischen Rhythmus verbunden bleiben, ermöglicht es uns, jeden Aspekt unseres Lebens im Blick zu behalten und die notwendigen Veränderungen voranzutreiben – in uns selbst, in unseren Beziehungen und in der Welt als Ganzes. Wenn wir uns mit dem *Wie* unserer inneren Funktionsweisen vertraut machen, gelangen wir zu der Überzeugung, dass wir nicht minderwertig sind, dass wir nicht dazu bestimmt sind, unterdrückt zu werden, dass unser Körper ein Geschenk ist, der den Takt eines Rhythmus vorgibt, von dem wir alle profitieren. Dieser Perspektivenwechsel ist das dringend benötigte Heilmittel für unsere aus dem Lot geratene Kultur. Wenn wir unsere Hormone in Balance bringen und in Einklang mit unserem natürlichen Flow kommen, können wir auch der Welt um uns herum zu neuem Gleichgewicht und Harmonie verhelfen.

Die Held(inn)enreise neu gedacht

Joseph Campbell beschrieb das Konzept der Heldenreise in seinem klassischen Werk *Die Kraft der Mythen*. Im Wesentlichen geht es dabei um einen ungewöhnlichen Helden, der den Auftrag erhält, eine epische Reise zu unternehmen. Er begibt sich auf die Suche, macht Fortschritte, übersteht Rückschläge und erreicht schließlich sein Ziel, den Gral und/oder das Mädchen. Es geht um Eroberung – der Held strengt sich an, um am Ende etwas zu erhalten –, um eine Geschichte des Siegens, die sich über die Jahrtausende gehalten hat.

Nimm dir bitte einen Moment Zeit und überlege, wie sehr der Mythos der Heldenreise in deinem Bewusstsein und deinem Unterbewusstsein verankert ist. Diese Geschichte bestimmt darüber, was du als heldenhaft, wertvoll und ruhmreich ansiehst. Indem wir diese Geschichten wieder und wieder erzählen und dadurch lebendig halten, bestätigen wir im Grunde, dass die maskuline Energie des Abenteuers, des Vorwärtsstrebens und der siegreichen Eroberung das ist, worauf unsere Gesellschaft baut und was unsere Anerkennung verdient.

Du wirst feststellen, dass es keine vergleichbaren Geschichten mit weiblichen Helden gibt. Und genau das ist der Grund, warum wir immer noch so sehr mit unserer zyklischen Natur zu kämpfen haben. Wir verherrlichen das Tun und sind skeptisch gegenüber dem Nicht-Tun.

Die Tatsache, dass über uns Frauen keine Heldinnengeschichten erzählt werden, hat den unangenehmen Nebeneffekt, dass uns im Grunde genommen das Vokabular fehlt, um unsere Realität zu beschreiben.

Folgendermaßen stelle ich mir die weibliche Version der Heldenreise vor. Da ist dieser Ruf – aber es geht nicht um einen Gral oder ein Ziel; er kommt aus dem Inneren der Heldin, vielleicht aus dem Herzen, und es geht um die Suche nach einem Weg zurück zu ihr selbst. Es folgt die Reise nach innen, in die verborgenen Sphären ihrer Psyche, um den Zugang zu ihrer wilden, weiblichen Natur zu finden und diese ans Licht zu bringen. Als Nächstes erfolgt die Rückeroberung, also die Zyklusreise – das Durchlaufen der Phasen, um wieder zu einem angemessenen Gleichgewicht zwischen männlicher und weiblicher Energie zu gelangen. Schließlich erfolgt die Wiedergeburt.

Diese Heldinnenreise könntest du von jetzt ab jeden Monat erleben. Du wendest dich nach innen, um dich auszuruhen und sicherzustellen, dass du alles hast, was du brauchst. Und ausgehend von diesem Ort der Ganzwerdung trittst du anschließend wieder hinaus ins Licht. Je tiefer du nach innen gehst, desto besser kommst du voran, wenn die Zeit dafür in der ersten Zyklushälfte reif ist. Auf diese Weise kannst du dich jeden Monat neu erfinden. Was für ein unglaubliches Geschenk!

Das Gewöhnliche wird außergewöhnlich, weil du über diese tiefe Selbsterkenntnis verfügst. Jede Kleinigkeit kann für dich zu einer Gelegenheit werden, zu wachsen, mehr über dich selbst zu lernen und verstärkt aus einer Haltung des Mitgefühls heraus zu existieren – indem du gut auf deine Umwelt achtest und einfühlsam auf sie reagierst.

Es ist in Ordnung, emotional zu werden

Wenn ich diese Informationen in Workshops vermittle, findet im Raum jedes Mal eine spürbare Verschiebung statt. Es ist schwer zu beschreiben, aber es fühlt sich an, als würden die anwesenden Frauen mehrere emotionale Phasen durchlaufen. Zunächst ist da Wertschätzung und Aufregung, wenn endlich Klarheit herrscht und sämtliche Punkte sich zu einem Gesamtbild vereinen. Dann folgt Wut, sobald die Erkenntnis durchsickert, was sie in ihrem eigenen Leben aufgrund dieses Missverständnisses verpasst haben. Als Nächstes kommt die Trauer über das, was unwiederbringlich verloren ist. Und schließlich meldet sich in ihnen die Freude darüber, dass das, worauf sie die ganze Zeit insgeheim gehofft hatten, was sie sich in stillen Momenten vorgestellt hatten, tatsächlich wahr ist – nämlich dass sie wertvolle, mächtige, gleichberechtigte und fähige Führungspersönlichkeiten sind. Dieser Erkenntnisprozess ist für alle diese Frauen sehr emotional. Mir geht es da nicht anders. Und die Lektüre dieses Buches war womöglich auch für dich eine sehr emotionale Erfahrung.

Emotionen, die du jetzt vielleicht hast

Ich habe täglich mit Frauen zu tun, die mit sehr starken, widersprüchlichen Gefühlen auf die neuen Erkenntnisse reagieren.

- Martina, 34, Marketing-Managerin, empfand großen Kummer, als sie erfuhr, dass die Synchronisation mit ihrem Zyklus die Lösung für ihre Periodenbeschwerden und der Weg zu mehr Glück und Erfüllung im Beruf, in der Liebe und als Mutter ist. Sie wurde von dem Gefühl überwältigt, 20 Jahre ihres Lebens mit einem hormonellen Ungleichgewicht vergeudet zu haben, völlig unnötig noch dazu. Ihre Beschwerden hatten sogar zum Scheitern ihrer Ehe beigetragen sowie zu ihrer Entscheidung, beruflich einen neuen Weg einzuschlagen. Sie trauerte um das Leben, das sie hätte haben können.
- Robin, eine 21 Jahre alte Studentin an einer Ivy-League-Universität, war in erster Linie wütend. Sie konnte nicht fassen, dass ihr in all den Jahren an den besten Schulen des Landes kein einziger Professor, keine einzige Beratungskraft und keine einzige Schulkrankenschwester je die Wahrheit über ihre Biochemie gesagt hatte. Angespornt, etwas zu unternehmen, damit diese Verbreitung von Fehlinformationen nicht auch noch die nächste Generation betraf,

gründete Robin ihre eigene Version des Periodenclubs – ganz in meinem Sinne – und ließ jedes Mitglied schwören, allen jüngeren weiblichen Verwandten den richtigen Aufklärungsunterricht zu erteilen.

- Sarah, Ende 30, fand, dass die Erkenntnisse für sie vor allem auf der psychologischen Ebene einen großen Unterschied machten. Früher hielt sie sich für eine, die frühzeitig hinwirft, bis sie feststellte, dass es bestimmte Zeiten im Monat gibt, in denen sie sich ernsthaft darauf freut, Neues auszuprobieren. Und dann sind da Zeiten, in denen sie einfach nur Ruhe braucht. Mittlerweile weiß sie, dass Dinge, die ihr an einem Tag aufregend erscheinen, an einem anderen vielleicht nicht das Richtige sind und dass ihre Begeisterung zurückkehren wird, wenn sie nur die nächste gute Phase abwartet. Sie empfand außerdem Mitgefühl für all die Frauen in ihrem Umfeld – ihre Mutter, ihre Freundinnen, ihre Großmutter –, die sich ihr Leben lang Druck gemacht hatten, weil sie glaubten, perfekt sein zu müssen, und nicht wussten, dass sie diese Last hätten abschütteln können, wenn sie sich nur mit ihrem Zyklus verbunden hätten.

Herauszufinden, wer du wirklich bist, kann dich auf eine wahre Achterbahnfahrt der Gefühle schicken. Gib dir die Zeit, diese Erkenntnisse zu verarbeiten, und beginne, die Veränderungen in deinem eigenen Leben nach und nach umzusetzen. Denk bitte nicht, du müsstest diese Missstände persönlich angehen und in der Gesellschaft etwas bewegen. Nicht du bist dafür verantwortlich, unser Bildungssystem im Hinblick auf die Sexualerziehung zu revolutionieren, mit institutionalisierten Vorurteilen aufzuräumen oder die Lücken in unserer Gesundheitsversorgung zu schließen. Fang einfach bei dir selbst an und bringe deine Hormone ins Gleichgewicht, damit du dich wohlfühlst und das für dich beste Leben führen kannst. Ich wünsche mir für dich nichts mehr, als dass du es schaffst, aus dem Hamsterrad der gesellschaftlichen Zwänge auszusteigen – dem Hamsterrad, in dem du feststeckst und versuchst, perfekt, hübsch, schlank, gefügig und gehorsam zu sein; dem Hamsterrad, in dem nur Konformität akzeptiert wird. Ich wünsche mir, dass wir Frauen uns in neuem Selbstbewusstsein sonnen können, aufrecht und erlöst von der jahrhundertelangen Unterjochung. Und dann lasst uns gemeinsam einer neuen Zukunft entgegensehen. Ich kann mir nur annähernd ausmalen, was diese Zukunft bringen wird, aber mein Herz schlägt vor Freude bei dem Gedanken, was wir alles schaffen könnten.

Bloß kein Perfektionismus!

Auf dem Weg in diese neue Zukunft müssen wir unbedingt darauf achten, dass wir die alten, ungesunden Produktivitätsansätze nicht auf die zyklische Lebensweise übertragen. Betrachte die Synchronisierung mit deinem Zyklus bitte nicht als einen weiteren Punkt auf deiner To-do-Liste in deinem Streben nach Selbstoptimierung. Ich weiß, dass es in unserer patriarchalen Gesellschaft fast unmöglich ist, sich nicht mit dieser Krankheit namens Perfektionismus anzustecken. Wenn wir als junge Mädchen in die Pubertät kommen, werden wir mit Mythen über unseren Körper konfrontiert und müssen lernen, in diesem patriarchalen System zu überleben. Aus übergeordneter Sicht bewertet unsere Gesellschaft uns Frauen nach wie vor danach, wie perfekt wir sind – perfekt im Aussehen, in der Stimmung, in der Leistung und in allem anderen. Dieser Perfektionismus ist ein Nebenprodukt der Wunden, die das Patriarchat uns zufügt und die wir von Generation zu Generation weitervererbt bekommen haben. Er ist für uns zu einer Art Überlebensstrategie geworden. Durch unseren Perfektionszwang suchen wir unbewusst nach Sicherheit und Geborgenheit. So erhalten wir Wertschätzung von Gleichgestellten und Anerkennung von unserer Gemeinschaft. In der Regel ist der Perfektionismus auch die beste Möglichkeit, um einen Partner zu bekommen. Und die Ehe wurde in unserer heteronormativen Gesellschaft lange Zeit als der wichtigste Faktor für ein Gefühl von Sicherheit angesehen. Je perfekter wir sind, desto erfolgreicher sind wir in der Partnerwahl, und desto wahrscheinlicher wird dieser Partner uns die wirtschaftliche und körperliche Sicherheit bieten, die wir uns wünschen. Diese altmodische Vorstellung hat heute keinen Bestand mehr, denn wir Frauen können selbst für uns sorgen, finanziell unabhängig sein und bei Bedarf zu unserem Schutz ein Alarmsystem installieren. Warum also halten wir so beharrlich an dieser Geschichte fest, mit der wir uns selbst schaden? Sie hat keine Berechtigung mehr. Und ist nicht mehr glaubwürdig. Bevor wir allerdings merken, wie falsch sie ist, verdirbt sie uns unsere Beziehung zu unserem Körper. Und leider hat diese Geschichte das Potenzial, uns daran zu hindern, die Vorteile zu nutzen, die sich aus dem Aktivieren unserer zyklischen Uhr ergeben. Ich erlebe es leider viel zu oft. In den fast 20 Jahren, in denen ich mit Frauen arbeite, bin ich noch keiner einzigen begegnet, bei der der krankhafte Hang zum Perfektionismus nicht einer gesunden Beziehung zu ihrem Körper im Weg gestanden hätte. Dieser Perfektionismus zieht noch zwei weitere Probleme nach sich, die geradezu typisch sind für unsere Zeit: Die Rede ist von Aufschieberitis und Mikromanagement.

- **Prokrastination:** Wenn du dich bei dem Gedanken ertappst, dass du nicht anfangen kannst, dich um dich selbst zu kümmern und dich auf deinen Zyklus einzustellen, weil du das Programm nicht so umsetzen kannst, wie es empfohlen wird, bist du möglicherweise ein Opfer der Volkskrankheit Prokrastination, die häufig mit Perfektionismus einhergeht. Wenn du das Gefühl hast, in einer Sache nicht 100 Prozent geben zu können, machst du dir vielleicht gar nicht erst die Mühe, es zu versuchen. Was wirklich schade ist, denn wenn du dich nur zu 50 Prozent oder vielleicht nur zu 20 Prozent anstrengen würdest, könntest du immer noch einen gewissen Nutzen daraus ziehen. Du lässt dir das alles aber lieber entgehen, weil du nicht dafür verurteilt werden möchtest, dass du nicht dein Bestes gibst. Natürlich werden wir gelegentlich von außen beurteilt – von Lehrern, Vorgesetzten oder Kollegen –, aber unser schärfster Kritiker ist in den meisten Fällen der, den wir im Spiegel sehen. Du willst dich nicht selbst enttäuschen, weil du nicht alles perfekt umsetzt, also fängst du gar nicht erst an.

- **Mikromanagement:** Während du dich mit deinem Zyklus in Einklang bringst, solltest du dich nicht verrückt machen lassen von Gedanken wie »Habe ich heute das Richtige gegessen? Habe ich die richtigen Übungen für die aktuelle Phase gemacht? O nein, ich habe meine große Präsentation für den falschen Tag geplant!« Denn das, was man Mikromanagement nennt, führt zu noch mehr Stress, sodass du schneller das Handtuch wirfst und denkst, es sei nicht schaffbar, weil du deinen Erwartungen nicht gerecht werden kannst.

Wie soll ein Mensch mit einer solchen Einstellung überleben? Es ist extrem anstrengend und kräftezehrend, Opfer von Prokrastination oder Mikromanagement zu sein. Deshalb stellt sich die Frage: Wie kommt man aus der Perfektionismusfalle wieder heraus? Ich war lange Jahre selbst davon betroffen, bin aber inzwischen auf dem Weg der Besserung – das schaffst du auch. Ich sage »auf dem Weg der Besserung«, weil Perfektionismus nie ganz geheilt werden kann. Man muss immer wachsam sein, um sich von den Zwängen des Perfektionismus zu befreien. Früher schob ich ständig Dinge vor mir her, was ironisch ist, wenn man bedenkt, wie viel ich heute tagtäglich leiste. Ich bin ein gutes Beispiel dafür, wie man aus diesem Käfig ausbricht. Als ich die Cycle Syncing Method® entwickelte, um meine hormonellen Beschwerden zu heilen, begann ich, mich auf Schritt und Tritt mit den anerzogenen Gedanken in meinem Kopf auseinanderzusetzen. Du brauchst diesen Gedanken gegenüber nicht negativ eingestellt zu sein. Wichtig ist, dass du dich objektiv fragst: »Ist dieses Verhalten notwendig, um zu überleben oder mich sicher zu fühlen?« – »Inwiefern nützt mir dieser Gedanke?« – »Ist es hilfreich, wenn ich den Beginn der Synchronisation noch länger hinauszögere?« – »Ist es hilfreich, wenn ich mich so sehr auf die Details fixiere, dass mir die Vorteile dieses neuen Lebensstils entgehen?« Wenn du diese Fragen ehrlich beantwortest, erkennst du vielleicht, dass du dich in einem perfektionistischen Überlebensmodus befindest. Und das ist unheimlich anstrengend. Ich habe die Cycle Syncing Method® entwickelt, um dir zu helfen, dich von diesem Verhaltensmuster zu lösen, damit du gedeihen kannst, statt nur zu überleben.

Das wirklich Geniale am zyklischen Lebensstil ist, dass du nichts perfekt machen musst. Schon richtig, dieses Buch gibt dir Tabellen an die Hand, die dir helfen sollen, die richtigen Nahrungsmittel, Übungen und Planungsinstrumente zu finden, um deine Hormone, deine biologischen Systeme und deine Kreativität zu optimieren. Das eigentliche Ziel aber ist, dass du letzten Endes deinem Instinkt folgst. Flexibilität ist ein wichtiger Aspekt bei meiner Methode. Ich wünsche mir, dass du dieses Programm intuitiv durchführst, statt dich sklavisch an die Vorgaben zu halten. Ja, Intuition ist ein Konzept, dem zu misstrauen wir erzogen wurden, aber ich meine das auch mehr im biochemischen Sinn: Die rechte und die linke Gehirnhälfte kommunizieren miteinander über Fakten und Gefühle, um dich über die Bedürfnisse deines Körpers zu informieren. Dieser Prozess verschafft dir Zugang zu einem Bewusstsein, das über deinen Körper hinausgeht. Du weißt oder *fühlst* einfach, was in diesem Moment das Richtige für dich ist. Wenn du dich in der Eisprungphase befindest, in der du kühlende Lebensmittel zu dir nehmen solltest, aber nach einer harten Arbeitswoche erschöpft bist und das Gefühl hast, dass du dringend eine heiße Suppe brauchst, dann gönne dir die Suppe ruhig. Das intuitive Gefühl, dass du etwas Warmes brauchst, kommt von einem weisen, kraftvollen und bewussten Ort. Höre auf deine innere Stimme. Nutze deinen neuen zyklischen Lebensstil als eine Art Brücke, die dich mit deiner Intuition verbindet, damit du dynamisch auf die Bedürfnisse deines Körpers reagieren kannst. Vertraue auf dich selbst.

Du kannst jederzeit damit beginnen, mit deinem Zyklus in Einklang zu kommen, indem du probeweise eine Sache änderst, sei es deine Ernährung, deine Trainingsroutine, die Planung deiner Aufgaben, oder indem du dich zunächst auf eine bestimmte Phase konzentrierst. An welchem Punkt auch immer du anfängst, freue dich darüber und genieße es. Und dann tastest du dich langsam vor. Ich lebe seit bald zwei Jahrzehnten im Einklang mit meinem Zyklus, und ich lerne trotzdem immer noch dazu und vertiefe meine Praxis, als verkörperte Frau zu leben. Nach den ersten zaghaften Schritten wirst du eine Aufwärtsspirale des Lernens, der Wertschätzung, der Selbsterkenntnis und des Wachstums erleben. Das ist es, was ich mir für dich wünsche. Wenn du aktuell noch im Perfektionsmodus feststeckst, beherrscht von der 24-Stunden-Uhr, dann konzentriere dich am besten darauf, deine To-do-Liste zu sortieren und sie an deinen 28-Tage-Rhythmus anzupassen. Das nimmt etwas Druck von dir und verschafft dir mehr Freiraum, um auf deinen Körper zu hören, deine Intuition anzuzapfen und so zu reagieren, wie es dir richtig erscheint. Die Synchronisierung mit deinem Zyklus sollte Spaß machen und nicht in Stress ausarten. Es sollte dir Freude machen, diese Art von liebevoller Beziehung zu dir selbst und zu deinem Körper zu entwickeln.

Ermahne deine innere Stimme zu mehr Freundlichkeit!

Die Erkenntnis, dass das meiste von dem, was du über dich und deinen Körper zu wissen glaubst, auf Fehlinformationen beruht, ist ein echter Augenöffner. Plötzlich wird dir bewusst, dass an all den negativen Dingen, die du dir eingeredet hast, nichts dran ist. Die Aspekte, die du fälschlicherweise für Charakterschwäche oder Unvollkommenheit gehalten hast, gehören in Wirklichkeit zu deinen größten Stärken. Sobald du erkannt hast, dass negative Gedanken sich nachteilig auf deinen genetischen Ausdruck auswirken, während positive Gedanken deine DNA und deine Gene nachweislich verbessern können, wird es dir ein noch größeres Anliegen sein, deinen inneren Dialog zu überprüfen. Und statt dich für vermeintliche persönliche Misserfolge zu rügen, solltest du nach den biologischen Ursachen suchen und dich um diese kümmern. Im Folgenden erhältst du einen Überblick über die Gespräche, die du mit dir selbst führen solltest.

Alter innerer Dialog	Neuer innerer Dialog
Ich kann bei keiner Diät dranbleiben. Dafür fehlt mir die Disziplin.	Wenn ich von einer hormonellen Phase in die nächste wechsle, verändert sich mein Stoffwechsel, und mein Kalorienbedarf ist unterschiedlich hoch.
Ich bin eine Versagerin, weil ich den Stress im Job manchmal einfach nicht mehr packe.	In der zweiten Zyklushälfte erhöht mein Körper die Stressreaktion und setzt mehr Cortisol frei. Dem kann ich mit gezielten Selfcare-Maßnahmen entgegenwirken.
Ich bin immer so überängstlich. Was bin ich nur für ein schwacher Charakter.	Vielleicht leide ich an einem Hormonungleichgewicht, das bestimmte Neurotransmitter in meinem Gehirn freisetzt, oder meinem Körper mangelt es an Omega-3-Fettsäuren.

Alter innerer Dialog	Neuer innerer Dialog
Ich bin eine Niete, weil ich nichts bis zum Ende durchziehe.	Vielleicht orientiere ich mich an der falschen Uhr und sollte meine To-dos besser planen, damit sie mit dem natürlichen Rhythmus meines Körpers in Einklang sind.

Ein Band aus Mut und Liebe

Auch wenn die Erkenntnisse aus diesem Buch deine Hormone und biologischen Systeme betreffend für dich neu sein mögen, hat die Vorstellung, dass Frauen kraftvolle Naturgeschöpfe sind, eine lange Tradition. Die Bücher anderer Autorinnen waren für mich Leuchtfeuer auf dem Weg der Selbsterkenntnis. Ich weiß noch gut, wie ich in meiner Jugend in Carolyn Niethammers Buch *Töchter der Erde* über die Menstruationsriten der indianischen Völker las und eine Sehnsucht nach etwas verspürte, das ich zu dem Zeitpunkt nicht benennen konnte. Der Titel *Joy of Sex. Freude am Sex* veränderte mein Weltbild, ebenso wie *Frau: Eine intime Geographie des weiblichen Körpers* von Natalie Angier. Eine Freundin schenkte mir das Buch *Der Weg der Priesterin* von Sharron Rose, das uns Frauen dazu inspirieren soll, mit unserer kraftvollen inneren Göttinnenenergie in Kontakt zu treten. Es hat mir Einblick in eine Sprache gegeben, von der ich nicht einmal wusste, dass sie existiert. Dann kam Eve Enslers *Die Vagina-Monologe.* Christiane Northrups *Frauenkörper – Frauenweisheit* widmet sich unserem körperlichen Leiden. Zuletzt war *Ich bin Circe* von Madeline Miller das erste belletristische Buch, das ich gelesen habe, in dem die Reise des Helden aus der Sicht einer Frau beschrieben wird. Jedes dieser Bücher las sich wie ein Liebesbrief, ermutigte mich, bestätigte mich, nährte mich, brachte mich zu mir selbst zurück. Der Mut dieser Autorinnen mit ihrer ungewöhnlichen Art zu schreiben, stärkt mich in dem Glauben, dass Veränderungen nicht nur möglich, sondern unvermeidlich sind. Autorinnen wie Miranda Gray (*Roter Mond. Von der Kraft des weiblichen Zyklus*) und Alexandra Pope und Sjanie Hugo Wurlitzer (*Wild Power. Dein Zyklus als Quelle weiblicher Kraft*) sind sich darin einig, dass der Weg zur Optimierung unserer Gesundheit, unserer Kreativität und unserer Spiritualität in unserem Menstruationszyklus liegt. Sie sind verbündete Stimmen im wachsenden Chor der Frauen, die versuchen, mit ihrer zyklischen Seite in Verbindung zu treten.

Ist die Zeit reif für ein Matriarchat?

Viele der Frauen, die ihre Periodenprobleme durch die Synchronisierung mit ihrem Zyklus geheilt haben, fragen mich, ob ich denke, dass der nächste logische Schritt in der feministischen Bewegung die Errichtung einer matriarchalischen Gesellschaft ist, um das unterdrückende Patriarchat zu ersetzen. Wenn ich ihnen dann sage, dass es in der Geschichte der Menschheit bereits matriarchalische Gesellschaften gegeben hat, sehen mich viele verwundert an. Die Archäologin und Anthropologin Dr. Marija Gimbutas berichtet beispielsweise von einer göttinnen- und frauenzentrierten Kultur aus der Altsteinzeit, die also bereits vor zwei Millionen Jahren existierte und erst vor etwa 5000 Jahren durch ein Patriarchat ersetzt wurde. Auf Grundlage ihrer archäologischen Funde geht sie davon aus, dass die frauendominierte Kultur eine friedliche Kultur war, die die weibliche Natur verehrte und an wirtschaftliche Gleichberechtigung glaubte. Klingt das nicht paradiesisch? Kann es wirklich sein, dass die Frauen vor Tausenden von Jahren wirtschaftlich gleichgestellt waren, während wir in den USA heute nach wie vor nur lächerliche 82 Cent pro Dollar bekommen, den ein Mann verdient? Der Diskussion über unser matriarchalisches Erbe wird kaum Aufmerksamkeit geschenkt, die

Idee wird abgetan oder in Frage gestellt, wie Cynthia Eller, Professorin für Religionswissenschaften, in ihrem Buch *The Myth of Matriarchal Prehistory* erklärt.

Aber man sollte die Vorstellung eines prähistorischen Matriarchats nicht einfach so verwerfen. Neuere Erkenntnisse aus der Genetik weisen auf ein bizarres Ereignis hin, das etwa fünf- bis siebentausend Jahre zurückliegt. Eine Studie aus dem Jahr 2015, die in der Fachzeitschrift *Genome Research* veröffentlicht wurde, förderte Beweise dafür zutage, dass die Population der fortpflanzungsfähigen Männer in Europa, Afrika und Asien einen dramatischen Einbruch erlitt. Die Forschenden entdeckten einen Zusammenbruch der genetischen Vielfalt auf der männlichen Linie, einen sogenannten »Flaschenhalseffekt« auf den Y-Chromosomen. Was hatte diesen mysteriösen Einschnitt verursacht? Neue Forschungsergebnisse, 2018 in der Zeitschrift *Nature Communications* veröffentlicht, legen nahe, dass ein Krieg zwischen väterlichen Clans die wahrscheinlichste Ursache war. Die Männer der Steinzeit waren so brutal, dass sie sich gegenseitig zu Tode prügelten und ganze männliche Stammeslinien auslöschten. Zurück blieb eine Mehrheitsbevölkerung von Frauen – etwa 17 Frauen auf einen Mann. Ich denke, die Schlussfolgerung liegt nahe, dass die Frauen, während die Männer sich gegenseitig umbrachten, zu Hause ihre eigene Kultur aufbauten. Ich kann mir gut vorstellen, dass sie eine Gesellschaft schufen, die von weiblichen Werten geprägt war und ihrer biologischen Realität entsprach.

Für mich ist nicht nachvollziehbar, wie manche Leute sich so stur gegen die Vorstellung wehren, dass es in der Vorgeschichte der Menschheit eine gynozentrische Gesellschaft gegeben haben könnte. Tatsächlich gibt es auch heute noch matriarchalische Kulturen. Man sehe sich nur das Mosuo-Volk im ländlichen China an. Ein schöner Dokumentarfilm aus dem Jahr 2012 mit dem Titel *The Women's Kingdom* hat die Kultur dieser faszinierenden Minderheit untersucht. Die Frauen dort heiraten nicht im traditionellen Sinn. Sie praktizieren eine sogenannte »Wanderehe«, bei der die männlichen Freier in der Hoffnung auf eine gemeinsame Nacht in das Schlafzimmer der Frau eindringen und es ihr überlassen ist, ob sie ihn zum Sex einlädt oder nicht – alles ohne irgendwelche Verpflichtungen. Nachdem es zur Sache gegangen ist, muss er sich am nächsten Morgen wieder verabschieden. Eine Mosuo-Frau kann Wanderehen mit mehr als einem Mann führen, ohne sich zu schämen. Bei dieser Form der Partnerschaft leben die Liebenden nicht unter einem Dach und Väter sind nicht an der Erziehung ihrer Kinder beteiligt. Die Mutter und die Familie der Mutter sind für die Kindererziehung zuständig und der Name der Mutter wird an die Kinder weitergegeben. In der matrilinearen Familieneinheit wählen die Verwandten die fähigste Frau aus, um den Haushalt zu führen. Eine der berührendsten Szenen des Films war für mich, als ein junges Mädchen darüber sprach, wie stolz es sei, eine Frau zu sein, und sagte: »Ich bin gerne ein Mädchen. Mädchen können alles tun. Ist das nicht toll?« Ja, in der Tat, das ist großartig. Und wahr!

Nachdem du dieses Buch gelesen und begriffen hast, welch ein Geschenk deine zyklische Natur ist, sofern deine Hormone gesund und ausgeglichen sind, möchtest du vielleicht die Werbetrommel für das Matriarchat und den zyklischen Lebensstil rühren. Trotzdem wollen wir nicht, dass eine biologische Uhr die andere dominiert. In ihrem Essay »There Is No Hierarchy of Oppressions« schrieb die feministische Dichterin Audre Lorde: »Ich habe gelernt, dass die Unterdrückung und die Intoleranz gegenüber dem Andersartigen in allen Formen und Größen, Farben und Geschlechtern vorkommen; und dass es unter uns, die wir das gemeinsame Ziel der Befreiung und einer lebenswerten Zukunft für unsere Kinder verfolgen, keine Hierarchien der Unterdrückung geben darf.« Unsere Idealvorstellung sollte eine Gesellschaft sein, die die Belange aller berücksichtigt, die unsere zyklische Natur ehrt, damit wir unser körperliches, emotionales und gemeinschaftliches Wohlbefinden optimieren und gleichzeitig Integration, Nachhaltigkeit und Heilung fördern können. Du verdienst es, wahrheitsgemäße Informationen über deinen Körper und seine erstaunlichen Gaben zu erhalten, und wir alle verdienen eine Zukunft, die unser Recht auf ein Leben gemäß unserer wahren Natur anerkennt.

Ein mögliches Zukunftsszenario

Wie wird sich unsere weibliche Kraft nun weiterentwickeln? Jetzt, da wir über unsere infradiane Uhr im Bilde sind, haben wir die Möglichkeit, dieses Wissen zu verbreiten und zu erweitern. Wie du in Kapitel 1 gesehen hast, sind Frauen in der medizinischen Forschung leider erschreckend unterrepräsentiert, ganz besonders Frauen im gebärfähigen Alter. Ein Bericht des Brigham and Women's Hospital aus dem Jahr 2014 zum Thema geschlechterspezifische Forschung bringt es auf den Punkt: »Medizinische Forschung, die entweder geschlechts- oder genderneutral oder auf die männliche Physiologie ausgerichtet ist, birgt für Frauen das Risiko verpasster Präventionsmöglichkeiten, falscher Diagnosen, falscher Behandlungen, für Krankheit und sogar den Tod.« Es ist an der Zeit, dass Forschende sich von der Auffassung lösen, die Ergebnisse von Studien an Männern und postmenopausalen Frauen seien auf Frauen aller Altersstufen übertragbar. In der Vergangenheit haben Wissenschaftler auf die potenziellen Risiken für Frauen im gebärfähigen Alter und auf ihre zukünftigen Föten hingewiesen, um sie von Forschungsstudien auszuschließen. Inzwischen aber hat man möglicherweise einen Weg gefunden, diese Hürde zu umgehen. In einem 2017 in *Nature Communications* veröffentlichten Bericht gaben Forschende an, dass es ihnen gelungen sei, Zellen aus allen am Menstruationszyklus beteiligten Organen – Eierstöcke, Eileiter, Gebärmutter und Gebärmutterhals – in der Petrischale zu untersuchen. Dies bietet eine einfachere und risikolose Möglichkeit, den weiblichen Zyklus zu studieren. Derzeit plant man, dieses System zu nutzen, um hormonelle Verhütungsmittel und ihre Auswirkungen auf die weibliche Biochemie zu untersuchen. Außerdem besteht die Hoffnung, dass sich auf diese Weise die Auswirkungen des Hormonzyklus auf den Magen-Darm-Trakt und Krankheiten wie Morbus Crohn und entzündliche Darmerkrankungen erforschen lassen. Das sind großartige Neuigkeiten und ein erster Schritt in die richtige Richtung. Man stelle sich erst all die frauenspezifischen Forschungen vor, zu denen wir dank dieser Laborversion des weiblichen Zyklus bald Zugang haben könnten. Ich kann es kaum erwarten, dass sich Forschende näher mit den folgenden Fragen befassen:

- Wie wirkt sich die Ernährung auf die einzelnen Phasen des weiblichen Zyklus aus?
- Wie kann die Ernährung Krankheitssymptome bei Frauen lindern?
- Wie wirken sich Fitnessprogramme auf die einzelnen Phasen des weiblichen Zyklus aus?
- Wie wirkt sich ein zyklischer Fitnessansatz auf die Biochemie einer Frau aus?
- Wie wirken sich kohlenhydratarme Diäten auf die Biochemie und die Zyklusphasen aus?
- Wie beeinflusst eine vegetarische oder vegane Ernährung die Biochemie und die Zyklusphasen einer Frau?
- Welchen Einfluss hat intermittierendes Fasten auf die Biochemie und die Zyklusphasen von Frauen?
- Welche Auswirkungen hat ein zyklischer Ernährungsplan auf die Biochemie und die Zyklusphasen?
- Wie gelangen Frauen im fortpflanzungsfähigen Alter am besten in den Zustand der Autophagie (ein körpereigener Anti-Aging-Prozess, bei dem geschädigte Zellen aufgeräumt und regelrecht »verdaut« werden)?

- Wie verstoffwechseln Frauen verschreibungspflichtige Medikamente je nach Zyklusphase?
- Wie wirkt sich die hormonelle Geburtenkontrolle bei Mädchen im Teenageralter auf die psychische Gesundheit und zukünftige Fruchtbarkeit aus?

Wenn ich mir überlege, was wir aus dieser Art von Forschung alles über unsere Biochemie lernen könnten, blicke ich erwartungsvoll in die Zukunft und hoffe, dass der Tag kommt, an dem Frauen ihre zyklische Natur nicht länger in Frage stellen und nicht im Traum daran denken, sie zu ignorieren oder gar zu unterdrücken, um in eine männlich geprägte Gesellschaft zu passen. Je mehr wir wissen, desto deutlicher wird uns bewusst werden, dass die Abstimmung unserer Ernährung, unserer körperlichen Betätigung und unserer Planung auf unseren monatlichen Zyklus für uns Frauen die einzig sinnvolle Art zu leben ist. Außerdem müssen wir sicherstellen, dass die Biohacking-Community uns Frauen auf die Sprünge hilft, bis auch die Letzte von uns begreift, dass sie sich an ihre biologische Realität anpassen muss, um von den Vorteilen eines zyklischen Lebensstils zu profitieren.

Nicht nur der medizinische Sektor muss integrativer werden. Auch die Zukunft unserer Arbeitswelt steht an einem Wendepunkt. Ich wurde eingeladen, auf einem Podium über künstliche Intelligenz zu sprechen. Was um alles in der Welt hat eine Expertin in Sachen Frauengesundheit mit dem Thema KI zu tun, fragst du dich? Ich gebe zu, ich bin kein großer Technikfreak, aber ich möchte sicherstellen, dass die KI unter Berücksichtigung der biochemischen Realität von uns Frauen weiterentwickelt wird. Wusstest du zum Beispiel, dass sich die KI weitgehend auf männliche Muster stützt? Dass Entwickler ihr geschlechtsspezifische Vorurteile einimpfen können? Oder dass sie die bestehende Geschlechterungleichheit verstärken könnte? Ich liefere dir auch den Beweis: Laut einer Studie aus dem

Jahr 2015, die in der Zeitschrift *Proceedings on Privacy Enhancing Technologies* veröffentlicht wurde, zeigt Googles Algorithmus für Online-Werbung mehr Männern als Frauen Anzeigen für gut bezahlte Führungspositionen an. In derselben Studie entdeckte man, dass eine auf Textverarbeitung trainierte KI davon ausging, dass der Mann dem Computerprogrammierer entspricht und die Frau der Hausfrau. Eine weitere Studie, die tief blicken lässt, vorgestellt 2017 auf der Conference on Empirical Methods in Natural Language Processing in Kopenhagen, ergab, dass Bilderkennungssoftware sexistische Stereotype verstärkt. Wenn man beispielsweise mit dem Schlagwort »kochen« in zwei beliebten Datenbanken für lizenzfreie Bilder sucht, erhält man 33 Prozent mehr Fotos, die Frauen zeigen. Keine große Überraschung, oder? Als die Forschenden maschinelles Lernen einsetzten, um die Software zu trainieren, stieg dieser Prozentsatz jedoch auf 68 Prozent an. Die bestehenden Vorurteile wurden also verstärkt! Kannst du dir eine Welt vorstellen, in der Maschinen Sexismus verstärken? Das dürfen wir nicht zulassen. Glücklicherweise hat dieses Forschungsteam sich dafür eingesetzt, diesen unerwarteten Trend umzukehren, und eine Reihe von Kontrollmechanismen eingeführt, die diese Voreingenommenheit wirksam verringern. Das ist die Art von KI-Entwicklung, die wir brauchen. Noch dringender aber ist der Bedarf an mehr Frauen in Führungspositionen bei der Entwicklung von KI. Im Bereich KI und maschinelles Lernen machen Frauen laut einer Analyse von TechEmergence nur 18 Prozent der höheren Führungskräfte aus. Wie können wir von einem Bereich, der zu mehr als 80 Prozent von Männern dominiert wird, erwarten, dass er die Bedürfnisse von uns Frauen bei der Entwicklung von Algorithmen, Chatbots und anderen Formen der künstlichen Intelligenz, die die Zukunft des Arbeitsplatzes und der Welt grundlegend prägen werden, angemessen berücksichtigt?

Eine weibliche Naturgewalt

Wenn du beginnst, im Einklang mit deiner zyklischen Natur und deinem einzigartigen Rhythmus zu leben, wirst du die Superpower deiner Hormone entfesseln. Du wirst lästige Symptome lindern, deine biologischen Systeme stärken, deine Gesundheit langfristig verbessern und Zugang zu mehr Kreativität, Produktivität, Erfüllung und Selbstbewusstsein erhalten. Tu es für dich selbst, für deine Gesundheit, für dein Glück. Aber denk bitte daran: Hormonell gesund zu werden, ist nicht das ultimative Ziel; es ist lediglich der Startpunkt in ein völlig neues Leben. In Teil 2 dieses Buches hast du erfahren, wie du die Cycle Syncing Method® anwenden kannst, um deine Hormone zu heilen, deine biologischen Systeme zu verbessern und dein allgemeines Wohlbefinden zu steigern. In Teil 3 hast du gesehen, wie du auf deiner verbesserten Gesundheit, Energie und Vitalität weiter aufbauen kannst, um deine Kreativität im Job zu entfesseln, deine Beziehungen und auch den Sex zu verbessern und eine bessere Mutter zu sein, und das weitestgehend ohne Stress. Sobald alle diese Bereiche deines Lebens dank der zyklischen Praxis wie am Schnürchen laufen, kannst du beginnen, über den Tellerrand zu schauen und dir zu überlegen, wie du die Welt um dich herum verändern könntest. Dank deiner neuen Fähigkeit, deine Power physisch und emotional kontinuierlich zu steigern, kannst du dein Wissen mit der Welt teilen und zu einer positiven Naturgewalt werden. Denn das ist es, was wir Frauen von Natur aus tun – aus der fruchtbaren Leere heraus etwas erschaffen, uns kümmern, Allianzen bilden und wie echte Frauen führen.

So viele von uns fühlen sich festgefahren und suchen nach jemandem, der ihnen sagt, wie sie ihre kreativen Talente entfalten können. Aber wie du jetzt weißt, verfügst du längst über einen körpereigenen Mechanismus, der dir den Weg weist und dir zur Geburt deines wahren Ichs verhilft. Jetzt, da du nicht länger im Dunkeln tappst, sondern weißt, wer du bist, und du sehr viel zusätzliche innere Energie zur Verfügung hast, nachdem du aus dem Hamsterrad aus gescheiterten Diäten, sinnlosen Workouts und fruchtlosem Zeitmanagement ausgestiegen bist, was wirst du mit deinem wilden, kostbaren Leben anfangen? Jetzt, da die kritische Stimme in deinem Kopf, die dich wegen deines angeblichen Mangels an Willenskraft, an Selbstbeherrschung und Motivation heruntergeputzt hat, verstummt ist, wie kannst du deine frei gewordenen grauen Zellen nutzen, um deine einzigartigen Talente zu entfalten? Wer wärst du, wenn du nicht ständig mit irgendwelchen Symptomen zu kämpfen hättest? Wie würdest du deinen Körper nutzen, um dein Leben zu meistern, statt an ihm zu arbeiten wie an einem nie endenden Projekt? Was kannst du tun, um selbst zur Naturgewalt zu werden?

Ein radikal neues Leben

Was du in diesem Buch gelernt hast, sollte sich nicht einfach nur wie der nächste Wellness- oder Diäten-Trend anfühlen. Betrachte die Informationen stattdessen als eine radikale Abkehr von allem, was du bislang zu den Themen Frauengesundheit und Selbstfindung gelesen hast. Die Synchronisierung mit deinem Zyklus führt dich zurück zu dir selbst. Hör auf, dich selbst zu kritisieren, an dir zu zweifeln oder dem perfekten Bild von dir hinterherzujagen. Stelle dich ganz auf deinen Körper ein und horche auf deinen natürlichen Rhythmus. Dadurch wirst du aufblühen, auf dynamische, einfühlsame Weise. Mit der Wissenschaft an deiner Seite kannst du es wagen, so zu leben, dass du dich rundum wohlfühlst. Du kannst alle deine Träume und Ziele verfolgen, und zwar auf eine Art und Weise, bei der du deine Energiereserven aufbaust, deine Gesundheit bewahrst und Stress reduzierst. Verabschiede dich von dem Gedanken, perfekt sein zu wollen, jeden Tag gleich. Es gibt nichts Schöneres und Kraftvolleres als eine mutige, dynamische Frau. Die zyklusorientierte Lebensweise ist eine radikal neue Art, über deinen Körper zu denken und dein Leben zu gestalten. Sie erlaubt dir, dich selbst zu feiern. Wenn du dein Leben umkrempelst, wirst du auch die Welt umkrempeln. In deinem eigenen Tempo.

Ernährungspläne

Follikelphase

Frühstück: Overnight Oats mit Cashews, Gojibeeren und Zimt (Seite 453)
Mittagessen: Linsen-Tomaten-Quinoa-Pilaw (Seite 453)
Abendessen: Hühnchen-Veggie-Buddha-Bowl (Seite 454)

Eisprungphase

Frühstück: Sweet Green Protein-Smoothie (Seite 456)
Mittagessen: Hearty-Greens-Salat mit Lachstoast (Seite 456)
Abendessen: Zoodles mit Kürbiskernpesto (Seite 457)

Lutealphase

Frühstück: Avocado-Süßkartoffel-Toast (Seite 459)
Mittagessen: Puten-Tacos (mit vegetarischer Variante) (Seite 460)
Abendessen: Kichererbsen-Nudeln mit Knoblauch und Palmkohl (Seite 461)

Menstruationsphase

Frühstück: Peanutbutter-Jelly-Bowl (Seite 462)
Mittagessen: Bento-Lunch mit Lachs, Soba und Miso (Seite 462)

Abendessen: Bison-Burger ohne Bun (aber mit allem Drum und Dran) (Seite 464)

Rezepte

Follikelphase

Overnight Oats mit Cashews, Gojibeeren und Zimt

Für 1 Portion

¼ Tasse Haferflocken Feinblatt
¾ Tasse ungesüßte Mandelmilch (alternativ Wasser)
1 kleine Handvoll Cashewkerne
1 kleine Handvoll Gojibeeren
1 Prise gemahlener Zimt
1 Prise Meersalz
1 TL Apfelessig

Alle Zutaten in einer Schüssel vermengen und abdecken. In den Kühlschrank stellen und über Nacht quellen lassen. Morgens in einen Topf geben und bei mittlerer Temperatur erhitzen.

Linsen-Tomaten-Quinoa-Pilaw

Für 2–3 Portionen

1 Tasse Quinoa
1 Tasse gekochte Linsen, aus der Konserve oder frisch
1 große Tomate, gewürfelt
1 kleine Handvoll frisches Basilikum
Römersalat (oder Salat deiner Wahl)
Honig-Senf-Dressing, Fertigware aus dem Kühlregal

Die Quinoa nach Packungsanweisung in Wasser gar kochen. Anschließend mit den Linsen, der Tomate und dem Basilikum mischen. In einer separaten Schüssel den Salat mit dem Honig-Senf-Dressing vermengen. Auf Teller verteilen, auf jede Portion einen Teil der Quinoa-Mischung geben und servieren.

Hühnchen-Veggie-Buddha-Bowl

Für 2 Portionen

2 Hähnchenbrüste ohne Haut
grobes Meersalz nach Geschmack
frisch gemahlener schwarzer Pfeffer nach Belieben
frischer oder getrockneter Thymian nach Belieben
2 EL kaltgepresstes Olivenöl
4 Möhren, geschält und in ½ cm breite Scheiben geschnitten
1 Tasse Stangenbohnen, die Enden abgeschnitten und in 2 ½ cm breite Stücke geschnitten
1 Kopf Brokkoli, inklusive Stiel in mundgerechte Stücke geschnitten
2 Baby Pak Choy
schwarze Bohnen (optional)

Für das Dressing
¼ Tasse Tahini (Sesampaste)
¼ Tasse Olivenöl
Saft von 2 Zitronen
2 TL Honig
Meersalz und Pfeffer nach Geschmack

Das Huhn pochieren: Einen großen Topf bis zu etwa 1 cm mit Wasser füllen. Auf hoher Stufe zum Kochen bringen. Die Hähnchenbrüste, etwas Salz (und Pfeffer nach Geschmack) sowie den Thymian hinzufügen und köcheln lassen. Nach 10 Minuten den Topf vom Herd nehmen und abdecken. Etwa 15 Minuten ziehen lassen, dabei das Hühnchen nach der Hälfte der Zeit umdrehen, bis es durchgegart ist. Die Flüssigkeit abgießen.

Das Gemüse dämpfen: Die Möhren, den Brokkoli, die grünen Bohnen und den Pak Choy in einem Topf übereinanderschichten. Den Topf mit Wasser bis knapp unter den Brokkoli auffüllen. Mit Salz bestreuen. 15 Minuten dämpfen oder bis der Brokkoli weich ist, wenn man ihn mit einer Gabel ansticht.

Für das Dressing: Die Zutaten in einer Küchenmaschine vermengen. Mit der Hälfte des Zitronensafts beginnen und je nach Geschmack mehr hinzufügen. So lange mixen, bis alles gut verbunden ist.

Zum Servieren: Das Gemüse in einer großen Schüssel anrichten und nach Belieben die schwarzen Bohnen hinzufügen. Die in Scheiben geschnittene Hähnchenbrust darauflegen und mit 2 bis 3 Esslöffeln Dressing beträufeln.

Eisprungphase

Sweet Green Protein-Smoothie

Für 1 Portion

1 Tasse ungesüßte Mandelmilch
2 Tassen gemischtes Blattgemüse
1 EL Chiasamen
1 EL Hanfsamen
1 EL gemahlene Leinsamen
1 Dattel, entsteint
1 EL Mandelmus
¼ TL Vanilleextrakt

Alle Zutaten in einen Mixer geben und pürieren, bis keine Stücke mehr zu sehen sind. In ein Glas füllen und genießen.

Hearty-Greens-Salat mit Lachstoast

Für 2 Portionen

Für den Salat
2 Tassen Babyspinat
1 Tasse Endivie, fein geschnitten
1 kleine Fenchelknolle, in dünne Scheiben geschnitten
2–3 EL frische Petersilie, fein gehackt

Für das Dressing
½ Tasse Olivenöl nativ extra
Saft von ½ Zitrone
1 EL Dijonsenf plus mehr für den Lachs
1 TL Honig

2 EL frischer Estragon, fein gehackt
1 Knoblauchzehe, fein gehackt
grobes Meersalz nach Belieben
frisch gemahlener schwarzer Pfeffer nach Belieben

Für den Lachstoast
1 Dose Wildlachs, abgetropft
glutenfreies oder Sprossenbrot nach Wahl

Die Salatzutaten in einer großen Schüssel vermengen. Die Zutaten für das Dressing in ein Schraubglas füllen und schütteln, bis sie sich gut verbinden. Die gewünschte Menge des Dressings über den Salat gießen und gut durchmischen. Den Lachs in einer kleinen Schüssel mit 1–2 Esslöffel Dijonsenf vermischen. Das Brot toasten und mit der Lachsmischung bestreichen. Mit dem Salat servieren und genießen!

Zoodles mit Kürbiskernpesto

Für 2 Portionen

Für das Pesto
1 Knoblauchzehe
2 Tassen frische Basilikumblätter (alternativ eine Kombination aus Basilikum, Spinat und/oder Rucola verwenden)
½ Tasse Kürbiskerne
⅓ Tasse Olivenöl plus 1–2 EL Olivenöl zum Braten
Saft von 1 Zitrone
Meersalz zum Abschmecken plus mehr für die Zoodles

Für die Zoodles
3 Zucchini, mit dem Spiralschäler oder in Juliennestreifen geschnitten

Als Eiweißquelle
gegrilltes Hähnchen oder Fisch nach Wahl oder weiße Bohnen

Alle Zutaten für das Pesto in einer Küchenmaschine pürieren. In einer großen Pfanne das restliche Olivenöl erhitzen und die Zucchininudeln darin leicht anbraten. Die Nudeln und das Pesto miteinander vermengen. Die Eiweißbeilage deiner Wahl dazu servieren.

Lutealphase

Avocado-Süßkartoffel-Toast

Für 1 Portion

1 Süßkartoffel, längs in Scheiben geschnitten
Butter oder Kokosöl zum Braten
2 Eier
etwas Kurkuma zum Abschmecken
grobes Meersalz zum Abschmecken
frisch gemahlener schwarzer Pfeffer zum Abschmecken
½ Avocado
Saft von ½ Limette oder Zitrone

Den Backofen auf 180 °C vorheizen. Die Süßkartoffelscheiben auf ein Blech legen und 20 Minuten lang backen. (Die nicht verwendeten Scheiben für einen Snack oder ein Frühstück aufbewahren; sie lassen sich in einer Pfanne schnell aufwärmen).

In einer Pfanne die Butter oder das Öl erhitzen und die Eier von beiden Seiten braten, sodass das Eiweiß fest, das Eigelb aber innen noch flüssig ist. Während des Bratens nach Geschmack etwas Kurkuma, Salz und Pfeffer über die Eier streuen.

Das Fruchtfleisch der Avocado mit dem Limettensaft vermengen. Die zerdrückte Avocado auf den warmen Süßkartoffelscheiben verteilen, mit Meersalz und schwarzem Pfeffer abschmecken und mit den Eiern belegt servieren.

Puten-Tacos (mit vegetarischer Variante)

Für 2 Portionen

250 g Truthahn, in feine Streifen geschnitten oder ½ Kopf Blumenkohl
Salz und frisch gemahlener Pfeffer nach Geschmack
½ Tasse Pastinake, gewürfelt
1 TL Olivenöl
1 TL Chilipulver oder scharfe Sauce nach Wahl
½ Tasse gekochter Vollkorn-Basmatireis
½ Tasse schwarze Bohnen
1 EL gehobelter Rettich
4 kleine glutenfreie Maistortillas
½ Tasse gehackte Tomaten
Koriander zum Garnieren (alternativ Petersilie)
½ Limette, in Spalten geschnitten

Bei Verwendung von Putenfleisch das Öl in einer Pfanne erhitzen. Das Fleisch mit Salz und Pfeffer würzen und bei mittlerer Temperatur anbraten, bis es durch ist. Beiseitestellen. Bei Verwendung von Blumenkohl diesen im nächsten Schritt zusammen mit der Pastinake rösten.

Den Ofen auf 200°C vorheizen. Die Pastinakenwürfel mit Olivenöl, Salz und Pfeffer mischen. Auf ein Blech legen und etwa 40 Minuten lang rösten, bis sie weich sind. Beiseitestellen. Für die vegetarische Variante den Blumenkohl in Röschen zerteilen, mit Olivenöl, Salz, Pfeffer und Chilipulver oder einer scharfen Sauce nach Wahl vermengen und zusammen mit der Pastinake rösten, bis er weich ist. Beiseitestellen.

Die Tortillas in einer Pfanne ohne Fett erwärmen.

Mit Reis und Bohnen belegen, dann Putenstreifen oder Blumenkohl und den restlichen Belag daraufgeben. Mit Koriander und einem Spritzer frischer Limette garniert servieren.

Kichererbsen-Nudeln mit Knoblauch und Palmkohl

Für 2–3 Portionen

1 Packung Kichererbsen-Nudeln (Spirelli oder Penne)
1 Bund Palmkohl (alternativ Grünkohl)
Olivenöl zum Beträufeln und Anbraten
2–3 Knoblauchzehen, geschält und fein gehackt
Salz und Pfeffer nach Geschmack
½ Tasse gehackte Walnusskerne

Einen großen Topf mit Salzwasser zum Kochen bringen, die Kichererbsen-Nudeln hinzugeben und etwa 7 Minuten oder nach Packungsanweisung kochen. Abgießen und mit Olivenöl beträufeln.

Während die Nudeln kochen, den Palmkohl waschen und zerkleinern. 1–2 Esslöffel Olivenöl in einem großen Topf erhitzen, den Knoblauch kurz anbraten und dann schnell den Palmkohl hinzufügen. Umrühren, bis der Palmkohl von Öl überzogen ist, mit Salz und Pfeffer abschmecken, eine halbe Tasse Wasser hinzugeben und einen Deckel auflegen. Im Dampf garen, bis der Palmkohl weich ist.

Unter die Nudeln mengen, mit gehackten Walnusskernen bestreuen und servieren.

Menstruationsphase

Peanutbutter-Jelly-Bowl

Für 1 Portion

Buchweizengrütze (alternativ Haferporridge)
1 EL Rosinen
1 EL Mandelbutter
Hanfsamen
1 TL Ahornsirup

Die Buchweizencreme nach Packungsanweisung zubereiten. Die Rosinen untermischen, solange die Grütze noch heiß ist. Die Mandelbutter daraufgeben. Mit Hanfsamen und Ahornsirup garniert servieren.

Bento-Lunch mit Lachs, Soba und Miso

Für 2 Portionen

2 Lachsfilets (à 120 g)
ungeröstetes Sesamöl nach Geschmack
Sojasauce nach Geschmack
1 Packung Soba-Nudeln aus Buchweizen (ca. 250 g)

Für das Dressing
2 EL natriumarmes, glutenfreies Tamari
¼ Tasse Reisessig
1 EL geröstetes Sesamöl plus etwas mehr für die Suppe

Für die Suppe
½ Tasse gewürfelter Tofu
2 Frühlingszwiebeln, in Ringe geschnitten

2 EL Misopaste
1 Nori-Blatt
geriebener Daikon-Rettich oder eingelegter Ingwer (optional)

Den Backofen auf 180°C vorheizen. Den Lachs in dem Sesamöl und der Sojasauce wenden, in eine Auflaufform legen und 12 Minuten backen.

Während der Lachs im Ofen ist, die Soba-Nudeln nach Packungsanweisung zubereiten, unter kaltem Wasser abspülen und abtropfen lassen.

Während die Nudeln kochen, die Zutaten für das Dressing verrühren.

Zubereitung der Suppe: 3 Tassen Wasser zum Kochen bringen. Den Tofu und die Frühlingszwiebeln hinzufügen und 30 Sekunden weitergaren. Vom Herd nehmen und gleichmäßig auf zwei Suppenschalen verteilen. Je 1 Esslöffel Misopaste in jede Schale rühren. Das Nori-Blatt in Stücke reißen und auf die Suppenschalen verteilen. Mit dem gerösteten Sesamöl beträufeln.

Zum Servieren wird das Bento für jeden Gast folgendermaßen zusammengestellt:

- eine Schale Misosuppe
- ein Teller mit kalten Soba-Nudeln, dazu ein Schälchen von dem Dressing als Dip
- ein Teller mit heißem, mit Miso glasiertem Lachs

Optional: geriebener Daikon-Rettich und eingelegter Ingwer als Beilage

Bison-Burger ohne Bun (aber mit allem Drum und Dran)

Für 2 Portionen

½ Pfund gehacktes Bisonfleisch
1 EL Kokosöl
½ rote Zwiebel, in Streifen geschnitten
1 Packung Shiitake-Pilze, in Stücke geschnitten
1 Packung Babyspinat, gewaschen und abgetropft
1 Avocado, aus der Schale gelöst und in Scheiben geschnitten

Aus dem Bisonfleisch zwei Frikadellen formen und auf dem Grill oder in der Pfanne auf jeder Seite etwa 5 Minuten braten.

Einen großen Topf auf mittlerer Stufe erhitzen und das Kokosöl hinzufügen. Die Zwiebeln 2 Minuten braten, dann die Pilze dazugeben und weitere 2 bis 3 Minuten braten. Den Spinat hinzufügen und garen, bis er zusammenfällt.

Die Avocadoscheiben auf die Burger legen und mit Zwiebeln, Spinat und Pilzen belegen. Wenn du das Gefühl hast, dass du Kohlenhydrate benötigst, lege das Ganze auf ein glutenfreies Brötchen. Guten Appetit!

Powerzyklus-Download-Leitfaden und weiterführende Adressen

Ich habe viele hilfreiche Informationen, Leitfäden und E-Books erstellt, die dir beim Einstieg in das Powerzyklus-Programm helfen sollen. Du findest sie unter den nachfolgenden Links.

Biohacking-Leitfäden

Supplementierung: www.FLOliving.com/supplement-guide
Myome: www.FLOliving.com/fibroids-guide
Endometriose: www.FLOliving.com/endo-guide
PCOS: www.FLOliving.com/pcos-guide
PMS: www.FLOliving.com/pms-guide
Fruchtbarkeit: www.FLOliving.com/fertility-guide
Perimenopause: www.FLOliving.com/perimenopause-guide
Emotionale Konflikte: www.FLOliving.com/emotions-guide
Absetzen hormoneller Verhütungsmittel: www.FLOliving.com/birth-control-rehab

Bonus-Inhalte zum Buch

Unter www.IntheFLObook.com/bonus findest du folgende Anleitungen:

Get In the FLO Now Quick-Start Program
Cyclical Self-Care Guide
Cyclikal Skin-Care Guide
Adaptogen Guide
Zugang zur In the FLO Facebook-Gruppe

Weiterführende Unterstützung

Schließe dich uns an bei The Cycle Syncing[R] Membership, einer Online-Gruppenmitgliedschaft für Frauen weltweit, die für ihren Körper sorgen und mehr Flow in ihr Leben bringen wollen. Hier wirst du in allem, was du in diesem Buch gelernt hast, unterstützt. Du erhältst Zugang zu weiterführenden Angeboten, die dir helfen, deine Biochemie zu optimieren, deine Neurochemie zu nutzen und dein bestes Leben zu leben. Dazu gehören phasenspezifische Rezepte und Workouts, der Cycle Syncing Method® Tagesplaner und Leitfaden, monatliche Live-Telefonate mit mir für Fragen und Antworten und eine private Facebook-Gruppe für die gegenseitige Unterstützung – sowie Unterstützung durch geschulte FLO Living-Berater und mich. Weitere Informationen findest du unter www.cyclesyncingmembership.com. Wir hoffen, dich bald in unserer Community begrüßen zu dürfen!

Lass uns in Kontakt bleiben!

Alisa Vitti online

Instagram: @floliving und @alisa.vitti
Facebook: www.facebook.com/floliving
Pinterest: www.pinterest.com/alisavitti/
YouTube: www.youtube.com/user/FLOlivingTV
Twitter: twitter.com/FLOliving

FLO Living

Entdecke das moderne Unternehmen für Menstruationsgesundheit unter www.FLOliving.com.

MyFLO-App

Lade dir die einzige Perioden-Tracker-App herunter, die dir sagt, was du tun musst, um symptomfrei zu werden. Sie hilft dir, dich mit deinem Zyklus zu synchronisieren: www.MyFLOtracker.com.

FLO Living Programme, Bücher und empfohlene Nahrungsergänzungsmittel

Das alles findest du auf www.FLOliving.com, der Seite des ersten modernen Unternehmens für Menstruationsgesundheit. Wir arbeiten mit Frauen aus aller Welt zusammen, die gesundheitliche Probleme haben – von PMS über unerfüllten Kinderwunsch und Wochenbett bis hin zur Menopause. Wir helfen ihnen, diese Symptome auf natürliche und sichere Weise mit funktionellen Lebensmitteln, Nahrungsergänzungsmitteln und Anpassungen des Lebensstils zu behandeln.

Monthly FLO: Das weltweit am häufigsten genutzte digitale Programm zur hormonellen Heilung mit natürlichen Mitteln, bei Beschwerden wie PCOS, Endometriose, Myomen, Unfruchtbarkeit und Menstruationsbeschwerden.

Balance Supplements: Die meistverkauften Biohacking-Nahrungsergänzungsmittel für weibliche Hormone, die dir jeden zweiten Monat nach Hause geliefert werden. Diese fünf Präparate liefern die essenziellen Mikronährstoffe, die du für einen ausgewogenen Hormonhaushalt brauchst.

Persönlicher Support: Du kannst dich jederzeit mit Fragen und Bedenken an unsere FLO-Coaches wenden.

Danksagung

Ich bin unendlich dankbar für all die Kräfte, die dieses Buch möglich gemacht haben. Unzählige liebe Menschen haben mich ermutigt, an diese kühne Idee zu glauben. Nur dank eurer liebevollen Unterstützung konnte ich sie verwirklichen.

Mein größtes Dankeschön gilt meiner Familie. An meine Tochter Ariana, die für ihr Alter extrem geduldig war, während ich an diesem Buch schrieb: Danke für das Geschenk, deine Mutter sein zu dürfen. Danke, dass du mit mir »Büro« und »Schriftstellerin« gespielt hast. Meinem Mann Victor danke ich dafür, dass er an mich geglaubt und mich auf meinem Weg ermutigt hat. Danke, dass du der liebevollste, aufopferndste Partner und hingebungsvolle Co-Elternteil bist, immer im Flow mit mir.

Meiner Mutter, für deine unendliche Liebe. Danke, dass du mich stets ermutigt hast, an meine Träume zu glauben und meiner Leidenschaft zu folgen. Meinem Vater danke ich dafür, dass er nie daran gezweifelt hat, dass ich alles erreichen kann, und dass er die Luft, die ich als kleines Mädchen atmete, mit seinem Glauben daran erfüllt hat, dass Frauen kraftvolle Naturwesen sind. Meiner Mutter und meiner Großmutter väterlicherseits habe ich es zu verdanken, dass sie ihm dafür den Beweis geliefert haben. Ich danke meinen beiden Brüdern und ihren Familien, die ich so sehr liebe.

An Jelena Petrovic, danke, dass du meine Schwester bist. An Jess G., Lori F., Jackie C., Lauren S. und Meredith G., danke für jedes Gespräch und eure tiefe Freundschaft.

Meinem unglaublichen Team bei FLO Living danke ich für die Unterstützung bei der Modernisierung der Menstruationsmedizin und dafür, dass Frauen auf der ganzen Welt wissen, dass es einen Ort für sie gibt, an dem sie gesehen, gehört und unterstützt werden.

Ich möchte mich auch bei all den anderen Unternehmerinnen bedanken, die mich auf meinem Weg unterstützt und gefördert haben.

Ein besonderer Dank geht an Nisha Moodley, die erste Frau, die zu mir kam und mich bat, andere zu lehren, wie ich meinen Zyklus für meine Planungen, meine Selbstfürsorge und meine Karriere nutze. Ich weiß es zu schätzen, dass du das Potenzial erkannt und mir den Raum gegeben hast, um meine Ideen an andere weiterzugeben.

Danielle DuBoise und Whitney Tingle von Sakara Life – ihr wart mir von Anfang an eine unglaubliche Stütze. Michele Promaulayko, danke, dass du ein Fan unserer App bist und mich eingeladen hast, die Crew von *Cosmo* zu unterrichten. Melisse Gelula, danke für all deine Unterstützung seit meinem ersten Buch und dafür, dass Well+Good die Menstruation offiziell zu einem Wellness-Trend gemacht hat! Und an Colleen Wachob von MindBodyGreen, die mir einen Raum gegeben hat, um meine Botschaft unter die Leute zu bringen. Claudia Chan und Dee Poku, die an die Kraft dieses Konzepts geglaubt und mich eingeladen haben, es unter weiblichen Führungskräften bekannt zu machen.

Danke an Marika Frumes, dafür, dass du eine so treue Verfechterin meiner Ideen bist, an Hannah Bronfman, danke für deine Unterstützung, und an Lee Tilghman, die für so viele ein Vorbild ist, was das zyklische Leben angeht.

Josh Zabar und der Summit-Gemeinschaft danke ich dafür, dass sie mich zum ersten Mal sowohl vor Frauen als auch Männern sprechen ließen. Danke an die Mädels auf der SXSW für die Einladung, die erste weibliche Biohackerin in der Geschichte der Konferenz zu sein.

J. J. Virgin, ich danke dir für deine Anleitung und Freundschaft. Deine Großzügigkeit und Integrität sind unvergleichlich.

Stephanie Tade, der außergewöhnlichsten Literaturagentin, die man sich wünschen kann, danke ich nicht nur dafür, dass sie dieses

Buchprojekt auf den Weg gebracht hat, sondern auch für all den Einsatz und die emotionale Unterstützung bei der Entstehung.

Hilary Swanson, meiner Lektorin bei HarperOne – es ist mir eine Freude, mit dir zu arbeiten. Danke, dass du an die Botschaft dieses Buches geglaubt und mir geholfen hast, es Realität werden zu lassen.

Danke an Frances Sharpe, die mir geholfen hat, alle Inhalte zusammenzutragen, die mich bei meinen Recherchen unterstützt hat, mit mir über meine Ideen gesprochen und das Buch mit zu dem gemacht hat, was es ist. Ich erinnere mich sehr gern an jedes einzelne unserer Gespräche. Ein großes Dankeschön dafür, dass du mir geholfen hast, dieses Buch zum Leben zu erwecken.

An Judith Curr – danke, dass du am Geburtsprozess dieses Buches beteiligt warst.

Dem Team von HarperOne danke ich für die unwiderstehliche Einladung, ein zweites Buch bei ihnen zu veröffentlichen. Und danke an Melinda Mullin und Aly Mostel, die sich so gut um mich gekümmert haben.

Der FLO Living-Community auf der ganzen Welt danke ich von Herzen dafür, dass ihr an die erstaunliche Heilungsfähigkeit eures Körpers glaubt, dass ihr eure Geschichten über eure persönliche hormonelle Heilung teilt und unsere Botschaft an die Frauen in eurem Leben weitergebt. Euer Wissensdurst war der Auslöser nicht nur für die Entwicklung der MyFLO-App, sondern auch für meinen Entschluss, dieses Buch zu schreiben. Danke, dass ihr mich inspiriert habt und gemeinsam mit mir im Flow lebt.

Liebe Leserinnen und Leser, ich danke euch, dass ihr mir euer Vertrauen schenkt, dass ihr bereit seid, euch mit mir auf neues Terrain zu wagen, dass ihr an ein Leben glaubt, das einfacher, gesünder und angenehmer ist – zu euren eigenen Bedingungen und in eurem eigenen Tempo. Ihr habt es verdient. Gemeinsam werden wir uns befreien, unser kulturelles Narrativ ändern, damit unsere Biologie die gebührende Wertschätzung erfährt, und dafür sorgen, dass die nächste Generation von Mädchen und jungen Frauen von Anfang an über ihre Superkräfte Bescheid weiß.

Quellenangaben

Um den Inhalt des Buches so umfangreich wie möglich zu gestalten, habe ich im Folgenden die wichtigsten Referenzen aufgeführt. Sie bilden den wissenschaftlichen Nachweis und die Grundlage für dieses Buch. Die vollständige Bibliografie findest du kostenlos unter www.IntheFLObook.com/references.

Kapitel 1:

Allickson, J. und Xiang, C. »Human adult stem cells from menstrual blood and endometrial tissue.« *Journal of Zhejiang University Science B.* 2012; 13(5):419–20. https://doi.org /10.1631/jzus.B1200062

American College of Obstetricians and Gynecologists, Committee on Adolescent Health Care. »Menstruation in Girls and Adolescents: Using the Menstrual Cycle as a Vital Sign.« *Committee Opinion* Nr. 651. Dez. 2015. https://www.acog.org/Clinical-Guidance-and-Publications/Committee-Opinions/Committee-on-Adolescent-Health-Care /Menstruation-in-Girls-and-Adolescents-Using-the-Menstrual-Cycle-as-a-Vital-Sign

Bruinvels, G., Burden, R. J., McGregor, A. J. et al. »Sport, exercise and the menstrual cycle: Where is the research?« *British Journal of Sports Medicine.* 2017; 51:487–88. http://dx.doi.org/10.1136/bjsports-2016-096279

Buck, S. »The Inventors of the Pill Decided Women Should Still Bleed Every Month.« *Timeline.* May 3, 2017. https://timeline.com/birth-control-pill-history-marketing-e77ce609e749

Campaign to End Chronic Pain in Women. »Chronic Pain in Women: Neglect, Dismissal, and Discrimination.« 2010. www.endwomenspain.org/Common/file?id=20

Costello, J. T., Bieuzen, F. und Bleakley, C. M. »Where are all the female participants in sports and exercise medicine research?« *European Journal of Sport Science.* 2014; 14(8):847–51. https://doi.org/10.1080/17461391.2014.911354

Dominguez-Bello, M. G., De Jesus-Laboy, K. M., Shen, H. et al. »Partial restoration of the microbiota of cesarean-born infants via vaginal microbial transfer.« *Nature Medicine.* 2016; 22(3):250–53. https://doi.org/10.1038/nm.4039

Dusenbery, M. *Doing Harm: The Truth About How Bad Medicine and Lazy Science Leave Women Dismissed, Misdiagnosed, and Sick.* New York: HarperOne, 2018.

Faro, M., Sàez-Francás, N., Castro-Marrero, J. et al. »Gender differences in chronic fatigue syndrome.« *Reumatologia Clinica,* 2016; 12(2):72–77. https://doi.org/10.1016/j.reuma.2015.05.007

Harlow, S. D. und Ephross, S. A. »Epidemiology of menstruation and its relevance to women's health.« *Epidemiological Review.* 1995; 17(2):265–86. https://www.ncbi.nlm.nih.gov/pubmed /8654511

Harvey, R. E., Coffman, K. E. und Miller, V. M. »Women-specific factors to consider in risk, diagnosis and treatment of cardiovascular disease.« *Women's Health.* 2015; 11(2):239–57. https://doi.org/10.2217/whe.14.64

Liu, K. A. und Dipietro Mager, N. A. »Women's involvement in clinical trials: Historical perspective and future implications.« *Pharmacy Practice.* 2016; 14(1):708. https://doi.org/10:18549/PharmPract.2016.01.708

Mazure, C. M. und Jones, D. P. »Twenty years and still counting: Including women as participants and studying sex and gender in biomedical research.« *BMC Women's Health.* 2015; 15:94. https://doi.org/10.1186/s12905-015-0251-9

National Institutes of Health. »The BioCycle Study. A Longitudinal Study of Estrogen and Progesterone Effects on Biomarkers of Oxidative Stress and Antioxidant Status During the Menstrual Cycle.« https://www.nichd.nih.gov/about/org/diphr/office-branch/eb /biocycle

Pinn, V. W. »Sex and gender factors in medical studies: Implications for health and clinical practice.« *JAMA*. 2003; 289(4):397–400. https://doi.org/10.1001/jama.289.4.397

Women's health: Report of the Public Health Service Task Force on women's health issues. *Public Health Reports.* 1985; 100(1):73–106. https://www.ncbi.nlm.nih.gov/pmc /articles/PMC 1424718/?page=2

Xiao, S., Coppeta, J. R. und Rogers, H. B. et al. »A microfluidic culture model of the human reproductive tract and 28-day menstrual cycle.« *Nature Communications*. 2017; 8:14584. https://doi.org/10.1038/ncomms14584

Kapitel 2:

Baker, F. C. und Driver, H. S. »Circadian rhythms, sleep, and the menstrual cycle.« *Sleep Medicine*. 2007; 8(6):613–22. https://doi.org/10.1016/j.sleep.2006.09.011

Baron, K. G. und Reid, K. J. »Circadian misalignment and health.« *International Review of Psychiatry*. April 2014; 26(2):139–54. https://doi.org/10.3109/09540261.2014.911149

Bellezza, S., Paharia, N. und Keinan, A. »Conspicuous consumption of time: When busyness and lack of leisure time become a status symbol.« *Journal of Consumer Research*. 2017; 44(1):118–38. https://doi.org/10.1093/jcr/ucw076

Breus, Dr. M. *Gutes Timing ist alles. Der richtige Zeitpunkt für Schlaf, Essen, Sex und fast alles andere – Mit Test: Welcher Chronotyp sind Sie?*. München: Goldmann, 2017.

Chang, A.-M., Aeschbach, D., Duffy, J. F. et al. »Evening use of light-emitting eReaders negatively affects sleep, circadian timing, and next-morning alertness.« *PNAS*. 2015; 112(4)1232–37. https://doi.org/10.1073/pnas.1418490112

Csikszentmihalyi, M. *Flow. Das Geheimnis des Glücks.* Stuttgart: Klett-Cotta, 2017.

de Botton, A. StatusAngst. Frankfurt/Main: Fischer, 2006.

Dietrich, A. Neurocognitive mechanisms underlying the experience of flow. *Consciousness and Cognition.* 2004; 13:746–61. https://doi.org/10.1016/j.concog.2004.07.002

Etkin, J., Evangelidis, I. und Aaker, J. »Pressed for time? Goal conflict shapes how time is perceived, spent, and valued.« *Journal of Marketing Research.* 2015; 52(3):394–406. https://doi.org/10.1509/jmr.14.0130

Maslow, A. H. *Motivation und Persönlichkeit.* Reinbek: Rowohlt, 1981.

National Institute of General Medicine Science. »Circadian Rhythms.« https://www.nigms.nih.gov/education/pages/Factsheet_CircadianRhythms.aspx

Nicolaides, N. C., Charmandari, E., Chrousos, G. P. et al. »Circadian endocrine rhythms: The hypothalamic-pituitary-adrenal axis and its actions.« *Annals of the New York Academy of Sciences.* 2014; 1318:71–80. https://doi.org/10.1111/nyas.12464

NobelPrize.org. »The 2017 Nobel Prize in Physiology or Medicine.« Pressebericht, 2. Okt. 2017. https://www.nobelprize.org/nobel_prizes/medicine/laureates/2017/press.html

Saran, S. und Srikumar, M. »AI has a Gender Problem. Here's What to Do About It.« *World Economic Forum,* 2018. https://www.weforum.org/agenda/2018/04/ai-has-a-gender-problem-heres-what-to-do-about-it/

Schmidt, C. und Bao, Y. »Chronobiological research for cognitive science: A multifaceted view.« *PsyCh Journal.* 2017; 6(4)249–52. https://doi.org/10.1002/pchj.203

Schulte, B. *Overwhelmed: Work, Love, and Play When No One Has the Time.* New York: Sarah Crichton Books, 2014.

Schwartz, T. und McCarthy, C. »Manage Your Energy, Not Your Time.« *Harvard Business Review.* Okt. 2007. https://hbr.org/2007/10/manage-your-energy-not-your-time

Semaan, J. »The Hungry Ghost and Always Wanting More.« Medium.com. 10. Feb. 2017. https://medium.com/@jessicasemaan/the-hungry-ghost-and-always-wanting-more -2bb397dbdc10

Sensi, S., Pace Palitti, V. und Guagnano, M. T. »Chronobiology in endocrinology.« *Annali dell'Istituto Superiore di Sanita.* 1993; 29(4):613–31. https://www.ncbi.nlm.nih.gov/pubmed/7985925

Shechter, A. und Boivin, D. B. »Sleep, hormones, and circadian rhythms throughout the menstrual cycle in healthy women and women with premenstrual dysphoric disorder.« *International Journal of Endocrinology.* 2010; 2010:259345. https://doi.org/10.1155/2010/259345

Winget, C. M., DeRoshia, C. W. und Holley, D. C. »Circadian rhythms and athletic performance.« *Medicine and Science in Sports Exercise.* 1985; 17(5):498–516. https://www.ncbi.nlm.nih.gov/pubmed/3906341

Kapitel 3:

Alvergne, A. und Tabor, V. H. »Is female health cyclical? Evolutionary perspectives on menstruation.« *Trends in Ecology & Evolution.* 2018; 33(6):399–414. https://doi.org /10.1016/j.tree.2018.03.006

Amen, D. G. *Unleash the Power of the Female Brain.* New York: Harmony Books, 2013.

Amin, Z., Canli, T. und Epperson, C. »Effect of estrogen-serotonin interactions on mood and cognition.« *Behavioral and Cognitive Neuroscience Reviews.* 2005; 4(1):43–58. https://doi.org/10.1177/1534582305277152

Arciero, P. J., Goran, M. I. und Poehlman, E. T. »Resting metabolic rate is lower in women than in men.« *Journal of Applied Physiology.* 1993; 75(6):2514:20. https://doi.org/10.1152/jappl.1993.75.6.2514

Baker, F. C. und Driver, H. S. »Circadian rhythms, sleep, and the menstrual cycle.« *Sleep Medicine.* 2007; 8(6):613–22. https://doi.org/10.1016/j.sleep.2006.09.011

Baker, J. M., Al-Nakkash, L. und Herbst-Kralovetz, M. M. »Estrogen-gut microbiome axis: Physiological and clinical implications.« *Maturitas.* 2017; 103:45–53. https://doi.org/10.1016/j.maturitas.2017.06.025

Barsom, S. H., Mansfield, P. K., Koch, P. B. et al. »Association between psychological stress and menstrual cycle characteristics in perimenopausal women.« *Women's Health Issues.* 2004; 14(6)235–41. https://doi.org/10.1016/j.whi.2004.07.006

Barth, C., Villringer, A. und Sacher, J. »Sex hormones affect neurotransmitters and shape the adult female brain during hormonal transition periods.« *Frontiers in Neuroscience.* 2015; 9:37. https://doi.org/10.3389/fnins.2015.00037

Barth, C., Steele, C. J., Mueller, K. et al. »In-vivo dynamics of the human hippocampus across the menstrual cycle.« *Scientific Reports.* 2016; 6:32833. https://doi.org/10.1038/srep32833

Borelli, L. »Menstruation and the Female Brain: How Fluctuating Hormone Levels Impact Cognitive Function.« Medical Daily. 8. Juli 2015. https://www.medicaldaily.com/menstruation-and-female-brain-how-fluctuating-hormone-levels-impact-cognitive-341788

Brizendine, L. *Das weibliche Gehirn. Warum Frauen anders sind als Männer.* München: Goldmann, 2008.

Cavill, R., Eccleston, C., Keogh, E. et al. »The effects of menstrual-related pain on attentional interference.« *PAIN.* 2014; 155(4):821–27. https://doi.org/10.1016/j.pain.2014.01.021

Chen, K. L. und Madak-Erdogan, Z. »Estrogen and microbiota crosstalk: Should we pay attention?« *Trends in Endocrinology and Metabolism.* 2016; 27:752–55. https://doi.org/10.1016/j.tem.2016.08.001

Cornelis, M. C., El-Sohemy, A., Kabagambe, E. K. et al. »Coffee, CYP1A2 genotype, and risk of myocardial infarction.« *JAMA.* 2006; 295(10):1135–41. https://doi.org/10.1001/jama.295.10.1135

Davidsen, L., Vistisen, B. und Astrup, A. »Impact of the menstrual cycle on determinants of energy balance: A putative role in weight loss attempts.« *International Journal of Obesity (London).* 2007; 31:1777–85. https://doi.org/10.1038/sj.ijo.0803699

De Zambotti, M., Nicholas, C. L., Colrain, I. M. et al. »Autonomic regulation across phases of the menstrual cycle and sleep stages in women with premenstrual syndrome and healthy controls.« *Psychoneuroendocrinology.* 2013; 38(11):10.1016/j.psyneuen.2013.06.005. https://doi.org/10.1016/j.psyneuen.2013.06.005

Dye, L. und Blundell, J. E. »Menstrual cycle and appetite control: Implications for weight regulation.« *Human Reproduction.* 1997; 12(6):1142–51. https://www.ncbi.nlm.nih.gov/pubmed/9221991

Fransen, F., van Beek, A., Borghuis, T. et al. »The impact of gut microbiota on gender-specific differences in immunity.« *Frontiers in Immunology.* 2017:8:754. https://doi.org/10.3389/fimmu.2017.00754

Gillies, G. E. und McArthur, S. »Estrogen actions in the brain and the basis for differential action in men and women: A case for sex-specific medicines.« *Pharmacological Reviews.* 2010; 62(2):155–98. https://doi.org/10.1124/pr.109.002071

Goel, N., Workman, J. L., Lee, T. T. et al. »Sex differences in the HPA axis.« *Comprehensive Physiology.* 2014; 4(3):1121–55. https://doi.org/10.1002/cphy.c130054

Goldman, B. »Two Minds: The Cognitive Differences Between Men and Women.« *Stanford Medicine.* Frühling 2017, Sex, Gender and Medicine. https://stanmed.stanford .edu/2017spring/how-mens-and-womens-brains-are-different.html

Grigg-Spall, H. *Sweetening the Pill or How We Got Hooked on Hormonal Birth Control.* Hants, UK: Zero Books, 2013.

Hamilton, L. D. und Meston, C. M. »Chronic stress and sexual function in women.« *The Journal of Sexual Medicine.* 2013; 10(10):2443–54. https://doi.org/10.1111/jsm.12249

Hinojosa-Laborde, C., Chapa, I. und Haywood, J. R. »Gender differences in sympathetic nervous system regulation.« *Clinical and Experimental Pharmacology and Physiology.* 1999: 26(2):122–26. https://doi.org/10.1046/j.1440-1681.1999.02995.x

Hulmi, J. J., Isola, V., Suonpää, M. et al. »The effects of intensive weight reduction on body composition in female fitness competitors.« *Frontiers in Physiology*. 2017; 7:689. https://doi.org/10.3389/fphys.2016.00689

Klein, S. L. und Flanagan, K. L. »Sex differences in immune responses.« *Nature Reviews Immunology.* 2016; 16:626–38. https://doi.org/10.1038/nri.2016.90

Koebnick, C., Strassner, C., Hoffmann, I. et al. »Consequences of a long-term raw food diet on body weight and menstruation: Results of a questionnaire survey.« *Annals of Nutrition & Metabolism*. 1999; 43(2):69–79. https://doi.org/10.1159/000012770

Kwo, P. Y., Ramchandani, V. A. und O'Connor, S. et al. »Gender differences in alcohol metabolism: Relationship to liver volume and effect of adjusting for body mass.« *Gastroenterology*. 1998; 115(6):1552–57. https://www.ncbi.nlm.nih.gov/pubmed/9834284

Lipton, B. H. *Intelligente Zellen – Wie Erfahrungen unsere Gene steuern*. Dorfen: Koha Verlag, 2005.

Lisofsky, N., Mårtensson, J., Eckert, A. et al. »Hippocampal volume and functional connectivity changes during the female menstrual cycle.« *NeuroImage.* 2015; 118:154–62. https://doi.org/10.1016/j.neuroimage.2015.06.012

McCarthy, M. M. »Estrogen modulation of oxytocin and its relation to behavior.« *Advances in Experimental Medicine and Biology.* 1995; 395:235–45. https://www.ncbi.nlm.nih.gov /pubmed/8713972

McEwen, B. S., Gray, J. D. und Nasca, C. »Redefining neuroendocrinology: Stress, sex, and cognitive and emotional regulation.« *The Journal of Endocrinology*. 2015; 226(2):T67–T83. https://doi.org/10.1530/JOE-1-0121

National Institutes of Health. »The BioCycle Study. A Longitudinal Study of Estrogen and Progesterone Effects on Biomarkers of Oxidative Stress and Antioxidant Status During the Menstrual Cycle.« Juni 2018. https://www.nichd.nih.gov/about/org/diphr/officebranch/eb/biocycle

Ngun, T. C., Ghahramani, N., Sánchez, F. J. et al. »The genetics of sex differences in brain and behavior.« *Frontiers in Neuroendocrinology*. 2011; 32(2):227–46. https://doi.org/10.1016/j.yfrne.2010.10.001

Oertelt-Prigione, S. »Immunology and the menstrual cycle.« *Autoimmunity Reviews*. 2012; 11(6):A486–92. https://doi.org/10.1016/j.autrev.2011.11.023

Roved, J., Westerdahl, H. und Hasselquist, D. »Sex differences in immune responses: Hormonal effects, antagonistic selection, and evolutionary consequences.« *Hormones and Behavior*. 2017; 88:95–105. https://doi.org/10.1016/j.yhbeh.2016.11.017

Shechter, A. und Boivin, D. B. »Sleep, hormones, and circadian rhythms throughout the menstrual cycle in healthy women and women with premenstrual dysphoric disorder.« *International Journal of Endocrinology*. 2010; 2010:259345. https://doi.org/10.1155/2010/259345

Solomon, S. J., Kurzer, M. S. und Calloway, D. H. »Menstrual cycle and basal metabolic rate in women.« *American Journal of Clinical Nutrition*. 1982; 36(4):611–16. https://doi.org /10.1093/ajcn/36.4.611

Sundström Poromaa, I. und Gingnell, M. »Menstrual cycle influence on cognitive function and emotion processing from a reproductive perspective.« *Frontiers in Neuroscience*. 2014; 8:380. https://doi.org/10.3389/fnins.2014.00380

Taylor, S. E., Klein, L. C., Lewis, B. P. et al. »Biobehavioral responses to stress in females: Tend-and-befriend, not fight-or-flight.« *Psychological Review*. 2000; 107:411–29. https://www.ncbi.nlm.nih.gov/pubmed/10941275

Tu, C.-H., Niddam, D. M., Chao, H.-T. et al. »Brain morphological changes associated with cyclic menstrual pain.« *PAIN*. 2010; 150(3):462. https://doi.org/10.1016/j.pain.2010.05.026

Ullrich, I. H., Peters, P. J. und Albrink, M. J. »Effect of low-carbohydrate diets high in either fat or protein on thyroid function, plasma insulin, glucose, and triglycerides in healthy young adults.« *Journal of the American College of Nutrition*. 1985; 4(4):451–59. https://www.ncbi.nlm.nih.gov/pubmed/?term=3900181

Urbaniak, C., Gloor, G. B., Brackstone, M. et al. »The microbiota of breast tissue and its association with breast cancer.« *Applied and Environmental Microbiology*. 2016;82(16):5039–48. https://doi.org/10.1128/AEM.01235-16

Weaver, L. *Das Rushing Woman Syndrom: Was Dauerstress unserer Gesundheit antut*. Stuttgart: Trias, 2020.

Zagni, E., Simoni, L. und Colombo, D. »Sex and gender differences in central nervous system–related disorders.« *Neuroscience Journal*. 2016; 2016:2827090. https://doi.org /10.1155/2016/2827090

Zethraeus, N., Kocoska-Maras, L., Ellingsen, T. et al. »A randomized trial of the effect of estrogen and testosterone on economic behavior.« *PNAS*. 2009; 106(16)6535–38; https:// doi.org/10.1073/pnas.0812757106

Kapitel 4:

American Cancer Society. »Fibrosis and Simple Cysts of the Breast.« https://www.cancer.org/cancer/breast-cancer/non-cancerous-breast-conditions/fibrosis-and-simple-cysts-in-the-breast.html

Baker, J. M., Al Nakkash, L. und Herbst-Kralovetz, M. M. »Estrogen–gut microbiome axis: Physiological and clinical implications.« *Maturitas*. 2017; 103:45–53. https://doi.org /10.1016/j.maturitas.2017.06.025

Beilharz, J. E., Maniam, J. und Morris, M. J. »Diet-induced cognitive deficits: The role of fat and sugar, potential mechanisms, and nutritional interventions.« *Nutrients*. 2015; 7:6719–38. https://doi.org/10.3390/nu7085307

Bertone-Johnson, E. R., Hankinson, S. E., Bendich, A. et al. »Calcium and vitamin D intake and risk of incident premenstrual syndrome.« *Archives of Internal Medicine*. 2005; 165(11):1246–52. https://doi.org/10.1001/arcinte.165.11.1246

Bolúmar, F., Olsen, J., Rebagliato, M. et al. »Caffeine intake and delayed conception: A European multicenter study on infertility and subfecundity. European Study Group on Infertility Subfecundity.« *American Journal of Epidemiology*. 1997; 145(4):324–34. https://www.ncbi.nlm.nih.gov/pubmed/9054236

Buchhorn, R. »The impact of nutrition on the autonomic nervous system.« *International Journal of Food and Nutritional Science*. 2016. https://www.ommegaonline.org/article-details/The-Impact-of-Nutrition-on-the-Autonomic-Nervous-System-/942

Carwile, J. L., Willett, W. C., Spiegelman, D. et al. »Sugar-sweetened beverage consumption and age at menarche in a prospective study of US girls.« *Human Reproduction*. 2015; 30(3): 675–83. https://doi.org/10.1093/humrep/deu349

Chandra, R. K. »Nutrition and the immune system from birth to old age.« *European Journal of Clinical Nutrition*. 2002; 56:S73–S76. https://doi.org/10.1038/sj.ejcn.1601492

Chavarro, J. E., Rich-Edwards, J. W., Rosner, B. A. et al. »Diet and lifestyle in the prevention of ovulatory disorder infertility.« *Obstetrics & Gynecology*. 2007; 110(5):1050–58. https://doi.org/10.1097/01.AOG.0000287293.25465.el

Chen, M.-N., Lin, C.-C. und Liu, C. F. »Efficacy of phytoestrogens for menopausal symptoms: A meta-analysis and systematic review.« *Climacteric*. 2015; 18(2):260–69. https://doi.org/10.3109/13697137.2014.966241

Ghanbari, Z., Haghollahi, F., Shariat, M. et al. »Effects of calcium supplement therapy in women with premenstrual syndrome.«

Taiwanese Journal of Obstetrics and Gynecology. 2009; 48(2):124–29. https://doi.org/10.1016/S1028-4559(09)60271-0

Gómez-Pinilla, F. »Brain foods: The effects of nutrients on brain function.« *Nature Reviews Neuroscience;* 2008(9):568–78. https://doi.org/10.1038/nrn2421

Gottfried, S. *Die Hormondiät: Den Stoffwechsel regulieren und erfolgreich abnehmen durch Neustart des Hormonsystems*. Kirchzarten: VAK, 2016.

Hall, A. »Seed Cycling for Hormonal Balance.« *Herbal Academy*. 20. Apr. 2014. https://theherbalacademy.com/seed-cycling-for-hormonal-balance/

Itoh, H., Sashihara, T., Hosono, A., Kaminogawa, S. und Uchida, M. »Lactobacillus gasseri OLL2809 inhibits development of ectopic endometrial cell in peritoneal cavity via activation of NK cells in a murine endometriosis model.« *Cytotechnology*. 2011; 63(2): 205–10. https://doi.org/10.1007/s10616-0111-9343-z

Jahanian, E., Nanaei, H. A. und Kor, N. M. »The dietary fatty acids and their effects on reproductive performance of ruminants.« *European Journal of Experimental Biology*. 2013; 3(6):95–97. http://www.imedpub.com/articles/the-dietary-fatty-acids-and-their-effects-on-reproductive-performance-of-ruminants.pdf

Koebnick, C., Strassner, C., Hoffman, I. et al. »Consequences of a long-term raw food diet on body weight and menstruation: Results of a questionnaire survey.« *Annals of Nutrition & Metabolism*. 1999; 43(2):69–79. https://doi.org/10.1159/000012770

Kumar, S. und Kaur, G. »Intermittent fasting dietary restriction regimen negatively influences reproduction in young rats: a study of hypothalamo-hypophysial-gonadal axis.« *PLOS ONE*. 2013; 8(1):e52416. https://doi.org/10.1371/journal.pone.0052416

Mueller, N. T., Jacobs, D. R., MacLehose, R. F. et al. »Consumption of caffeinated and artificially sweetened soft drinks is associated with risk of early menarche.« *American Journal of Clinical Nu-*

trition. 2015; 102(3):648–54. https://doi.org/10.3945/acjn.114.100958

Mumford, S. L., Chavarro, J. E., Zhang, C. et al. »Dietary fat intake and reproductive hormone concentrations and ovulation in regularly menstruating women.« *American Journal of Clinical Nutrition.* 2016; 103(3):868–77. https://doi.org/10.3945/ajcn.115.119321

Oertelt-Prigione, S. »Immunology and the menstrual cycle.« *Autoimmunity Reviews.* 2012; 11(6):A486–92. https://doi.org/10.1016/j.autrev.2011.11.023

Rostenberg, A. »Treating COMT and MAO: The Hormonal Cause of Stress and Anxiety.« *Beyond MTHFR.* 27. Aug. 2015. http://www.beyondmthfr.com/treating-comt-and-mao-the-hormonal-cause-of-stress-and-anxiety/

Sarris, J., Logan, A. C., Akbaraly, T. N. et al. »Nutritional medicine as mainstream in psychiatry.« *Lancet Psychiatry.* März 2015; 2(3):271–74. https://doi.org/10.1016/S2215-0366(14)00051-0

Sisson, M. *The Keto Reset Diet: Reboot Your Metabolism in 21 Days and Burn Fat Forever.* New York, Harmony, 2017.

Thys-Jacobs, S., Starkey, P., Bernstein, D. et al. »Calcium carbonate and the premenstrual syndrome: Effects on premenstrual and menstrual symptoms.« *American Journal of Obstetrics and Gynecology.* 1998; 179(2):444–52. https://www.ncbi.nlm.nih.gov/pubmed/9731851

Ullrich, I. H., Peter, P. J. und Albrink, M. J. »Effect of low-carbohydrate diets high in either fat or protein on thyroid function, plasma insulin, glucose, and triglycerides in healthy young adults.« *Journal of the American College of Nutrition.* 1985; 4(4):451–59. https://www.ncbi.nlm.nih.gov/pubmed/3900181

Ulrich-Lai, Y. M., Figueiriedo, H. F., Ostrander, M. M. et al. »Chronic stress induces adrenal hyperplasia and hypertrophy in a subregion-specific manner.« *American Journal of Physiology.* 2006; 291(5):E965–73. https://doi.org/10.1152/ajpendo.00070.2006

Wolfrom, D. und Welsch, C. W. »Caffeine and the development of normal, benign and carcinomatous human breast tissues: a relationship?« *Journal of Medicine.* 1990; 21(5):225–50. https://www.ncbi.nlm.nih.gov/pubmed/2079614

Wurtman, J. J. und Fruzstajer, N. J. *The Serotonin Power Diet.* New York: Rodale, 2009.

Wurtman, R. J. und Wurtman J. J. »Brain serotonin, carbohydrate-craving, obesity and depression.« *Obesity Research.* 1995; 3(suppl 4):477S–80S. https://www.ncbi.nlm.nih.gov/pubmed/8697046

Kapitel 5:

Bruinvels, G., Burden, R. J., McGregor, A. J. et al. »Sport, exercise and the menstrual cycle: Where is the research?« *British Journal of Sports Medicine.* 2017; 51:487–88. https://doi.org/10.1136/bjsports-2016-096279

Clennell, B. *The Woman's Yoga Book: Asana and Pranayama for All Phases of the Menstrual Cycle.* Boulder, Colorado: Shambhala Publications, 2007.

Curtis, V., Henry, C. J. K., Birch, E. et al. »Intraindividual variation in the basal metabolic rate of women: Effect of the menstrual cycle.« *American Journal of Human Biology.* 1996; 8(5):631–39. https://doi.org/10.1002/(SICI)1520-6300(1996)8:5<631:AID-AJHB8>3.0.CO;2-Y

Janse de Jonge, X. A. »Effects of the menstrual cycle on exercise performance.« *Sports Medicine.* 2003; 33(11):833–51. https://www.ncbi.nlm.nih.gov/pubmed/12959622

Jarlenski, M. P., Bennett, W. L., Bleich, S. N. et al. »Effects of breastfeeding on postpartum weight loss among U.S. women.« *Preventive Medicine.* 2014; 69:146–50. https://doi.org/10.1016/j.ypmed.2014.09.018

Johnson, K. A. *The Fourth Trimester: A Postpartum Guide to Healing Your Body, Balancing Your Emotions, and Restoring Your Vitality.* Boulder, Colorado: Shambhala Publications, 2017.

Julian, R., Hecksteden, A., Fullagar, H. H. K. et al. »The effects of menstrual cycle phase on physical performance in female soccer players.« *PLOS ONE*. 2017; 12(3): e0173951. https://doi.org/10.1371/journal.pone.0173951

Landsverk, G. »The World Cup-Winning US Women's Soccer Team Tracked Their Periods for Peak Performance, and Evidence Shows Everyday Athletes Can Benefit from Doing the Same.« *Insider*. 23. Juli 2019. https://www.insider.com/world-cup-winning-uswnt-period-tracking-how-to-improve-performance-2019-7

Lee, C. W., Newman, M. A. und Riechman, S. E. »Oral contraceptive use impairs muscle gains in young women.« *The FASEB Journal*. 2009; 23(1-suppl). https://www.fasebj.org/doi/abs/10.1096/fasebj.23.1_supplement.955.25

Ou, H. *The First Forty Days: The Essential Art of Nourishing the New Mother*. New York: Abrams, 2016.

Sims, S. T. *Peak-Performance für Frauen. Wie Sie Ernährung und Fitness perfekt auf den weiblichen Organismus abstimmen*. Kandern: Unimedica/Narayana Verlag, 2021.

Sung, E., Han, A., Hinrichs, T. et al. »Effects of follicular versus luteal phase-based strength training in young women.« *SpringerPlus*. 2014; 3:668. https://doi.org/10.1186/2193-1801-3-668

Kapitel 6:

Ansell, A. B., Rando, K., Tuit, K. et al. »Cumulative adversity and smaller gray matter volume in medial prefrontal, anterior cingulate, and insula regions.« *Biological Psychiatry*. 2012; 72(1):57–64. https://doi.org/10.1016/j.biopsych.2011.11.022

Chetty, A., Friedman, A. R., Taravosh-Lahn, K. et al. »Stress and glucocorticoids promote oligodendrogenesis in the adult hippocampus.« *Molecular Psychiatry*. 2014; 19:1275–83. https://www.nature.com/articles/mp2013190

Forsythe, P., Sudo, N., Dinan, T. et al. »Mood and gut feelings.« *Brain Behavior, and Immunity*. 2010; 24(1):9–16. https://doi.org/10.1016/j.bbi.2009.05.058

Mathur, M. B., Epel, E., Kind, S. et al. »Perceived stress and telomere length: A systematic review, meta-analysis, and methodologic considerations for advancing the field.« *Brain, Behavior, and Immunity*. 2016; 54:158–69. https://doi.org/10.1016/j.bbi.2016.02.002

Northrup, C. *Frauenkörper – Frauenweisheit: Wie Frauen ihre ursprüngliche Fähigkeit zur Selbstheilung wiederentdecken können.* München: ZS Verlag, überarbeitete Ausgabe 2023

Panda S. *Der Zirkadian-Code: Erholsam schlafen, Gewicht reduzieren, gesund sein. So leben Sie im Einklang mit Ihrer inneren Uhr.* Kirchzarten: VAK, 2019.

Biohacking Tool Kit:

Behre, H. M., Zitzmann, M., Anderson, R. A. et al. »Efficacy and safety of an injectable combination hormonal contraceptive for men.« *The Journal of Clinical Endocrinology & Metabolism*. 2016; 101(12):4779–88. https://doi.org/10.1210/jc.2016-2141

Berenson, A. B. und Rahman, M. »Changes in weight, total fat, percent body fat, and central to peripheral fat ratio associated with injectable and oral contraceptive use.« *American Journal of Obstetrics & Gynecology*. 2009; 200(3):329.el–8. https://doi.org/10.1016/j.ajog.2008.12.052

Ebrahimi, E., Khayati Motlagh, S., Nemati, S. et al. »Effects of magnesium and vitamin B6 on the severity of premenstrual syndrome symptoms.« *Journal of Caring Sciences*. 2012; 1(4):183–89. https://doi.org/10.5681/jcs.2012.026

Faryal, U., Rashid, S., Hajra, B. et al. »Effect of hormonal contraceptives on serum serotonin in females of reproductive age group.« *Journal of Ayub Medical College Abbottabad*. 2016; 28(1):56–58.

Fisher, M. M., Eugster, E. A. »What is in our environment that effects puberty?« *Reproductive Toxicology (Elmsford, NY)*. 2014; 44:7–14. https://doi.org/10.1016/j.reprotox.2013.03.012

Grosso, G., Galvano, F., Marventano, S. et al. »Omega-3 fatty acids and depression: Scientific evidence and biological mechanisms.« *Oxidative Medicine and Cellular Longevity.* 2014; 2014:313570. https://doi.org/10.1155/2014/313570

Hertel, J., König, J. und Homuth, G. »Evidence for stress-like alterations in the HPA-axis in women taking oral contraceptives.« *Scientific Reports*. 2017; 7(1):14111. https://doi.org/10.1038/s41598-017-13927-7

Hill, S. *Wie uns die Pille verändert. Die überraschenden Auswirkungen auf unser Denken und Fühlen, den Körper und unsere Beziehungen*. München: Heyne, 2020.

Islam, M. S., Akhtar, M. M., Ciavattini, A. et al. »Use of dietary phytochemicals to target inflammation, fibrosis, proliferation, and angiogenesis in uterine tissues: promising options for prevention and treatment of uterine fibroids?« *Molecular Nutrition & Food Research*. 2014; 58(8):1667–84. https://doi.org/10.1002/mnfr.201400134

Ji, K., Kho, Y. L., Park, Y. et al. »Influence of a five-day vegetarian diet on urinary levels of antibiotics and phthalate metabolites: A pilot study with »Temple Stay« participants.« *Environmental Research*. 2010; 110(4):375–82. https://doi.org/10.1016/j.envres.2010.02.008

Khalili, H., Higuchi, L. M., Ananthakrishnan, A. N. et al. »Oral contraceptives, reproductive factors and risk of inflammatory bowel disease.« *Gut*. 2013; 62:1153–59. https://doi.org/10.1136/gutjnl-2012-302362

Kiecolt-Glaser, J. K., Belury M. A., Andridge, R. et al. »Omega-3 supplementation lowers inflammation and anxiety in medical students: A randomized controlled trial.« *Brain, Behavior, and Immunity.* 2011; 25(8):1725–34. https://doi.org/10.1016/j.bbi.2011.07.229

King, D. E., Mainous, A. G., Geesey, M. E. et al. »Dietary magnesium and C-reactive protein levels.« *Journal of the American College of Nutrition*. 2005; 24(3):166–71. https://www.ncbi.nlm.nih.gov/pubmed/15930481

Lee, C. W., Newman, M. A. und Riechman, S. E. »Oral contraceptive use impairs muscle gains in young women.« *The FASEB Journal.* 2009; 23:1(suppl). https://www.fasebj.org/doi/abs/10.1096/fasebj.23.1_supplement.955.25

Lopez, L. M., Ramesh, S., Chen, M. et al. »Progestin-only contraceptives: Effects on weight.« *Cochrane Database of Systematic Reviews.* 2016; (8):CD008815. https://doi.org/10.1002/14651858.CD008815.pub4

Morabia, A. »APHA Voices from the Nurses' Health Study.« *American Journal of Public Health.* 2016; 106(9):1530–31. https://doi.org/10.2105/AJPH.2016.303370

Mørch, L. S., Skovlund, C. W., Hannaford, P. C. et al. »Contemporary hormonal contraception and the risk of breast cancer.« *New England Journal of Medicine.* 2017; 377:2228–39. https://doi.org/10.1056/NEJMoa1700732

Oates, L., Cohen, M., Braun, L. et al. »Reduction in urinary organophosphate pesticide metabolites in adults after a week-long organic diet.« *Environmental Research.* 2014; 132:105–11. https://doi.org/10.1016/j.envres.2014.03.021

Pal, L., Shu, J., Zeitlian, G. et al. »Vitamin D insufficiency in reproductive years may be contributory to ovulatory infertility and PCOS.« *Fertility and Sterility*. 2008; 90:S14. https://doi.org/10.1016/j.fertnstert.2008.07.382

Pletzer, B. A. und Kerschbaum, H. H. »50 years of hormonal contraception – time to find out, what it does to our brain.« *Frontiers in Neuroscience.* 2014; 8:256. https://doi.org/10.3389/fnins.2014.00256

Roberts, S. C., Gosling, L. M., Carter, V. et al. »MHC-correlated odour preferences in humans and the use of oral contraceptives.«

The Proceedings of the Royal Society B. 2008, 275(1652): 2715–22. https://doi.org/10.1098/rspb.2008.0825

Rodríguez-Morán, M. und Gerrero-Romero, F. »Oral magnesium supplementation improves insulin sensitivity and metabolic control in type 2 diabetic subjects.« *Diabetes Care*. 2003; 26(4):1147–52. https://doi.org/10.2337/diacare.26.4.1147

Rudick, B., Ingles, S., Chung, K. et al. »Characterizing the influence of vitamin D levels on IVF outcomes.« *Human Reproduction*. Nov. 2012; 27(11):3321–27. https://doi.org/10.1093/humrep/des280

Sartori, S. B., Whittle, N., Hetzenauer, A. et al. »Magnesium deficiency induces anxiety and HPA axis dysregulation: Modulation by therapeutic drug treatment.« *Neuropharmacology*. 2012; 62(1):304–12. https://doi.org/10.1016/j.neuropharm.2011.07.027

Seifert, B., Wagler, P., Dartsch, S. et al. »Magnesium – A new therapeutic alternative in primary dysmenorrhea.« *Zentralblatt für Gynäkologie*. 1989; 111(11):755–60. https://www.ncbi.nlm.nih.gov/pubmed/2675496

Skovlund, C. W., Mørch, L. S., Kessing, L. V. et al. »Association of hormonal contraception with depression.« *JAMA Psychiatry*. 2016; 73(11):1154–62. https://doi.org/10.1001/jamapsychiatry.2016.2387

Tijani, J. O., Fatoba, O. O., Babajide, O. O. et al. »Pharmaceuticals, endocrine disruptors, personal care products, nanomaterials and perfluorinated pollutants: A review.« *Environmental Chemistry Letters*. 2016; 14:27. https://doi.org/10.1007/s10311-015-0537-z

United Nations Environment Programme and World Health Organization. »Effects of Human Exposure to Hormone-Disrupting Chemicals Examined in Landmark UN Report.« *World Health Organization*. 19. Feb. 2013. http://www.who.int/mediacentre/news/releases/2013/hormone_disrupting_20130219/en/

Usselman, C. W., Luchyshyn, T. A., Gimon, T. I. et al. »Hormone phase dependency of neural responses to chemoreflex-driven sympathoexcitation in young women using hormonal contraceptives.« *Journal of Applied Physiology*. 2013; 115(10):1415–22. https://doi.org/10.1152/japplphysiol.00681.2013

Wang, Q., Würtz, P., Auro, K. et al. »Effects of hormonal contraception on systemic metabolism: Cross-sectional and longitudinal evidence.« *International Journal of Epidemiology*. 2016; 45(5):1445–57. https://doi.org/10.1093/ije/dyw147

Webb, J. L. »Nutritional effects of oral contraceptive use: A review.« *The Journal of Reproductive Medicine*. 1980; 25(4):150–56. https://www.ncbi.nlm.nih.gov/pubmed/7001015

Williams, W. V. »Hormonal contraception and the development of autoimmunity: A review of the literature.« *The Linacre Quarterly*. 2017; 84(3):275–95. https://doi.org/10.1080/00243639.2017.1360065

Zafari, M., Behmanesh, F. und Agha Mohammadi, A. »Comparison of the effect of fish oil and ibuprofen on treatment of severe pain in primary dysmenorrhea.« *Caspian Journal of Internal Medicine*. 2011; 2(3):279–82. https://www.ncbi.nlm.nih.gov/pmc/articles/PMC3770499/

Kapitel 7:

American Academy of Pediatrics. »School start times for adoles cents.« *Pediatrics*. 2014; 134(3). http://pediatrics.aappublications.org/content/134/3/642?ijkey=ebc1dd1839d660bbbf2008739ab9cd8cd2b407f3&keytype2=tf_ipsecsha

Ariga, A. und Lleras, A. »Brief and rare mental ›breaks‹ keep you focused: Deactivation and reactivation of task goals preempt vigilance decrements.« *Cognition*. 2011; 118(3):439–43. https://doi.org/10.1016/j.cognition.2010.12.007

Baddeley, B., Sornalingam, S. und Cooper, M. »Sitting is the new smoking: Where do we stand?« *The British Journal of General Practice*. 2016; 66(646):258. https://doi.org/10.3399/bjgp16X685009

Baicker, K., Cutler, D. und Song, Z. »Workplace wellness programs can generate savings.« *Health Affairs*. 2010; 29(2). https://doi.org/10.1377/hlthaff.2009.0626

Dunn, M. »Who Chooses Part-Time Work and Why?« *Monthly Labor Review*, U.S. Bureau of Labor Statistics. März 2018. https://doi.org/10.21916/mlr.2018.8

Gerzema, J. und D'Antonio, M. *The Athena Doctrine: How Women (and the Men Who Think Like Them) Will Rule the Future*. San Francisco: Jossey-Bass, 2013.

Gorman, R. »Women Now Control More Than Half of US Personal Wealth, Which ›Will Only Increase in Years to Come.‹« *Business Insider*. 7. Apr. 2015. https://www.businessinsider.com/women-now-control-more-than-half-of-us-personal-wealth-2015-4

Green Carmichael, S. »The Research Is Clear: Long Hours Backfire for People and for Companies.« *Harvard Business Review*. 19. Aug. 2015. https://hbr.org/2015/08/the-research-is-clear-long-hours-backfire-for-people-and-for-companies

Marano, H. E. »Biorhythms: Get in Step.« *Psychology Today*. 2004. https://www.psychologytoday.com/us/articles/200404/bio rhythms-get-in-step

Miller, J. und Adkins, A. »Women Lead Men on Key Workplace Engagement Measures.« *Gallup*. 16. Nov. 2016. http://news.gallup.com/businessjournal/197552/women-lead-men-key-workplace-engagement-measures.aspx

Noland, M., Moran, T. und Kotschwar, B. »Is gender diversity profitable? Evidence from a global survey.« *Peterson Institute for International Economics Working Paper*. 2016; 16–3. http://dx.doi.org/10.2139/ssrn.2729348

Robbins, T. *Das Robbins Power Prinzip: Befreie die innere Kraft. Schluss mit Fremdbestimmung, Frustration und Unsicherheit*. Berlin: Ullstein, 2004.

Sundström Poromaa, I. und Gingnell, M. »Menstrual cycle influence on cognitive function and emotion processing—from a reproductive perspective.« *Frontiers in Neuroscience.* 2014; 8:380. https://doi.org/10.3389/fnins.2014.00380

Trougakos, J. P. und Hideg, I. »Momentary work recovery: The role of within-day work breaks.« In: Sonnentag, S., Perrewé, P. und Ganster, D. C. (Hrsg.), *Research in occupational stress and well being: Vol. 7. Current perspectives on job-stress recovery* (S. 37–84). Bingley, UK: JAI Press/Emerald Group Publishing. http://psycnet.apa.org/record/2010-12072-002

Watson, N. F., Martin, J. L., Wise, M. S. et al. »Delaying middle school and high school start times promotes student health and performance: An American Academy of Sleep Medicine position statement.« *Journal of Clinical Sleep Medicine.* 2017; 13(4):623–25. https://doi.org/10.5664/jcsm.6558

Woolley, C. S., Wenzel, H. J. und Schwartzkroin, P. A. »Estradiol increases the frequency of multiple synapse boutons in the hippocampal CA1 region of the adult female rat.« *The Journal of Comparative Neurology.* 1996; 373(1):108–17. https://www.ncbi.nlm.nih.gov/pubmed/8876466

Kapitel 8:

Barth, C., Villringer, A. und Sacher, J. »Sex hormones affect neurotransmitters and shape the adult female brain during hormonal transition periods.« *Frontiers in Neuroscience.* 2015; 9:37. https://doi.org/10.3389/fnins.2015.00037

Battaglia, C., Nappi, R. E., Mancini, F. et al. »Menstrual cycle–related morphometric and vascular modifications of the clitoris.« *The Journal of Sexual Medicine.* 2008; 5(12): 2853–61. https://doi.org/10.1111/j.1743-6109.2008.00972.x

Bly, R. und Woodman, M. *Die ferne Zarin. Von einem, der auszog, die Liebe zu suchen.* München: Kindler, 2000.

Brilla, L. R. und Conte, V. »Effects of a novel zinc-magnesium formulation on hormones and strength.« *Journal of Exercise Physiology Online*. 2000(3)4:26–36. https://www.researchgate.net/publication/288406212_Effects_of_a_novel_zinc-magnesium_formulation_on_hormones_and_strength

Brody, S. »Slimness is associated with greater intercourse and lesser masturbation frequency.« *Journal of Sex & Marital Therapy*. 2004; 30(4):251–61. https://doi.org/10.1080/00926230490422368

Bullivant, S. B., Sellergren, S. A., Stern, K. et al. »Women's sexual experience during the menstrual cycle: Identification of the sexual phase by noninvasive measurement of luteinizing hormone.« *The Journal of Sexual Research*. 2004; 41(1):82–93. https://doi.org/10.1080/00224490409552216

Charnetski, C. J. und Brennan, F. X. »Sexual frequency and salivary immunoglobulin A (IgA).« *Psychological Reports*. 2004; 94(3 Pt. 1):839–44. https://doi.org/10.2466/pr0.94.3.839-844

Cutler, W. B., Garcia, C. R. und Kreiger, A. »Sexual behavior frequency and menstrual cycle length in mature premenopausal women.« *Psychoneuroendocrinology*. 1979; 4(4):297–309. https://doi.org/10.1016/0306-4530(79)90014-3

Cutler, W. B., Preti, G., Huggins, G. R. et al. »Sexual behavior frequency and biphasic ovulatory type menstrual cycles.« *Physiology & Behavior*. 1985; 34(5):805–10. https://www.ncbi.nlm.nih.gov/pubmed/4041055

Ellison, C. R. *Women's Sexualities*. Oakland, Kalifornien: New Harbinger Publications, 2000.

Excoffon, L., Guillaume, Y. C., Woronoff-Lemsi, M. C. et al. »Magnesium effect on testosterone–SHBG association studied by a novel molecular chromatography approach.« *Journal of Pharmaceutical and Biomedical Analysis*. 2009; 49(2):175–80. https://doi.org/10.1016/j.jpba.2008.10.041

Fisher, H. *Warum wir lieben ... und wie wir besser lieben können.* München: Knaur, 2007.

Frederick, D. A., St. John, H. K., Garcia, J. R. et al. »Differences in orgasm frequency among gay, lesbian, bisexual, and heterosexual men and women in a U.S. national sample.« *Archives of Sexual Behavior.* 2018; 47(1):273–88. https://doi.org/10.1007/s10508-017-0939-z

Hambach, A., Ever, S., Summ, O. et al. »The impact of sexual activity on idiopathic headaches: An observational study.« *Cephalalgia.* 2013; 33(6):384–89. https://doi.org/10.1177/0333102413476374

Jung, C. G. *The Basic Writings of C.G. Jung.* New York: Random House, 1993.

Lê, M. G., Bachelot, A. und Hill, C. »Characteristics of reproductive life and risk of breast cancer in a case-control study of young nulliparous women.« *Journal of Clinical Epidemiology.* 1989; 42(12):1227–33. https://www.ncbi.nlm.nih.gov/pubmed/2585013

Legros, J. J. »Inhibitory effect of oxytocin on corticotrope function in humans: Are vasopressin and oxytocin ying-yang neurohormones?« *Psychoneuroendocrinology.* 2001; 26(7):649–55. https://www.ncbi.nlm.nih.gov/pubmed/11500247

Leuner, B., Glasper, E. R. und Gould, E. »Sexual experience promotes adult neurogenesis in the hippocampus despite an initial elevation in stress hormones.« *PLOS ONE.* 2010;5(7):e11597. https://doi.org/10.1371/journal.pone.0011597

Lorenz, T. K., Demas, G. E. und Heiman, J. R. »Interaction of menstrual cycle phase and sexual activity predicts mucosal and systemic humoral immunity in healthy women.« *Physiology & Behavior.* 2015; 152(Pt A):92–98. https://doi.org/10.1016/j.physbeh.2015.09.018

Lorenz, T. K., Heiman, J. R. und Demas, G. E. »Sexual activity modulates shifts in TH1/TH2 cytokine profile across the menstrual cycle: An observational study.« *Fertility and Sterility.* 2015; 104(6)1513–21. https://doi.org/10.1016/j.fertnstert.2015.09.001

Martins, M. A., Moss, M. B., Mendes, I. K. et al. »Role of dietary fish oil on nitric oxide synthase activity and oxidative status in mice red blood cells.« *Food & Function*. 2014; 5(12):3208–15. https://doi.org/10.1039/c4fo00055b

Meston, C. M. »Sympathetic nervous system activity and female sexual arousal.« *The American Journal of Cardiology*. 2000; 86(2A):30F–34F. https://www.ncbi.nlm.nih.gov/pubmed/10899275

Murrell, T. G. »The potential for oxytocin (OT) to prevent breast cancer: A hypothesis.« *Breast Cancer Research and Treatment*. 1995; 35(2):225–29. https://www.ncbi.nlm.nih.gov/pubmed/7647345

Om, A. S. und Chung, K. W. »Dietary zinc deficiency alters 5 alpha-reduction and aromatization of testosterone and androgen and estrogen receptors in rat liver.« *The Journal of Nutrition*. 1996;126(4):842–48. https://doi.org/10.1093/jn/126.4.842

Panzer, C., Wise, S., Fantini, G. et al. »Impact of oral contraceptives on sex hormone-binding globulin and androgen levels: A retrospective study in women with sexual dysfunction.« *The Journal of Sexual Medicine*. 2006; 3(1):104–13. https://doi.org/10.1111/j.1743-6109.2005.00198.x

Paul, K. N., Turek, F. W. und Kryger, M. H. »Influence of sex on sleep regulatory mechanisms.« *Journal of Women's Health*. 2008; 17(7):1201–8. https://doi.org/10.1089/jwh.2008.0841

Twenge, J. M., Sherman, R. A. und Wells, B. E. »Declines in sexual frequency among American adults, 1989–2014.« *Archives of Sexual Behavior*. 2017; 46(8):2389–401. https://doi.org/10.1007/s10508-017-0953-1

Verhaeghe, J., Gheysen, R. und Enzlin, P. »Pheromones and their effect on women's mood and sexuality.« *Facts, Views & Vision in ObGyn*. 2013; 5(3):189–95. https://www.ncbi.nlm.nih.gov/pmc/articles/PMC3987372/

Wallwiener, C. W., Wallwiener, L.-M., Seeger, H. et al. »Prevalence of sexual dysfunction and impact of contraception in female German medical students.« *The Journal of Sexual Medicine.* 2010; 7(6):2139–48. https://doi.org/10.1111/j.1743-6109.2010.01742.x

Weeks, D. *Secrets of the Superyoung.* New York: Penguin Group, 1998.

Kapitel 9:

Apter, D. und Hermanson, E. »Update on female pubertal development.« *Current Opinion in Obstetrics & Gynecology.* 2002; 14:475–81. https://www.ncbi.nlm.nih.gov/pubmed/12401974

Brown, B. *Die Gaben der Unvollkommenheit: Leben aus vollem Herzen.* Bielefeld: Kamphausen, 2012.

Buttke, D. E., Sircar, K. und Martin, C. »Exposures to endocrine-disrupting chemicals and age of menarche in adolescent girls in NHANES (2003–2008).« *Environmental Health Perspectives.* 2012; 120(11):1613–18. https://doi.org/10.1289/ehp.1104748

Campbell, B. C. »Adrenarche and middle childhood.« *Human Nature.* 2011; 22:327. https://doi.org/10.1007/s12110-011-9120-x

Dass, R. *Be Here Now.* San Cristobal, New Mexico: Lama Foundation, 1971.

Doss, B. D. und Rhoades, G. K. »The transition to parenthood: Impact on couples' romantic relationships.« *Current Opinion in Psychology.* 2017; 13:25–28. https://doi.org/10.1016/j.copsyc.2016.04.003

Dunneram, Y., Greenwood, D. C., Burley, V. J. et al. »Dietary intake and age at natural menopause: Results from the UK Women's Cohort Study.« *Journal of Epidemiology & Community Health.* 2018; 72:733–40. http://dx.doi.org/10.1136/jech-2017-209887

Friedan, B. *Der Weiblichkeitswahn oder die Selbstbefreiung der Frau.* Reinbek: Rowohlt, 1975.

Galea, L. A., Wide, J. K. und Barr, A. M. »Estradiol alleviates depressive-like symptoms in a novel animal model of postpartum depression.« *Behavioural Brain Research.* 2001; 122(1):1–9. https://www.ncbi.nlm.nih.gov/pubmed/11287071

Garbes, A. *Like a Mother: A Feminist Journey Through Science and Culture of Pregnancy.* New York: Harper Wave, 2018.

Hewlett, S. A. und Buck Luce, C. »Off-Ramps and On-Ramps: Keeping Talented Women on the Road to Success.« *Harvard Business Review.* März 2005. https://hbr.org/2005/03/off-ramps-and-on-ramps-keeping-talented-women-on-the-road-to-success

Hickey, M., Balen, A. »Menstrual disorders in adolescence: Investigation and management.« *Human Reproduction Update.* 2003; 9:493–504. https://www.ncbi.nlm.nih.gov/pubmed/14640381

Hoekzema, E., Barba-Muller, E., Pozzobon, C. et al. »Pregnancy leads to long-lasting changes in human brain structure.« *Nature Neuroscience.* 2017; 20(2):287–300. https://doi.org/10.1038/nn.4458

»How Do I Know If My Menstrual Cycle Is Normal?« Planned Parenthood. Abgerufen am 11. Nov. 2019. https://www.plannedparenthood.org/learn/health-and-wellness/menstruation/how-do-i-know-if-my-menstrual-cycle-normal

Kim, P., Strathearn, L. und Swain, J. E. »The maternal brain and its plasticity in humans.« *Hormones and Behavior.* 2016; 77:113–23. https://doi.org/10.1016/j.yhbeh.2015.08.001

Koebele, S. V. et al. »Hysterectomy uniquely impacts spatial memory in a rat model: A role for the nonpregnant uterus in cognitive processes.« *Endocrinology.* 2019; 160(1):1–19. https://www.ncbi.nlm.nih.gov/pubmed/30535329

Lawrence, E., Cobb, R. J., Rothman, A. D. et al. »Marital satisfaction across the transition to parenthood.« *Journal of Family Psychology: JFP: Journal of the Division of Family Psychology of the American Psychological Association (Division 43).* 2008; 22(1):41–50. https://doi.org/10.1037/0893-3200.22.1.41

Liedloff, J. *Auf der Suche nach dem verlorenen Glück: Gegen die Zerstörung unserer Glücksfähigkeit in der frühen Kindheit.* München: C. H. Beck, 2020.

Mayo Clinic staff. »Menstrual Cycle: What's Normal, What's Not.« *Mayo Clinic.* 13. Juni 2019. https://www.mayoclinic.org/healthy-lifestyle/womens-health/in-depth/menstrual-cycle/art-20047186

Nazarov, I., Lee, J. W., Soupene, E. et al. »Multipotent stromal stem cells from human placenta demonstrate high therapeutic potential.« *Stem Cells Translational Medicine.* 2012; 1(5):359–72. https://doi.org/10.5966/sctm.2011-0021

Northrup, C. »The Wisdom of Menopause.« DrNorthrup.com. https://www.drnorthrup.com/wisdom-of-menopause/

Northrup, C. *Frauenkörper – Frauenweisheit: Wie Frauen ihre ursprüngliche Fähigkeit zur Selbstheilung wiederentdecken können.* München: ZS Verlag, überarbeitete Ausgabe 2023.

Kapitel 10:

Alexander, E. *Blick in die Ewigkeit: Die faszinierende Nahtoderfahrung eines Neurochirurgen.* München: Heyne, 2016.

Chen Zeng, T., Aw, A. J. und Feldman, M. W. »Cultural hitchhiking and competition between patrilineal kin groups explain the post-Neolithic Y-chromosome bottleneck.« *Nature Communications.* 2018; 9:2077. https://doi.org/10.1038/s41467-018-04375-6

D'Ambra Fagella, L. »Women in Artificial Intelligence – A Visual Study of Leadership Across Industries.« 14. Sept. 2017. https://www.techemergence.com/women-in-artificial-intelligence-visual-study-leaderships-across-industries/

Datta, A., Tschantz, M. C. und Datta, A. »Automated experiments on ad privacy settings: A tale of opacity, choice, and discrimination.« *Proceedings on Privacy Enhancing Technologies.* 2015; (1):92–112. https://www.andrew.cmu.edu/user/danupam/dtd-pets15.pdf

Eller, C. *The Myth of Matriarchal Prehistory: Why an Invented Past Won't Give Women a Future.* Boston, MA: Beacon Press, 2001.

Gimbutas, M. *Göttinnen und Götter im Alten Europa. Mythen und Kultbilder 6500-3500.* Uhlstädt-Kirchhasel: Arun-Verlag, 2007.

Graf, N., Brown, A. und Patten, E. »The Narrowing, but Persistent, Gender Gap in Pay.« *Pew Research Center*. 9. Apr. 9 2018. http://www.pewresearch.org/fact-tank/2018/04/09/gender-pay-gap-facts/

Gray, M. *Roter Mond. Von der Kraft des weiblichen Zyklus*. Wiggensbach: Stadelmann, 2020.

Johnson, P. A., Fitzgerald, T., Salganicoff, A. et al. »*Sex-Specific Medical Research: Why Women's Health Can't Wait. A Report of the Mary Hogan Connors Center for Women's Health & Gender Biology at Brigham and Women's Hospital.*« 2014. https://www.brighamandwomens.org/assets/BWH/womens-health/pdfs/ConnorsReportFINAL.pdf

Karmin, M., Saag, L., Vicente, M. et al. »A recent bottleneck of Y chromosome diversity coincides with a global change in culture.« *Genome Research*. 2015; 25(4):459–66. https://doi.org/10.1101/gr.186684.114

Liu, K. A. und Dipietro Mager, N. A. »Women's involvement in clinical trials: Historical perspective and future implications.« *Pharmacy Practice*. 2016; 14(1):708. https://doi.org/10.18549/PharmPract.2016.01.708

Lorde, A. *I Am Your Sister: Collected and Unpublished Writings of Audre Lorde*. Oxford: Oxford University Press, 2009. http://www.pages.drexel.edu/~jc3962/COR/Hierarchy.pdf

Myss, C. *Mut zur Heilung. Wie Sie Ihre Energien nutzen, um gesund zu werden*. München: Knaur, 2002.

Pinkola Estés, C. *Die Wolfsfrau. Die Kraft der weiblichen Urinstinkte*. München: Heyne, 2022.

Pope, A. und Wurlitzer, S. H. *Wild Power: Dein Zyklus als Quelle weiblicher Kraft*. Stuttgart: Trias, 2019.

Rose, S. *The Path of the Priestess: A Guidebook for Awakening the Divine Feminine*. Rochester, Vermont: Inner Traditions, 2003.

»The Women's Kingdom.« *PBS Frontline*. 19. Juli 2005. http://www.pbs.org/frontlineworld/rough/2005/07/introduction_to.html

Sachregister

Rezeptregister